U0143076

"十四五"时期国家重点出版物出版专项规划项目

食品科学前沿研究丛书

乳品营养学

李艾黎　侯俊财　刘丽波 等　著

科学出版社

北　京

内 容 简 介

　　乳及乳制品在营养膳食中占据重要地位，对人体健康具有不可或缺的关键作用。近年来，乳品营养学的研究备受国内外学者关注，亟需内容新颖、实用性强的相关书籍。著者在乳品营养领域取得一定成果，在此基础上进一步整合国内外前沿进展撰写本书，主要内容包括：乳中蛋白质、乳脂、碳水化合物、维生素、矿物质以及生物活性成分的营养与功能特点；乳及乳制品对防治高血压、2 型糖尿病、骨质疏松症等慢性代谢性疾病的有益作用；乳及乳制品对婴幼儿、儿童、青少年、孕妇、乳母、老年人等特殊人群的营养贡献。

　　本书可作为高等院校乳品工程、食品科学和营养与健康等相关专业师生的参考教材，也可作为研发人员的参考书籍和公众的科普读物。

图书在版编目（CIP）数据

乳品营养学 / 李艾黎等著. -- 北京：科学出版社，2024. 6. --（食品科学前沿研究丛书）. -- ISBN 978-7-03-078935-8

Ⅰ. R151.3

中国国家版本馆 CIP 数据核字第 20242ME628 号

责任编辑：贾　超　孙静惠/责任校对：杜子昂
责任印制：徐晓晨/封面设计：东方人华

科学出版社 出版
北京东黄城根北街 16 号
邮政编码：100717
http://www.sciencep.com

北京中石油彩色印刷有限责任公司印刷
科学出版社发行　各地新华书店经销
*
2024 年 6 月第　一　版　　开本：720×1000　1/16
2024 年 6 月第一次印刷　　印张：19
字数：367 000
定价：138.00 元
（如有印装质量问题，我社负责调换）

丛书编委会

总主编: 陈　卫

副主编: 路福平

编　委（以姓名汉语拼音为序）:

前　言

乳及乳制品营养丰富，以人类易于吸收的形式提供优质蛋白质和微量营养素，长期以来被认为是平衡膳食的重要组成部分，被誉为"最完美的食物"。乳及乳制品已被纳入全球各个国家的膳食指南。《中国居民膳食指南（2022）》将乳及乳制品的每日推荐摄入量确定为 300～500g。进入 21 世纪，全球牛乳产量以年均 2%的速度持续增长，乳业贸易市场已经相当成熟。乳品工业也是我国增长最快的重要产业之一。农业农村部数据显示，2022 年全国奶类产量已突破 4027 万吨，首次突破 4000 万吨大关，居全球第四位。我国规模化牧场奶牛单产量普遍达到 10 吨以上，超过欧盟平均水平。

乳及乳制品对婴幼儿生长发育的重要作用已被广泛证实，被公认为是满足所有生命阶段人群营养需求的理想膳食。此外，乳及乳制品还可以作为重要的食物载体，用于强化多种营养素，提升食品的营养价值。随着健康中国行动的深入推进以及《国民营养计划（2017—2030 年）》的大力实施，消费者的健康意识进一步增强，对于高品质、高营养乳制品的需求日益增长。与此同时，乳品营养研究领域的科技创新也日新月异，新产品层出不穷。然而，当前关于乳制品营养和健康的误区依然存在，部分乳糖不耐人群因此避免食用乳制品，从而错失其带来的诸多益处。因此，加强乳制品营养教育，引导消费者科学、合理地消费乳制品，显得尤为迫切和重要。

为此，著者依托东北农业大学和贵阳学院的专业师资优势，汲取国家一流课程"乳品营养与健康"的深厚沉淀，以及国家自然科学基金面上项目（批准号 32272317）以及黑龙江省自然科学基金（批准号 ZD2022C007）的资助，系统梳理并归纳总结了乳品营养领域的最新研究成果编著本书，旨在帮助更多读者了解乳品与健康之间的密切联系，广泛传播乳品营养知识，同时推动功能性乳制品的创新研发，为公众健康贡献更多力量。

本书编写分工如下：第 1 章，乳中营养成分概述（侯俊财、郑洁，3.2 万字）；第 2 章，母乳喂养与婴儿健康（李艾黎、张超、韩雪婷，3.5 万字）；第 3 章，乳与肥胖及相关代谢性疾病（刘丽波、戚晓熙，3 万字）；第 4 章，乳与高血压（赵敬雯，3.3 万字）；第 5 章，乳与骨质疏松（王凯丽，3.3 万字）；第 6 章，乳与肠道微生态健康（程世辉，3.2 万字）；第 7 章，乳与结直肠癌（杨思嘉，3 万字）；第 8 章，牛乳过敏（张国芳，2.8 万字）；第 9 章，乳糖不耐及其膳食管理（张国芳，2.9 万字）；第 10 章，中国特色乳制品的营养与功能特性（原泽坤，3 万字）；第 11 章，乳与口腔健康（马艺鸣、刘串，2 万字）；第 12 章，乳及乳制品对整个生命周期的健康影响（周文佳，1.9 万字；翟佳宁，1.6 万字）。全书由李艾黎（东北农业大学）、侯俊财（贵阳学院）、刘丽波（东北农业大学）和张国芳（东北农业大学）统稿。

本书不仅涵盖了著者在乳及乳制品领域的多年研究成果，还归纳和总结了国内外学者的相关成果，并在每章结尾处列出了主要的参考文献。著者对这些参考文献的作者和大力支持撰写工作的人员表示衷心感谢。尽管我们尽了最大努力，但书中难免会有疏漏之处，敬请读者及时给予指正。

著 者

2024 年 1 月 8 日

目　录

第 1 章

乳中营养成分概述

《健康中国行动（2019—2030 年）》明确指出，饮食因素引发的疾病负担占比高达 15.9%，已成为威胁人体健康的重要危险因素。因此，中国营养学会组织编写的《中国居民膳食指南科学研究报告（2021）》提出了一系列落实合理膳食行动的政策建议，旨在以平衡膳食为核心，以预防慢性疾病为目标，全面推进合理膳食行动，为实现健康中国奠定坚实基础。

乳及乳制品以其丰富的营养价值和易于人体吸收的特性，成为多样化饮食中不可或缺的重要组成部分。大量研究证实，乳及乳制品能有效改善那些主要依赖植物或谷物蛋白质生活地区人群的生长和健康状况，因此被全球各大食品膳食指南所推荐。在最新修订的《中国居民膳食指南科学研究报告（2021）》中，不同国家的乳制品日推荐摄入量被详细列出：欧洲地区普遍推荐摄入约 500 mL；北美地区则建议每日摄入 3 杯当量（约 710 mL）的乳制品；同样，《中国居民膳食指南（2022）》也明确提出了增加食用乳制品摄入的准则，建议摄入多种类型的乳制品，摄入量应达到每天 300 mL 以上液态奶。

随着大众健康意识的日益提升和消费升级的加速推进，营养丰富、口感极佳的乳及乳制品受到越来越多人的喜爱，其目标消费人群逐渐从儿童扩展到成年人和老年人。因此，如何提高我国乳业的科技含量，研发出既营养安全又符合我国消费者口味的乳制品，应对来自发达国家的市场冲击，已成为乳品科技工作者面临的一项重要任务。基于此，本章将详细概述乳及乳制品中营养素和生物活性物质对健康的益处，以及加工处理对乳品营养的影响，以期为相关研究和产品开发提供参考。

1.1 乳 的 生 成

乳是在乳腺泡的分泌细胞内合成，分泌到乳腺泡腔中，经过导管系统运送到乳池。乳的生成包括乳的分泌和排出两个独立而又互相制约的过程。乳的分泌包括发动泌乳和维持泌乳，均受神经和体液调节。发动泌乳是指伴随分娩而发生的乳腺开始分泌大量乳汁。此后，乳腺可在相当长一段时间内维持泌乳活动，经人工选育乳牛的泌乳期长达 305 天左右。泌乳的发动与维持需要催乳素、肾上腺皮质激素、生长激素等多种激素的协同作用。哺乳或挤乳时引起乳腺容纳系统紧张度改变，使蓄积在乳腺泡和导管系统内的乳汁迅速流向乳池，这一过程则为排乳。乳从乳腺组织中有规律地完全排空也是维持泌乳的必要条件。

乳腺可以在血液中选择性吸收乳成分的前体物，并在乳腺腺泡的分泌细胞中合成乳蛋白质、乳脂和乳糖。乳中成分及含量受多种因素影响，这既取决于乳畜生理状况，也取决于外界环境条件，如品种、区域、泌乳期、畜龄、饲料季节以及挤乳方法等。

1.1.1　乳蛋白质的合成

乳中主要的蛋白质包括 α-酪蛋白、β-酪蛋白、α-白蛋白和 β-球蛋白，约占 90%，由乳腺细胞内的游离氨基酸所合成。另一类蛋白质包括免疫球蛋白、血清蛋白和 γ-酪蛋白复合物，约占 10%，是由血液中的球蛋白经乳腺细胞直接渗透而成。

乳腺是合成蛋白质的主要场所，所需的必需氨基酸全部来自于血液，部分非必需氨基酸可在乳腺中利用葡萄糖、乙酸、必需氨基酸来合成。乳腺上皮细胞吸收的游离氨基酸首先与腺苷三磷酸和氨基酸活化酶形成腺苷一磷酸氨基酸和酶的复合体，活化的复合体的氨基酸部分在细胞质内与转移核糖核酸结合，形成氨酰转移核糖核酸附着于细胞质核糖体表面，根据信使核糖核酸所传递的信息依次排列，形成多肽的一级、二级和三级结构，进而折叠成立体的乳蛋白分子，并依次从核糖体分离。遗传因素是影响乳蛋白形成的重要因素，尤其是对低产奶量奶牛的影响更大。通过改良品种来提高乳蛋白率需要较长的周期，因此，通过调控饲料中的营养物质来提高乳蛋白含量是一种较为有效的途径。

1.1.2　乳脂的合成

乳脂的组成中三酰甘油占 99%，其余的 1%大部分是磷脂（卵磷脂、脑磷脂及神经磷脂）和微量的胆固醇及其他脂类。合成乳脂所需的甘油和脂肪酸或在乳腺组织中合成，或由血液中的脂肪水解提供。

1. 长链脂肪酸的合成

合成长链脂肪酸的前体物来自于母牛日粮，母牛日粮中的脂肪被瘤胃微生物脂解成可利用的脂肪酸。日粮中的植物性脂肪酸多是不饱和长链脂肪酸，这些脂肪酸可被瘤胃微生物氢化成饱和脂肪酸后被小肠吸收，随后进入淋巴系统与蛋白质结合后释放至血液，最后被乳腺细胞吸收混合到乳汁中。因此，反刍动物乳脂中的长链脂肪酸比饲料中的长链脂肪酸更趋于饱和。

2. 短链脂肪酸的合成

乳中短链脂肪酸不直接来自日粮，而是由乳腺分泌细胞中的乙酸盐和酮体 β-羟丁酸盐所合成的，这两种化合物都来自于瘤胃中植物性碳水化合物发酵成的挥发性脂肪酸。

1.1.3　乳糖的合成

乳糖的合成是乳腺腺泡上皮细胞特有的生物功能，在高尔基体内进行。乳糖的合成是通过糖苷键将一分子的葡萄糖和一分子的半乳糖相连接完成的。葡萄糖是合成乳糖的主要前体物质，乳腺主要从血液中摄取葡萄糖合成乳糖，进入乳腺的葡萄糖一部分源自饲料中的淀粉经消化后转化的葡萄糖，另一部分源自非糖物质转化的葡萄糖。

1.1.4　乳中维生素、矿物质的合成

乳腺细胞不能合成维生素和矿物质，因此乳中所有的维生素和矿物质都是乳腺细胞对血液中这些物质选择性吸收的结果。牛奶中的脂溶性维生素的含量受乳牛饲养管理影响较大，而水溶性维生素主要受瘤胃微生物合成或消化吸收的影响，如瘤胃微生物能够合成 B 族维生素和维生素 K。

钙、磷、钾、氯、钠和镁是乳中主要的矿物质，约占 0.75%，其中钙（0.12%）、磷（0.1%）、钾（0.15%）和氯（0.11%）的含量较多。这些矿物质都是由血液中的钙、磷、钾、氯、钠、镁等无机物扩散进来而形成的。乳中矿物质的含量同样受饲料供应情况影响，变化范围大。

1.2　乳中的营养物质

1.2.1　乳蛋白

乳中蛋白质含量为 2.3%～4.4%，其中 80% 为酪蛋白，20% 为乳清蛋白。乳蛋白质能够提供人体所需要的必需氨基酸，是公认的优质蛋白质之一，其生物利用率高达 82%～90%，而面粉、大米的净蛋白利用率仅为 51%～63%。

1. 酪蛋白

酪蛋白是哺乳动物包括牛、羊和人乳中的主要蛋白质。在新鲜牛乳中，95% 的酪蛋白与钙结合形成酪蛋白酸钙和磷酸三钙的复合体，其直径为 40～300 nm，在 20℃、pH 为 4.6 时发生沉淀。酪蛋白不是单一的蛋白质，由 α-、β-、γ- 和 κ-

酪蛋白组成，其区别在于含磷量的多寡。

（1）α-酪蛋白是酪蛋白胶粒结构中的基本组成部分，主要由 α_{s1}-酪蛋白和 α_{s2}-酪蛋白以 4∶1（质量比）的比例组成。α_{s1}-酪蛋白由 199 个氨基酸组成，每个分子结合 8 个磷酸根，具有抗氧化作用和自由基清除作用，还与酪蛋白从内质网向高尔基体的转运有关；α_{s2}-酪蛋白由 207 个氨基酸组成，共含有 10 个磷酸丝氨酸残基。α_{s2}-酪蛋白的蛋白水解片段已被证明具有抗菌活性。用凝乳酶对牛酪蛋白处理，可从牛 α_{s2}-酪蛋白的 C 端释放出五种不同的抗菌肽，特别是 f（181-207）、f（175-207）和 f（164-207）肽已被证明能够抑制鼠伤寒沙门菌的生长。

（2）β-酪蛋白由 209 个氨基酸残基组成，含 5 个磷酸根离子，在动物乳中的含量仅次于 α_{s1}-酪蛋白，占总酪蛋白的 40%左右，具有较强的疏水性，可与磷酸钙形成稳定的微胶粒，从而提高乳中的钙磷含量。牛乳 β-酪蛋白有多种变型体，目前已发现至少 13 种变型体，报道较多的是 A1 和 A2 两种类型。研究认为，A1型 β-酪蛋白易在人体消化道中酶解产生促炎症作用的 β-酪啡肽-7，破坏正常消化过程，从而表现出乳糖不耐受的症状（陈龙等，2019）。此外，A1 型 β-酪蛋白产生的 β-酪啡肽-7 也被认为是 1 型糖尿病、精神分裂症、缺血性心脏病等的潜在病因。A2 型 β-酪蛋白也会产生 β-酪啡肽-7，但其浓度远远低于 A1 型 β-酪蛋白所产生的浓度，且牛乳中 A2 型 β-酪蛋白更接近母乳中的 β-酪蛋白（梁杰等，2019），因此相较于 A1 型 β-酪蛋白更加安全和健康。

（3）κ-酪蛋白有 169 个氨基酸残基，分子中只有一个磷酸酯键，对钙离子不敏感。κ-酪蛋白的含磷量虽然比酪蛋白约少 50%，但可以被凝乳酶直接凝固。κ-酪蛋白通常与 α-酪蛋白结合，形成 α-酪蛋白-κ-酪蛋白复合体。

（4）γ-酪蛋白在酪蛋白中只占很少的一部分，其各部分都可以在 β-酪蛋白结构中找到相应的位置，它是乳汁分泌后由内源性蛋白酶对 β-酪蛋白部分降解产生的，因此在性能上与 β-酪蛋白相似。

酪蛋白在胃中遇到酸和蛋白酶易形成凝块，提供饱腹感的同时连续向小肠供给营养。酪蛋白中脯氨酸含量高，限制了 α-螺旋、β-折叠的存在，使得酪蛋白有比较开放的构象，这一特性有利于酪蛋白在胃肠道内的消化和吸收。Miclo 等（2012）通过检测血浆中氨基酸含量和尿中尿素含量来比较摄入三种不同乳蛋白成分的餐后动力学，发现酪蛋白在胃中的消化速度慢，乳清蛋白消化速度快。这与酪蛋白以降解形式从胃中排空，而乳清蛋白以完整形式从胃中排空有一定关系。

除了营养功能外，酪蛋白在动物消化道中经蛋白酶分解产生肽段的潜在生物学活性也受到广泛重视，包括降血压肽、抗血栓肽、免疫刺激肽、促进矿物离子吸收肽、抗菌肽等许多种类。牛乳酪蛋白和乳清蛋白经不同蛋白酶水解后均可获得降血压肽，具有抑制血管紧张素转换酶活性，钝化具有舒张血管作用的舒缓激肽，降低高血压患者的血压的潜质。酪蛋白磷酸肽具有防治骨质疏松与佝偻病、预防龋齿、抗氧化、抑菌、提高免疫力等多种生理功效，尤其具备促进常量元素与微量元素高效吸收的功能特性，使之具有"矿物质载体"的美誉。

2. 乳清蛋白

乳清蛋白占乳蛋白质的 18%～20%，可分为对热稳定和对热不稳定两大部分。热稳定性乳清蛋白是在 pH 为 4.6～4.7 时，将乳清煮沸 20 min，仍溶解于乳中的乳清蛋白，主要是小分子蛋白和胨类，约占乳清蛋白的 19%。对热不稳定的乳清蛋白是在 pH 为 4.6～4.7 时，将乳清煮沸 20 min 发生沉淀的蛋白质，约占乳清蛋白的 81%，主要为乳球蛋白和乳白蛋白。

乳球蛋白主要包括免疫球蛋白，乳白蛋白主要包括 α-乳白蛋白、β-乳球蛋白和血清白蛋白。α-乳白蛋白是最主要的乳白蛋白，不仅含有人体生长发育必需的氨基酸，也是乳糖合成酶的重要成分，可促进乳糖合成。α-乳白蛋白对婴幼儿的生长发育具有极大作用，Rozé 等（2012）发现，添加 α-乳白蛋白的配方粉可减少婴儿的烦躁情绪和啼哭现象；β-乳球蛋白是反刍动物乳中的主要成分，但在母乳中含量极微，是婴儿牛乳过敏症的主要致敏原。目前主要利用热处理、蛋白酶水解、糖基化作用和发酵等手段对牛乳蛋白过敏原进行改性处理，来降低其致敏性。另外，β-乳球蛋白分子内部的疏水孔穴和表面的疏水裂缝易与脂溶性维生素及脂肪酸形成强有力的结合，可增加脂溶性维生素和脂肪酸在机体内的运转效率和利用率（范琳琳等，2021）。乳清蛋白中的必需氨基酸含量均超过联合国粮食及农业组织推荐标准值，其中半胱氨酸等含硫氨基酸含量丰富，有助于机体中谷胱甘肽的合成。谷胱甘肽在抗氧化防御和凋亡调控中发挥重要作用。研究显示，谷胱甘肽缺乏与癌症的发生发展密切相关。一项随机双盲对照试验表明，乳清蛋白补充剂可提高谷胱甘肽耗竭、免疫缺陷和营养不良癌症患者的谷胱甘肽水平并改善其免疫力与营养状况（Bumrungpert et al.，2018）。同时，乳清蛋白中富含的精氨酸和赖氨酸，能够刺激生长素释放，增加肌肉量、减少脂肪、促进机体生长；富含的支链氨基酸亮氨酸和异亮氨酸还具有阻止肌肉分解、促进肌肉合成、延缓疲劳的功效；富含的谷氨酸、谷氨酰胺是维持免疫细胞功能的重要物质。

乳清蛋白还具有促进肠道健康的潜质。例如，李梦寒等（2020）采用 16S rRNA 测序技术分析 α-乳白蛋白对大鼠肠道菌群多样性及组成的影响，发现其具有促进乳杆菌、布劳特菌、阿克曼菌等肠道优势益生菌繁殖，抑制普雷沃菌属成员、拟杆菌等肠道有害菌生长的作用。乳清蛋白也具有促进碳水化合物消化吸收、刺激血浆胰岛素浓度升高、降低餐后血糖水平，进而起到有效控制 2 型糖尿病的作用；乳清蛋白生物活性肽同样可通过改善胰岛素抵抗、抑制 α-葡萄糖苷酶活性、增加肠促胰岛素含量等方式调节血糖。童星等（2020）的研究显示，乳清蛋白可通过减少肠道胆固醇吸收，增加肠道胆固醇外流，进而改善小鼠糖脂代谢紊乱。乳清蛋白还含有过氧化物酶、转铁蛋白、免疫球蛋白等多种生物活性蛋白，参与构成机体非特异性防御屏障，具有抗菌、抗病毒、免疫调节等作用。

1.2.2 乳脂

牛乳脂肪含量平均为 3%～5%，以微小脂肪球的状态分散于乳中，呈水包油型的乳状液，其外部被乳脂肪球膜包围，脂肪球膜能够保持脂肪球的完整性，并使其具有亲水性。全脂牛乳中约 49%的能量来自脂肪，半脱脂牛乳（2%脂肪）中约 35%的能量来自脂肪，低脂牛乳（1%脂肪）中有 21%的能量来自脂肪。

乳脂肪是甘油与不同高级脂肪酸组成的复合酯，其中三酰甘油酯占 97%～99%，其余为磷脂和微量的胆固醇、脂溶性维生素等。三酰甘油酯是由脂肪酸在甘油分子上酯化而形成的，甘油分子中 3 个碳原子从上到下依次用 sn-1、sn-2、sn-3 表示。C4:0～C10:0 几乎全部酯化在 sn-3 位点，C12:0～C16:0 更倾向于酯化在 sn-1 和 sn-2 位点，而不饱和脂肪酸如油酸（C18:1）、亚油酸（C18:2）和亚麻酸（C18:3）更倾向于酯化在 sn-3 位点。乳脂肪中三酰甘油组成和结构对脂肪的消化有直接影响，胃脂酶特异性地水解 sn-3 位脂肪酸，形成脂肪消化中间产物 sn-1，以及二酰甘油并释放出游离脂肪酸。此外，胃脂酶对中短链脂肪酸的酶解活性强于其对长链脂肪酸的酶解活性；对酯化在 sn-1 和 sn-3 位点的中短链脂肪酸的酶解活性强于酯化在 sn-2 位点的中短链脂肪酸。同时，乳三酰甘油 sn-3 位点含有大量中短链脂肪酸，因此乳三酰甘油在胃中的消化速率优于其他如植物油等的膳食脂肪。

1. 乳脂肪酸

1）饱和脂肪酸

全脂牛乳中的饱和脂肪酸约占 57%，单不饱和脂肪酸约占 37%，多不饱和脂肪酸约占 6%。乳脂中含量最高的饱和脂肪酸是棕榈酸、硬脂酸和肉豆蔻酸，分别占乳脂含量的 25%、10.5%和 10%。传统观念认为，过量摄入乳制品会增加饱和脂肪酸的摄入量，进而增加心血管疾病的发病率，但 Rice（2014）回顾十八项观察性研究发现，乳制品总摄入量不但不会导致心血管疾病的发生率或死亡率提高，牛奶、奶酪和酸奶的食用还似乎与心血管疾病风险呈负相关。一项基于五大洲 18 个国家 35～70 岁人群的脂肪摄入量与心血管疾病关联的前瞻性城市农村流行病学调查研究发现，总脂肪酸以及饱和、不饱和脂肪酸与心血管疾病风险无显著相关性（Dehghan et al.，2018）。此外，作为乳中碳链最短的饱和脂肪酸，丁酸在乳脂中约占 14%，但在其他食物中不常见。丁酸可抑制许多种类癌细胞增殖，还可诱导癌细胞分化和凋亡，对许多疾病具有潜在的益处，如降低结肠癌、高胆固醇血症、胰岛素抵抗综合征和缺血性中风等疾病风险（Canani et al.，2011）。

2）不饱和脂肪酸

根据多不饱和脂肪酸甲基端距离最近双键碳原子数不同将不饱和脂肪酸分为 3 个系列：以油酸为主的 n-9 系列；以亚油酸、花生四烯酸（AA）为主的 n-6 系列；以 α-亚麻酸、二十碳五烯酸（EPA）和二十二碳六烯酸（DHA）为主的 n-3 系列。n-3 系列 α-亚麻酸可在体内代谢为 EPA 和 DHA，所以 α-亚麻酸具有类似于 EPA 和 DHA 的生理功能和化学特性。研究表明，母乳中的长链多不饱和脂肪酸可以通过促进神经细胞增殖、维持神经细胞正常形态、促进神经突触生长和防止神经细胞变性与凋亡等功能来促进婴幼儿大脑的正常生长发育（何素健等，2019），确保婴儿安全有效地利用 n-3 系多不饱和脂肪酸是备受关注的问题。因牛乳中的 n-3、n-6 系多不饱和脂肪酸含量少于母乳，所以普遍添加 AA、EPA 和 DHA 来强化婴儿配方粉的营养。

共轭亚油酸（CLA）是反刍动物脂肪和牛乳产品中特有的天然活性物质，是一类含有共轭双键的十八碳二烯酸（亚油酸）异构体混合物。亚油酸和亚麻酸在反刍动物瘤胃内通过异构化和生物脱氢反应形成 CLA，反式脂肪酸在动物细胞内经 Δ9-脱氢酶的脱氢作用也能形成 CLA。饲料、瘤胃微生物、瘤胃 pH 以及品种等都对 CLA 有着重要影响。新近研究提示，CLA 具有清除自由基，增强人体的抗氧化能力和免疫能力，促进生长发育的功效；CLA 可以显著增加人体的心肌肌红蛋白、骨骼肌肌红蛋白含量；CLA 在体重控制上也表现卓越，在小鼠研究中发现，CLA 可减少食物摄入，刺激脂肪氧化分解，防止动脉粥样硬化。一些随机对照试验也表明 CLA 可调节血液胆固醇和三酰甘油水平，进而减少体脂率和增加肌肉质量；此外，CLA 还可以通过抑制癌细胞增生、调控细胞信号传导途径，进而降低肿瘤的生长速率，确保其在饮食中的充足供应有助于降低患癌风险。

2. 磷脂

乳磷脂是脂肪球膜的重要组成成分，根据磷脂的主链结构分为甘油磷脂和鞘磷脂，其中鞘磷脂是最常见的磷脂，约占牛乳中磷脂总量的 1/3。鞘磷脂在人体内代谢生成神经酰胺、鞘氨醇和 1-磷酸鞘氨醇等，这些具有生物活性的信号分子可调控细胞的生命活动，如参与细胞生长、分化和凋亡等。新近研究发现鞘磷脂与癌症防治有着密切关系，饮食中的鞘磷脂具有促进结肠癌细胞凋亡，抑制其增殖的作用。Mazzei 等（2011）证明了饮食鞘磷脂可能通过与免疫细胞和上皮细胞相互作用来抑制由炎症驱动的结肠癌。鞘磷脂同婴儿的神经发育系统也紧密相关，可为神经组织提供胆碱来源，从而使大脑与身体间的信息互传变得更加快捷和协调。

3. 胆固醇

胆固醇是人体不可缺少的营养物质。它不仅是身体的结构成分之一，还是合成许多重要物质的原料，如肾上腺皮质激素、维生素 D、胆汁盐和性激素等。然而，人体内总胆固醇偏高可能引发多种疾病。与其他动物类食物相比，牛乳中的胆固醇含量相对较低，约为 13 mg/100 mL。牛乳中的鞘磷脂可通过抑制内源性胆固醇的吸收降低血浆中胆固醇的含量；酪乳中的乳脂肪球膜蛋白也具有降低胆固醇的作用。例如，Conway 等（2013）发现在饮食中加入酪乳和等量安慰剂可有效抑制肠道对胆固醇的吸收，从而降低体内胆固醇含量。Demmer 等（2016）在随机实验中发现，超重男女食用富含乳脂肪球膜蛋白的乳制品可以降低胆固醇水平；此外，发酵乳制品中的乳酸菌可通过抑制法尼醇 X 受体途径促进胆固醇 7α-羟化酶基因表达，增加胆汁酸合成与含有胆汁盐水解酶活性的菌群丰度，从而降低体内胆固醇含量（Qu et al., 2020）。

1.2.3　乳中的碳水化合物

1. 乳糖

乳糖由一分子葡萄糖和一分子半乳糖通过 β-1,4-糖苷键连接而成。乳糖进入机体后，首先被小肠乳糖酶分解为葡萄糖和半乳糖，随即被小肠吸收。乳糖的营养功能是独特的，是其他碳水化合物和营养物质所无法替代的。乳糖在肠道内的代谢受多种因素影响，除小肠黏膜的乳糖酶活性以外，还包括进入肠道内的乳糖量、胃排空速率、肠运转时间、肠道细菌发酵乳糖的能力，以及大肠对肠腔渗透压改变后的代偿作用。如果大量未被分解的乳糖存在于小肠内，被肠道细菌分解产生乳酸、甲酸等短链脂肪酸和氢气、二氧化碳及甲烷等气体，这些低分子物质的渗透压作用使肠道中水分增加，引起腹胀、肠鸣、肠绞痛、腹泻等乳糖不耐症状。乳糖具有多种特殊生理功能，举例如下。

1）为机体提供能量

乳糖是婴儿出生后从乳汁中最先获得的能量物质之一，母乳中碳水化合物含量约为 7%，其中 90%为乳糖，婴儿在最初的 6 个月内，每千克体重每天需要乳糖 10～14 g，6～12 个月需要 8～9 g。而牛乳中乳糖含量仅为 4.7%。如果添加其他碳水化合物如蔗糖、葡萄糖、果糖、麦芽糖，则会引起婴儿腹泻，明显加重其肝和肾的负担。这也是婴儿配方奶粉的法规标准中要求碳水化合物首选为乳糖，且乳糖的含量必须占总碳水化合物 90%以上的原因。

2）调理肠道

乳糖在胃中并不水解，仅有少量在小肠上部被吸收，在小肠末端，乳糖转化为乳酸形成酸性环境，阻止了嗜碱性腐败菌和酸过敏菌生长，促进肠道嗜酸性有益菌如乳酸菌和双歧杆菌生长。因此，乳糖对维持肠道内的微生态平衡、防治婴儿下痢有很大作用。

3）促进肠道内矿物质吸收

乳糖比其他糖类较难水解，在肠胃中滞留时间较长，因而有益于肠道微生物代谢乳糖产生有机酸（如乳酸），降低肠道内 pH，提高钙盐等的溶解性，促进钙、磷等矿物质运输，使钙进入骨骼的速度加快，有助于骨骼质量提高。研究显示，单纯活性钙在肠道的吸收率为 62.59%，乳糖加钙的吸收率增加至 87.33%。值得注意的是，乳糖不耐受儿童易出现钙吸收不良、腹泻、体重低下及生长发育迟缓等现象，乳糖不耐受老年人尤其是老年妇女更易出现骨质疏松等症状。一般通过酶水解乳品中的乳糖、服用酶制剂、生产低乳糖制品等方法来降低乳制品中乳糖的含量，方便乳糖不耐症患者吸收利用乳钙。

4）参与机体的细胞组成和细胞活动

乳糖是糖蛋白和糖脂的组成成分，参与细胞多种功能。乳中寡糖及糖蛋白是新生儿的抗感染剂，在感染初期，能有效抑制细菌生长。乳中含有的大量寡糖和糖蛋白还可作为肠上皮细胞的受体类似物，与微生物结合防止其附着于肠壁。

5）促进智力发育

乳糖水解后生成的半乳糖是构成脑及神经组织糖脂质的重要成分之一，能促进脑干的生长发育，对婴儿智力发育非常重要。作为半乳糖的前体，乳糖一旦缺少就会导致幼体智障或智力水平低下。

2. 乳低聚糖

乳低聚糖一般由 2～10 个单糖通过糖苷键连接而成，组成低聚糖的单糖有 D-葡萄糖、D-半乳糖、N-乙酰氨基葡萄糖、N-乙酰神经氨酸、L-岩藻糖和 N-羟乙酰神经氨酸等。低聚糖根据末端连接方式的不同，分为酸性乳低聚糖（含唾液酸和神经氨酸）和中性乳低聚糖（含 N-乙酰氨基葡萄糖）。

低聚糖是母乳中含量第三高的固体成分，其浓度受泌乳阶段、母体遗传特征以及怀孕持续时间等因素影响，在初乳中的含量为 20～25 g/L，在成熟乳中的含量为 5～15 g/L。牛初乳与常乳中低聚糖的组成差异性也较大，泌乳早期中性低聚糖中的 N-乙酰氨基乳糖和 N-乙酰半乳糖胺含量呈现峰值，但在泌乳 7 d 后则完全消失。随着泌乳期进一步延长，酸性低聚糖的含量由 32%（初乳）降低到 6%（产乳 30 d）。此外，母乳低聚糖中不含神经氨酸，而在牛初乳中有 7 种不同类型的低聚糖中含神经氨酸，在常乳中有 1 种低聚糖含有神经氨酸，提示牛常乳中的低聚糖比牛初乳更适合用于模拟母乳低聚糖（张成楠等，2019）。乳中低聚糖具有多种特殊生理功能。

1）改善肠道菌群结构

低聚糖在胃中难以被消化，通过肠道内源性微生物群发酵生成短链脂肪酸。短链脂肪酸供给肠道细胞能量来提高肠渗透压，加快肠蠕动，促进排便；还可以通过降低肠内 pH，提供酸性环境抑制有害菌的定植和生长，维持肠道内菌群正常化。低聚糖在促进双歧杆菌等益生菌增殖的同时，还能促进植物乳杆菌和双歧杆菌产生具有生物活性的后生元——胞外多糖（辛跃强等，2015）。

2）抗病毒活性

低聚糖的结构类似于肠黏膜细胞上的糖脂/糖蛋白，通过干扰病原菌和小肠黏膜的结合，从而保护婴幼儿不受肠道内有害细菌和其他病原体的侵袭。

3）免疫调节

虽然低聚糖吸收到血液中的确切机制尚不完全清楚，但研究表明低聚糖通过单核细胞、淋巴细胞和中性粒细胞与内皮细胞的结合发挥全身作用。唾液酸是酸性低聚糖中最重要的结构元素，研究表明，唾液酸可能会减少白细胞与内皮细胞的黏附，减轻炎症反应、内皮细胞损伤等（Rozé et al.，2012）。

4）影响神经发育和认知功能

在动物实验中，补充 N-乙酰神经氨酸，唾液腺乳糖或半乳糖基化的 N-乙酰神经氨酸等低聚糖后可增强记忆力和学习能力（Obelitz-Ryom et al.，2019）。在临床研究中，补充低聚糖也影响着新生儿的认知发展（Hobbs et al.，2021）。此外，低聚糖的代谢产物，如唾液酸，有助于促进大脑发育、神经元传递和突触发生。

1.2.4 乳中的矿物质

乳及乳制品是矿物质的重要来源。乳中矿物质大部分以盐离子形式存在，其中磷酸盐、酪酸盐和柠檬酸盐的数量最多。一部分钙、镁与酪蛋白、磷酸和柠檬酸结合，呈不溶性胶体状态。母乳和牛乳中的矿物质种类大致相似，但含量有所不同（表 1.1）。牛乳中的盐类构成及状态，特别是钙、镁等阳离子与磷酸、柠檬酸等阴离子之间的平衡，对于牛乳的加工，特别是对热稳定性起着重要作用。当受季节、饲料、生理或病理等影响，牛乳发生不正常凝固时，往往是由于钙、镁离子过剩，盐类的平衡被打破。

表 1.1 牛乳和母乳中的矿物质含量

矿物质	母乳平均值	母乳范围	牛乳平均值	牛乳范围	膳食推荐（18岁）
K	600 mg/L	570~620 mg/L	1500 mg/L	1000~2000 mg/L	—
Ca	350 mg/L	320~360 mg/L	1210 mg/L	900~1400 mg/L	800 mg/d
P	145 mg/L	140~150 mg/L	950 mg/L	700~1200 mg/L	720 mg/d
Na	150 mg/L	110~210 mg/L	470 mg/L	300~700 mg/L	—
Mg	28 mg/L	26~30 mg/L	120 mg/L	50~240 mg/L	330 mg/d
Zn	2950 μg/L	2600~3300 μg/L	420 μg/L	340~450 μg/L	12500/7500 μg/d

续表

矿物质	母乳平均值	母乳范围	牛乳平均值	牛乳范围	膳食推荐（18 岁）
Fe	760 μg/L	620～930 μg/L	210 μg/L	130～300 μg/L	12000/20000 μg/d
I	80 μg/L	30～300 μg/L	75 μg/L	50～400 μg/L	120 μg/d
Cu	390 μg/L	370～430 μg/L	52 μg/L	29～80 μg/L	800 μg/d
Mn	12 μg/L	7～15 μg/L	26 μg/L	10～40 μg/L	—
Se	20 μg/L	7～60 μg/L	13 μg/L	9～16 μg/L	60 μg/d

注：膳食推荐量中左边数字为男性，右边数字为女性。

1. 乳中常量矿物质

乳与乳制品的营养价值，在一定程度上受矿物质的影响。以钙而言，成年人所需的钙推荐摄入量为 800 mg/d，青少年生长发育期间以及老年人的推荐摄入量为 1000～1200 mg/d。牛乳中钙含量丰富，约为 1210 mg/L。欧美国家乳制品提供的钙达到了膳食钙的 70%。乳中钙的生物活性高达 88%，易被人体吸收。此外，乳糖以及一些乳中的氨基酸如赖氨酸、精氨酸、色氨酸、亮氨酸和组氨酸等均能促进钙的吸收。研究还发现，乳钙摄入与肾结石风险呈负相关（兰晓芳等，2016）。但由于牛乳中的钙含量较母乳中多 3～4 倍，因此配方粉在婴儿胃内所形成的蛋白凝块相对母乳更坚硬，为了消除可溶性钙盐的不良影响，可采用离子交换等方法除去乳中 50%的钙，从而使配方粉更易于婴幼儿消化吸收。

磷存在于人体所有细胞中，是维持骨骼和牙齿健康的必要物质，磷能够参与 DNA、RNA、ATP 以及各种辅酶的形成，因此磷几乎参与人体所有生化反应。磷还是维持心脏、肾脏正常机能和传达神经刺激的重要物质。牛乳是磷的主要来源，约为 950 mg/L，成年人的磷推荐摄入量为 720 mg/d，牛乳能够提供人体所需要的大部分磷元素。

钾是保证身体健康和预防疾病不可缺少的元素之一，具有调节神经和肌肉兴奋性，维持细胞的渗透压与酸碱平衡，参与细胞的新陈代谢等重要的生理功能。对于所有成年人，包括孕妇，钾的充足摄入量为 4700 mg/d。乳是钾的良好来源，每份（约 250 mL）全脂牛奶可提供 300 mg 以上的钾，每份（约 250 mL）山羊奶可提供约 500 mg 的钾，相当于每日钾摄入量的 9%和 14%。钾的补充也会降低尿钙和酸的排泄，并减少骨吸收标记物的排泄，进而保存骨矿物质，有益于骨骼健康。

镁在牛乳中含量有限，约为 120 mg/L。镁作为辅基几乎参与人体所有新陈代谢的过程，包括碳水化合物、脂肪、蛋白质代谢，维持核酸结构稳定，影响细胞内上千种酶的活性，参与体内蛋白质的合成并抑制神经兴奋，调节肌肉收缩和体温。镁在人体内还可以抑制钙通道和钾通道，防止钙沉淀在组织和血管壁，防止产生肾结石、胆结石。

2. 乳中微量矿物质

锌存在于众多酶系当中，如碳酸酐酶、呼吸酶等，是参与合成维生素 A 或者碳水化合物的必要元素。锌缺乏易导致儿童生长发育迟缓，成人食欲不振、免疫功能降低。锌主要存在于动物性食品中，在牛乳中含量约为 420 μg/L，在母乳中含量约为 2950 μg/L，乳制品提供的锌占成人每日锌摄取量的 13%～25%，且乳制品中锌的生物利用率较高，而植物性食品中的草酸、植酸、纤维素等严重干扰机体对锌的吸收。

铁是人体含量最多的微量元素，是血红蛋白、肌红蛋白、细胞色素及多种酶（细胞色素氧化酶、过氧化物酶、过氧化氢酶等）的重要组成成分。铁元素有助于维持正常的造血功能，参与体内氧的运输和组织的呼吸过程，参与维持正常免疫功能。牛乳中的铁含量较母乳中低，母乳中约为 760 μg/L，而牛乳中约为 210 μg/L。牛乳可提供的铁只占成年人摄入铁量的极小部分。除了含量低之外，牛乳中铁的生物利用度也很低。韩国婴幼儿贫血和缺铁性贫血的患病率很高，这与过早断母乳以及过量、过早摄入牛乳有关（Vanderhoof et al., 2015）。坚持长期母乳喂养和在婴幼儿 1 周岁以后添加牛乳能减少婴儿缺铁性贫血的发生风险。

碘是甲状腺素和三碘甲状腺素的重要组成部分，是维持人体甲状腺功能和健康的重要微量元素，缺碘易引起甲状腺肿大、克汀病、甲状腺功能减退等一系列疾病。成年人碘的膳食推荐摄入量为 120 μg/d。碘在牛乳中约为 75 μg/L，在母乳中约为 80 μg/L。缺乏母乳喂养婴儿易导致碘营养水平不足，因此有必要对婴儿进行碘缺乏监测，并且提倡母乳喂养。

硒在机体中以硒代半胱氨酸的形式存在于硒蛋白中，发挥抗氧化、抑制肿瘤、提高免疫力和调节甲状腺激素等生物学功能。缺硒是发生克山病的重要原因，同时缺硒与大骨节病、白内障相关，严重缺硒还可能会引发心肌炎、软骨营养障碍。牛乳中硒含量约为 13 μg/L，乳制品可提供的硒仅占饮食中硒摄入量的 8%～39%。研究指出，牛奶中的硒含量与饲料中的硒含量成正比（刘镜等，2021）。有报道称，缺硒严重会影响机体对维生素 E 的吸收，而饲料中补充硒及维生素 E 能显著提高牛奶的粗蛋白、非脂肪固形物及乳糖含量，这可能与硒元素和维生素 E 的相互协同有关（孙玲玲等，2018）。近年来也有强化硒乳制品的相关研究，李海涛等（2021）研制了富硒红曲苦荞酸奶，使有机硒含量达到 76 μg/100g，提高了酸奶的营养和保健价值。

1.2.5　乳中维生素

牛乳中的维生素包括脂溶性维生素 A、维生素 D、维生素 E、维生素 K 和水溶性维生素 B_1、维生素 B_2、维生素 B_6、维生素 B_{12} 等两大类，其含量也各不相同

（表 1.2）。牛乳中的维生素部分来自饲料，如维生素 E；部分靠奶牛自身合成，如 B 族维生素。鲜乳中含有少量的维生素 C，易因空气氧化或热处理而发生损耗。

表 1.2 牛乳中各种维生素的含量

维生素		牛乳平均含量	牛乳变化范围	膳食推荐摄入量（18 岁）
维生素 A	夏季		28～65 μg/100mL	800/700 μg RAE/d
	冬季		17～41 μg/100mL	
β-胡萝卜素	夏季		22～32 μg/100mL	
	冬季		10～13 μg/100mL	
视黄醇当量		38 μg/100mL		
维生素 D		0.05 μg/100mL	0.02～0.08 μg/100mL	10 μg/d
维生素 E		100 μg/100mL	84～110 μg/100mL	14 μg/d（AI）
维生素 K		3.5 μg/100mL	3～4 μg/100mL	80 μg/d（AI）
抗坏血酸		1500 μg/100mL	—	100 mg/d
硫胺素		40 μg/100mL	37～46 μg/100mL	1.2/1 mg/d
核黄素		180 μg/100mL	161～190 μg/100mL	1.4/1.2 mg/d
烟酸		80 μg/100mL	71～93 μg/100mL	15/12 mg NE/d
维生素 B_6		—	40～60 μg/100mL	1.4 mg/d
叶酸		5 μg/100mL	5～6 μg/100mL	400 μg/d
维生素 B_{12}		0.4 μg/100mL	0.3～0.45 μg/100mL	2.4 μg/d
泛酸		350 μg/100mL	313～360 μg/100mL	5 μg/d（AI）
生物素		3 μg/100mL	2～3.6 μg/100mL	40 μg/d

注：（1）推荐量中左边数字为男性，右边数字为女性；
（2）AI 为适宜摄入量。

1. 脂溶性维生素

维生素 A 通过细胞核内类视黄酸受体途径来影响人体生长发育以及生殖、免疫、造血和视觉等功能。成年人所需的维生素 A 推荐摄入量约为 800 μg RAE /d（男性）。牛乳中维生素 A 含量随季节的变化是饲料中胡萝卜素含量随季节变化（冬季低，夏季高）的反映。母乳中维生素 A 的含量也会受孕期摄入量、受孕年龄及产后年龄等因素的影响。Souza 等（2012）通过量化分析发现，乳母存在维生素 A 缺乏症会导致成熟乳中维生素 A 浓度降低，进而增加母乳喂养婴儿维生素 A 营养状况不足的患病率。

维生素 D 可增强肠道对钙和磷的吸收，对于维持骨骼健康至关重要。牛乳中维生素 D 含量与日光直射牛体或饲料的时间有关系，夏季牛乳中的维生素 D 含量为冬季的 4～5 倍。饲料中维生素 D 含量高时，牛乳中维生素 D 含量也会增高。牛乳中的维生素 D 含量约为 0.05 μg/100 mL，故牛乳不是维生素 D 的良好供给源。用牛乳哺育婴儿维生素 D 摄入不足时，可添加维生素 D 来强化牛乳。维生素 D 对酸、碱、氧化、加热极为稳定，不易分解，故对加工制备时低温杀菌、浓缩、干燥等处理耐受度较高。

维生素 E 分为 α-、β-、γ-以及 δ-四种类型，牛乳中维生素 E 以 α-生育酚状态存在，母乳中 α-生育酚（5 mg/L）约占 75%，γ-生育酚占 20%～25%，另外还有少量的 β-生育酚和 δ-生育酚。牛乳中的维生素 E 含量极少，其含量一般为 84～110 μg/100 mL，并受乳牛品种、年龄、季节、饲料及性周期的影响，放牧期较舍饲期含量略多。虽然维生素 E 一般不容易缺乏，但是婴儿对维生素 E 的需求量大，容易出现临床缺乏症状，需要在配方粉中进行强化。

维生素 K 是维护血管健康的重要营养物质，促进血液中凝血酶蛋白的生成，对血液有凝固作用，又称抗出血维生素，可用于治疗黄疸。牛乳中维生素 K 含量约为 3.5 μg/100 mL，母乳中约为 2 μg/100 mL。由于母乳中的维生素 K 含量低，而且新生儿肠道功能尚未发育成熟，新生儿无法通过肠道自身合成足够的维生素 K，可能会使婴儿出现维生素 K 缺乏性出血症，可在婴幼儿配方乳粉中进行强化。

2. B 族维生素

B 族维生素作为人体必需的营养成分之一，大多以辅酶的形式参与体内新陈代谢，是人体内糖类、脂肪、蛋白质等代谢时不可缺少的物质。B 族维生素在体内仅有少量储存，绝大多数需由食物供给，其广泛存在于动物性食品中，尤其在乳制品中含量丰富。牛乳中的 B 族维生素含量不受乳牛品种、季节、饲料和泌乳期的影响，全部由牛瘤胃微生物合成，而母乳中维生素 B 的含量受膳食影响很大。

维生素 B_1 是由嘧啶环与噻唑环相连而成的化合物，分子中含有硫和氨基，又称硫胺素。硫胺素可保护乙酰胆碱免受破坏，促进其合成，有利于胃肠蠕动和消化腺分泌消化液，增进食欲，还能够预防和治疗脚气病。硫胺素在牛乳中含量约为 40 μg/100 mL，初乳中几乎不含硫胺素，随着泌乳的进行，硫胺素会在牛乳中逐渐增加。

维生素 B_2 又称核黄素，是带有核糖醇侧链的异咯嗪衍生物。核黄素及其活性形式（黄素腺嘌呤二核苷酸和黄素单核苷酸）是三羧酸循环和脂肪酸氧化中酶促反应的辅助因子，因此核黄素能保持物质代谢的正常进行。核黄素还能够促进机体发育，保持皮肤和黏膜完整性。牛乳是核黄素的良好来源，约含 180 μg/100 mL，初乳中维生素 B_2 含量高出常乳约 4 倍。

　　维生素 PP 是具有烟酸生物学活性的吡啶-3-羧酸衍生物的总称，包括烟酸和烟酰胺，二者可相互转化。烟酸在体内以辅酶 I 和辅酶 II 的形式作为辅基参与脱氢酶的组成，在生物氧化还原中起着传递氢的作用，可以帮助保持神经和消化系统的健康性，还可以调节宿主免疫细胞并在维持免疫稳态方面发挥重要作用。牛乳中的烟酸含量不高，但牛乳蛋白质中的色氨酸含量高，在需要时可以在人体中转化为烟酸。

　　维生素 B_6 又称吡哆素，包括吡哆醇、吡哆醛、吡哆胺 3 种衍生物，均具有维生素 B_6 的活性。牛乳是维生素 B_6 含量比较丰富的食物，含量为 40～60 μg/100 mL。维生素 B_6 在牛乳中的主要形式是吡哆醛，以游离状态与蛋白质结合存在，有助于糖类、脂肪、蛋白质的分解利用，还可参与氨基酸在体内的运输等。

　　维生素 B_{12} 在乳中以五种不同的钴胺素形式存在，通常与蛋白质载体结合，其在乳制品中含量低，但生物利用率高。维生素 B_{12} 对于细胞发育、胎儿生长、神经功能健全都至关重要，其缺乏会导致巨幼细胞性贫血和神经性病变。

1.3　乳中的生物活性物质

　　乳及乳制品中的功能成分除了各种乳源性生物活性肽，还含有酶、免疫球蛋白、乳铁蛋白、激素、生长因子等。

1.3.1　乳中的酶

　　原料乳中酶含量虽微但作用较大，可分为以下几方面来源和类型。①乳中固有酶，如蛋白酶；②挤乳后由于污染微生物代谢生成的酶，如还原酶；③由于白细胞破裂释放的酶，如过氧化物酶。一般称乳中固有酶为天然酶；细菌生长分泌的为外源性酶。乳中的酶还包括脂酶、蛋白酶、溶菌酶等在内的水解酶，包括过氧化氢酶、缩醛酶等在内的氧化还原酶。

　　乳中内源性酶与乳制品质量密切相关，可用作衡量热处理程度的指标。例如，乳中的碱性磷酸酶在 72℃的条件下，热处理 15～20 s 后会钝化失活，当巴氏杀菌乳的碱性磷酸酶检测为阳性时，说明热处理不充分，可能存在耐热的微生物磷酸酶（兰欣怡，2010）。研究表明，过氧化物酶可以提高乳制品的货架期。与在 80℃或 83℃条件下加热 15 s 相比，在 72℃下巴氏灭菌 20 s 的牛奶由于过氧化物酶的作用能够保持更好的质量品质（Deeth，2021）。而其他天然乳酶也被认为是监测乳及乳制品不同热处理过程的潜在标记物，如黄嘌呤氧化酶、过氧化氢酶、脂蛋白脂肪酶、溶菌酶和纤溶酶等。

　　此外，许多细菌所产脂肪酶和蛋白酶也与乳制品品质密切相关，如嗜冷菌分解脂肪产生的脂肪酸的热稳定性超过了天然乳酶,经超高温处理后仍有部分存活。研究表明,假单胞菌产生的蛋白酶在77℃加热15 s后能够保留55%~65%的活性,甚至经140℃热处理5 s后仍然能够保留20%~40%的活性(王娇等,2015)。李盈盈等(2018)研究报道,大多数维生素 PP 脂肪酶在经过巴氏杀菌甚至是超高温灭菌后,其活性也依然能够保留 20%~30%,易在乳制品储藏期间产生不良影响。还有研究表明,嗜冷菌产酶会分解原料乳中的蛋白质和脂肪,破坏原有的风味和质地,出现胶凝、苦味和酸败等现象。因此,控制原料乳中产酶微生物的数量及酶活力,采用适宜的杀菌条件对乳制品货架期品质的保证十分重要。

乳中的溶菌酶是一种抗菌酶,能够有效水解细菌细胞壁的肽聚糖(胞壁质),水解位点是 N-乙酰胞壁酸和 N-乙酰葡糖胺间的 β-1,4 糖苷键。母乳中溶菌酶浓度比牛乳高 3000 倍。杨雪珍等(2018)在探究富含人溶菌酶的转基因乳汁对小鼠腹泻模型的影响时,发现其在仔鼠小肠中保持着较高活性,可通过调节肠道菌群平衡增强肠道健康。溶菌酶与乳铁蛋白在抗菌时具有协同作用,乳铁蛋白首先与革兰阴性菌外细胞膜的脂多糖紧密结合,在膜上形成孔,然后溶菌酶通过该孔进入细菌的糖基,降解并有效杀死病原体。

1.3.2　免疫球蛋白

免疫球蛋白(Ig)是一类具有抗体活性或化学结构与抗体相似的球蛋白。乳中的免疫球蛋白主要分为 IgA、IgG 和 IgM,母乳中以 IgA 为主,IgG 和 IgM 相对较少,牛乳中 IgG 含量较高。牛乳中免疫球蛋白约占总蛋白的 1%~4%,占乳清蛋白的 8%~19%,牛初乳中免疫球蛋白质量浓度高达 50~150 g/L,此后随着泌乳期的延长而迅速下降,常乳中免疫球蛋白的含量甚微。同样,免疫球蛋白在早期母乳中含量尤为丰富,对婴儿生长发育的主要影响包括免疫保护和阻断黏附,免疫球蛋白可以与病原体结合阻断病原体与肠上皮层的接触,并将其困于黏液层,而仅引起较弱的炎症反应。机体吸收的免疫球蛋白与肠道中的细菌和病毒结合,有助于抵御疾病侵袭。

1.3.3　乳铁蛋白

乳铁蛋白是乳汁中一种重要的非血红素铁结合糖蛋白,其分子质量约为 80 kDa,主要由乳腺上皮细胞表达和分泌,在乳中含量为 0.02~0.35 g/L。铁离子在中性条件下几乎不溶于水,在人体内的吸收率很小,而乳铁蛋白能够可逆性结合铁离子,促进肠细胞对铁的吸收。乳铁蛋白作为一种补铁剂,不仅可通过转运自由铁至淋巴细胞表面刺激淋巴细胞生长,起到抗菌作用,还可与多个免疫细胞结合,增强免疫细胞的杀伤能力与免疫调节作用。

人体摄入的乳铁蛋白经蛋白酶水解后，主要以肽的形式被消化吸收，发挥其生理功能，如乳铁蛋白抗菌活性肽、乳铁蛋白降血压活性肽等。在乳粉中添加乳铁蛋白及其生物活性肽，可抑制婴幼儿肠道内大肠杆菌和梭状芽孢杆菌增殖，促进益生菌生长。乳铁蛋白也可以与其他牛乳蛋白相互作用，如乳铁蛋白和免疫球蛋白相结合使二者有效地发挥各自的作用（周英爽等，2015）。此外，牛乳铁蛋白补充剂可预防极低出生体重新生儿迟发性败血症。Turin 等（2014）的研究结果表明，乳铁蛋白对预防新生儿感染有积极作用，对低出生体重新生儿的治疗具有重要意义。

1.4　加工对乳制品营养的影响

1.4.1　热处理的影响

热处理是乳制品加工不可或缺的关键环节，适宜的加热处理是保证乳制品流通过程中质量稳定和符合卫生标准的必要条件。当牛乳受热时，会发生一系列变化，包括 pH 降低、磷酸钙的沉淀、乳清蛋白的变性以及酪蛋白的相互作用、乳糖异构化、美拉德反应和酪蛋白颗粒的变化。在保证牛乳安全卫生前提下，降低对营养物质的损伤是热加工工艺优化的主要原则。

1. 对乳蛋白的影响

酪蛋白是一种高度磷酸化钙结合蛋白，除 κ-酪蛋白会因受热从酪蛋白胶束颗粒表面解离外，其余酪蛋白的热稳定性相对较高。Dumpler 等（2020）分析，κ-酪蛋白易解离可能是由于其相对松散地结合在胶束表面。此外，酪蛋白胶束的解离是具有 pH 依赖性的。当热处理过程中牛乳 pH 小于 6.7 时，酪蛋白胶束不会发生解离；而当 pH 在 6.7～7.1 时，酪蛋白胶束解离增强（Wang et al.，2017）。

乳清蛋白的高级结构中有典型的球状蛋白，其对热变性非常敏感。根据溶解度差异，乳清蛋白的变性顺序为 α-乳白蛋白>β-乳球蛋白>牛血清白蛋白>免疫球蛋白；而差示扫描量热法的结果所得到的变性顺序为免疫球蛋白>β-乳球蛋白>α-乳白蛋白>牛血清白蛋白，差异可能由金属结合蛋白（α-乳白蛋白和乳铁蛋白）在热变性过程中出现复性导致的。其中 β-乳球蛋白和 α-乳白蛋白在热处理牛乳中作为酸溶解物，是热处理的指示物，可用于区分不同类型的热处理牛乳（屈雪寅等，2017）。同时，β-乳球蛋白也会通过热变性释放挥发性硫化合物，使牛乳产生"蒸煮味"，影响乳制品风味。Zhang 等（2016）报道，乳中的 α-乳白蛋白、骨桥蛋白经巴氏杀菌处理后损失 10%～50%。Wang 等（2016）在探究不同热处理温度下牦牛乳清蛋白变化时发现，脱脂牦牛乳在 65℃加热时 β-乳球蛋白含量减少；在

75～80℃下加热时 α-乳白蛋白显著减少。热处理会导致乳清蛋白变性和乳清蛋白-酪蛋白聚合物形成，对乳制品产生负面影响。另外，变性的乳清蛋白可改善酸奶的硬度和黏度，防止乳清析出，使酸奶在储藏期间能保持较好的稳定性和品质特征（陈峰青等，2017）。

2. 乳糖的变化

美拉德反应是指在高温条件下或长期储存过程中，醛、酮和还原糖与氨基酸、胺、肽和蛋白质之间的反应，会产生如糠氨酸和 5-羟甲基糠醛等美拉德产物。牛乳美拉德反应的反应物主要是乳糖和蛋白质的赖氨酸残基。β-乳球蛋白是最主要的与乳糖发生美拉德反应的蛋白质，其次为酪蛋白。在热处理过程中，乳糖与游离氨基酸发生作用，生成 5-羟甲基糠醛，在导致乳糖和氨基酸损失的同时也引起了褐变反应和风味变化，产生了如含硫和含氮化合物、麦芽糖醇和双乙酰等多种挥发性化合物，降低了乳制品的营养价值和感官品质。此外，随热处理强度的增加（温度升高、时间延长），乳糖会大量水解生成葡萄糖和半乳糖，发生异构化反应，进而促进乳制品中糠氨酸含量增加，对乳制品产生不利影响。

3. 对乳脂肪的影响

乳脂肪成分比较稳定，属非热敏成分，100℃以上温度加热并不会发生化学变化。但是热处理会使乳脂肪的物理特性发生很大的变化，特别是脂肪球的大小会由于聚集而变化。周洁瑾等（2010）对原料乳加热的研究发现，当加热温度低于135℃时，随着加热温度升高，乳脂肪球膜由于吸附了变性的乳清蛋白，其直径会增大。但加热温度超过 135℃，会导致脂肪球膜破裂和脂肪球变形。脂肪球膜破裂还会引起游离脂肪形成，出现"析油"和"奶油塞"，导致产品品质劣变。同时，热处理通过促使一些球蛋白上浮，促使形成脂肪间的凝聚体，使高温加热后的牛乳、稀奶油不易分离。

1.4.2 发酵处理的影响

发酵乳制品是原料乳在特定微生物的作用下，通过乳酸菌发酵或乳酸菌、酵母菌共同发酵制成的酸性乳制品。原料乳经发酵后产生的一系列变化简述如下。

1. 碳水化合物分解

微生物利用原料乳中的乳糖作为其生长与增殖的能量来源。在乳酸菌增殖过程中，其中的各种酶和酸将乳糖转化为乳酸。乳酸的形成使乳清蛋白和酪蛋白复合体中的磷酸钙和柠檬酸钙逐渐发生溶解，钙-酪蛋白-磷酸盐复合物解离，形成酸奶凝乳。

2. 蛋白质分解

乳酸菌具有弱的蛋白分解活性，产生的肽和氨基酸可作为风味物质"前体"。蛋白质的降解主要由德氏乳杆菌保加利亚亚种引起，如果产品保存温度过高，由于酶的作用，有时会产生苦味肽。

3. 脂肪分解

发酵剂中的乳酸菌具有一定的脂肪水解作用，原料奶中部分甘油酯在乳酸菌脂肪酶的作用下，逐步转化为脂肪酸和甘油。影响这类反应的主要因素是脂肪含量及均质过程。酸奶中脂肪含量越高，脂肪水解就越多，而均质过程有利于这类生化反应的进行。脂肪水解产物（游离脂肪酸和酯类）会对酸奶风味产生巨大贡献。酸奶发酵剂菌种的脂肪酶对短链脂肪酸的作用更强一些。

4. 其他

发酵剂在生长过程中，有些会消耗原料奶中的部分维生素（如维生素 B_2），有些会产生维生素。例如，德氏乳杆菌保加利亚亚种和嗜热链球菌在生长增殖的过程中就产生了烟酸、叶酸和维生素 B_2，但同时维生素 B_{12}、硫胺素、视黄醇以及泛酸的含量有所下降。同时，发酵后，乳中钙、磷、铁等矿物质形成易溶于水的乳酸盐，提高了这些矿物质在人体的吸收利用率。

1.4.3　超高压处理的影响

超高压处理可以杀死乳制品中的微生物从而延长乳制品的保质期。原料乳经超高压处理对各成分产生的影响简述如下。

1. 对乳蛋白的影响

超高压处理使得乳中酪蛋白胶束发生解离，乳的透明度上升，与巴氏杀菌乳相比颜色偏黄。曲志华（2017）发现超高压对乳源酪蛋白水解有促进作用，使酪蛋白肽的生物利用度高于未经超高压处理的酪蛋白肽。超高压处理还显著改变了乳清分离蛋白的二级、三级结构，暴露出结构内部的疏水基团，并影响蛋白致敏性（党慧杰等，2021）。郑坚强等（2011）和张文龙等（2015）发现，超高压处理显著增加了生鲜牛乳中的游离氨基酸含量。

2. 对乳脂肪的影响

超高压处理会增加脂肪球的总面积，出现脂肪小球和乳蛋白复合体，经过高压处理后脂肪球可以在一定时间内保持稳定。Gervilla 等（2001）的研究表明，经高压处理后乳中游离脂肪酸含量低于新鲜原料乳，可以避免乳中脂解酸败而产生的异味。娄新曼（2016）的研究也发现，经超高压处理后，山羊乳中硬脂酸、亚油酸和亚麻酸含量均显著降低，在一定程度上抑制了乳脂肪氧化酸败。

3. 对微量元素的影响

在 20℃条件下进行超高压处理只破坏相对较弱的化学键（氢键、疏水键、离子键等），而维生素、色素、单糖和风味化合物等低分子化合物的共价键不受影响。例如，乔长晟等（2009）发现，与巴氏杀菌处理比较，超高压杀菌乳中总蛋白、氨基酸、矿物质等营养成分的破坏程度较小，更接近鲜牛乳的营养价值。同时，超高压处理乳中的维生素 A 几乎被完全保留了下来，而维生素 C、维生素 B_1 和维生素 B_2 的含量分别比巴氏杀菌乳高 25%、9.5%和 2.6%。

4. 对制品品质的影响

超高压处理能够提高原料乳的凝乳性质，主要机理包括超高压引起部分乳清蛋白变性，酪蛋白胶束被破坏，以及改变了原料乳中离子平衡等。Penna 等（2007）研究发现超高压处理的发酵乳，蛋白颗粒尺寸减小，外观更趋于球形，表面光滑，分布均匀，增加了发酵乳的黏度，改善了发酵乳的口感。赵越（2020）发现超高压处理显著提高了发酵乳的血管紧张素转换酶抑制率和蛋白水解能力。超高压处理原料乳中的酪蛋白胶束和脂肪球的分布较为疏松，有利于更多水分包裹其中，形成的凝胶结构具有更好的持水能力，在一定程度上增加干酪的得率。Drake 等（2006）研究发现超高压处理原料乳制得的干酪得率高于加热处理的原料乳，且风味优于热处理工艺制得的干酪，同时超高压处理不会影响原料乳中脂肪酶的活性。超高压处理还可以使酶活性或底物反应性发生改变，可以缩短干酪成熟时间。

1.4.4 酶处理的影响

1. 酶处理降低牛乳致敏性

牛乳蛋白是联合国粮食及农业组织认定的八大类主要过敏食物之一，其过敏机制主要是由免疫球蛋 E（IgE）介导的免疫反应，可引起过敏性鼻炎、哮喘、湿疹、腹泻、胃肠出血等症状。目前常利用酶解、酶法交联技术对牛乳蛋白质进行改性，以降低牛乳的致敏性。

生物酶解即采用生物蛋白酶对蛋白质进行限制性切割，通过断裂蛋白肽键，将过敏蛋白水解成小分子肽段，降低其分子质量，或改变过敏原表位的三级结构，去除过敏原蛋白表面的一些表位，从而降低其致敏性。例如，Oliveira 等（2019）研究发现，乳胶肽酶能够完全水解酪蛋白，降低了牛奶蛋白的抗原性和过敏原性。酶法交联技术即通过酶在蛋白质分子内或分子间产生共价结合而进行蛋白交联，从而引起原有的过敏原蛋白的空间结构发生改变，原有的过敏表位参与交联被破坏或被埋藏在蛋白分子内部，导致蛋白致敏性降低。例如，程伟（2012）探究了多酚氧化酶交联对 α-乳白蛋白的致敏原性的影响，发现 α-乳白蛋白的交联产物的 IgG 和 IgE 的结合能力均显著降低。酶解处理的牛乳蛋白，在抗原性降低的同时，也会生成大量易于人体吸收的小分子肽及游离氨基酸等物质，并且牛乳蛋白空间结构及一级结构的改变，会引起滋味物质与蛋白质之间相互作用以及蛋白胶束的改变，进而影响牛乳的感官品质。

2. 酶处理生产低乳糖乳

乳糖不耐症患者因体内乳糖酶缺乏，导致乳糖在小肠内无法被有效分解吸收，进而引起腹胀、肠鸣、肠绞痛及腹泻等不适。目前，使用乳糖酶水解法生产低乳糖乳制品已成为既安全又实用的解决方案，乳糖酶能够精准地将乳糖分解为葡萄糖和半乳糖，实现乳糖的有效水解。此法不仅不破坏牛奶中其他营养成分，而且副产物少，口感上佳，尤其适合乳糖不耐症患者吸收利用乳钙。

值得注意的是，乳糖酶水解乳糖会使乳制品的甜度有所提升，因为生成的葡萄糖和半乳糖甜度超过了乳糖。在酸奶制作过程中，适当使用甜味剂有助于减少糖的用量，进而降低乳制品的热量。陶志强等（2019）成功研制出一款低乳糖发酵乳，利用乳糖酶对乳糖直接进行酶解处理，并发现乳糖酶水解后，牛乳的黏度升高，这使得低乳糖发酵乳更为黏稠，口感醇厚。

3. 酶处理对奶酪成熟的影响

酶解对于奶酪的成熟及奶酪风味物质的形成都有着重要的作用。在奶酪中添加食品级脂肪酶，可促进游离脂肪酸分解，有助于形成特殊的风味物质。例如，Ozcan 等（2012）探究了脂肪酶和蛋白酶对传统土耳其 Mihalic 奶酪成熟特性的影响，发现使用蛋白酶与脂肪酶可以产生更好的风味和质地，加速奶酪成熟。Rani 等（2019）研究了脂肪酶对瑞士奶酪成熟的影响，发现添加脂肪酶能将奶酪的成熟期缩短 1 个月，并保持产品的质量以及降低奶酪的生产成本。

1.5　展　　望

综上所述，当前不合理的膳食结构是导致我国成年人微量营养素缺乏、超重肥胖以及慢病高发的主要原因，也是应对人口老龄化、情绪健康等社会挑战时亟待解决的问题。而乳品作为平衡膳食不可或缺的关键要素，已成为世界范围内公认的健康膳食模式的重要构成。乳品的营养健康作用已经得到充分证实，能够有效提升整体营养水平，保障骨骼和肌肉健康，增强机体免疫力，预防慢性非传染性疾病，并有助于改善睡眠与情绪状态等。

　　未来乳制品行业的发展将在追求产品健康化和品类多样化上不断探索，例如，研发低脂、无脂和降脂等具有特定功能性和营养强化型的乳制品。高新生物技术也将在乳制品生产中发挥更加重要的作用，如通过运用脂质体包裹的酶类或基因工程修饰的乳酸菌，加速干酪成熟过程，缩短其成熟时间。因此，以乳品为突破口，充分发挥乳制品的营养和健康改善作用，将是提升居民整体健康水平的重要举措，对于应对当前及未来的健康挑战具有重要意义。

参 考 文 献

陈峰青，汪建明，牛思思，等. 2017. 不同热处理对酸奶品质特性的影响. 食品工业，38(1):141-145.

陈龙，付王艳，方琼燕，等. 2019. 牛乳中 β-酪蛋白基因分型及 β-酪啡肽-7 的研究进展. 中国乳品工业，47(8):29-34.

程伟. 2012. 多酚氧化酶交联牛乳 α-乳白蛋白的结构变化及其消化性与过敏原性的评估. 南昌：南昌大学.

党慧杰，郑远荣，刘振民. 2021. 超高压处理对乳清分离蛋白结构及致敏蛋白含量的影响. 食品与发酵工业，47(6):56-61.

范琳琳，李慧颖，姚倩倩，等. 2021. 牛奶中活性蛋白和活性脂肪酸生物活性研究进展. 中国畜牧兽医，48(1):395-405.

何素健，刘喜红，杨波，等. 2019. 妊娠期糖尿病产妇母乳 n-3 多不饱和脂肪酸含量对婴儿早期生长发育的影响. 发育医学电子杂志，7(4):274-281.

兰晓芳，范志红. 2016. 钙和乳制品摄入与肾结石风险关系的研究进展. 中国食物与营养，22(3):59-63.

兰欣怡. 2010. 不同加热条件和添加复原乳对牛奶热敏感指标的影响 长沙：湖南农业大学.

李海涛，孙硕，苏槟楠，等. 2021. 富硒红曲苦荞酸奶的研制. 农产品加工，24:7-10.

李梦寒，王志勇，盛雪，等. 2020. 基于 16S rRNA 技术分析 α-乳白蛋白对大鼠肠道菌群的影响. 食品科学，41(6):155-162.

李盈盈，夏永军，王光强，等. 2018. 嗜冷菌和耐热菌对奶粉品质的影响. 工业微生物，48(2):59-65.

梁杰，耿晓晖，刘延平，等. 2019. 牛乳 β-酪蛋白多态性及其对人体健康影响的研究进展. 乳业科学与技术，42(2):45-49.

刘镜，张生萍，王鑫，等. 2021. 硒对牛生产性能影响的研究进展. 饲料研究，44(4):124-128.

娄新曼. 2016. 奶山羊乳脂肪的组成及其稳定性研究. 济南：齐鲁工业大学.

乔长晟，贾士儒，王瑞，等. 2009 超高压杀菌技术对牛乳品质的影响. 食品科学，30(1):50-53.

曲志华. 2017. 超高压处理酪蛋白体外模拟消化及其产物的生物利用度评价. 南京：东南大学.

屈雪寅，郑楠，李松励，等. 2017. 热处理对液态乳中乳清蛋白的影响研究进展. 食品科学，38(9):307-313.

孙玲玲, 王坤, 高胜涛, 等. 2018. 短期试验条件下不同硒源对泌乳奶牛血浆和乳中硒含量及血清抗氧化能力的影响. 动物营养学报, 30 (2): 589-596.

陶志强, 王丽, 马雁, 等. 2019. 低乳糖发酵乳的制备. 安徽农学通报, 25 (9): 25-28,99.

童星, 徐加英, 邓悦婷, 等. 2020. 乳清蛋白对高脂饮食小鼠肠道胆固醇代谢的影响. 营养学报, 42 (1): 45-48.

王娇, 张筠, 刘术明, 等. 2015. 乳和乳制品中嗜冷菌及其耐热酶的危害与控制研究. 食品研究与开发, 36 (13): 143-146.

辛跃强, 梁荣荣, 王瑞明. 2015. 低聚半乳糖对肠道益生菌产胞外多糖作用的研究. 生物技术通报, 31 (6): 144-150.

杨雪珍, 鲁丹, 商圣哲, 等. 2018. 哺乳人溶菌酶转基因乳汁提高仔鼠肠道健康水平. 中国农业大学学报, 23 (5): 67-73.

张成楠, 李秀婷. 2019. 功能性低聚糖作用于肠道菌群抑制肥胖的研究进展. 中国食品学报, 19 (12): 277-283.

张文龙, 戈娜, 许秀举. 2015. 超高压对牛奶蛋白质和氨基酸影响的实验研究. 第十二届全国营养科学大会论文汇编.

赵越. 2020. 超高压处理对 *Lactobacillus delbrueckii* QS306 发酵乳 ACE 抑制活性及品质的影响. 呼和浩特: 内蒙古农业大学.

郑坚强, 司俊玲, 纵伟, 等. 2011. 超高压处理对生鲜牛乳中氨基酸和微生物的影响. 湖北农业科学, 50 (10): 2114-2116,2121.

周洁瑾, 张列兵, 梁建芬. 2010. 加热及贮藏对牛乳脂肪及蛋白聚集影响的研究. 食品科技, 35 (5): 72-76.

周英爽, 樊凤娇, 刘猛, 等. 2015. 乳铁蛋白与牛乳中其他蛋白质相互作用机制研究进展. 食品科学, 36 (5): 244-249.

Bumrungpert A, Pavadhgul P, Nunthanawanich P, et al. 2018. Whey protein supplementation improves nutritional status, glutathione levels, and immune function in cancer patients: a randomized, double-blind controlled trial. Journal of Medicinal Food, 21 (6): 612-616.

Canani R B, Costanzo M D, Leone L, et al. 2011. Potential beneficial effects of butyrate in intestinal and extraintestinal diseases. World Journal of Gastroenterology, 17 (12): 1519-1528.

Conway V, Couture P, Richard C, et al. 2013. Impact of buttermilk consumption on plasma lipids and surrogate markers of cholesterol homeostasis in men and women. Nutrition, Metabolism and Cardiovascular Diseases, 23 (12): 1255-1262.

Deeth H C. 2021. Heat-induced inactivation of enzymes in milk and dairy products. A review. International Dairy Journal, 121: 105104.

Dehghan M, Mente A, Rangarajan S, et al. 2018. Association of dairy intake with cardiovascular disease and mortality in 21 countries from five continents (PURE): a prospective cohort study. The Lancet, 392 (10161): 2288-2297.

Demmer E, Loan M D V, Rivera N, et al. 2016. Addition of a dairy fraction rich in milk fat globule membrane to a high-saturated fat meal reduces the postprandial insulinaemic and inflammatory response in overweight and obese adults. Journal of Nutritional Science, 5: e14.

Drake M A, Harrison S L, Asplund M, et al. 2006. High pressure treatment of milk and effects on microbiological and sensory quality of Cheddar cheese. Journal of Food Science, 62 (4) : 843-860.

Dumpler J, Huppertz T, Kulozik U. 2020. Invited review: heat stability of milk and concentrated milk: past, present, and future research objectives. Journal of Dairy Science, 103 (12) : 10986-11007.

Gervilla R, Ferragut V, Guamis B. 2001.High hydrostatic pressure effects on color and milk-fat globule of ewe's milk. Journal of Food Science, 66(6): 880-885.

Hobbs M, Jahan M, Ghorashi S A. 2021. Current perspective of sialylated milk oligosaccharides in mammalian milk: implications for brain and gut health of newborns. Foods, 10 (2) : 473.

Mazzei J C, Zhou H, Brayfield B P, et al. 2011. Suppression of intestinal inflammation and inflammation-driven colon cancer in mice by dietary sphingomyelin: importance of peroxisome proliferator-activated receptor γ expression. The Journal of Nutritional Biochemistry, 22 (12) : 1160-1171.

Miclo L, Roux E, Genay M, et al. 2012. Variability of hydrolysis of β-, $α_{s1}$-, and $α_{s2}$-caseins by 10 strains of Streptococcus thermophilus and resulting bioactive peptides. Journal of Agricultural and Food Chemistry, 60 (2) : 554-565.

Obelitz-Ryom K, Bering S B, Overgaard S H, et al. 2019. Bovine milk oligosaccharides with sialyllactose improves cognition in preterm pigs. Nutrients, 11 (6) : 1335.

Oliveira J P B, Candreva A M, Rizzo G, et al. 2019. Allergenicity reduction of cow's milk proteins using latex peptidases. Food Chemistry, 284: 245-253.

Ozcan T, Kurdal E. 2012. The effects of using a starter culture, lipase, and protease enzymes on ripening of Mihalic cheese. International Journal of Dairy Technology, 65 (4) : 585-593.

Penna A L B, Barbosa-Cánovas G V. 2007. High hydrostatic pressure processing on microstructure of probiotic low-fat yogurt. Food Research International, 40(4): 510-519.

Qu T, Yang L, Wang Y, et al. 2020. Reduction of serum cholesterol and its mechanism by Lactobacillus plantarum H6 screened from local fermented food products. Food & Function, 11 (2) : 1397-1409.

Rani S, Jagtap S. 2019. Acceleration of Swiss cheese ripening by microbial lipase without affecting its quality characteristics. Journal of Food Science and Technology, 56 (1) : 497-506.

Rice B H. 2014. Dairy and cardiovascular disease: a review of recent observational research. Current Nutrition Reports, 3 (2) : 130-138.

Rozé J C, Barbarot S, Butel M J, et al. 2012. An α-lactalbumin-enriched and symbiotic-supplemented v. a standard infant formula: a multicentre, double-blind, randomised trial. British Journal of Nutrition, 107 (11) : 1616-1622.

Souza G, Saunders C, Dolinsky M, et al. 2012. Vitamin a concentration in mature human milk. Jornal de Pediatria, 88: 496-502.

Turin C G, Zea-Vera A, Pezo A, et al. 2014. Lactoferrin for prevention of neonatal sepsis. BioMetals, 27 (5) : 1007-1016.

Vanderhoof J A, Kleinman R E. 2015. Iron requirements for infants with cow milk protein allergy. The Journal of Pediatrics, 167 (4) : S36-S39.

Wang L, Ma Y, Cui J, et al. 2017. Yak milk whey protein denaturation and casein micelle disaggregation/aggregation at different pH and temperature. International Dairy Journal, 71:

131-135.

Wang T T, Guo Z W, Liu Z P, et al. 2016. The aggregation behavior and interactions of yak milk protein under thermal treatment. Journal of Dairy Science, 99 (8) : 6137-6143.

Zhang L, Boeren S, Smits M, et al. 2016. Proteomic study on the stability of proteins in bovine, camel, and caprine milk sera after processing. Food Research International, 82: 104-111.

第 2 章

母乳喂养与婴儿健康

母乳是婴儿健康生长和发育的理想天然食品，不仅含有婴儿生长所需的大部分营养成分，还富含多种生物活性成分。在哺乳期间，母乳中的营养素和活性成分会依据婴儿的生长需求变化进行适应性调整，这有利于婴儿肠道功能和免疫功能成熟，帮助婴儿尽快建立健康的肠道微生态，进而降低感染性疾病和过敏发生的风险，甚至对降低成年期代谢性疾病的发病率具有积极作用。因此，世界卫生组织推荐纯母乳喂养时间至少 6 个月，并建议婴儿应当在持续母乳喂养的基础上逐步引入补充食品直到 2 岁甚至更长时间。不过遗憾的是，《柳叶刀》报告揭示，过去 20 年里，全球母乳喂养率并未显著提高，在低收入国家仅有 37%的婴儿能够获得 6 个月的纯母乳喂养，而高收入国家则更低，如美国这一比例仅为 20%。在我国，据国家卫生健康委员会统计，纯母乳喂养率也不足 30%，城市中母乳喂养率更是低于 16%。面对这一挑战，世界卫生组织和各国卫生部门正在积极采取措施，以改善母乳喂养状况。我国《国民营养计划（2017—2030 年）》更是明确提出，争取到 2030 年，0~6 个月婴儿纯母乳喂养率在 2020 年的基础上提高 10%。

鉴于很多婴幼儿特别是早产儿难以摄入足够的母乳，科学家们正致力于研发更接近母乳组分和功能的配方乳粉。随着对牛乳、羊乳和母乳差异化研究的深入，科学家们进一步剖析了母乳的成分及其功能，成功开发出添加了 OPO（1,3-油酸-2-棕榈酸三酰甘油）结构油脂、乳铁蛋白及多不饱和脂肪酸等的新一代婴幼儿配方奶粉。未来将更深层次地探索母乳中的独特成分，诸如酶类、生长因子、激素、免疫活性细胞与抗感染活性成分等的功效。基于此，本章详细阐述了母乳的宏量及微量营养素在促进婴儿营养吸收、大脑发育、免疫系统成熟以及肠道微生态稳衡等方面的作用，特别介绍了前沿性母乳营养成分，如乳脂肪球膜、微生物及外泌体等的最新研究进展，旨在为新一代婴幼儿配方奶粉的母乳化提供方向。

2.1　母乳碳水化合物

与蛋白质、脂类和核酸一样，碳水化合物是细胞的重要成分，它们不但是细胞的重要能量来源，而且在细胞的生物合成和细胞生命活动的调控中扮演重要角色。已知碳水化合物是母乳中含量最丰富的营养成分，每升人乳中约含 70 g 碳水化合物，给婴儿相对不成熟的生理系统提供适宜的营养维持身体发育成熟，而且乳汁中碳水化合物的量与婴儿胃肠道消化吸收的程度相适应。

2.1.1　乳糖

乳糖是母乳中最主要的碳水化合物和变化最小的宏量营养素，平均质量浓度约为 62 g/L，比牛乳和其他哺乳动物乳汁中的乳糖浓度高约 50%，可满足婴儿 40%～55% 的能量需求。乳糖代谢产生的半乳糖可通过糖基化作用生成糖蛋白和糖脂，在婴幼儿肠道上皮细胞生长、分化、迁移和形态变化等方面具有重要作用；乳糖代谢产生的乳酸还通过降低婴儿肠道 pH，提高钙盐等的溶解性，促进钙、磷等矿物质的运输与吸收。一项婴儿喂养调查显示，服用富含乳糖的婴幼儿配方奶粉显著提高婴儿对钙、镁和锰等元素的吸收（Martin et al.，2016）。

乳糖还可作为益生元，促进婴儿肠道中双歧杆菌和乳杆菌生长，维持肠道菌群稳定；乳糖在胃部不水解，仅有部分在小肠乳糖酶作用下分解为葡萄糖和半乳糖，可代谢产生乳酸形成肠道酸性环境，阻断氨的肝肠循环，抑制嗜碱细菌生长；乳糖发酵代谢产生的短链脂肪酸可通过促进肠上皮细胞增殖、增加 ZO-1 表达等增强婴儿肠道机械屏障功能，以及通过影响肠腔 pH 增强肠道化学屏障。新近研究提示，乳糖还可通过激发婴儿肠道上皮细胞和 THP-1 单核细胞中抗菌肽的表达发挥免疫调节功能。Cederlund 等（2013）的研究也证实在丝裂原活化蛋白激酶 p38 与 N 末端激酶 JNK 引导下，乳糖与丁酸盐或苯丁酸盐协同增强胃肠道抗菌肽的基因表达，增强婴儿肠道对病原菌的抵御能力。

2.1.2　母乳低聚糖

母乳低聚糖（human milk oligosaccharides，HMOs）是人乳中天然存在的聚合度 ≥3 的低聚糖的统称，质量浓度为 4～22 g/L，是母乳中仅次于乳糖和脂肪的第三丰富的成分。随着功能糖组学研究技术的发展，已在母乳中鉴定和表征了 200 多种不同的 HMOs 成分（含 2～22 个单糖），其中 30 多种可进行定量分析。根据分子末端连接的单体可以分为中性岩藻糖基化 HMOs、中性非岩藻糖基化 HMOs 和酸性 HMOs，在母乳中分别占 64%～72%、17%～21% 和 11%～15%（表 2.1）。HMOs 含量和组成受遗传和非遗传因素影响，包括乳母的分泌型（特定碳水化合物活性基因，如岩藻糖转移酶基因）、哺乳阶段、分娩时的胎龄（足月或早产）以及地理区域等。21 世纪以来，脑肠轴学说得到广泛认可，HMOs 是婴儿肠道早期菌群建立及微生态稳定的基础，更决定了婴儿的免疫表型、神经系统等发育及终生健康。

表 2.1　母乳低聚糖主要成分含量

分类	低聚糖分类及缩写	浓度/（g/L）
中性岩藻糖基化母乳低聚糖	2′-岩藻糖基乳糖（2′-FL）	2.74
	3′-岩藻糖基乳糖（3′-FL）	0.44
	乳糖-N-岩藻五糖I（LNFP I）	1.31
	乳糖-N-二岩藻六糖I（LNDFHI）	0.8
	乳糖-N-二岩藻六糖II（LNDFHII）	0.14
中性非岩藻糖基化母乳低聚糖	乳糖-N-四糖（LNT）	0.79
	乳糖-N-新四糖（LNnT）	0.74
	乳糖-N-己糖（LNH）	0.09
	乳糖-N-新六糖（LNnH）	0.16
酸性母乳低聚糖	3′-唾液酸乳糖（3′-SL）	0.19
	6′-唾液酸乳糖（6′-SL）	0.64
	乳糖基四糖 a（LSTa）	0.06
	乳糖基四糖 b（LSTb）	0.13
	乳糖基四糖 c（LSTc）	0.25

1. HMOs 调节婴儿肠道菌群

众多研究表明，HMOs 与婴儿肠道菌群的塑造和维持有很强的关联性。由于缺乏糖苷水解酶和肠膜转运蛋白，大多数 HMOs 可耐受胃酸和小肠消化酶的分解，被直接运送至小肠和结肠的远端区域，充当益生元被双歧杆菌属和拟杆菌属等肠道微生物选择性利用，继而影响肠道菌群的组成与活性。如 Borewicz 等（2019）在探究纯母乳喂养婴儿肠道微生物群组成与 HMOs 的关系时发现，2′-FL、LNT、LNnT、6′-SL、LNH、LSTb、LSTc 和 3′-SL 与双歧杆菌属、拟杆菌属和乳杆菌属等肠道内优势菌属的系统发育型密切相关。Underwood（2019）研究发现，HMOs 浓度与早产儿婴儿粪便中巴氏杆菌、假单胞菌和伯克霍尔德菌的相对丰度呈正相关，与肠杆菌属呈负相关。De Leoz 团队（2015）借助糖组学和基因组学揭示婴儿粪便中 HMOs 含量与肠道微生物群组成之间的关系，结果显示在出生后几周内，健康婴儿的肠道微生物群从非 HMOs 消耗型（肠杆菌科和葡萄球菌科）转变为消耗 HMOs 型（拟杆菌科和双歧杆菌科），同时粪便中 HMOs 丰度也相应降低。Li 等（2020）发现 HMOs 干预逆转了 DSS 诱导小鼠肠道链球菌属、大肠杆菌、志贺菌属、乳球菌属的过度激增，且 HMOs 组拟杆菌属、瘤胃球菌属的丰度增加较为显著。

　　母乳喂养婴儿的肠道富含双歧杆菌，多种双歧杆菌菌株往往同时存在于同一婴儿肠道，而不是由一株双歧杆菌主导。在一项基于分泌型和非分泌型 HMOs 含量的队列研究中，为了研究双歧杆菌对 HMOs 的利用是否存在特异性，分析对比了不同双歧杆菌亚种利用 HMOs 后代谢终产物乳酸和乙酸的浓度，结果显示不同双歧杆菌利用 HMOs 的能力各异，推测与双歧杆菌间代谢 HMOs 的特定基因簇不同有关（Underwood et al.，2017）。Wang 等（2021）用液相色谱-质谱联用技术以及 16S rRNA 测序技术分析初乳 HMOs 对婴儿微生物群的影响时发现，双歧杆菌数量与母乳中 2'-FL 和 3'-FL 的浓度呈正相关，与 LNFPⅠ、LSTb 和二唾液酸基乳糖基-N-四糖呈负相关。Cheng 等（2020）采用 2'-FL、3'-FL 和 6'-SL 与双歧杆菌体外共培养发现，2'-FL 和 3'-FL 可显著促进双歧杆菌生长，但 6'-SL 效果不显著。HMOs 的益生元效应可能具有结构特异性，而双歧杆菌菌株间合作进行 HMOs 代谢，可能有利于实现营养利用最大化。

2. HMOs 抗黏附抗菌剂的作用

　　HMOs 除作为益生元除可提高非致病菌共生体的竞争优势外，也可作为抗黏附抗菌剂直接抑制病原体的定植，保护婴儿免受感染性疾病侵袭。一方面，HMOs 具有促进益生菌黏附的能力，有效延长益生菌在肠道的转运时间，增强宿主-微生物或微生物-微生物之间的相互作用。Zhang 等（2020）在体外研究中证实，与低聚半乳糖和葡萄糖相比，2'-FL 显著提高了双歧杆菌 DNG6 中黏附相关基因的表达。Chichlowski 等（2012）也发现，以 HMOs 为碳源显著增加了婴儿双歧杆菌 ATCC 15697 对肠上皮细胞的黏附。Kavanaugh 等（2013）也证实了 3'-SL 和 6'-SL 显著增加了婴儿双歧杆菌 ATCC 15697 对 HT-29 细胞的黏附。转录组分析结果同样显示，这种黏附增加与伴侣蛋白、转录因子、黏附相关蛋白和糖基水解酶基因的上调有关。

　　另外，大多数致病菌利用表面聚糖识别并结合靶细胞，进而入侵肠道。HMOs 具有与肠道上皮细胞结构相似的聚糖结构，可通过充当细菌和原生动物寄生病原体的可溶性诱饵，竞争性结合病原体，阻止其与肠上皮细胞结合。例如，Nguyen 等（2016）发现，HMOs 表面 TcdA-f2 结合位点可与艰难梭菌毒素 C 端结合，降低病原体对肠道的侵袭。除此之外，2'-FL 还被证实可竞争性抑制大肠杆菌 O119 和大肠杆菌 O157 与小鼠肠上皮细胞结合，减少由大肠杆菌引起的腹泻发作次数（Wang et al.，2020）。

3. HMOs 的免疫调节作用

　　尽管 HMOs 引导的婴儿微生物组成或肠上皮细胞反应的改变可能间接影响婴儿免疫系统，但众多体内外研究表明，HMOs 也可直接促进肠道上皮层成熟及调节免疫分子表达以调节其免疫耐受。例如，Xiao 等（2019）研究发现，HMOs 不

仅可促进树突状细胞成熟，提高 IL-10、IL-27 和 IL-6 的表达水平，还可抑制 LPS
诱导的树突状细胞的分化与 IL-12p70、IL-6 和 TNF-α 的产生。同样，Kurakevich
等（2013）发现 3′-SL 和 6′-SL 均可作用于幼鼠肠系膜淋巴结 CD11c$^+$树突细胞，
促进 TNF-α、TGF-β1、IL-12 和 IFN-γ 的生成，调节 Th1/Th2 免疫应答平衡，维
持免疫系统稳定。而 Ayechu-Muruzabal 等（2018）的研究表明，2′-FL 可通过支
持细菌 CpG DNA 的表达，刺激肠道上皮细胞释放半乳糖凝集素和 TGF-β1，调节
肠道黏膜免疫发育。

　　HMOs 调节免疫的机制还表现在调节细胞的 Toll 样受体（Toll-like receptor，
TLR）、激活核因子 κB（nuclear factor kappa-B，NF-κB）和丝裂原活化蛋白激酶
（mitogen-activated protein kinase，MAPK）等信号通路的表达，抑制促炎因子的分
泌，影响级联免疫反应。特定的 HMOs 结构已被证实可以调节 TLR 表达，如唾
液酸内酯、半乳糖基乳糖或 LNFPⅢ可能是 TLR 的配体。如 Sodhi 等结合体外实
验和计算机模拟评估发现，2′-FL 和 6′-SL 可通过破坏 TLR4-MD2 复合物的结合点，
缓解 LPS 诱导的 IEC-6 细胞炎症中 TLR4/NF-κB 信号通路的异常表达（Sodhi et al.，
2021）。Jantscher-Krenn 等（2012）发现 2′-FL 可通过调节肠上皮细胞中 TLR4 信
号表达，诱导 IFN-γ 产生，抑制炎症反应的进行。此外，He 等（2014）通过未成
熟的肠道黏膜上皮细胞模型发现，3′-FL、4′-FL 和 6′-SL 均可通过抑制 TLR3 信号
表达，降低 IL-1β 释放，减弱肠道黏膜炎症反应。

4. HMOs 促进大脑发育

　　过去几十年的研究表明，母乳喂养婴儿在某些方面的认知发展要优先于配方
奶喂养婴儿。Liu 等（2022）发表的一篇综述中评估了 HMOs 对人体脑肠轴学说
的潜在影响，并指出母乳喂养促进认知发展的部分原因与母乳富含 HMOs 有关。
一项临床前研究表明，相比配方奶粉喂养婴儿，母乳喂养婴儿脑组织中的唾液酸
含量更高；并进一步发现喂食含唾液酸的 HMOs 的动物脑组织中唾液酸含量更高，
意味着唾液酸基化作用后的 HMOs 是大脑发育的重要组成部分，有可能影响大脑
健康（Zhu et al.，2022）。此外，Hobbs 等（2021）研究发现，饲喂富含 3′-SL 或
6′-SL 饲粮的仔猪可增加其大脑中神经节苷脂的浓度，通过促进轴突髓鞘形成，促
进大脑发育。Oliveros 等（2018）证明了唾液酸基化的 HMOs 能通过促进脑源性
神经营养因子的形成，提升大鼠与小鼠的认知能力；进一步实验证实与对照组相
比，饲喂含 6′-SL 膳食可提高幼鼠断奶后一年的认知和行为表现，并有更好的长
时程增强效应。

　　岩藻糖基化的 HMOs 在大脑健康和功能方面具有潜在的积极作用，这可能与
其被肠道菌群分解代谢成间接影响大脑健康的短链脂肪酸有关。2′-FL 是目前国外
市场上婴儿配方奶粉中最常添加的 HMOs。Berger 等（2020）的研究表明，1 月

龄婴儿额外摄入高浓度的 2′-FL，其在 2 岁时的认知能力将得以增强。动物临床前研究也发现，喂食岩藻糖基化的 HMOs 的动物，记忆和认知受到正向影响，学习效率和长时程增强作用得以改善。例如，Fleming 等（2020）的研究证实，猪饮食中添加低聚果糖和低聚果糖+2′-FL 表现出显著的认知能力差异，并指出 2′-FL 可通过影响嗅球的结构发育和海马基因表达以及染色质重塑过程等途径实现这一差异。Vazquez 等（2016）进一步研究发现，摄入的 2′-FL 可通过迷走神经增强啮齿动物的肠道-大脑通信的操作性条件反射和长期增强作用，为 HMOs 的脑肠轴调节理论提供了证据。随着这一领域科学的不断发展，HMOs 影响大脑健康的确切路径将得以逐渐清晰。

2.2　母乳脂质

　　母乳中脂类的平均含量为 30~45g/L，供能占总能量的 45%~55%，还可提供婴儿必需的营养素如不饱和脂肪酸（表 2.2），以及丰富的脂溶性维生素（揭良等，2020）。母乳中脂类以脂肪球的形式存在，脂肪球内包裹的核心以三酰甘油为主，表层覆盖磷脂双层膜，其中结合胆固醇、糖蛋白等各种生物活性分子，组成乳脂肪球膜。许多动物和临床实验均证实了母乳脂质可以满足婴儿大脑和体格快速发育、能量储存、保护脏器和关节、调节体温等需求。同时脂肪也是母乳中含量变异最大的成分，会随着妊娠时间、哺乳阶段、乳母膳食脂肪来源及孕期体重增加的诸多影响而变化。

表 2.2　母乳脂质组成

脂质种类	代表性脂肪酸	母乳脂质组成占比/%
饱和脂肪酸	肉豆蔻酸	4.91~14.20
	棕榈酸	17.30~25.21
	硬脂酸	3.60~9.78
单不饱和脂肪酸	油酸	21.10~36.65
多不饱和脂肪酸	亚油酸	7.90~20.43
三酰甘油	1,3-二油酸-2-棕榈酸三酰甘油	14.09
	1-油酸-2-棕榈酸-3-亚油酸三酰甘油	23.24
	1,2-二棕榈酸-3-亚油酸三酰甘油	6.12
	1-油酸-2,3-二亚油酸三酰甘油	7.29
	1-棕榈酸-2,3-二亚油酸三酰甘油	5.70

续表

脂质种类	代表性脂肪酸	母乳脂质组成占比/%
	鞘磷脂	35.01
	磷脂酰胆碱	28.57
其他复杂脂质	磷脂酰乙醇胺	28.71
	磷脂酰丝氨酸	4.44
	磷脂酰肌醇	3.26

2.2.1　sn-2 棕榈酸

棕榈酸是人体最重要的产能脂肪酸，母乳中高达 70%的棕榈酸在三酰甘油 sn-2 位酯化，又被称为 sn-2 棕榈酸酯，不饱和脂肪酸主要分布在 sn-1 位和 sn-3 位。母乳三酰甘油含量最高的是 1-油酸-2-棕榈酸-3-亚油酸三酰甘油（OPL），其次是 1,3-二油酸-2-棕榈酸三酰甘油（OPO）。

1. sn-2 棕榈酸调节婴儿肠道健康

棕榈酸分布在 sn-2 位有利于婴幼儿肠道吸收利用棕榈酸，可提高婴儿的胃肠舒适度和钙的利用率。其机理是 sn-2 棕榈酸酯在婴儿体内分解为游离脂肪酸和 sn-2 位棕榈酸单甘油酯，sn-2 位棕榈酸单甘油酯与胆汁酸形成乳糜微粒，易被肠道吸收，且不与二价阳离子如 Ca^{2+} 形成不溶性皂化盐。多项研究结果表明，用 OPO 结构油脂代替传统棕榈油作为婴幼儿配方奶粉中脂肪的主要来源，可促进婴儿肠道对脂肪酸和钙离子的吸收，缓解婴儿便秘等症状。Nowacki 等（2014）对接受不同配方奶粉喂养的 1 月龄婴儿进行研究对比，结果显示，相比低 sn-2 棕榈酸酯含量喂养组，高 sn-2 棕榈酸酯含量喂养组的婴儿粪便的硬度显著降低。OPO 结构油脂在婴儿肠道微生物的成熟和肠道稳态的维持中也发挥积极作用。Yaron 等（2013）对 36 名婴儿调研发现，喂食富含 sn-2 棕榈酸酯配方奶粉后显著增加了粪便中乳酸杆菌和双歧杆菌丰度，并抑制了病原菌的定植与繁殖。Yao 等（2014）也发现了类似的结果，与对照组相比（12%棕榈酸），喂食 36%棕榈酸配方奶粉的婴儿粪便中双歧杆菌和乳杆菌丰度更高。此外，sn-2 棕榈酸酯还影响婴儿的免疫系统。

2. sn-2 棕榈酸调节婴儿骨骼健康

众多研究表明，提高三酰甘油中 sn-2 棕榈酸含量可影响婴幼儿骨生长速度、骨密度、骨矿物质含量和骨长度等骨骼发育的关键指标。例如，Litmanovitz 等（2013）以 3 月龄的婴儿为研究对象，分别接受母乳、sn-2 棕榈酸酯含量为 14%

和 43%配方奶粉的喂养，并采用超声法来衡量婴儿骨骼的发育情况。研究者发现，喂养 sn-2 棕榈酸酯含量为 43%的婴儿配方乳粉组的婴儿骨骼超声值为 2896m/s，显著高于喂养 sn-2 棕榈酸酯含量为 14%的婴儿配方乳粉组，且与母乳喂养组接近。同样，Fewtrell 等（2013）使用双能 X 射线吸收测定法研究母乳喂养和 sn-2 棕榈酸酯含量为 50%的配方奶粉对婴儿骨质量的影响，并选取 sn-2 棕榈酸酯含量为 12%的配方乳粉喂养作为对照组。在喂养 10～12 周后，对一部分婴儿进行了为期 10 年的跟踪观察，发现母乳喂养与含有 50% sn-2 棕榈酸酯含量的配方奶粉喂养的受试者之间骨骼质量没有差异，但含有 50% sn-2 棕榈酸酯婴儿配方奶粉表现出增加婴幼儿成长期内骨矿物质含量和密度的趋势。可见，提高婴幼儿配方乳粉 sn-2 棕榈酸酯的含量，可进一步促进婴幼儿骨骼的发育，而这种对骨骼发育的积极作用可能与 sn-2 棕榈酸酯提高肠道对脂肪酸和矿物质的吸收密切相关。

2.2.2　不饱和脂肪酸

长链多不饱和脂肪酸（long-chain polyunsaturated fatty acid，LCPUFA）指含有两个或两个以上双键且碳链长度为 18～22 个碳原子的直链脂肪酸，占母乳总脂肪酸含量的 10%～20%。其中母乳中 n-6 LCPUFA 的含量远远高于 n-3 LCPUFA 的含量。亚油酸是最主要的一种 n-6 LCPUFA，约占总脂肪酸含量的 14.01%，花生四烯酸（AA）次之。n-3 LCPUFA 约占母乳总脂肪酸含量的 0.74%，主要有 C18:3ω3、C18:4ω3、C20:4ω3 等结构，以 α-亚麻酸（0.51%）为主，二十二碳六烯酸（DHA，0.12%）和二十碳五烯酸（EPA，0.03%）次之。LCPUFA 不仅影响婴儿中枢神经系统发育，还可以干预婴儿的先天免疫，降低炎症反应。

1. LCPUFA 与大脑和神经发育

LCPUFA 在调节细胞分化以及促进婴儿中枢神经发育方面发挥重要的功效，可增加婴儿大脑的活动性和脑叶连通性，提高婴儿时期学习和认知能力。如 DHA 作为大脑突触膜的重要组成成分，其独特的多重双键结构可通过维持细胞膜流动性激活突触融合蛋白 3 和蛋白激酶 B 复合物，代谢生成突触胺，可诱导突触生长并且调节神经生长因子，促进中枢神经系统的发育。He 等（2009）研究发现，与普通小鼠相比，Fat-1（富含内源性 DHA 的转基因模型）小鼠的神经元长度延长约 54%，神经元分支增加约 78%。Carbone 等（2020）也发现，DHA 还增加幼鼠大脑中约 1 倍的突触前蛋白和约 33%的突触后蛋白的形成，增强突触传递和长时程，增强效应改善学习和记忆。DHA 和 AA 可维持神经源性干细胞增殖，促进胶质源性干细胞向星形胶质细胞分化，支持星形胶质细胞间隙连接的耦合，这对于正常大脑发育所需的神经元-胶质相互作用十分重要。

此外，AA 和 DHA 的比例平衡对婴儿智力发育也很重要。一项探究 DHA 和

AA 影响婴儿认知能力的随机对照试验显示，AA：DHA 比率接近 1：1 可更好地改善婴儿认知能力，而过多的 DHA 可能会抑制 AA 提供的益处（Rees et al.，2019）。另有研究显示，3 月龄婴儿红细胞膜中 AA 含量较低，这种异常通常发生在乳母妊娠和哺乳期间只补充 DHA 时，而在 DHA 和 AA 联合补充时几乎未发现这种异常（Robinson et al.，2017）。

2. LCPUFA 的免疫调节作用

DHA 和 AA 可通过调节细胞之间的信号传导途径，尤其是与氧化应激、蛋白表达和细胞因子动员有关的途径，抑制炎症反应的发生。Wijendran 等（2015）研究发现，饮食中添加 DHA 和 AA 可降低 IL-1 诱导的婴儿肠道上皮细胞炎症反应。Charpentier 等（2018）研究发现，AA 及其衍生物可通过降低诱导型 NO、COX-2 表达以及 IL-6 和白三烯 B4 产生，缓解大鼠的结肠炎症。LCPUFA 降低炎症反应还体现在其对肠道屏障功能的保护作用。Wang 等（2020）研究发现，母乳中的 LCPUFA 通过上调 ZO-1 的表达，降低婴儿肠上皮细胞通透性，调节 T 细胞增殖和功能分化，抑制炎症反应。

2.3　母乳蛋白质

母乳中的蛋白质是婴儿机体生长发育最基本的营养物质，主要由酪蛋白和乳清蛋白、酶、内源性多肽和黏蛋白组成。相对于碳水化合物和脂质，母乳中蛋白质含量偏低，成熟乳中质量浓度仅为 9～12g/L，母乳中的蛋白质对婴儿生长发育的重要性主要体现在提供营养和免疫调节两个方面。

2.3.1　酪蛋白

母乳酪蛋白主要由 β-酪蛋白和 κ-酪蛋白组成。其中 κ-酪蛋白是一种高度糖基化的母乳蛋白质，其表面弹性疏水基团能够对婴儿肠上皮细胞的感染起防御作用。且 κ-酪蛋白已被证实通过充当受体类似物，抑制幽门螺杆菌对婴儿胃黏膜的黏附。此外还能够在 C 端蛋白质水解产物的作用下，促进婴儿肠道内两歧双歧杆菌黏附，抑制婴儿肠道内病原微生物定植。β-酪蛋白是由 226 个氨基酸组成的高度磷酸化蛋白质，成熟乳中的浓度约为 1.03 g/L，占总酪蛋白含量的 50%～85%。作为母乳酪蛋白的主要组成成分，β-酪蛋白凭借其二级结构中 β-转角和 β-折叠结构含量较低的特性，具有优良的消化特性。由于新生婴儿消化系统发育不完善，很多酶系尚未完善，β-酪蛋白的构象特点使其更易被婴儿肠道消化。除本身作为营养物质外，β-酪蛋白在乳汁中以独特的胶束状态将不溶性矿物质（如磷酸钙）以一种容易摄入的悬浮液形式输送到婴儿肠道，减轻婴儿消化系统的压力，为婴儿发育提供充足的氨基酸和无机钙磷。

母乳中含有多种蛋白质水解酶，可水解 β-酪蛋白产生肽类成分。其中，占 β-酪蛋白含量 30% 的 β-酪蛋白磷酸肽凭借含有多个丝氨酸及苏氨酸残基的磷酸化位点，可通过参与结合和运输钙、锌等二价阳离子，提高婴儿肠道对矿物质的吸收效率。Savastano 等（2019）研究发现，β-酪蛋白和其产生的酪蛋白磷酸肽还有助于铁吸收，具有更高的铁吸收率。此外，母乳 β-酪蛋白水解产生的抗菌肽可提高婴儿抵抗致病菌的能力。周亚慧等（2017）研究发现，母乳来源的活性肽 β-酪蛋白 15 和 β-酪蛋白 38 对包括大肠杆菌、金黄色葡萄球菌和李斯特菌在内的多种致病菌的定植具有明显抑制作用。另外，母乳 β-酪蛋白经胰蛋白酶水解后还产生多种免疫刺激肽。刘贵友等（2016）证实，母乳来源的活性肽 β-酪蛋白 125 具有高疏水性以及稳定性，可促进 B 淋巴细胞增殖，在婴儿早期免疫成熟中发挥作用。

2.3.2　乳清蛋白

乳清蛋白主要由 α-乳白蛋白、乳铁蛋白、免疫球蛋白、骨桥蛋白、血清白蛋白、溶菌酶、糖基肽及一些生长因子组成。由于其独特的氨基酸序列和三维结构，乳清蛋白具有广泛的功能特性。例如，完整构建婴儿消化和免疫系统；其抗氧化特性可去除体内异常游离基作用；促进骨芽细胞生长；调适婴儿脑细胞生长进而完善神经系统和循环系统；促进钙、铁、锌等微量元素的吸收等。

1. α-乳白蛋白

α-乳白蛋白是一种由 123 个氨基酸组成的球形蛋白质，分子质量为 14.07 kDa，占母乳蛋白质含量的 22%～25%。作为婴儿苏氨酸、赖氨酸、亮氨酸、色氨酸和胱氨酸的重要来源，α-乳白蛋白在平衡婴儿血浆氨基酸浓度中起到重要作用。在 Sandström 等（2008）进行的一项双盲随机对照试验中发现，给 6 周龄至 6 月龄婴儿喂食富含乳清蛋白的配方奶粉后，其血浆中必需氨基酸的浓度更接近母乳喂养婴儿。由于婴儿奶粉中蛋白质含量过高存在较大风险，添加 α-乳白蛋白可以降低配方奶粉中的蛋白质含量，同时还可提供所需的氨基酸。与以乳清为基础的非富集配方奶粉相比，富含 α-乳白蛋白的配方奶粉可保证在较低的蛋白质摄入量下维持足够的血浆氨基酸浓度。α-乳白蛋白还是一种结构紧密的钙结合蛋白，除特异性结合钙离子外，还可结合其他必需二价金属离子，促进对矿物质的吸收与利用。有报道称，在 α-乳白蛋白消化过程中释放的肽对铁离子有很高的亲和力，体外结合形成的肽-铁复合物可以促进 Caco-2 细胞对铁的吸收（Wang et al.，2014）。

α-乳白蛋白在小肠内消化后产生的游离氨基酸和肽段，在一定的条件下也具有免疫调节活性和抑菌特性。例如，α-乳白蛋白在消化中可释放出由甘氨酸、亮氨酸及苯丙氨酸组成的免疫活性肽 Gly-Leu-Phe，可通过激活中性粒细胞，增强巨噬细胞的吞噬活性，抑制小鼠肺炎克雷伯菌感染（Sandström et al.，2008）。α-乳白蛋白经胰蛋白酶和糜蛋白酶水解后产生的五肽片段（f109-114）可抑制多数革兰阳性肠道致病菌，如致泻性大肠杆菌（Madureira et al.，2010）。

2. 乳铁蛋白

乳铁蛋白存在于人体的乳汁和各种分泌液中，在母乳中含量最高，约为 1.41 g/L。乳铁蛋白是母乳中重要的非血红素铁结合蛋白，在强化婴儿铁元素吸收、抵抗病原体、免疫调节以及抗氧化等方面发挥重要作用。

乳铁蛋白氨基和羧基末端具有两个高亲和性的铁结合区域，因此其具有很强的铁离子结合能力，是唯一一种在广泛 pH 范围都可以结合铁离子的转铁蛋白。乳铁蛋白以非常高的亲和力（$k = 10^{-22}$ mol）结合铁元素，随着铁元素的结合，乳铁蛋白的开放构象转变为封闭构象，进而减少无机铁元素的摄取量。因此，乳铁蛋白可直接增加婴儿对铁的吸收率及利用率，降低铁的使用量和避免游离铁对肠道的直接刺激作用，并减少无机铁离子的摄入量，有助于维持婴儿体内铁离子正常水平。乳铁蛋白还可通过调节细胞表面受体与铁元素的负反馈调节促进婴儿肠道中铁离子的运送以及吸收，促进成骨细胞的增殖分化，影响骨骼的合成代谢，对婴儿软骨症有潜在的治疗作用。如 Shi 等（2020）采用 MTT（噻唑蓝）比色法检测发现，乳铁蛋白以剂量依赖性方式促进 MC3T3-E1 成骨细胞增殖，促进骨骼的健康发育。

研究指出，母乳乳铁蛋白具有促进婴儿肠道功能发育的作用。体外研究发现，不同浓度乳铁蛋白处理的肠上皮细胞数量显著增加，用乳铁蛋白喂养仔猪后，其空肠腺窝大小、宽度和深度，十二指肠绒毛面积、长度和宽度均增加，生长速度加快（Garas et al.，2016）。此外，有报道指出乳铁蛋白的含量与新生儿坏死性小肠结肠炎的发病率密切相关。在 Manzoni 等（2009）开展的一项随机对照试验中，743 名婴儿分为口服乳铁蛋白和安慰剂，结果发现实验组新生儿的坏死性小肠结肠炎的发病率显著低于安慰剂组。乳铁蛋白还可作为益生元促进婴儿肠道内双歧杆菌、乳杆菌等益生菌增殖，改善婴儿肠道微生物菌群，从而维持肠道菌群的稳态。赵红霞（2016）证实乳铁蛋白可显著地刺激嗜酸乳杆菌以及四种双歧杆菌增殖，食用富含乳铁蛋白的配方奶粉可增加新生儿粪便中双歧杆菌含量。乳铁蛋白能促进肠黏膜免疫系统的正常发育，在机体免疫防御系统方面起着重要作用。研究显示，乳铁蛋白对抗体生成、T 细胞成熟、淋巴细胞中自然杀伤细胞比例都具有调节作用，且能抑制超氧离子的形成。例如，乳铁蛋白可与细胞膜上的 CD14 结合，抑制 TLR4 信号通路激活并下调 TNF-α、IL-1β、IL-6、IL-8 等促炎因子的释放（Zhang et al.，2021）。

3. 免疫球蛋白

免疫球蛋白是由淋巴系统产生的一种高分子糖蛋白，具有增强婴幼儿免疫力的作用。在乳类中含有五种基本类型的抗体：分泌型 IgA、IgM、IgD、IgG 和 IgE，母乳中的主要免疫球蛋白成分是分泌型 IgA，占免疫球蛋白总量的 90% 以上。

新生儿出生时免疫系统发育不完善，主要依赖母乳的免疫转移，而母乳中的免疫球蛋白在维持婴儿早期免疫系统的稳定中起到决定性的作用。分泌型 IgA 是婴儿肠道中的第一道防线，通过阻止病原菌与宿主的结合来防御病原菌入侵，在婴儿时期微生物群的建立和维持中发挥了关键作用。Sadeharju 等（2007）发现在纯母乳喂养婴儿群体中，母乳分泌型 IgA 水平与婴儿肠炎患病率成反比，且能提高婴儿二次免疫应答能力。分泌型 IgA 还可通过和抗体表面聚糖以非结合片段的方式捕获抗原，增强分泌型 IgA 对抗原的反应。最新数据表明，母乳来源的分泌型 IgA 可选择性地覆盖婴儿小肠中的微生物群，促进细菌定植和黏附，并将抗原递送到肠上皮细胞表面受体，为免疫系统抵抗病原菌定植提供基础（Zheng et al.，2020）。

4. 骨桥蛋白

骨桥蛋白是一种带负电荷、高度磷酸化和糖基化的蛋白质，分子质量在 41~75 kDa 之间。骨桥蛋白已经被证明在人体乳液、脑、内皮细胞等组织中大量存在，主要以分泌型骨桥蛋白和细胞内骨桥蛋白两种形式存在。其中，骨桥蛋白在母乳中的表达尤为丰富，浓度约为 0.138 g/L。目前，关于母乳骨桥蛋白的研究主要涉及调节婴儿肠道发育和免疫调节两个方面。

母乳骨桥蛋白在一定程度上可抵抗婴儿胃肠道消化，被肠道上皮细胞内化，或与肠上皮细胞的受体相结合，发挥调节肠道发育的作用。Jiang 等（2020）将小鼠分为母乳喂养组、骨桥蛋白敲除组和骨桥蛋白敲除并补充牛乳源骨桥蛋白组。研究发现，牛乳源骨桥蛋白补充喂养小鼠的十二指肠绒毛高度和隐窝深度接近于母乳喂养小鼠。在一项针对幼年恒河猴的研究中发现，普通配方奶粉喂养组和母乳喂养的恒河猴小肠中有超过 1000 个不同表达基因，但在配方奶粉中添加牛乳源骨桥蛋白可减少 217 个基因的差异，表明在配方奶粉中添加牛乳源骨桥蛋白，可使幼年恒河猴肠道基因表达情况更加接近于母乳喂养组（Donovan et al.，2014）。此外，骨桥蛋白还可抑制促炎细胞因子分泌，降低肠炎评分，缓解 DSS 诱导的小鼠肠道炎症（Kanwar et al.，2016）。

骨桥蛋白在调节婴儿机体免疫反应过程中发挥重要作用。临床研究表明，相对于普通配方奶粉喂养的婴儿，添加骨桥蛋白后血清中促炎因子 TNF-α 的水平显著降低，IL-2 的水平显著升高（Lönnerdal et al.，2016）。此外，母乳中的骨桥蛋白还可以通过与入侵的病原体直接相互作用，在免疫防御中发挥更直接的作用。

例如，Maeno 等（2009）发现骨桥蛋白敲除小鼠比野生型小鼠更容易受到轮状病毒感染，并在感染后表现出更严重和持久的腹泻现象。

5. 凝集素

凝集素是指乳汁脂肪小球表面的亲脂性糖蛋白，属于分泌细胞外基质糖蛋白家族，也称为乳脂球表皮生长因子 8 或 EGF 样重复序列分泌蛋白。初乳中浓度最高，约为 0.028 g/L。凝集素因其表面唾液酸糖基结构与肠上皮细胞的唾液酸糖基结构相似，可与体内多种细胞的整合素受体结合，引发黏附、分化、增殖、激酶级联反应等，特异性地抑制轮状病毒黏附，调节婴儿胃肠道免疫细胞的活性，加强自身抵抗轮状病毒的能力。前瞻性临床研究表明，母乳中凝集素水平与婴儿感染轮状病毒概率呈负相关（Liu et al.，2013）。还有研究提示凝集素可能有调节婴儿黏膜免疫的作用，主要体现在其促进血管组织发育，增强血液循环。

2.4　母乳微量营养素

除了碳水化合物、脂质以及蛋白质可为婴儿早期发育提供能量的常量营养素，母乳中还含有大量的微量营养素，如维生素、矿物质等在婴儿健康成长中也发挥着不可替代的作用。

2.4.1　维生素

1. 维生素 A

母乳中含量最高的维生素 A 为视黄醇，还含有一定量的 β-胡萝卜素、β-隐藻黄素、α-胡萝卜素、番茄红素、叶黄素等类胡萝卜素。产后 2 周内的初乳中富含维生素 A，成熟乳中含量较低。以往研究证实，母乳维生素 A 具有维持婴儿视觉健康的作用。其保护作用不仅表现在促进婴儿视觉系统的发育，还体现在对视觉的暗适应保护上。例如，Manzoni 等（2009）通过对早产儿膳食补充叶黄素和玉米黄质证实，视网膜病变发生率较未补充婴儿降低 40%，且减少了早产儿视网膜病变从 1 期或 2 期发展到阈值的比例。除此之外，母乳维生素 A 还具有促进免疫、调节肠上皮细胞与骨骼细胞的生长和分化、促进骨质代谢和生长发育的作用。此外，视黄醇还可被肠细胞吸收，与胞内蛋白结合，作为一系列核受体的配体和激活剂，发挥调控基因表达的作用，进而影响婴幼儿的健康发育。

2. 维生素 B 族

母乳中的维生素 B_1、维生素 B_2、维生素 B_6、烟酸、叶酸的浓度都很低，不能满足婴儿需求,需要乳母通过膳食从外界摄取。维生素 B 族在 1.2.5 节中已较为详细地阐述。其中,维生素 B_2 作为人体细胞中促进氧化还原的重要物质之一,可参与婴儿体内碳水化合物、蛋白质、脂肪的代谢,并有维持正常视觉机能的作用。除此之外,维生素 B 还能够参与婴儿肠道黏膜免疫系统的免疫防御。例如,Moskowitz 等(2018)发现维生素 B_1 能够抵抗中性粒细胞的氧化应激,通过抑制 NF-κB 信号通路降低巨噬细胞释放炎症因子。维生素 B_3 作为肠道屏障功能和细菌内毒素产生的调节剂,通过引导巨噬细胞的抗炎作用,间接影响 T 细胞的免疫应答。

3. 维生素 D

作为一种脂溶性维生素,维生素 D 主要存在于母乳脂质中。母乳维生素 D 的含量与乳母血液的维生素 D 含量密切相关。而乳母血液中维生素 D 的含量受季节变化和膳食的影响,夏季时含量会显著增加。有关母乳维生素 D 影响婴幼儿健康发育的研究,焦点汇集在婴幼儿维生素 D 缺乏会出现营养性佝偻病,最终导致骨骼畸形、生长障碍和运动迟缓,其突出的病理改变是钙磷代谢紊乱和骨骼健康的损害。近年研究发现,婴儿时期维生素 D 缺乏与呼吸道感染、肠道炎症、过敏症和哮喘症的发生也密切相关。除此之外,充足的维生素 D 对于婴儿期和儿童期神经肌肉系统、免疫系统、组织细胞分化与代谢同样重要。

4. 维生素 E

α-生育酚是维生素 E 在母乳中的主要表达形式,其水平受乳母膳食习惯、地区及泌乳阶段的影响。由于婴儿出生时血浆 α-生育酚水平较低,其维生素 E 水平几乎都是由母乳供给。维生素 E 作为抗氧化剂可直接作用于免疫细胞的细胞膜,对细胞膜完整性的保持和膜信号分子的传导起作用。特别是,维生素 E 作为自由基捕捉剂,可使自由基成为稳定物质从而保证婴儿免受自由基的毒害。另外,其甲基侧可与多不饱和脂肪酸的双链结构结合,并与膜上的磷脂相互作用,中断脂质过氧化的链式反应,从而稳定生物膜结构,保护膜结构免受自由基破坏。

2.4.2　矿物质

矿物质在婴儿的生长发育过程中起着重要作用,其中,铁、锌、铜和钙是母乳矿物质研究中关注度最高的几种矿物质,而磷、硒、锰、镁、氯、钠和钾关注度相对较低。母乳中矿物质的比例合适,矿物质总量约为牛乳的 1/3,可有效减轻婴儿的肾脏负担。

1. 铁

铁是人体重要的宏量元素之一,缺铁会抑制神经代谢、神经递质功能和髓鞘形成，严重影响早期的神经发育。母乳中铁的浓度相对较低，成熟乳中仅为 0.2～0.4 mg/L，但母乳中的铁元素具有很高的生物利用度，吸收率高达 56%，因此母乳喂养婴儿患贫血的概率远远低于配方奶粉喂养婴儿。Wei 等（2020）研究发现，母乳喂养的婴儿具有充足的铁储备，不仅能够保持血红蛋白以及细胞色素活性，还可以激活多种酶，为血红蛋白结合氧气提供坚实的基础。此外，铁元素还可通过影响肠道中含铁酶的合成来提高婴儿肠道屏障功能。

2. 锌

锌是婴幼儿生长和发育的必需元素，是体内 300 多种代谢酶的组成成分，在遗传物质的合成和传递以及细胞分裂、上皮完整性和细胞免疫等方面发挥着关键作用。母乳中锌的含量波动较大（0.5～4.7 mg/L），从初乳到过渡乳，母乳锌浓度急剧下降，随后在整个哺乳期缓慢下降。6 月龄以内纯母乳喂养婴儿体内锌含量平衡，锌营养状况较佳，6 月龄后，单纯从母乳摄取锌可能不能满足婴儿需求，需从外界补充。此外，锌是合成胸腺特异性激素胸腺素的必需成分，锌元素缺乏会导致胸腺萎缩、T 细胞和 B 细胞生长受阻且凋亡加速、T 细胞依赖抗原反应和淋巴细胞转化率降低，严重影响免疫耐受能力。

3. 铜

铜是婴幼儿膳食中的必需元素，也是细胞代谢的必需物质。同时铜对铁的释放和储存至关重要。因此，铜的缺乏会导致铁水平较低，进而导致贫血、骨骼缺损和腹泻等症状。母乳中铜浓度在整个哺乳期呈现逐渐下降的趋势，成熟乳中铜含量约为 350 μg/L。在母乳喂养的婴儿中很少见到铜缺乏的个体。母乳中的铜浓度与母体营养状况无关。

4. 钙

婴幼儿体内 99%的钙在骨骼结构基质中，剩余 1%以生理活性游离钙的形式存在于细胞液和细胞外液中。钙作为细胞内的第二信使，具有调控激素信号传导和酶活性的功能。母乳中的钙含量为 194～268 mg/L，随着泌乳期的延长而缓慢下降。同时，母乳中的钙与维生素 D 具有非常良好的联动作用，在调节婴儿骨骼生长等方面起到重要作用。

2.5　母乳脂肪球膜

乳脂肪球膜（milk fat globule membrane，MFGM）是由磷脂、蛋白质、糖蛋白、三酰甘油、胆固醇、酶和其他微量成分组成的复杂三层结构，占母乳脂肪质量的 2%～10%。其中，膜蛋白占 MFGM 质量的 25%～70%。嗜乳脂蛋白作为主要组成，约占 MFGM 蛋白的 40%，其次是黄嘌呤脱氢酶/氧化酶，占 12%～13%，此外还有少量的黏蛋白 1、CD36、乳凝集素等。MFGM 中的脂质主要由中性脂质和极性脂质组成。中性脂质主要包括三酰甘油、二酰甘油；极性脂质可分为甘油磷脂和鞘脂两类（表 2.3）。MFGM 不仅对婴儿大脑、神经系统的发育和认知能力有益处，还能够促进婴儿肠道上皮细胞的发育并对细胞固有层具有免疫调节作用。

表 2.3 乳脂肪球膜脂质组成

成分类别	占母乳总脂类比例/%	占磷脂比例/%
三酰甘油	62	—
二酰甘油	9	—
胆固醇	0.25～0.34	—
磷脂	36	—
鞘磷脂	22	18.0～34.1
磷脂酰乙醇胺	27	19～42
磷脂酰肌醇	11	5～11
磷脂酰丝氨酸	4	1.9～10.5
溶血磷脂酰胆碱	2	2

2.5.1 MFGM 促进大脑和神经发育

MFGM 的脂质组分中含有大量的可促进婴儿大脑和神经发育的甘油磷脂、糖脂和胆固醇成分，在促进婴儿大脑正常发育中起到了不可或缺的作用。研究发现，2 月龄婴儿分别喂食添加或不添加 MFGM 的配方奶粉至 12 月龄，添加 MFGM 能够显著提高配方奶粉喂养婴儿的认知评分，进一步缩小母乳喂养和配方粉喂养婴儿之间的认知差距（Timby et al.，2014）。同样，Brink 等（2018）给大鼠灌胃相同体积的 MFGM 和脱脂牛奶，同样发现后者比前者的 T 迷宫评分更高，并表现出更佳的被动回避指数。此外，在一项涉及 108 名婴幼儿的随机对照试验中发现，喂食富集 MFGM 配方奶粉的婴儿具有更好的认知能力，进一步的相关分析表明添加 MFGM 成分可能通过促进顶叶和额叶区域的体积实现对大脑功能的调节（Herrmann et al.，2021）。

同样，MFGM 的特殊结构对婴儿神经系统的发育也起到了重要的作用。Hernell 等（2016）在婴儿饮食里补充 MFGM，结果证明 MFGM 补充剂对神经发育有积极作用，能够减少母乳与配方奶粉喂养在认知能力上的差异。此外，MFGM

的关键成分也是中枢神经系统中髓鞘的重要成分，可使神经轴突绝缘，维持神经信号的有效传导。例如，MFGM 中的胆碱附着在卵磷脂的磷酸基团上，代谢过程中可以作为甲基供体调节传导信号，充分发挥其在神经发育中的作用。

2.5.2　MFGM 促进肠道发育

MFGM 作为细胞膜结构的基本构件和细胞生长的信号信使，在促进婴儿肠道组织发育和上皮细胞分化中起到重要作用。临床实验证实，适当摄入 MFGM 强化奶可有效增强婴幼儿黏膜免疫稳定性，降低肠道感染风险，减少婴幼儿炎症的患病率（Timby et al.，2015）。Bhinder 等（2017）研究发现，MFGM 可显著调节幼鼠肠道菌群稳态，显著预防炎症的刺激。同样，Zhang 等（2019）也证实，补充 MFGM 可增加小鼠肠道紧密连接蛋白表达，维护肠道屏障组织的稳定性。MFGM 还是神经节苷类物质进入婴儿肠道的唯一载体，神经节苷类是细胞膜中不可分割的组成部分，从细胞表面延伸出来的寡糖残基作为细胞-细胞通信的表面标记物，影响婴儿肠道屏障的稳定性。Park 等（2005）在研究中发现，饲喂富含神经节苷类物质饲料使得大鼠总神经节苷脂和神经节苷脂 GD3 含量显著增加，同时肠道细胞膜中神经节苷脂 GM3 和胆固醇与神经节苷类物质的比例下降。

2.5.3　MFGM 调节免疫功能

MFGM 在调节免疫信号分子中的重要价值已得到证实。在婴儿肠道细胞免疫过程中，鞘氨醇可通过影响蛋白激酶 C 在婴儿肠道内的表达，抑制肠上皮细胞老化与凋亡。鞘氨醇 1-磷酸还可以通过作用于 5 种不同的 G 蛋白偶联质膜受体影响淋巴细胞、树突细胞、巨噬细胞和白细胞的分化与迁移，从而有助于完善婴儿免疫功能。此外，MFGM 及其附属产物在调节炎症因子方面具有较强的功效，如神经节苷脂可通过调节免疫细胞的增殖和分化来抑制新生儿坏死性结肠炎的发生，还可通过抑制炎症因子的产生，保持肠道微生态的稳定调整，抑制炎症反应的发生。Zhang 等（2019）研究发现，MFGM 可通过抑制 TLR4 信号通路的表达以及 NF-κB p65 的核易位，降低新生鼠坏死性小肠结肠炎的发生率。

黏蛋白（mucoprotein，MUC）是 MFGM 中含量丰富的一种大分子糖蛋白。母乳中 MUC1 和 MUC4 含量最高。MUC 蛋白因其高度糖基化的细胞外结构域，展现出耐消化的特性，可在胞间和胞外基质相互作用并进行细胞信号传导，参与婴幼儿的肠黏膜免疫调节。此外，MUC 蛋白还可通过引导 TLRs 信号表达调节婴幼儿先天免疫，其中 MUC-1 可作为 TLRs 信号的负向调控因子。Ueno 等（2008）证实 MUC-1 可通过抑制 TLR5 信号通路的表达抑制炎症反应的进行，在缓解病原菌的感染和炎症过程中发挥重要作用。

2.6　母乳中的微生物

2.6.1　母乳微生物的种类

传统上认为母乳是无菌的。新近研究表明，母乳中含有少量微生物群，包括细菌、病毒和真菌等，这些微生物有助于婴儿口腔和肠道微生物群的形成。一篇来自 38 个国家的 242 项研究，涉及 11124 名妇女和 15489 个样本的综述，确定了母乳中存在 820 个物种，主要来自变形菌门和厚壁菌门（Togo et al., 2019）。而对于种属而言，葡萄球菌属（*Staphylococcus*）、链球菌属（*Streptococcus*）和丙酸杆菌属（*Propionibacterium*）是母乳微生物组的主要成分。双歧杆菌属（*Bifidobacterium*）、韦荣球菌属（*Veillonella*）、罗氏菌属（*Rothia*）和乳杆菌属（*Lactobacillus*）在母乳样品中也普遍存在。其他常见的菌属还包括棒状杆菌属（*Corynebacterium*）、罗尔斯顿菌属（*Ralstonia*）、不动杆菌（*Acinetobacter*）、食酸菌属（*Acidovorax*）、假单胞菌属（*Pseudomonas*）、拟杆菌属（*Bacteroides*）、梭状芽孢杆菌属（*Clostridium*）、孪生球菌属（*Gemella*）和肠球菌属（*Enterococcus*）等。虽然现有研究已经报道的母乳细菌"核心"微生物群含有 2～18 个分类群，但是可能是由研究方法和研究群体的差异导致其具体菌属存在差异。

2.6.2　母乳微生物在胃肠道中的定植

母乳喂养是婴儿微生物发展的关键时期。胃肠道微生物群在营养、免疫、代谢、宿主防御甚至人类行为和情感等方面发挥重要作用，尽早建立胃肠道菌群对于后期的健康至关重要。大量研究表明，母乳菌群及其代谢物有益于婴儿胃肠道菌群建立、宿主基因表达和免疫发育（Kim et al., 2020）。纯母乳喂养婴儿的胃肠道微生物组在组成、多样性和功能上与非纯母乳喂养婴儿有显著差异。越来越多的证据表明，母乳菌群可在婴儿胃肠道和口腔微生物群中定植。几项研究已经观察到乳母和母乳喂养的婴儿之间共有的菌株。虽然这些菌株可能来自一个共同环境，但这些研究仍然提供通过母乳垂直传播的证据。今后需要进行进一步的菌株水平分析，阐明母乳对婴儿胃肠道微生物组的贡献程度，以及母婴对菌株之间共享的频率。另外，母乳的中性 pH 有助于母乳来源的微生物通过婴儿胃部，可以在喂养期间和之后立即将婴儿胃肠道的 pH 缓冲到更高的水平。

母乳中的非微生物因素，包括不可消化的碳水化合物，如 HMOs，进一步影响婴儿的胃肠道微生物菌群，特别是双歧杆菌的生长。虽然双歧杆菌仅占成年人胃肠道和母乳微生物组的一小部分，但它们是母乳喂养的婴儿胃肠道微生物组的主要特征，在塑造婴儿胃肠道微生物群系方面发挥重要作用。婴儿胃肠道中典型的双歧杆菌种类和菌株很少在环境中发现，很可能是从母体来源获得。已有证据表明某些双歧杆菌株通过母乳从乳母传给婴儿。这些细菌拥有一系列分子工具，使它们能够在从母体到婴儿胃肠道的过程中克服许多挑战，可利用交叉喂养行为增强其在母乳喂养的胃肠道环境中成功定植的可能性。

2.6.3　母乳微生物的功能

宏基因组分析揭示母乳喂养和配方奶粉喂养婴儿的胃肠道微生物群的功能存在差异。母乳喂养的婴儿在碳水化合物、氨基酸和氮代谢、钴胺素合成、膜转运和氧化应激反应方面的能力增强。与母乳喂养的婴儿相比，配方奶粉喂养的婴儿具有明显不同的胃肠道微生物群和健康结果。

1. 母乳微生物促进肠道发育

通过母乳喂养，可将微生物菌群由母体垂直转移给其喂养儿，这将有助于婴儿肠道中益生菌群的建立与定植。例如，在不同喂养方式健康婴儿肠道菌群定植过程的研究中，母乳喂养及持续时间在肠道菌群形成和食物过敏易感性方面发挥重要作用；母乳喂养婴儿的肠道中双歧杆菌增长迅速，生后 6 天即成为优势菌，而大肠埃希菌数量较低；相比较，人工喂养婴儿生后第 6 天双歧杆菌仍不是优势菌；生后 6 个月母乳喂养婴儿的肠道益生菌（如乳酸杆菌、双歧杆菌）数量显著高于人工喂养婴儿，而大肠埃希菌数量则显著低于人工喂养婴儿（Molina-Tijeras et al.，2021）。从母乳中分离出的发酵乳杆菌 CECT5716 和长双歧杆菌可通过竞争性排斥、产生抗菌化合物、增加黏蛋白产生和降低肠道通透性等作用，帮助婴儿建立健康的肠道微生物群。

2. 母乳微生物调节免疫

母乳微生物除有助于肠上皮屏障功能的建立外，还有助于婴儿胃肠道免疫耐受和成熟。Díazropero 等（2007）研究发现，母乳源发酵乳杆菌 CECT5716 可显著增强小鼠胸腺 T 细胞免疫反应，并促进肠道分泌型 IgA 产生。Pérez-Cano 等（2010）研究发现母乳源发酵乳杆菌 CECT5716 和唾液乳杆菌 CECT5713 能够激活 NK 细胞和 T 细胞亚群，诱导释放抗炎因子，提高婴儿免疫应答能力。Maldonado 等（2010）发现，将分离自母乳中的发酵乳杆菌 CECT5716 添加到婴幼儿配方奶粉中，可有效降低婴儿肠道及呼吸道感染发病率。

此外，婴儿时期微生物组建立异常与晚年非传染性疾病的发展有关，母乳喂养的婴儿发生一系列非传染性疾病，包括哮喘、过敏、肥胖、糖尿病、心脏病和神经精神疾病的风险低于配方奶粉喂养的婴儿。可见，理解母乳微生物群对发育中的婴儿有益的方式，可以定向干预，优化母乳以及供体奶粉或配方奶粉中的母乳微生物组。

毫无疑问，母乳喂养是婴儿营养的黄金标准。虽然婴儿配方奶粉永远无法模拟母乳的复杂性，但确定母乳中存在的关键物质对婴儿健康很重要。选择性地用这些关键物质强化配方奶粉可以改善无法接受母乳的婴儿健康和微生物发展水平。双歧杆菌可以水解宿主聚糖（人乳寡糖和黏蛋白），使单糖和寡糖可用于胃肠道微生物群的其他成员。为了在配方中利用这些细菌作为益生菌，有必要了解它们的功能作用、营养需求以及与婴儿消化道内群落的相互作用。应该注意的是，单菌株益生菌可能过于简单，无法正确概括类似母乳的微生物群，特别是考虑婴儿胃肠道微生物群的协同作用。配方奶还缺乏塑造婴儿胃肠道细菌种群的噬菌体、碳水化合物和免疫因子。因此，有必要对母乳微生物组功能和生态进行分析。需要进一步研究表征母乳和婴儿胃肠道内的微生物-宿主和微生物-微生物相互作用，更好地支持配方奶喂养婴儿的胃肠道和口腔微生物组的发展。

2.7 母乳外泌体

外泌体作为一种具有脂质双层膜的纳米级囊泡，广泛存在于包括乳汁在内的绝大多数真核生物体液中。其中，乳汁是丰富的外泌体来源，浓度为 0.09～0.225 g/L 。研究表明，乳源外泌体凭借其在细胞通信间发挥的卓著功能受到学者们的广泛关注，不仅具有开发理想功能性成分载体的潜力，还有望被开发成一种新型的益生元促进宿主肠道功能发育。

2.7.1 母乳外泌体的组成

母乳外泌体主要由表面的脂质分子膜和内部的蛋白质及核酸组分共同构成，且这些组分在外泌体的跨细胞传递功能和内化机制中发挥重要的作用。

核酸组分是牛乳外泌体中的重要构成部分，不仅包括 miRNA、rRNA、tRNA、snRNA 和 snoRNA 等非编码短链 RNA，同时还含有长链非编码 RNA（long non-coding RNA，lncRNA）和环状 RNA 等。其中，miRNA 是一种由乳腺细胞衍生而来的长度约 22 nt 的非编码单链 RNA，占外泌体总 RNA 含量的 15%～40%，可携带来自母体的遗传数据，充当靶基因调节的转录后因子，发挥跨界基因表达调节剂的作用。自 Hata 等（2010）在牛乳来源的外泌体中发现 miRNA 和 mRNA 以来，针对乳源 miRNA 的生物学功能探究已经逐渐引起学者们的关注。并且已有研究发现，乳腺中 miRNA 的表达模式与乳外泌体中的 miRNA 高度相似，为乳腺细胞生物合成 miRNA 提供了充分证据。此外，lncRNA 是一类碱基长度超过 200

nt 的长链非编码 RNA，由于内源性 RNA 不能降解 lncRNA，因此 lncRNA 具有良好的生物稳定性，可在外泌体的包封下实现跨细胞信息传递。

随着蛋白免疫印迹技术和流式细胞荧光分选技术的发展，人们已经对牛乳来源的外泌体蛋白质进行了较为全面的分析，而蛋白质组学的出现，则是将外泌体中的蛋白质分为以下几类：负责支撑细胞骨架机制的 ALIX 蛋白和 TSG101 蛋白；负责信号传导的四跨膜蛋白（CD63、CD81 和 CD9）以及其他种类的跨膜蛋白质（LAMP1 蛋白和 TfR 蛋白）。虽然上述外泌体中的蛋白质组成检测存在差异，但整体仍呈现保守趋势，可作为鉴定牛乳外泌体的标志蛋白质。

相对于其他来源外泌体以及牛乳外泌体中的其他组分，牛乳外泌体中所携带的脂质含量和生物学作用的数据有限，尚需进一步挖掘。

2.7.2 母乳外泌体促进肠道发育

大量研究报道，母乳外泌体在婴幼儿肠道发育方面具有重要作用。Hock 等（2017）的研究表明，母乳外泌体可以在肠道内被 *Lgr5*＋干细胞摄取，增加 *Lgr5*＋基因表达，提高肠上皮细胞的活力，并通过上调肠道胰岛素样生长因子 1 受体的表达，促进肠道上皮细胞增殖与分化。Pieters 等（2015）的研究表明，母乳外泌体中的 TGF-β，对婴幼儿肠道屏障功能的发育、IgA 的产生以及黏膜免疫起着重要的作用。其中，miRNA 是一类具有调控功能的非编码小分子 RNA，已被鉴定为通过转录后调节基因表达的潜在基因调节剂，是乳外泌体信号传递功能的重要执行者。Lin 等（2022）在母乳外泌体对肠道健康的影响研究中发现，母乳外泌体促进肠道干细胞增殖的内在机制是通过由其携带的 miR-29a 靶向调控 g 蛋白偶联受体 5、Olfm4 和 Achaet-sccute 家族 BHLH 转录因子 2 表达实现的。同样，Guo 等（2022）在探究母乳外泌体缓解小鼠 NEC 症状的机制时发现，miR-148a-3p 可靶向调节 p53 信号通路的表达，同时增强 IEC-6 细胞的增殖。Tili 等（2017）发现外泌体携带的 miR-214 在肠道杯状细胞分化中具有预防过度炎症，保持肠道上皮功能完整的作用；携带的 miR-223 可以作为肠道嗜中性粒细胞增殖和活化的调节剂，增强肠道上皮细胞增殖。Kosaka 等（2010）研究发现母乳外泌体携带的 let-7i 可作为 TLR4 信号的调节剂，通过抑制 TLR4 信号传导保护肠道上皮细胞免于凋亡。

2.7.3 母乳外泌体调节免疫功能

母乳中的外泌体调节机体免疫功能的作用被逐渐报道。Admyre 等（2007）证实，母乳外泌体与外周血单个核细胞共同孵化后 Treg 细胞数量增加，并呈现剂量依赖态势。母乳外泌体还可抑制抗分化簇 3 诱导的来自异源和同源外周血单个核细胞中的 IL-2 和干扰素 γ 的产生。此外，已研究证实外泌体中含有大量与免疫相关的 miRNA，其通过饮食摄入被婴儿吸收，发挥一定的免疫调节作用。Kosaka 等（2010）通过 miRNA 芯片研究母乳中 miRNA 的表达，采用微阵列分析法在 723 个已知的人类 miRNA 中检测到了 281 个，并在其中发现了大量与免疫相关 miRNA。其中，miR-181a、miR-155、miR-150、miR-181b、miR-17、miR-92a 已被证明参与 T 细胞和 B 细胞引导的免疫应答；miR-146a、miR-146b、miR-125b 与先天性免疫细胞的分化和成熟相关；miR-223 和 Let-7i 分别与嗜中性粒细胞的分化和胆管细胞引导的免疫反应有关。Admyre 等（2007）经体外实验证实，母乳外泌体主要组织相容性复合体-Ⅱ 与 CD86 可通过抑制 IL-2 和干扰素 γ 的释放促使免疫耐受性 Treg 细胞数量增加。Gaziel-Sovran 等（2012）研究发现母乳 miR-30b-5p 能够抑制 IL-10 的合成，并减少免疫细胞的活化和募集，同时促进细胞侵袭和免疫抑制。可见，母乳外泌体内富含的 miRNA 可为婴儿免疫系统提供强有力的保障。

2.8　展　　望

　　母乳蕴含极为全面且丰富的营养素，足以满足婴儿在生命最初 6 个月的全部营养需求。随着分析技术和评估手段的日新月异，人们逐渐认识到，母乳不仅仅是婴儿的食物，更是一个包含多种活性物质的功能性和动态性生物系统。母乳喂养可通过促进胃肠道发育、调节免疫、认知发展等促进婴幼儿健康；同时，也对乳母的健康产生积极影响，有益于保护环境和社会经济的发展，母乳喂养应该得到大力提倡。

　　然而，母乳的成分较为复杂，且不同个体不同泌乳期的母乳成分含量也不尽相同，这为研究母乳成分对婴儿健康的作用机制带来诸多挑战。尽管如此，深入研究母乳具体成分对婴儿健康影响，对于婴幼儿配方奶粉的母乳化至关重要，目前已对低聚糖、脂肪球膜、生物活性物质对于婴儿肠道发育以及免疫系统调节中的作用有了较为深刻的了解，但仍有部分作用机制尚未明确，需进一步探索。

参 考 文 献

揭良, 苏米亚, 贾宏信, 等. 2020. 婴幼儿配方乳粉脂质母乳化研究进展. 乳业科学与技术, 43(3): 45-49.

刘贵友, 万俊, 肖文. 2016. 乳源 β-Casein-125 肽的基本特征及促 B 淋巴细胞增殖作用. 南京工业大学学报(自然科学版), 38(6): 130-134.

赵红霞. 2016. 乳铁蛋白的功能特性及其在婴儿配方奶粉中的应用. 中国乳品工业, 44(6): 36-39.

周亚慧, 王星云, 王兴, 等. 2017. β-Casein-15 肽在抗新生儿常见致病菌中的作用. 中国儿童保健杂志, 25(1): 3-6.

Admyre C, Johansson S M, Qazi K R, et al. 2007. Exosomes with immune modulatory features are present in human breast milk. Journal of Immunology, 179(3): 1969-1978.

Ayechu-Muruzabal V, Van Stigt A H, Mank M, et al. 2018. Diversity of human milk oligosaccharides and effects on early life immune development. Frontiers in Pediatrics, 6: 239.

Berger P K, Plows J F, Jones R B, et al. 2020. Human milk oligosaccharide 2'-fucosyllactose links feedings at 1 month to cognitive development at 24 months in infants of normal and overweight mothers. PLoS One, 15(2): e0228323.

Bhinder G, Allaire J M, Garcia C, et al. 2017. Milk fat globule membrane supplementation in formula modulates the neonatal gut microbiome and normalizes intestinal development. Scientific Reports, 7(1): 1-15.

Borewicz K, Gu F, Saccenti E, et al. 2019. Correlating infant fecal microbiota composition and human milk oligosaccharide consumption by microbiota of 1-month-old breastfed infants. Molecular Nutrition & Food Research, 63(13): 1801214.

Brink L R, Lönnerdal B. 2018. The role of milk fat globule membranes in behavior and cognitive function using a suckling rat pup supplementation model. The Journal of Nutritional Biochemistry, 58: 131-137.

Carbone B E, Abouleish M, Watters K E, et al. 2020. Synaptic connectivity and cortical maturation are promoted by the ω-3 fatty acid docosahexaenoic acid. Cerebral Cortex, 30(1): 226-240.

Cederlund A, Kai-Larsen Y, Printz G, et al. 2013. Lactose in human breast milk an inducer of innate immunity with implications for a role in intestinal homeostasis. PLoS One, 8(1): e53876.

Charpentier C, Chan R, Salameh E, et al. 2018. Dietary n-3 PUFA may attenuate experimental colitis. Mediators of Inflammation:8430614.

Cheng L, Kiewiet M B G, Logtenberg M J, et al. 2020. Effects of different human milk oligosaccharides on growth of bifidobacteria in monoculture and co-culture with Faecalibacterium prausnitzii. Frontiers in Microbiology, 11: 569700.

Chichlowski M, De Lartigue G, German J B, et al. 2012. Bifidobacteria isolated from infants and cultured on human milk oligosaccharides affect intestinal epithelial function. Journal of Pediatric Gastroenterology and Nutrition, 55(3): 321.

De Leoz M L A, Kalanetra K M, Bokulich N A, et al. 2015. Human milk glycomics and gut microbial genomics in infant feces show a correlation between human milk oligosaccharides and gut microbiota: a proof-of-concept study. Journal of Proteome Research, 14(1): 491-502.

Díazropero M P, Martin R, Sierra S, et al. 2007. Two Lactobacillus strains, isolated from breast milk, differently modulate the immune response. Journal of Applied Microbiology, 102(2): 337-343.

Donovan S M, Monaco M H, Drnevich J, et al. 2014. Bovine osteopontin modifies the intestinal transcriptome of formula-fed infant rhesus monkeys to be more similar to those that were breastfed. The Journal of Nutrition, 144(12): 1910-1919.

Fewtrell M S, Kennedy K, Murgatroyd P R, et al. 2013. Breast-feeding and formula feeding in healthy term infants and bone health at age 10 years. British Journal of Nutrition, 110(6): 1061-1067.

Fleming S A, Mudd A T, Hauser J, et al. 2020. Dietary oligofructose alone or in combination with 2′-fucosyllactose differentially improves recognition memory and hippocampal mrna expression. Nutrients, 12(7): 2131.

Garas L C, Feltrin C, Hamilton M K, et al. 2016. Milk with and without lactoferrin can influence intestinal damage in a pig model of malnutrition. Food & Function, 7(2): 665-678.

Gaziel-Sovran A, Hernando E. 2012. miRNA-mediated GALNT modulation of invasion and immune suppression: a sweet deal for metastatic cells. Oncoimmunology, 1(5): 746-748.

Guo M, Zhang K, Zhang J. 2022. Human breast milk-derived exosomal miR-148a-3p protects against necrotizing enterocolitis by regulating p53 and sirtuin 1. Inflammation, 45(3): 1254-1268.

Hata T, Murakami K, Nakatani H, et al. 2010. Isolation of bovine milk-derived microvesicles carrying mRNAs and microRNAs. Biochemical and Biophysical Research Communications, 396(2): 528-533.

He C, Qu X, Cui L, et al. 2009. Improved spatial learning performance of fat-1 mice is associated with enhanced neurogenesis and neuritogenesis by docosahexaenoic acid. Proceedings of the National Academy of Sciences, 106(27): 11370-11375.

He Y, Liu S, Leone S, et al. 2014. Human colostrum oligosaccharides modulate major immunologic pathways of immature human intestine. Mucosal Immunology, 7(6): 1326-1339.

Hernell O, Timby N, Domellöf M, et al. 2016. Clinical benefits of milk fat globule membranes for infants and children. The Journal of Pediatrics, 173: S60-S65.

Herrmann F, Nieto-Ruiz A, Sepúlveda-Valbuena N, et al. 2021. Infant formula enriched with milk fat globule membrane, long-chain polyunsaturated fatty acids, synbiotics, gangliosides, nucleotides and sialic acid reduces infections during the first 18 months of life: The COGNIS study. Journal of Functional Foods, 83: 104529.

Hobbs M, Jahan M, Ghorashi S A, et al. 2021. Current perspective of sialylated milk oligosaccharides in mammalian milk: implications for brain and gut health of newborns. Foods, 10(2): 473.

Hock A, Miyake H, Li B, et al. 2017. Breast milk-derived exosomes promote intestinal epithelial cell growth. Journal of Pediatric Surgery, 52(5): 755-759.

Jantscher-Krenn E, Zherebtsov M, Nissan C, et al. 2012. The human milk oligosaccharide disialyllacto-N-tetraose prevents necrotising enterocolitis in neonatal rats. Gut, 61(10): 1417-1425.

Jiang R, Lönnerdal B. 2020. Evaluation of bioactivities of bovine milk osteopontin using a knockout mouse model. Journal of Pediatric Gastroenterology and Nutrition, 71(1): 125-131.

Kanwar J R, Kanwar R K, Stathopoulos S, et al. 2016. Comparative activities of milk components in reversing chronic colitis. Journal of Dairy Science, 99(4): 2488-2501.

Kavanaugh D W, O'Callaghan J, Butto L F, et al. 2013. Exposure of *Bifidobacterium longum* subsp. *infantis* to milk oligosaccharides increases adhesion to epithelial cells and induces a substantial transcriptional response. PLoS One, 8(6): e67224.

Kosaka N, Izumi H, Sekine K, et al. 2010. microRNA as a new immune-regulatory agent in breast milk. Silence, 1(1): 1-8.

Kurakevich E, Hennet T, Hausmann M, et al. 2013. Milk oligosaccharide sialyl (α2, 3) lactose activates intestinal CD11c$^+$ cells through TLR4. Proceedings of the National Academy of Sciences, 110(43): 17444-17449.

Li A, Ni W, Li Y, et al. 2020. Effect of 2'-fucosyllactose supplementation on intestinal flora in mice with intestinal inflammatory diseases. International Dairy Journal, 110: 104797.

Lin Y, Lu Y, Huang Z, et al. 2022. Milk-derived small extracellular vesicles promote recovery of intestinal damage by accelerating intestinal stem cell-mediated epithelial regeneration. Molecular Nutrition & Food Research, 66(11): 2100551.

Litmanovitz I, Davidson K, Eliakim A, et al. 2013. High beta-palmitate formula and bone strength in term infants: a randomized, double-blind, controlled trial. Calcified Tissue International, 92: 35-41.

Liu F, Simpson A B, D'Costa E, et al. 2022. Sialic acid, the secret gift for the brain. Critical Reviews in Food Science and Nutrition, 63(29):1-20.

Liu Y, Huang P, Jiang B, et al. 2013. Poly-LacNAc as an age-specific ligand for rotavirus P[11] in neonates and infants. PLoS One, 8(11): e78113.

Lönnerdal B, Kvistgaard A S, Peerson J M, et al. 2016. Growth, nutrition, and cytokine response of breast-fed infants and infants fed formula with added bovine osteopontin. Journal of Pediatric Gastroenterology and Nutrition, 62(4): 650-657.

Madureira A R, Tavares T, Gomes A M P, et al. 2010. Invited review: physiological properties of bioactive peptides obtained from whey proteins. Journal of Dairy Science, 93(2): 437-455.

Maeno Y, Shinzato M, Nagashima S, et al. 2009. Effect of osteopontin on diarrhea duration and innate immunity in suckling mice infected with a murine rotavirus. Viral Immunology, 22(2): 139-144.

Maldonado J, Lara-Villoslada F, Sierra S, et al. 2010. Safety and tolerance of the human milk probiotic strain *Lactobacillus salivarius* CECT5713 in 6-month-old children. Nutrition, 26(11): 1082-1087.

Manzoni P, Rinaldi M, Cattani S, et al. 2009. Bovine lactoferrin supplementation for prevention of late-onset sepsis in very low-birth-weight neonates: a randomized trial. JAMA, 302(13): 1421-1428.

Martin C R, Ling P R, Blackburn G L. 2016. Review of infant feeding: key features of breast milk and infant formula. Nutrients, 8(5): 279.

Molina-Tijeras J A, Diez-Echave P, Vezza T, et al. 2021. *Lactobacillus fermentum* CECT5716 ameliorates high fat diet-induced obesity in mice through modulation of gut microbiota dysbiosis. Pharmacological Research, 167: 105471.

Moskowitz A, Andersen L W, Huang D T, et al. 2018. Ascorbic acid, corticosteroids, and thiamine in sepsis: a review of the biologic rationale and the present state of clinical evaluation. Critical Care, 22: 1-7.

Nguyen T T H, Kim J W, Park J S, et al. 2016. Identification of oligosaccharides in human milk bound onto the toxin A carbohydrate binding site of *Clostridium difficile*. Journal of Microbiology and Biotechnology, 26(4): 659-665.

Nowacki J, Lee H C, Lien R, et al. 2014. Stool fatty acid soaps, stool consistency and gastrointestinal tolerance in term infants fed infant formulas containing high sn-2 palmitate with or without oligofructose: a double-blind, randomized clinical trial. Nutrition Journal, 13(1): 1-11.

Oliveros E, Vázquez E, Barranco A, et al. 2018. Sialic acid and sialylated oligosaccharide supplementation during lactation improves learning and memory in rats. Nutrients, 10(10): 1519.

Park E J, Suh M, Ramanujam K, et al. 2005. Diet-induced changes in membrane gangliosides in rat intestinal mucosa, plasma and brain. Journal of Pediatric Gastroenterology and Nutrition, 40(4): 487-495.

Pérez-cano F J, Dong H, Yaqoob P. 2010. *In vitro* immunomodulatory activity of *Lactobacillus fermentum* CECT5716 and *Lactobacillus salivarius* CECT5713: two probiotic strains isolated from human breast milk. Immunobiology, 215(12): 996-1004.

Pieters B C H, Arntz O J, Bennink M B, et al. 2015. Commercial cow milk contains physically stable extracellular vesicles expressing immunoregulatory TGF-β. PLoS One, 10(3): e0121123.

Rees A, Sirois S, Wearden A. 2019. Prenatal maternal docosahexaenoic acid intake and infant information processing at 4.5 mo and 9mo: a longitudinal study. PLoS One, 14(2): e0210984.

Robinson D T, Palac H L, Baillif V, et al. 2017. Long chain fatty acids and related pro-inflammatory, specialized pro-resolving lipid mediators and their intermediates in preterm human milk during the first month of lactation. Prostaglandins, Leukotrienes and Essential Fatty Acids, 121: 1-6.

Sadeharju K, Knip M, Virtanen S M, et al. 2007. Maternal antibodies in breast milk protect the child from enterovirus infections. Pediatrics, 119(5): 941-946.

Sandström O, Lönnerdal B, Graverholt G, et al. 2008 Effects of α-lactalbumin-enriched formula containing different concentrations of glycomacropeptide on infant nutrition. The American Journal of Clinical Nutrition, 87(4): 921-928.

Savastano M L, Liu Y, Mels J, et al. 2019. Profiling of multiphosphorylated peptides in kefir and their release during simulated gastrointestinal digestion. ACS Omega, 4(5): 7963-7970.

Shi P, Fan F, Chen H, et al. 2020. A bovine lactoferrin-derived peptide induced osteogenesis via regulation of osteoblast proliferation and differentiation. Journal of Dairy Science, 103(5): 3950-3960.

Sodhi C P, Wipf P, Yamaguchi Y, et al. 2021. The human milk oligosaccharides 2'-fucosyllactose and 6'-sialyllactose protect against the development of necrotizing enterocolitis by inhibiting toll-like receptor 4 signaling. Pediatr Research ,89: 91-101.

Tili E, Michaille J J, Piurowski V, et al. 2017. MicroRNAs in intestinal barrier function, inflammatory bowel disease and related cancers-their effects and therapeutic potentials. Current Opinion in Pharmacology, 37: 142-150.

Timby N, Domellöf E, Hernell O, et al. 2014. Neurodevelopment, nutrition, and growth until 12 mo of age in infants fed a low-energy, low-protein formula supplemented with bovine milk fat globule membranes: a randomized controlled trial. The American Journal of Clinical Nutrition, 99(4): 860-868.

Timby N, Hernell O, Vaarala O, et al. 2015. Infections in infants fed formula supplemented with bovine milk fat globule membranes. Journal of Pediatric Gastroenterology and Nutrition, 60(3): 384-389.

Togo A, Dufour J C, Lagier J C, et al. 2019. Repertoire of human breast and milk microbiota: a systematic review. Future Microbiology, 14(7): 623-641.

Ueno K, Koga T, Kato K, et al. 2008. MUC1 mucin is a negative regulator of toll-like receptor signaling. American Journal of Respiratory Cell and Molecular Biology, 38(3): 263-268.

Underwood M A, Davis J C C, Kalanetra K M, et al. 2017. Digestion of human milk oligosaccharides by *Bifidobacterium breve* in the premature infant. Journal of Pediatric Gastroenterology and Nutrition, 65(4): 449.

Underwood M A. 2019. Probiotics and human milk oligosaccharides in premature infants. Neoreviews, 20(1): e1-e11.

Vazquez E, Barranco A, Ramirez M, et al. 2016. Dietary 2'-fucosyllactose enhances operant conditioning and long-term potentiation via gut-brain communication through the vagus nerve in rodents. PLoS One, 11(11): e0166070.

Wang J, Zheng B, Zhou D, et al. 2020. Supplementation of diet with different n-3/n-6 PUFA ratios ameliorates autistic behavior, reduces serotonin, and improves intestinal barrier impairments in a valproic acid rat model of autism. Frontiers in Psychiatry, 11: 552345.

Wang M, Monaco M H, Hauser J, et al. 2021. Bovine milk oligosaccharides and human milk oligosaccharides modulate the gut microbiota composition and volatile fatty acid concentrations in a preclinical neonatal model. Microorganisms, 9(5): 884.

Wang X, Ai T, Meng X L, et al. 2014. *In vitro* iron absorption of α-lactalbumin hydrolysate-iron and β-lactoglobulin hydrolysate-iron complexes. Journal of Dairy Science, 97(5): 2559-2566.

Wang Y, Zou Y, Wang J, et al. 2020. The protective effects of 2'-fucosyllactose against *E. coli* o157 infection are mediated by the regulation of gut microbiota and the inhibition of pathogen adhesion. Nutrients, 12(5): 1284.

Wei M, Deng Z, Liu B, et al. 2020. Investigation of amino acids and minerals in Chinese breast milk. Journal of the Science of Food and Agriculture, 100(10): 3920-3931.

Wijendran V, Brenna J T, Wang D H, et al. 2015. Long-chain polyunsaturated fatty acids attenuate the IL-1β-induced proinflammatory response in human fetal intestinal epithelial cells. Pediatric Research, 78(6): 626-633.

Xiao L, Van De Worp W R P H, Stassen R, et al. 2019. Human milk oligosaccharides promote immune tolerance via direct interactions with human dendritic cells. European Journal of Immunology, 49(7): 1001-1014.

Yao M, Lien E L, Capeding M R Z, et al. 2014. Effects of term infant formulas containing high sn-2 palmitate with and without oligofructose on stool composition, stool characteristics, and bifidogenicity. Journal of Pediatric Gastroenterology and Nutrition, 59(4): 440.

Yaron S, Shachar D, Abramas L, et al. 2013. Effect of high β-palmitate content in infant formula on the intestinal microbiota of term infants. Journal of Pediatric Gastroenterology and Nutrition, 56(4): 376-381.

Zhang D, Wen J, Zhou J, et al. 2019. Milk fat globule membrane ameliorates necrotizing enterocolitis in neonatal rats and suppresses lipopolysaccharide-induced inflammatory response in IEC-6 enterocytes. Journal of Parenteral and Enteral Nutrition, 43(7): 863-873.

Zhang G, Zhao J, Wen R, et al. 2020. 2′-fucosyllactose promotes *Bifidobacterium bifidum* DNG6 adhesion to Caco-2 cells. Journal of Dairy Science, 103 (11): 9825-9834.

Zhang S, Luo L, Sun X, et al. 2021. Bioactive peptides: a promising alternative to chemical preservatives for food preservation. Journal of Agricultural and Food Chemistry, 69 (42): 12369-12384.

Zhang Y, Lu C, Zhang J. 2021. Lactoferrin and its detection methods: a review. Nutrients, 13 (8): 2492.

Zheng W, Zhao W, Wu M, et al. 2020. Microbiota-targeted maternal antibodies protect neonates from enteric infection. Nature, 577 (7791): 543-548.

Zhu Y, Zhang J, Zhang W, et al. 2022. Recent progress on health effects and biosynthesis of two key sialylated human milk oligosaccharides, 3′-sialyllactose and 6′-sialyllactose. Biotechnology Advances: 108058.

第3章

乳与肥胖及相关代谢性疾病

肥胖已成为全球最大且增长最快的公共卫生危机。根据世界卫生组织数据，体重指数（BMI）大于 25 kg/m² 被定义为超重，而大于 30 kg/m² 被判定为肥胖。目前，全球已有超过 20 亿成年人超重或肥胖，且这一趋势正朝着低龄化扩大。由于过多脂肪组织的质量效应或其直接的代谢效应，肥胖者罹患糖尿病、心血管疾病等慢性疾病的风险远高于健康人群。此外，肥胖甚至还与乳腺癌、结直肠癌等多种肿瘤的发病风险密切相关。

能量控制和饮食结构不平衡是肥胖和相关代谢疾病的主要诱因，而科学合理的营养干预被视为目前最有效的基础治疗手段。近年来，牛奶和乳制品的独特健康功能逐渐得到证实，其中就包括对肥胖的预防作用。例如，一项针对五大洲 21 个国家超过 13 万人的大型前瞻性城乡流行病学调查报告显示，每天食用两份或更多的标准乳制品可使总死亡率和心血管疾病发病率显著降低（Dehghan et al., 2018）。更引人注目的是，乳制品的消费与超重、2 型糖尿病、代谢综合征呈负相关关系。具体来说，一项包括 29 项研究，涉及近 5 万人的荟萃分析发现，适当增加牛奶和乳制品的消费对体重管理和代谢改善具有积极作用。特别是，食用奶酪（10 g/d）与心血管疾病风险降低（2%）有关（Guo et al., 2017）。此外，一项对 1960～2011 年的 14 项研究进行的荟萃分析指出，在不限制总能量的前提下，乳制品饮食并没有明显改变体重或身体成分（Abargouei et al., 2012）。最近的研究发现，增加乳制品尤其是全脂乳制品的摄入量与成年人和儿童的 2 型糖尿病发病率降低有关（Kiesswetter et al., 2023；Medina et al., 2023）。

尽管已有这些发现，但一个关键问题仍未得到解决，即牛奶成分改善肥胖的机制是什么。本章通过对近几年文献的总结，系统地阐述了不同乳制品的消费与肥胖之间的关系，并深入探讨了特定牛奶成分，如蛋白质、脂肪和矿物质等的代谢调节机制，以便从饮食角度为预防肥胖提供一些理论依据。

3.1　乳制品消费与肥胖的关系

3.1.1　低脂/全脂液态奶

自 20 世纪 70 年代以来，"低脂肪"标签食品进入公众视线，人们开始相信"低脂肪"是"健康"的同义词。在过去的 30 年里，北美全脂牛奶的供应量下降了 80%，而低脂牛奶的购买量增加了两倍。低脂牛奶由于其较低的饱和脂肪和胆固醇含量，通常被认为能够减少成年人及儿童患肥胖和心血管疾病的风险（Lee et al.，2016；Mehrabani et al.，2016；Trichia et al.，2020；Wang et al.，2021；Wilkinson et al.，2021；Wrotniak et al.，2019）。美国和加拿大儿科学会还建议 2 岁以上的儿童从全脂牛奶（3.25%）转向低脂牛奶（0.1%～2%），以防止未成年人超重或肥胖。

然而，近些年来的观察性研究对于儿童和青少年食用低脂乳膳食的合理性提出了挑战。在 2012 年的一项系统评价中，研究人员发现，早期的研究没有细化到低脂/全脂牛奶，大量乳制品消费与肥胖呈负相关关系的证据可能是基于全脂牛奶摄入的结果。一些队列研究和随机对照试验的结果表明，全脂牛奶对某些年龄组的肥胖和代谢性疾病有中性甚至是积极的影响（Beck et al.，2017；Holmberg et al.，2013；Lahoz-Garcia et al.，2019；Vanderhout et al.，2020，2021）。这使人们对低脂牛奶饮食指南的科学性、准确性产生了进一步怀疑。

针对目前存在的争议，由哥本哈根大学和雷丁大学联合成立的专家工作组成员在 2017 年提出了乳制品基质效应的观点，即不同种类乳制品中同一种营养物质（如蛋白质、脂肪、碳水化合物和微量营养素等）的消化和吸收在人体中可能存在差异，包括人体的代谢表型和不同乳制品中成分之间的相互作用（Thorning et al.，2017）。因此，乳制品的选择也许应该基于整个膳食系统的需要，而不是仅仅考虑脂肪含量。值得一提的是，乳脂肪球膜显然可以保护脂肪免于消化，并且一些磷脂及不同脂肪酸成分对于机体代谢健康也存在差异。尽管如此，食物基质效应的观点在很大程度上解释了当前乳制品膳食与肥胖风险的矛盾证据，并且得到了更多的关注。

3.1.2　发酵乳制品

1. 酸奶

酸奶是由保加利亚乳杆菌、嗜热链球菌等发酵制成的乳制品。所有品种的酸奶，包括正常脂肪含量的酸奶、低脂酸奶、浓缩酸奶和风味酸奶，都可提供饮食中的基本营养素组合，因此被全球众多健康饮食指南重点推荐。与相同质量的牛奶相比，酸奶中的钙、镁和钾等矿物质含量高出 50%，蛋白质含量高出 30%。一项纳入 41 项研究的荟萃分析指出，每天增加 200 g 牛奶摄入量可使腹部肥胖风险降低 12%，而每天增加 100 g 酸奶摄入量可使高血糖风险降低 16%（Lee et al.，2018）。还有很多流行病学证据也表明，在不同年龄段群体中，摄入传统酸奶均与腰围变化、体重变化和高血脂风险之间呈负相关（Cormier et al.，2016；Martinchik et al.，2016；Moreno et al.，2015；Santiago et al.，2016；Song et al.，2020）。研究人员认为，酸奶的减重功效可能和提高钙的摄入量有关。酸奶基质中的钙可以保护其他营养物质和生物活性成分免受降解，同时，乳糖、磷酸肽、氨基酸和维生素等也有效促进了乳钙吸收，并且通过促进钙皂形成减少脂肪消化吸收，增加脂肪氧化分解。一些研究还报告了维生素强化酸奶对新陈代谢的影响。例如，一项涉及 665 名参与者的荟萃分析发现，与普通酸奶相比，摄入维生素 D 强化酸奶的受试者在 16 周内体重减少 0.92 kg，腰围减少 2.01 cm，空腹血清葡萄糖、总胆固醇和三酰甘油分别减少 22.54 mg/dL、13.38 mg/dL 和 30.12 mg/dL（Gasparri et al.，2019）。Hajimohammadi 等（2017）发现维生素 D 强化酸奶可通过降低瘦素与生长激素释放肽的比值来改善胰岛素敏感性，降低血糖水平。还有研究发现，33 名超重/肥胖患者连续 12 周食用富含维生素 B 的强化酸奶或传统酸奶后，前者较后者的体重和 BMI 值显著降低（$P<0.05$）（Yanni et al.，2019）。

目前，人们对低脂酸奶对于代谢的影响越来越感兴趣。Pei 等（2017）报道，与大豆布丁对照组相比，连续 9 周饮用低脂酸奶可减少绝经前妇女的慢性炎症生物标志物。在 Mohammadi-Sartang 等（2018）的一项研究中，87 名参与者被随机分配饮用强化酸奶（含乳清蛋白、钙、维生素 D、益生纤维和益生菌培养物）和低脂原味酸奶，10 周后强化组和低脂组的体重分别减少了（4.3±1.9）kg 和（5.1±3.0）kg。与低脂组相比，强化组的体脂质量、体脂百分比和腰围等身体参数明显降低。Yanni 等（2021）研究了超重患者食用脱脂酸奶、传统酸奶对 2 型糖尿病患者食欲的影响，发现 12 周后胰岛素、胃泌素、胰高血糖素样肽-1（GLP-1）和肽-YY（PYY）均无明显变化。然而，全脂酸奶和低脂酸奶之间的差异尚未得到描述。此外，还需要进一步研究酸奶的含糖量以及多种风味酸奶对新陈代谢的影响。

2. 开菲尔

开菲尔是一种源于东欧的传统发酵乳饮料，主要含有乳酸菌、醋酸菌和酵母菌。一些流行病学证据显示，饮用开菲尔可以改善脂质和胆固醇代谢、提高机体饱腹感（Bellikci-Koyu et al.，2019；Caferoglu and Sahin，2021；Fathi et al.，2016，2017；Praznikar et al.，2020）。传统开菲尔产品的菌相复杂多样，而商业开菲尔通常不包含醋酸菌，也缺乏丰富的酵母群落，如酿酒酵母（*Saccharomyces cerevisiae*）、毕赤酵母（*Pichia Pastoris*）、马克斯克鲁维酵母（*Kluyveromyces marxianu*）以及其他微量的酵母菌种。Bourrie 等（2018）报道，饲喂传统开菲尔显著改善了小鼠的体重增加和血脂异常，而市售开菲尔的功效较小。此外，不含酵母菌或乳酸菌的开菲尔制品对高脂饮食小鼠的血浆胆固醇和肝脏三酰甘油水平无调节作用。Bellikci-Koyu 等（2019）首次报告了开菲尔对代谢综合征患者肠道菌群组成的影响，在 12 周的干预中发现，与补充牛奶相比，补充开菲尔的受试者肠道放线菌门显著增加。目前关于开菲尔对肥胖及相关代谢疾病的影响多数是在啮齿动物模型中观察到的，开菲尔消费对人体脂质代谢及肠道微生物的影响有待进一步证实。

3. 酸奶油

酸奶油是一种发酵的高脂肪乳制品，根据美国食品和药物管理局规定，酸奶油成品中的乳脂含量不少于 14.4%，总酸度不低于 0.5%。目前国内外关于酸奶油的研究主要集中于理化性质，队列研究将酸奶油算作发酵乳制品进行统计，并未单独讨论酸奶油。例如，在 O'Connor 等（2014）的前瞻性分析中，包括酸奶油在内的高脂发酵乳制品的总摄入量与糖尿病发病率无关。在随机对照试验中，Hansson 等（2019a，b）调查了脂肪含量相似的不同乳制品（黄油、奶酪、鲜奶油或酸奶油）对餐后血脂、食欲和肠道激素的影响，与奶酪相比，酸奶油的摄入会诱发更高的高密度脂蛋白胆固醇和更低的低密度脂蛋白胆固醇，并且观察到男性和女性受试者餐后脂蛋白亚类浓度的差异。与鲜奶油相比，奶酪摄入会增加餐后胰岛素和胆囊收缩素的浓度，并降低食欲，但与酸奶油相比则不会（Hansson et al.，2020）。尽管如此，这些发现还有待进一步阐明。

4. 奶酪

欧盟和美国是全球奶酪的主要生产地，2020 年产量分别为 1045 万 t 和 615 万 t，占全球产量的比重为 48.77% 和 28.27%，人均奶酪消费量将近 18 kg。因为富含饱和脂肪，全脂奶酪制品长期以来被视为有害健康，英国等国家膳食指南甚至建议减少每日摄入量。然而，研究显示，奶酪基质中的脂肪似乎并不会增加人体的代谢负担。例如，Nilsen 等（2015）发现，与低脂奶酪相比，食用高脂奶酪的受试者的总胆固醇和三酰甘油水平明显较低。两项膳食调查和干预试验发现，与低脂奶酪相比，食用全脂奶酪可提高高密度脂蛋白胆固醇水平，降低低密度脂蛋白胆固醇浓度（Machlik et al.，2021；Raziani et al.，2018）。Dunne 等（2023）还发现，食用奶酪乳脂可显著降低低密度脂蛋白颗粒大小分布（心血管疾病风险更敏感的标志物）。在过去的 20 年中，许多大型研究都报道了食用奶酪与代谢性疾病之间的负向（Alegria-Lertxundi et al.，2014；Chen et al.，2017；Hruby et al.，

2017；Hu et al.，2022；Johansson et al.，2018；Mena-Sanchez et al.，2018；Van Parys et al.，2023；Zhao et al.，2022）、中性（Alvarez-Bueno et al.，2019；Companys et al.，2021；Dekker et al.，2019；Jin et al.，2021；Moss et al.，2003）和正向（Beydoun et al.，2018；Perna et al.，2022）关联。这些结果仍需深入探讨。

奶酪丰富的营养成分及加工方法，可能从多方面影响心血管疾病风险标志物及相关代谢途径。Zheng 等（2015）基于核磁共振的代谢组学方法研究不同膳食对 15 名健康男性血液胆固醇水平的影响，发现食用奶酪和牛奶降低了尿胆碱水平，增加了粪便中乙酸盐、丙酸盐和脂质的排泄量。特别地，奶酪组显著增加了微生物代谢物丁酸及丙二酸含量。与黄油饮食相比，摄入全脂奶酪 14 天后，小猪的空腹总胆固醇、高密度脂蛋白胆固醇含量及粪便脂肪排泄量升高，肠道菌群中的厚壁菌门与拟杆菌门比例降低（Thorning et al.，2015，2016）。还有研究指出，奶酪基质有助于减少乳脂肪的消化吸收。体外消化动力学发现，相对于酪蛋白胶束奶油饮料和酪蛋白胶束奶油凝胶饮食，硬质的切达干酪耐消化酶酶解的能力较强，使其在消化初期仍保有较大的脂肪滴，游离脂肪酸释放量较低（Schmidt et al.，2020）。此外，奶酪中特定的脂肪酸也可能发挥了作用。例如，Santurino 等（2020）对 68 名超重和肥胖受试者进行 12 周的饮食干预，发现食用富含 n-3 多不饱和脂肪酸和共轭亚油酸的山羊奶酪可显著提高血浆高密度脂蛋白的浓度，显著降低高敏 C 反应蛋白的浓度，而且心血管疾病患者的血浆脂质状况和炎症状况得到了明显改善。另外，奶酪消化过程中产生的多种生物活性肽，也可能抵消其高饱和脂肪酸含量带来的负面影响。但目前的审查并未考虑到奶酪的种类及储存条件对于机体代谢的长期影响，这将是未来进行进一步探讨的方向。整体来看，食用奶酪对于机体健康益处不容忽视。

3.1.3 益生菌、益生元、合生元、后生元乳制品

1. 益生菌乳制品

世界卫生组织将益生菌定义为"活的微生物，当施用足够数量时，会对宿主的健康带来益处"。美国食品和药物管理局认为安全的益生菌有 40 余种，其中在乳制品行业主要应用的菌种大体分为三大类。①乳杆菌类：鼠李乳杆菌、嗜酸乳杆菌、罗伊乳杆菌等。②双歧杆菌：动物双歧杆菌、乳双歧杆菌、长双歧杆菌、短双歧杆菌等。③革兰阳性菌：乳酸球菌等。它们被广泛用于酸奶、饮料、牛奶、奶粉、奶酪和其他食品中。与胶囊或制剂形式相比，以乳制品形式摄入的益生菌似乎更能发挥其益生功效，这表明牛奶基质在保护益生菌活性方面的作用。研究人员在动物实验（Dahiya et al.，2018；Park et al.，2016；Qu et al.，2018；Rather et al.，2014）与人体实验（Banach et al.，2020；Bernini et al.，2016；Nishiyama et al., 2018；Rezazadeh et al., 2020，2021）中均观察到了益生菌乳制品对于缓解肥胖、改善代谢的有益作用。一项包括 19 项随机对照试验的系统回顾发现摄入益生菌乳制品使参与者的体重和 BMI 明显下降（Mohammadi et al., 2021）。Pontes等（2021）的荟萃分析也显示，益生菌乳制品有助于降低超重和肥胖症患者的体脂率和心血管疾病的特征指标。另有研究分别回顾了 7 项（n=274）及 39 项（n=2237）随机对照试验，同样发现摄入益生菌乳制品显著降低了代谢综合征患者的总胆固醇和低密度脂蛋白胆固醇水平（Pourrajab et al., 2020；Ziaei et al., 2021）。此外，Companys 等（2021）整合了截至 2019 年 11 月 2 日发表的前瞻性队列研究的荟萃分析、系统回顾发现，益生菌食品（包括酸奶和奶酪）总消费似乎与心血管疾病的低风险有关，消费奶酪与高胆固醇血症和心血管风险增加无关。可以得出结论，食用含有特定菌株的益生菌乳制品可以帮助超重/肥胖者改善代谢。

2. 益生元乳制品

益生元能够被肠道内有益菌分解利用，使肠道菌群向有利于宿主健康的方向转化。随机对照试验表明，益生元对体重有中性影响，但有助于降低空腹和餐后血糖，并改善胰岛素敏感性和脂质状况（Reimer et al., 2017）。在美国和欧洲市场，乳制品中添加的益生元主要有乳果糖、低聚果糖、低聚半乳糖、菊粉、棉子糖、低聚异麦芽糖等。一些益生元的结构、合成方法及对健康的贡献已经被系统地总结。此外，非碳水化合物的益生元，如一些多酚通过肠道微生物群进行代谢转化：酯水解、环裂变、去糖基化。这些代谢物可能降低患慢性疾病的风险。此外，随着工程益生菌领域的发展，定制设计的益生元是需要进一步探索的领域，以更好地了解它们的机制并阐明它们对宿主健康的益处。这将为功能性食品的开发和肠道微生物群治疗靶向的新治疗策略提供新的维度。

3. 合生元乳制品

合生元是益生菌和益生元通过互补或协同发挥作用的混合制剂，既可以发挥益生菌的生理活性，又能选择性地增加益生菌的数量。动物实验发现，补充含有乳双歧杆菌 BB-12、嗜酸乳杆菌 LA-5、菊粉的酸奶，改善了大鼠的肠道微生物群状态及短链脂肪酸水平，降低胰岛素抵抗（Ban et al., 2020）。一项研究表明，60 名超重/肥胖的成年人补充了 8 周的合生元（含有乳酸菌、嗜酸乳杆菌、双歧杆菌和菊粉），与安慰剂组相比，他们的体重、总胆固醇和低密度脂蛋白胆固醇明显降低（Hadi et al., 2019）。Mohammadi-Sartang 等（2018）对 94 名 20～65 岁代谢综合征患者进行观察，发现补充 10 周合生元酸奶后（250 g/d，乳双歧杆菌 BB-12、乳清蛋白质、菊粉、钙和维生素 D_3），受试者体脂百分比、脂肪含量显著降低，胰岛素敏感性增加。然而，目前合生元作为乳制品的功能性配料仍是具有挑战性的问题，互补型合生元中益生菌和益生元的剂量是两者单独发挥作用的剂量，而协同型合生元中两者的剂量为：底物可被益生菌选择性充分利用，并发挥健康效益的剂量。由此可见，协同型合生元并非益生菌与益生元二者作用效果简单地累加，使用剂量、持续时间、成分组成与宿主肠道微生物组的基线以及共存的环境相关，如药物、习惯性饮食，当然也有尚未确定的宿主遗传因素。

4. 后生元乳制品

尽管益生菌产品的功效发挥是以活菌为先决条件，但并不排除灭活型产品中一些菌体成分及其代谢产物等物质仍具有有益作用。早在 21 世纪初，日本就对热灭活的植物乳杆菌 L-13 的免疫功能特性做了系列研究，并发现其对于脂质代谢也具有积极作用。一项针对日本地区 100 名 20～64 岁超重成年人的随机对照试验发现，摄入含有热灭活植物乳杆菌 OLL2712 的酸奶 12 周后，受试者腹部脂肪面积、空腹血糖、血清 IL-6 的总体趋势显著降低（Toshimitsu et al., 2021）。在另一项研究中，热灭活的乳双歧杆菌亚种 HT-BPL1 由于耐高温和胃肠道消化，在婴儿奶粉中保留了高水平的生理活性，可以有效促进短链脂肪酸的产生（Silva et al., 2020）。有趣的是，Seo 等（2020）研究了益生元葡萄籽粉和热灭活乳酸菌的抗肥胖特性，发现二者联合补充对体重增加、内脏脂肪和血浆三酰甘油浓度有统计学意义上的协同作用（$P<0.05$），并且该协同作用与脂肪酸合成和脂肪细胞炎症基因表达下降有明显关联。基于非益生活菌成分，包括磷壁酸、肽聚糖、有机酸、细菌素、胞外多糖和神经递质类物质的益生作用，2013 年 Tsilingiri 首次提出了后生元的概念，国际益生菌和益生元科学协会于 2021 年在 *Nature* 杂志上对后生元的定义和范围发表了共识声明，即后生元为"对宿主有益的无生命微生物和/或其成分的制剂"。总的来说，后生元具有益生菌无法比拟的优点，包括明确的化学结构、安全的剂量参数和更长的保存期，避免了活菌本身生物利用度低、效果不稳定、易传递耐药基因等问题。因此，后生元缓解肥胖、调节代谢的作用将是未来益生菌领域研究的新方向。

3.2 乳成分调节肥胖及相关代谢性疾病的作用

3.2.1 蛋白质

牛乳中的蛋白质主要由酪蛋白和乳清蛋白组成，其中乳清蛋白改善肥胖与超重的作用已被广泛接受。一项纳入 37 项随机对照研究的荟萃分析表明，乳清干预能够显著降低空腹血糖、腰围及三酰甘油（Badely et al., 2019）。动物及人体实验也显示，乳清蛋白较酪蛋白有更好的减脂效果，如增强饱腹感，改善血糖及血脂异常状况等。目前关于乳清蛋白控制体重的研究集中于调节血脂、血糖以及缓解肌肉减少症等方面。例如，在高脂肪饮食小鼠模型中发现分别食用等氮量的酪蛋白或乳清蛋白 6 周后，乳清蛋白干预组小鼠的三羧酸循环（TCA）代谢物（柠檬酸、琥珀酸以及顺式乌头酸和异柠檬酸）在尿液中的排泄量显著增加。Amer 等（2017）也发现，与辅以酪蛋白相比，辅以乳清及高水平中链脂肪酸显著地增加了超重成年人尿液中的 TCA 代谢物排泄量，提示乳清蛋白可能通过消耗脂肪合成的底物来改善脂质代谢。此外，α-乳白蛋白是乳清蛋白的重要组成蛋白，研究显示，连续 8 周补充 α-乳白蛋白可有效降低肥胖小鼠的体重和血脂，减轻葡萄糖耐量和胰岛素抵抗，上调肥胖小鼠肝脏中脂肪酸 β 氧化相关基因的表达（Chen et al.，2020）。α-乳白蛋白还是一种高效的 GLP-1 诱导分泌剂，有助于增加促胰岛素激素 GLP-1 的细胞内水平。Boscaini 等（2019）还发现，相比于酪蛋白，α-乳白蛋白显著降低了高脂肪饮食小鼠小肠内的脂肪酸吸收效率，同时显著提高了肠道乳酸菌属和双歧杆菌属的占比。另一项研究显示，补充 α-乳白蛋白或乳铁蛋白均可降低肥胖大鼠的体重、脂肪量、血浆瘦素水平，并改善葡萄糖耐量。还可通过下调肝脏中脂肪生成和/或上调 β 氧化转录物来降低肝脏脂质沉积。该实验还特别强调了乳铁蛋白对于体重和脂肪减少的持续性作用。由此推测，蛋白质的种类及含量对于改善机体代谢较为重要，乳白蛋白和乳铁蛋白可能是乳清蛋白发挥作用的关键成分。

相较于乳清蛋白在体内的快速分解吸收，酪蛋白的胃排空速度较慢，使得餐后血浆中的氨基酸增加缓慢，这种消化吸收差异可能是酪蛋白减脂效果相对较弱的原因。因此，一些研究尝试通过外源水解方式来提高酪蛋白的膳食吸收动力学。一项研究发现，喂食水解酪蛋白的小鼠的粪便脂肪含量更高，组织和血浆脂质水平更低，而喂食酪蛋白的小鼠肝脏糖原量增加，葡萄糖及其代谢物乳酸在粪便、肝脏和血浆中的水平下降（Yde et al.，2014）。在一项随机交叉研究中，24 名超重或肥胖受试者分别摄入水解酪蛋白、完整酪蛋白和完整乳清蛋白，24h 后发现乳清干预组的脂质氧化程度较高，水解酪蛋白干预组的葡萄糖浓度低于完整酪蛋白干预组，与乳清干预组相似（Bendtsen et al.，2014）。Drummond 等（2018）用细胞筛选方法来鉴定合适的酪蛋白水解物，并在动物及人体模型上证实酪蛋白水解物可通过急性促胰岛素反应降低血糖水平。但也有报道称，与完整的酪蛋白相比，酪蛋白水解物既不影响肥胖受试者餐后氨基酸的吸收率，也不影响氨基酸水平。综上，现有文献支持酪蛋白水解物调节脂质、碳水化合物代谢的作用。然而，水解反应过程中使用的参数（即温度、时间、pH、酶浓度、总固体等）不同会影响释放的肽和氨基酸类型以及相应的生物活性，进而影响减脂功效，具体机制有待进一步阐明。

还有研究者认为，由于蛋白质、脂肪、钙等营养物质的相互作用，摄入乳制品可能比单独摄入任何一种乳蛋白质更有助于预防高脂肪饮食诱发的肥胖症。例如，Fried 等（2012）分别应用酪蛋白、乳清蛋白或脱脂乳粉干预肥胖大鼠，8 周后发现，喂食含 2.4%钙的脱脂奶粉大鼠的体重和脂肪量显著低于其他干预组。一项随机交叉实验发现，食用等热量的牛乳比食用只含乳清蛋白或酪蛋白的饮料更能减少受试者餐后的能量摄入（Lorenzen et al.，2012）。一项报告显示，与乳清蛋白组对比，饲喂 12 周全牛奶蛋白饮食的肥胖小鼠的体重、脂肪质量明显减少，血浆总胆固醇和低密度脂蛋白胆固醇水平下降，高密度脂蛋白胆固醇水平明显上升（Ren et al.，2021）。以上研究表明，乳蛋白与食物中其他营养成分间的配合可能更有益于促进消化吸收及减脂。

1. 乳蛋白衍生肽

大量实验证实了乳蛋白的不完全酶解液中存在多种功能各异的生物活性肽类。一些研究发现，乳源肽具有改善肥胖症状的作用，潜在的调节机理包括提高胰岛素敏感性、抑制 α-葡萄糖苷酶活性（Sartorius et al.，2020）、抑制二肽基肽酶-4 活性以及促进 GLP-1、GIP、CCK 等促胰岛素激素释放、增加腹饱感（Kagebayashi et al.，2012；Osborne et al.，2014）以及抗炎等（Aihara et al.，2014；Chakrabarti et al.，2018；Sauve et al.，2021；Sawada et al.，2015）。

α-葡萄糖苷酶是将碳水化合物裂解为葡萄糖的关键酶，而抑制 α-葡萄糖苷酶活性能够延缓小肠对碳水化合物吸收，从而减缓肥胖及高血糖患者的餐后血糖升高，进而降低患糖尿病风险。研究显示，乳清分离蛋白及其中的 α-乳白蛋白、β-乳球蛋白、血清白蛋白、乳铁蛋白经消化道消化的水解物，均为天然来源的 α-葡萄糖苷酶抑制剂。

二肽基肽酶-4（dipeptidyl peptidase-Ⅳ，DPP-Ⅳ）是一种细胞表面的丝氨酸蛋白酶，可使体内 GLP-1 和 GIP 快速降解而失去活性。乳源肽可作为近端肠道中的 DPP-Ⅳ 内源性抑制剂，防止肠促胰岛素降解并刺激 CCK、PYY 等释放。目前已发现超过 64 个乳源肽在体外鉴定为 DPP-Ⅳ 抑制剂，这些肽的长度从 2 个到 14 个氨基酸不等，其中 50%以上在 N 端含有脯氨酸，由于乳蛋白富含脯氨酸残基，因此可能存在大量额外的、未被识别的 DPP-Ⅳ 抑制肽，这些活性肽的发现对于开发具备降糖及改善胰岛素分泌功效的乳制品有重要意义。

除了促进胰岛素分泌，一些乳蛋白衍生肽还可通过促进肠道释放厌食激素如 CCK 或 PYY，降低饥饿激素的分泌，从而降低食欲、增加饱腹感。如 β-酪蛋白衍生物 β-酪啡肽-7（YPFPGPI）属于阿片肽类，它在胃肠道消化时与阿片类受体相互作用并表现出抗降解性。体外实验发现，YPFPGP 可显著刺激 STC-1 肠道细胞分泌 CCK，但对活性 GLP-1 的分泌没有影响。β-CM7 经酶解产生的多肽衍生物有 YP、GPI 和 FPGPI，其中 FPGPI 同样能够刺激 STC-1 细胞分泌 CCK。此外，二肽 RF（Arg-Phe）及糖巨肽（GMP）也能够增加 CCK 释放量进而增加饱腹感，并且可通过抑制促炎因子分泌改善胰岛素抵抗和代谢异常。酪蛋白酶解三肽 Val-Pro-Pro、Ile-Pro-Pro 以及 GMP 也在体外细胞模型及大鼠模型中被证明具有一定抗炎效果，可在一定程度上缓解胰岛素抵抗，预防肥胖发生。

2. 支链氨基酸

支链氨基酸包括亮氨酸、异亮氨酸和缬氨酸，属于人体内不能合成而必须从外源摄入的必需氨基酸，是维持动物机体生长的营养物质。乳清蛋白是支链氨基酸丰富的膳食来源之一，支链氨基酸主要参与蛋白质的合成与分解代谢、促进肌肉蛋白的合成并调控哺乳动物的糖脂代谢过程。在肥胖个体中，支链氨基酸的分解代谢基因表达相对下调，导致血浆中支链氨基酸含量较高，而富含支链氨基酸的膳食蛋白质可以平衡其分解代谢，每日补充 20 g 乳清蛋白可保持体内支链氨基酸的正常代谢。此外，乳蛋白的氨基酸组成可能是其发挥减脂作用并提供饱腹感的重要原因。例如，Chungchunlam 等（2016）发现，完整的乳清蛋白与模拟乳清蛋白的游离氨基酸混合物对于健康成年人饱腹感的影响相似。进一步研究发现，乳清蛋白对肥胖人群饱腹感和 GLP-1 的刺激作用与特定氨基酸循环水平的增加有关，包括异亮氨酸、亮氨酸、赖氨酸、蛋氨酸、苯丙氨酸、脯氨酸、酪氨酸和缬氨酸，其中约占乳清蛋白总量 26% 的亮氨酸备受研究者关注。动物实验证实膳食中的亮氨酸可有效减少小鼠的脂肪量，改善胰岛素敏感性。新生猪幼崽模型补充亮氨酸或其代谢物 α-酮异己酸和 β-羟基-β-甲基丁酸，可通过调节 PPAR β/δ 途径上调肌细胞的线粒体生物生成和功能，显著增强猪幼崽合成肌肉蛋白质的能力（Boutry et al.，2013；Zhong et al.，2019）。目前，几种支链氨基酸中有关亮氨酸的研究颇多，而有关异亮氨酸、缬氨酸的研究相对较少，其相关功能还有待进一步挖掘。

3.2.2　乳脂质

乳中脂肪的平均含量为 3.0%～5.0%，其中饱和脂肪酸约占 65%～70%，主要为肉豆蔻酸（10%～12%）、棕榈酸（25%～30%）和硬脂酸（10%）；此外，还含有一定量的中链脂肪酸、短链脂肪酸和奇数链脂肪酸等。人们对乳脂的担忧主要源自其中的饱和脂肪酸，然而一项基于五大洲 18 个国家 35～70 岁人群的前瞻性城市农村流行病学调查研究发现，饱和及不饱和脂肪的摄入量与心血管疾病风险无显著相关性（Dehghan et al.，2017）。Astrup 团队发现，虽然饱和脂肪酸增加了血浆中低密度脂蛋白胆固醇的含量，对于多数人群而言，增加的不是小而密的低密度脂蛋白（type B，sdLDL）和氧化的低密度脂蛋白（oxLDL）颗粒，而是大粒子低密度脂蛋白（large LDL，typeA），后者与心血管疾病风险的关联较小

（Astrup et al.，2020）。同时，一些乳基质成分，如钙、肽类、乳脂肪球膜等也可能影响饱和脂肪酸对血脂的作用。

1. 中链脂肪酸

乳中的中链脂肪酸主要有肉豆蔻酸、月桂酸、癸酸和辛酸，其在物理特性、消化吸收、体内代谢等方面与长链脂肪酸有较大不同。首先中链脂肪酸的碳链短分子质量小，在肠内易被水解吸收，不需要形成乳糜微粒，可直接通过门静脉转运到肝脏，在其中转化为能量和其他代谢物。另外研究发现在生物体内，中链脂肪酸比长链脂肪酸更容易被氧化，不易在脂肪组织和肝组织中蓄积。因此，增加膳食中链脂肪酸可能对预防肥胖更加有益。一项针对 15 岁健康男孩和女孩的膳食调查发现，链长 4～15 个碳原子的脂肪酸的摄入量与低密度脂蛋白胆固醇之间存在显著的负相关性，且对血压及血浆胆固醇无不良影响。在一项随机双盲干预研究中，52 名腹部肥胖的成年人每天摄入 63 g 乳脂肪，其中包括高含量（8.5 g/d）或低含量（6.9 g/d）的中链脂肪酸，12 周后发现，高中链脂肪酸摄入量使体脂显著降低（Bohl et al.，2017）。进一步研究发现，摄入高含量的中链脂肪酸可上调与三羧酸循环和氧化磷酸化有关基因的表达，并下调炎症基因的表达进而提高机体代谢（Matualatupauw et al.，2017）。动物实验显示，每日补充占饮食质量 20%的中链脂肪酸，小鼠的平均脂肪细胞大小、空腹血浆总胆固醇和瘦素水平下降，且对葡萄糖平衡和胰岛素敏感性也有积极影响（Van De Heijning et al.，2017）。中链脂肪酸还会产生厌食性的酮体,如 β-羟丁酸可通过改善线粒体和 β 细胞功能，促进胰岛素生物生成的基因表达，并减少脂毒性诱发的 β 细胞应激损伤，在保护β 细胞功能方面具有治疗优势。Maher 等（2021）也提出，摄入中链脂肪酸会减少餐后 48h 的能量摄入,这可能是通过增加 β-羟丁酸浓度或延迟胃排空，导致 PYY浓度长期升高，有效地触发饱腹感信号释放。此外，与短链脂肪酸、长链饱和以及单不饱和脂肪酸相比，中链脂肪酸对血管生成素样蛋白 4（ANGPTL4）mRNA的诱导率最高。ANGPTL4 是脂肪组织中过氧化物酶体增殖体激活受体（PPAR）的重要靶点，在调控脂质代谢中起作用。综上，膳食中链脂肪酸和能量代谢之间的关系将影响一些慢性代谢疾病的预防和治疗。

2. 奇数链和支链脂肪酸

乳中还存在微量的奇数链和支链脂肪酸,包括含奇数碳原子的直链脂肪酸(如十五烷酸 C15:0、十七烷酸 C17:0）和支链脂肪酸（如 isoC15:0），以及含偶数碳原子的支链脂肪酸（如 isoC14:0）；支链脂肪酸又可分为异构支链脂肪酸（如 isoC15:0、isoC14:0）和反异构支链脂肪酸（如 inteisoC15:0）。这些脂肪酸经反刍动物的瘤胃微生物发酵合成，并在牛奶中释放，其中 C15:0 和 C17:0 含量较多，平均浓度分别占总脂肪酸的 1.2%和 0.54%。奇数链和支链脂肪酸可作为预测乳制品和乳脂肪摄入的生物标记物。Su 等（2015）发现支链脂肪酸在肥胖人群脂肪组织中含量比健康人群低约 30%，而在其体重减轻后又增加到 65%左右。一项包括美洲、亚洲、欧洲等的 12 个国家的 16 项前瞻性队列研究（n=63682）表明，在 9 年的随访期间，C15:0、C17:0 和反式棕榈油酸（t16:1n-7）的浓度与 2 型糖尿病的发生呈负相关（Imamura et al.，2018）。Trieu 等（2021）对瑞典地区 18 项观察性研究（n=4150）进行荟萃分析发现，高水平的血清 C15:0 和 C17:0 与较低的心血管疾病发生风险相关。一项涉及 237 名 8～17 岁儿童的回顾性膳食调查也发现，乳脂肪摄入量、血浆 C15:0 和 C17:0 浓度与儿童肝脏脂肪变性呈反比关系（Sawh et al.，2021）。有趣的是，奇数链和支链脂肪酸虽然在乳中含量甚微，但可以在体内由支链氨基酸合成。脂肪组织是支链氨基酸代谢的一个重要场所。在体外 3T3-L1 脂肪细胞实验中，由支链氨基酸分解所产生的偶数链（C14:0、C16:0 和 C18:0）和奇数链（C15:0 和 C17:0）脂肪酸明显增加。血浆中的支链脂肪酸可能由其前体支链氨基酸衍生，如缬氨酸衍生物 14-甲基十五烷酸、异亮氨酸衍生物 14-甲基十六烷酸等，并且支链脂肪酸含量与支链氨基酸含量呈正相关。这一发现将脂质与蛋白质代谢联系起来，进一步解释了支链氨基酸对抗肥胖的机制，同样证明了奇数链和支链脂肪酸对于肥胖预防具有重要作用。

3. 不饱和脂肪酸

乳中不饱和脂肪酸以油酸为主（30%～40%），另外还有少量亚油酸（2%～3%）、亚麻酸（≤1%）、花生四烯酸（≤1%）。一般认为，食用不饱和脂肪酸对人体健康有益，然而，研究发现用富含 n-6 多不饱和脂肪酸（n-6 PUFA）的植物油替代饱和脂肪酸会增加患心血管疾病的风险，这让人们对不饱和脂肪酸的益处产生疑虑。n-6 PUFA 包括亚油酸及其衍生物花生四烯酸等，表现出促炎作用，过高的 n-6 PUFA 会在早期发育过程中驱动脂肪生成。相比之下，n-3 PUFA 如二十碳五烯酸和二十二碳六烯酸，表现出抗炎特性。近年来研究发现 n-6 PUFA 与 n-3 PUFA 比例具有重要意义。高比例的 n-6/n-3 PUFA 与 2 周至 4 个月内婴儿脂肪沉积的变化有关，可增加幼儿肥胖和相关健康的风险。降低饮食中的 n-6/n-3 PUFA 比例可促进长链 n-3 PUFA 的合成，调节脂质组修饰，从而预防肥胖。

共轭亚油酸是反刍动物脂肪和牛乳产品中特有的天然活性物质，占乳中总脂肪酸的 0.34%～1.07%，主要由两种有活性的异构体（cis-9,trans-11）和（trans-10,cis-12）组成。越来越多的研究证实，共轭亚油酸具有改善血浆胆固醇和三酰甘油代谢的潜在益处，有助于肥胖及动脉粥样硬化疾病的预防。共轭亚油酸的减脂分子机制主要概述为两种：①共轭亚油酸与 PPAR-γ 激活因子相互作用，激活 PPAR-γ 通路，促进脂肪酸 β 氧化，减少三酰甘油合成。②共轭亚油酸刺激脂肪组织中解偶联蛋白 UCP-1、UCP-2 及肌肉等组织中 UCP-3 的表达，加快质子泵入线粒体基质的速率，促进能量以热能的形式散失。此外，α-亚麻酸是含三个双键的 n-3 PUFA，可促进长链 n-3 PUFA 的生物合成，从而缓解肥胖和炎症。一项研究分别喂食肥胖小鼠 α-亚麻酸强化黄油与普通黄油，10 周后发现 α-亚麻酸强化黄油干预显著降低了小鼠脂肪组织含量，促进 n-3 PUFA 链延长及线粒体活化，增加脂肪组织产热（You et al.，2020）。而 α-亚麻酸和共轭亚油酸的协同作用对于抑制脂肪增殖细胞分化具有更好的效果。最近的一项研究评估了富含 α-亚麻酸和共轭亚油酸的奶酪对 C57bl/6 小鼠代谢的影响，发现饲喂富含共轭亚油酸和 α-亚麻酸的奶酪降低了小鼠的饱和脂肪水平，并使一些组织（如肝脏、肌肉、脂肪组织）中炎症基因的表达减少（Tognocchi et al.，2022）。未来需要更多的试验探寻 α-亚麻酸、共轭亚油酸等功能性脂肪酸在脂质代谢方面的作用。

4. 磷脂

乳脂肪球膜是一种蛋白质-脂质复合物，其中的关键成分鞘磷脂及其消化产物，如神经酰胺和鞘氨醇具有降低胆固醇，改善脂质代谢等功能。与来自蛋黄的鞘磷脂相比，来自牛奶的鞘磷脂在抑制肠道吸收脂肪和胆固醇方面具有更强的作用。Li 等（2018a）发现，乳脂肪球膜抑制了高脂饮食小鼠的体重增加，并上调高脂饮食小鼠 UCP1 的蛋白表达，乳脂肪球膜可能通过抑制脂肪生成和促进白色脂肪组织的棕色转化来防止饮食引起的肥胖。此外，Norris 等（2016）首次报道了纯牛奶鞘磷脂对肠道菌群的调节作用。持续 4 周补充占饮食质量 0.25%的牛奶鞘磷脂可增加高脂饮食小鼠粪便中的双歧杆菌的相对丰度，并减少拟杆菌门丰度。Li 等（2018b）同样发现乳脂肪球膜通过调节高脂饮食小鼠的肠道微生物群组成以及降低 IL-6、TNF-α 的表达来改善与肥胖相关的炎症。

综上所述，在生产加工中，除了降脂还可以通过平衡乳脂肪酸成分、添加功能性脂肪酸的方式来生产更易于健康的乳制品。当然，关于乳脂肪与机体健康的关系及机制探讨还有待于进一步研究。

3.2.3　乳中维生素及矿物质

1. 钙

钙在能量代谢和肥胖风险调节中起着关键作用，而乳制品供给的钙量可满足近 60%的每日推荐钙摄入量。现已通过动物和人体实验证实，钙或与脂肪酸形成不溶性钙皂增加粪便脂肪排泄量，或与胆汁酸结合影响肠道对脂肪的吸收。与低钙饮食（500 mg/d）相比，高钙饮食（1500 mg/d）增加了健康受试者的粪便脂肪排泄量，约为 1.8 g/d（即每日脂肪摄入量的 3%左右），据此推算每年约减少 0.4～

0.7 kg 的体脂，而长期钙摄入不足受试者若每日增加摄入 1241 mg 钙，其粪便脂肪排泄量增加至 5.2 g/d。研究认为，高钙饮食导致的粪便脂肪排泄增加与钙源无关联。一项研究对自发性肥胖大鼠进行了 45d 的高钙脱脂牛奶和高钙碳酸盐饮食比较，发现高钙脱脂牛奶组的体重和腹部脂肪量都明显低于其他组，同时其血浆总胆固醇和低密度脂蛋白胆固醇都有所降低（Olguin et al.，2014）。上述结果提示，和无机钙源相比，乳制品来源钙在减轻体重及减少脂肪方面发挥了积极作用。

2. 维生素 D

乳中维生素 D 含量甚微，但在一些制品，如酸奶中维生素及矿物质的作用效果会放大。维生素 D 和钙不仅在矿物质代谢中相互关联，二者在脂类代谢中同样相互关联。维生素 D 的生物学效应源于其在肝脏中代谢为 25-羟基维生素 D_3[25(OH)D_3]，随后在肾脏中代谢为类固醇激素 1,25- 二羟基维生素 D_3[1,25(OH)$_2D_3$]。1,25(OH)$_2D_3$ 被认为是主要的 Ca^{2+} 调节激素，参与 Ca^{2+} 调节各种细胞（包括脂肪细胞）及一系列生理过程，如细胞内 Ca^{2+}（$[Ca^{2+}]_i$）浓度的增加会传递促进细胞死亡的信号；胰腺 b 细胞中胞浆 Ca^{2+} 的振荡传递胰岛素释放信号等。脂肪细胞的凋亡将防止脂肪细胞过度聚集，并减少脂肪组织质量，因此诱导脂肪细胞凋亡已成为预防和治疗肥胖的新策略。近年来研究发现，用 1,25(OH)$_2D_3$ 以浓度和时间依赖的方式诱发了脂肪细胞中$[Ca^{2+}]_i$ 水平持续增加。$[Ca^{2+}]_i$ 缓冲系统中存在着一个关键蛋白，即依赖维生素 D 的 Ca^{2+}结合蛋白（calbindins），其具有增加细胞膜 Ca^{2+} 缓冲能力的作用，保护细胞免受 Ca^{2+}介导的凋亡。进一步研究发现，在成熟脂肪细胞中，1,25(OH)$_2D_3$ 通过肌醇 1,4,5-三磷酸受体/Ca^{2+} 释放通道（IP$_3$R）激活电压不敏感性 Ca^{2+} 进入途径，并差异触发内质网储存的 Ca^{2+} 释放在胞浆内（Sergeev，2016）。$[Ca^{2+}]_i$ 通过激活钙依赖性蛋白酶（μ-calpain）、钙依赖性半胱天冬酶（calpain-12）及可能的其他效应半胱天冬酶，启动细胞凋亡。同时，胞浆维生素 D 依赖性钙结合蛋白（calbindin-D）的低表达效应降低细胞缓冲$[Ca^{2+}]_i$ 增加的能力，从而促进了 Ca^{2+}介导的成熟脂肪细胞凋亡。此外，在胰腺 β 细胞中，1,25(OH)$_2D_3$ 通过 ryanodine 受体（RYR）/Ca^{2+} 释放通道激活电压依赖性 Ca^{2+} 通道以从内质网储存库动员 Ca^{2+}，刺激 Ca^{2+} 内流并发生振荡，从而促进胰岛 β 细胞分泌胰岛素（Sergeev，2016）。

3.2.4　乳中碳水化合物

乳中碳水化合物主要为升糖指数较低的乳糖。以往研究证实，与高升糖指数饮食相比，低升糖指数饮食可显著降低总胆固醇及低密度脂蛋白胆固醇含量，且对高密度脂蛋白胆固醇没有影响。2007 年的一项研究中分别喂食小鼠基本饮食、10%乳糖饮食、高脂肪饮食以及高脂肪加 10%乳糖饮食，84d 后观察到喂食高脂肪加 10%乳糖饮食组小鼠的最终体重、脂肪堆积以及血清瘦素、血清三酰甘油和血清葡萄糖的水平显著下降，首次证明了膳食乳糖减轻肥胖的潜力。Krishna 等（2020）分析了两种单糖（葡萄糖、半乳糖）和两种双糖（乳糖和蔗糖）在脂肪细胞分化过程中的作用，发现蔗糖与葡萄糖作用相类似，可促进脂质合成；而半乳糖和乳糖可上调细胞因子 PPARγ 的表达，改善脂质累积所引起的脂肪细胞肥大增生，从而降低肥胖风险。

　　牛乳中的低聚糖浓度约为 0.05 g/L，远低于母乳（12～14 g/L），其中唾液酸化乳寡糖约占牛奶中总寡糖的 70%，主要有 3′SL 和 6′SL。相比之下，羊奶寡糖的浓度为 0.06～0.35 g/L，明显高于牛奶，并且含有丰富的 6′SL，成分比例与母乳低聚糖更为接近。尽管乳中低聚糖含量甚微，但其可通过调节肠道有益菌参与宿主能量代谢。Hamilton 等（2017）发现，补充牛乳低聚糖可明显增加高脂饮食小鼠肠道中双歧杆菌和乳杆菌的丰度，降低血脂含量，并减轻体重。Boudry 等（2017）发现，肥胖小鼠灌胃牛乳低聚糖 2 周后，减少了高脂饮食诱发的大肠中跨细胞通量以及炎症标志物 TNF-α 的增加。Wang 等（2021）研究发现，低聚半乳糖可减轻脂多糖体外诱导的肠道屏障损伤及炎症反应，抑制促炎症细胞因子如 IL-1β、IL-6 和 TNF-α 分泌，恢复结肠乙酸盐、丁酸盐的产量。这些短链脂肪酸还可通过刺激 GLP-1 和 PYY 等肠道激素的分泌来提高胰岛素敏感性，增加脂肪酸 β 氧化。此外，Leong 等（2019）发现山羊奶基婴儿配方奶粉中存在 14 种可量化的寡糖，其中有 5 种在结构上与母乳中的寡糖相似。这些低聚糖被证明能显著提高双歧杆菌和乳酸菌生长，并减少部分致病菌对肠道细胞的黏附，提示山羊奶基婴儿配方奶粉中天然存在的低聚糖可能表现出强大的益生元特性，促进婴儿肠道健康。

3.3　总　　结

　　目前的证据综合表明，总体乳制品摄入量与肥胖及代谢综合征发生率存在负相关性，乳中成分可能直接影响代谢综合征的某些特征性指标，特别是乳制品中的乳清蛋白、生物活性肽、共轭亚油酸、钙等物质有助于改善代谢异常。然而，关于乳制品中饱和脂肪是否会对血脂产生不利影响，并增加心血管疾病发生率存在争议。当前，大量研究集中于强化低脂乳制品营养含量以及改善其风味和质地，但与普通乳制品相比，这些经过"过度改造"的低脂乳制品是否对人体健康产生显著的有益影响，目前也尚未确定。此外，越来越多的实验结果表明，从乳制品整体入手去研究和发现其综合的生物效应，可能比单纯发掘乳制品中某一个或一类物质的效果更有价值。因此，除了关注单一营养素外，未来的研究还需充分考虑膳食成分、食物基质及代谢表型，以全面评估乳制品摄入与代谢健康之间的关系。

参 考 文 献

Abargouei A S, Janghorbani M, Salehi-Marzijarani M, et al. 2012. Effect of dairy consumption on weight and body composition in adults: a systematic review and meta-analysis of randomized controlled clinical trials. International Journal of Obesity, 36(12): 1485-1493.

Aihara K, Osaka M, Yoshida M. 2014. Oral administration of the milk casein-derived tripeptide Val-Pro-Pro attenuates high-fat diet-induced adipose tissue inflammation in mice. British Journal of Nutrition, 112(4): 513-519.

Alegria-Lertxundi I, Pablo A R, Arroyo-Izaga M. 2014. Cheese consumption and prevalence of overweight and obesity in a Basque adult population: a cross-sectional study. International Journal of Food Sciences and Nutrition, 65(1): 21-27.

Alvarez-Bueno C, Cavero-Redondo I, Martinez-Vizcaino V, et al. 2019. Effects of milk and dairy product consumption on type 2 diabetes: overview of systematic reviews and meta-analyses. Advances in Nutrition, 10: S154-S163.

Amer B, Clausen M R, Bertram H C, et al. 2017. Consumption of whey in combination with dairy medium-chain fatty acids (MCFAs) may reduce lipid storage due to urinary loss of tricarboxylic acid cycle intermediates and increased rates of MCFAs oxidation. Molecular Nutrition & Food Research, 61(12): 1601048.

Astrup A, Magkos F, Bier D M, et al. 2020. Saturated fats and health: a reassessment and proposal for food-based recommendations JACC state-of-the-art review. Journal of the American College of Cardiology, 76(7): 844-857.

Badely M, Sepandi M, Samadi M, et al. 2019. The effect of whey protein on the components of metabolic syndrome in overweight and obese individuals; a systematic review and meta-analysis. Diabetes & Metabolic Syndrome, 13(6): 3121-3131.

Ban Q F, Cheng J J, Sun X M, et al. 2020. Effects of a synbiotic yogurt using monk fruit extract as sweetener on glucose regulation and gut microbiota in rats with type 2 diabetes mellitus. Journal of Dairy Science, 103(4): 2956-2968.

Banach K, Glibowski P, Jedut P. 2020. The effect of probiotic yogurt containing Lactobacillus acidophilus LA-5 and Bifidobacterium lactis BB-12 on selected anthropometric parameters in obese individuals on an energy-restricted diet: a randomized, controlled trial. Applied Sciences-Basel, 10(17): 5830.

Beck A L, Heyman M, Chao C, et al. 2017. Full fat milk consumption protects against severe childhood obesity in Latinos. Preventive Medicine Reports, 8: 1-5.

Bellikci-Koyu E, Sarer-Yurekli B P, Akyon Y, et al. 2019. Effects of regular kefir consumption on gut microbiota in patients with metabolic syndrome: a parallel-group, randomized, controlled study. Nutrients, 11(9): 2089.

Bendtsen L Q, Lorenzen J K, Gomes S, et al. 2014. Effects of hydrolysed casein, intact casein and intact whey protein on energy expenditure and appetite regulation: a randomised, controlled, cross-over study. British Journal of Nutrition, 112(8): 1412-1422.

Bernini L J, Simao A N C, Alfieri D F, et al. 2016. Beneficial effects of *Bifidobacterium lactis* on lipid profile and cytokines in patients with metabolic syndrome: a randomized trial. Effects of probiotics on metabolic syndrome. Nutrition, 32(6): 716-719.

Beydoun M A, Fanelli-Kuczmarski M T, Beydoun H A, et al. 2018. Dairy product consumption and its association with metabolic disturbance in a prospective study of urban adults. British Journal of Nutrition, 119(6): 706-719.

Bohl M, Bjornshave A, Larsen M K, et al. 2017. The effects of proteins and medium-chain fatty acids from milk on body composition, insulin sensitivity and blood pressure in abdominally obese adults. European Journal of Clinical Nutrition, 71(1): 76-82.

Boscaini S, Cabrera-Rubio R, Speakman J R, et al. 2019. Dietary alpha-lactalbumin alters energy balance, gut microbiota composition and intestinal nutrient transporter expression in high-fat diet-fed mice. British Journal of Nutrition, 121(10): 1097-1107.

Boudry G, Hamilton M K, Chichlowski M, et al. 2017. Bovine milk oligosaccharides decrease gut permeability and improve inflammation and microbial dysbiosis in diet-induced obese mice. Journal of Dairy Science, 100(4): 2471-2481.

Bourrie B C T, Cotter P D, Willing B P. 2018. Traditional kefir reduces weight gain and improves plasma and liver lipid profiles more successfully than a commercial equivalent in a mouse model of obesity. Journal of Functional Foods, 46: 29-37.

Boutry C, El-Kadi S W, Suryawan A, et al. 2013. Leucine pulses enhance skeletal muscle protein synthesis during continuous feeding in neonatal pigs. American Journal of Physiology-Endocrinology and Metabolism, 305(5): E620-E631.

Caferoglu Z, Sahin G A. 2021. The effects of kefir in mixed meals on appetite and food intake: a randomized cross-over trial. Revista de Nutricao-Brazilian Journal of Nutrition, 34: e190174.

Chakrabarti S, Jahandideh F, Davidge S T, et al. 2018. Milk-derived tripeptides IPP (Ile-Pro-Pro) and VPP (Val-Pro-Pro) enhance insulin sensitivity and prevent insulin resistance in 3T3-F442A preadipocytes. Journal of Agricultural and Food Chemistry, 66(39): 10179-10187.

Chen G C, Wang Y, Tong X, et al. 2017. Cheese consumption and risk of cardiovascular disease: a meta-analysis of prospective studies. European Journal of Nutrition, 56(8): 2565-2575.

Chen H R, Guan K F, Qi X F, et al. 2020. α-Lactalbumin ameliorates hepatic lipid metabolism in high-fat-diet induced obese C57BL/6J mice. Journal of Functional Foods, 75: 104253.

Chungchunlam S M S, Henare S J, Ganesh S, et al. 2016. Effect of whey protein and a free amino acid mixture simulating whey protein on measures of satiety in normal-weight women. British Journal of Nutrition, 116(9): 1666-1673.

Companys J, Pedret A, Valls R M, et al. 2021. Fermented dairy foods rich in probiotics and cardiometabolic risk factors: a narrative review from prospective cohort studies. Critical Reviews in Food Science and Nutrition, 61(12): 1966-1975.

Cormier H, Thifault E, Garneau V, et al. 2016. Association between yogurt consumption, dietary patterns, and cardio-metabolic risk factors. European Journal of Nutrition, 55(2): 577-587.

Dahiya D K, Puniya A K. 2018. Conjugated linoleic acid enriched skim milk prepared with *Lactobacillus fermentum* DDHI27 endorsed antiobesity in mice. Future Microbiology, 13(9):

1007-1020.

Dehghan M, Mente A, Rangarajan S, et al. 2018. Association of dairy intake with cardiovascular disease and mortality in 21 countries from five continents (PURE): a prospective cohort study. Lancet, 392 (10161): 2288-2297.

Dehghan M, Mente A, Zhang X H, et al. 2017. Associations of fats and carbohydrate intake with cardiovascular disease and mortality in 18 countries from five continents (PURE): a prospective cohort study. Lancet, 390 (10107): 2050-2062.

Dekker L H, Vinke P C, Riphagen I J, et al. 2019. Cheese and healthy diet: associations with incident cardio-metabolic diseases and all-cause mortality in the general population. Frontiers in Nutrition, 6: 185.

Drummond E, Flynn S, Whelan H, et al. 2018. Casein hydrolysate with glycemic control properties: evidence from cells, animal models, and humans. Journal of Agricultural and Food Chemistry, 66 (17): 4352-4363.

Dunne S, McGillicuddy F C, Gibney E R, et al. 2023. Role of food matrix in modulating dairy fat induced changes in lipoprotein particle size distribution in a human intervention. American Journal of Clinical Nutrition, 117 (1): 111-120.

Fathi Y, Faghih S, Zibaeenezhad M J, et al. 2016. Kefir drink leads to a similar weight loss, compared with milk, in a dairy-rich non-energy-restricted diet in overweight or obese premenopausal women: a randomized controlled trial. European Journal of Nutrition, 55 (1): 295-304.

Fathi Y, Ghodrati N, Zibaeenezhad M J, et al. 2017. Kefir drink causes a significant yet similar improvement in serum lipid profile, compared with low-fat milk, in a dairy-rich diet in overweight or obese premenopausal women: a randomized controlled trial. Journal of Clinical Lipidology, 11 (1): 136-146.

Fried A, Manske S L, Eller L K, et al. 2012. Skim milk powder enhances trabecular bone architecture compared with casein or whey in diet-induced obese rats. Nutrition, 28 (3): 331-335.

Gasparri C, Perna S, Spadaccini D, et al. 2019. Is vitamin D-fortified yogurt a value-added strategy for improving human health? A systematic review and meta-analysis of randomized trials. Journal of Dairy Science, 102 (10): 8587-8603.

Guo J, Astrup A, Lovegrove J A, et al. 2017. Milk and dairy consumption and risk of cardiovascular diseases and all-cause mortality: dose-response meta-analysis of prospective cohort studies. European Journal of Epidemiology, 32 (4): 269-287.

Hadi A, Sepandi M, Marx W, et al. 2019. Clinical and psychological responses to synbiotic supplementation in obese or overweight adults: a randomized clinical trial. Complementary Therapies in Medicine, 47: 102216.

Hajimohammadi M, Shab-Bidar S, Neyestani T R. 2017. Consumption of vitamin D-fortified yogurt drink increased leptin and ghrelin levels but reduced leptin to ghrelin ratio in type 2 diabetes patients: a single blind randomized controlled trial. European Journal of Nutrition, 56 (6): 2029-2036.

Hamilton M K, Ronveaux C C, Rust B M, et al. 2017. Prebiotic milk oligosaccharides prevent development of obese phenotype, impairment of gut permeability, and microbial dysbiosis in high fat-fed mice. American Journal of Physiology-Gastrointestinal and Liver Physiology, 312 (5): G474-G487.

Hansson P, Holven K B, Oyri L K L, et al. 2019a. Meals with similar fat content from different dairy products induce different postprandial triglyceride responses in healthy adults: a randomized controlled cross-over trial. Journal of Nutrition, 149 (3): 422-431.

Hansson P, Holven K B, Oyri L K L, et al. 2019b. Sex differences in postprandial responses to different dairy products on lipoprotein subclasses: a randomised controlled cross-over trial. British Journal of Nutrition, 122 (7): 780-789.

Hansson P, Holven K B, Oyri L K L, et al. 2020. Dairy products influence gut hormone secretion and appetite differently: a randomized controlled crossover trial. Journal of Dairy Science, 103 (2): 1100-1109.

Holmberg S, Thelin A. 2013. High dairy fat intake related to less central obesity: a male cohort study with 12 years' follow-up. Scandinavian Journal of Primary Health Care, 31 (2): 89-94.

Hruby A, Ma J T, Rogers G, et al. 2017. Associations of dairy intake with incident prediabetes or diabetes in middle-aged adults vary by both dairy type and glycemic status. Journal of Nutrition, 147 (9): 1764-1775.

Hu M J, Tan J S, Gao X J, et al. 2022. Effect of cheese intake on cardiovascular diseases and cardiovascular biomarkers. Nutrients, 14 (14): 2936.

Imamura F, Fretts A, Marklund M, et al. 2018. Fatty acid biomarkers of dairy fat consumption and incidence of type 2 diabetes: a pooled analysis of prospective cohort studies. PLoS Medicine, 15 (10): e1002670.

Jin S Y, Je Y. 2021. Dairy consumption and risk of metabolic syndrome: results from Korean population and meta-analysis. Nutrients, 13 (5): 1574.

Johansson I, Nilsson L M, Esberg A, et al. 2018. Dairy intake revisited-associations between dairy intake and lifestyle related cardio-metabolic risk factors in a high milk consuming population. Nutrition Journal, 17: 110.

Kagebayashi T, Kontani N, Yamada Y, et al. 2012. Novel CCK-dependent vasorelaxing dipeptide, Arg-Phe, decreases blood pressure and food intake in rodents. Molecular Nutrition & Food Research, 56 (9): 1456-1463.

Kiesswetter E, Stadelmaier J, Petropoulou M, et al. 2023. Effects of dairy intake on markers of cardiometabolic health in adults: a systematic review with network meta-analysis. Advances in Nutrition, 14 (3): 438-450.

Krishna M S, Revathy V M, Jaleel A. 2020. Adipocytes utilize sucrose as an energy source-effect of different carbohydrates on adipocyte differentiation. Journal of Cellular Physiology, 235 (2): 891-899.

Lahoz-Garcia N, Milla-Tobarra M, Garcia-Hermoso A, et al. 2019. Associations between dairy intake, body composition, and cardiometabolic risk factors in Spanish schoolchildren: the cuenca study. Nutrients, 11 (12): 2940.

Lee M, Lee H, Kim J. 2018. Dairy food consumption is associated with a lower risk of the metabolic syndrome and its components: a systematic review and meta-analysis. British Journal of Nutrition, 120 (4): 373-384.

Lee Y J, Seo J A, Yoon T, et al. 2016. Effects of low-fat milk consumption on metabolic and atherogenic biomarkers in Korean adults with the metabolic syndrome: a randomised controlled trial. Journal of Human Nutrition and Dietetics, 29 (4): 477-486.

Leong A, Liu Z, Almshawit H, et al. 2019. Oligosaccharides in goats' milk-based infant formula and their prebiotic and anti-infection properties. British Journal of Nutrition, 122 (4): 441-449.

Li T E, Gao J, Du M, et al. 2018b. Milk fat globule membrane supplementation modulates the gut microbiota and attenuates metabolic endotoxemia in high-fat diet-fed mice. Journal of Functional Foods, 47: 56-65.

Li T G, Gao J, Du M, et al. 2018a. Milk fat globule membrane attenuates high-fat diet-induced obesity by inhibiting adipogenesis and increasing uncoupling protein 1 expression in white adipose tissue of mice. Nutrients, 10 (3): 331.

Lorenzen J, Frederiksen R, Hoppe C, et al. 2012. The effect of milk proteins on appetite regulation and diet-induced thermogenesis. European Journal of Clinical Nutrition, 66 (5): 622-627.

Machlik M L, Hopstock L A, Wilsgaard T, et al. 2021. Associations between intake of fermented dairy products and blood lipid concentrations are affected by fat content and dairy matrix-the tromso study: Tromso7. Frontiers in Nutrition, 8: 773468.

Maher T, Deleuse M, Thondre S, et al. 2021. A comparison of the satiating properties of medium-chain triglycerides and conjugated linoleic acid in participants with healthy weight and overweight or obesity. European Journal of Nutrition, 60 (1): 203-215.

Martinchik A N, Baturin A K, Peskova E V, et al. 2016. Yogurt consumption and reduced risk of overweight and obesity in adults. Voprosy Pitaniia, 85 (1): 56-65.

Matualatupauw J C, Bohl M, Gregersen S, et al. 2017. Dietary medium-chain saturated fatty acids induce gene expression of energy metabolism-related pathways in adipose tissue of abdominally obese subjects. International Journal of Obesity, 41 (9): 1348-1354.

Medina M, Cureau F V, Schaan B D, et al. 2023. Association between dairy products consumption and the prevalences of combined prediabetes and type 2 diabetes mellitus in Brazilian adolescents: a cross-sectional study. British Journal of Nutrition, 130 (12):2162-2173.

Mehrabani S, Safavi S M, Mehrabani S, et al. 2016. Effects of low-fat milk consumption at breakfast on satiety and short-term energy intake in 10- to 12-year-old obese boys. European Journal of Nutrition, 55 (4): 1389-1396.

Mena-Sanchez G, Babio N, Martinez-Gonzalez M A, et al. 2018. Fermented dairy products, diet quality, and cardio-metabolic profile of a Mediterranean cohort at high cardiovascular risk. Nutrition Metabolism and Cardiovascular Diseases, 28 (10): 1002-1011.

Mohammadi-Sartang M, Bellissimo N, De Zepetnek J O T, et al. 2018. The effect of daily fortified yogurt consumption on weight loss in adults with metabolic syndrome: a 10-week randomized controlled trial. Nutrition Metabolism and Cardiovascular Diseases, 28 (6): 565-574.

Mohammadi H, Ghavami A, Faghihimani Z, et al. 2021. Effects of probiotics fermented milk products on obesity measure among adults: a systematic review and meta-analysis of clinical trials. Journal of Functional Foods, 82: 104494.

Moreno L A, Bel-Serrat S, Santaliestra-Pasias A, et al. 2015. Dairy products, yogurt consumption, and cardiometabolic risk in children and adolescents. Nutrition Reviews, 73: 8-14.

Moss M, Freed D. 2003. The cow and the coronary: epidemiology, biochemistry and immunology. International Journal of Cardiology, 87 (2-3): 203-216.

Nilsen R, Hostmark A T, Haug A, et al. 2015. Effect of a high intake of cheese on cholesterol and metabolic syndrome: results of a randomized trial. Food & Nutrition Research, 59: 27651.

Nishiyama K, Kobayashi T, Sato Y, et al. 2018. A double-blind controlled study to evaluate the effects of yogurt enriched with *Lactococcus lactis* 11/19-B1 and *Bifidobacterium lactis* on serum low-density lipoprotein level and antigen-specific interferon-gamma releasing ability. Nutrients, 10 (11): 1778.

Norris G H, Jiang C, Ryan J, et al. 2016. Milk sphingomyelin improves lipid metabolism and alters gut microbiota in high fat diet-fed mice. Journal of Nutritional Biochemistry, 30: 93-101.

O'Connor L M, Lentjes M A, Luben R N, et al. 2014. Dietary dairy product intake and incident type 2 diabetes: a prospective study using dietary data from a 7-day food diary. Diabetologia, 57 (5): 909-917.

Olguin M C, Posadas M D, Revelant G C, et al. 2014. Milk improved the metabolic syndrome in obese beta rats. Medicina-Buenos Aires, 74 (1): 24-28.

Osborne S, Chen W, Addepalli R, et al. 2014. *In vitro* transport and satiety of a beta-lactoglobulin dipeptide and beta-casomorphin-7 and its metabolites. Food & Function, 5 (11): 2706-2718.

Park S Y, Seong K S, Lim S D. 2016. Anti-obesity effect of yogurt fermented by *Lactobacillus plantarum* Q180 in diet-induced obese rats. Korean Journal Food Science Animal Resource, 36 (1): 77-83.

Pei R S, DiMarco D M, Putt K K, et al. 2017. Low-fat yogurt consumption reduces biomarkers of chronic inflammation and inhibits markers of endotoxin exposure in healthy premenopausal women: a randomised controlled trial. British Journal of Nutrition, 118 (12): 1043-1051.

Perna S, Hammad L H, Mohamed M W, et al. 2022. Cheese intake exhibits an alteration of glycolipid profile and impacts on non-alcoholic fatty liver in bahraini older adults. Geriatrics (Basel, Switzerland), 7 (4): 75.

Pontes K S D, Guedes M R, Da Cunha M R, et al. 2021. Effects of probiotics on body adiposity and cardiovascular risk markers in individuals with overweight and obesity: a systematic review and meta-analysis of randomized controlled trials. Clinical Nutrition, 40 (8): 4915-4931.

Pourrajab B, Fatahi S, Dehnad A, et al. 2020. The impact of probiotic yogurt consumption on lipid profiles in subjects with mild to moderate hypercholesterolemia: a systematic review and meta-analysis of randomized controlled trials. Nutrition Metabolism and Cardiovascular Diseases, 30 (1): 11-22.

Praznikar Z J, Kenig S, Vardjan T, et al. 2020. Effects of kefir or milk supplementation on zonulin in overweight subjects. Journal of Dairy Science, 103 (5): 3961-3970.

Qu L, Ren J, Huang L, et al. 2018. Antidiabetic effects of *Lactobacillus casei* fermented yogurt through reshaping gut microbiota structure in type 2 diabetic rats. Journal of Agricultural and

Food Chemistry, 66(48): 12696-12705.

Rather S A, Pothuraju R, Sharma R K, et al. 2014. Anti-obesity effect of feeding probiotic dahi containing *Lactobacillus casei* NCDC 19 in high fat diet-induced obese mice. International Journal of Dairy Technology, 67(4): 504-509.

Raziani F, Ebrahimi P, Engelsen S B, et al. 2018. Consumption of regular-fat vs reduced-fat cheese reveals gender-specific changes in LDL particle size-a randomized controlled trial. Nutrition & Metabolism, 15: 61.

Raziani F, Tholstrup T, Kristensen M D, et al. 2016. High intake of regular-fat cheese compared with reduced-fat cheese does not affect LDL cholesterol or risk markers of the metabolic syndrome: a randomized controlled trial. American Journal of Clinical Nutrition, 104(4): 973-981.

Reimer R A, Willis H J, Tunnicliffe J M, et al. 2017. Inulin-type fructans and whey protein both modulate appetite but only fructans alter gut microbiota in adults with overweight/obesity: a randomized controlled trial. Molecular Nutrition & Food Research, 61(11): 1700484.

Ren H Y, Liu T C, Lu Y P, et al. 2021. A comparison study of the influence of milk protein versus whey protein in high-protein diets on adiposity in rats. Food & Function, 12(3): 1008-1019.

Rezazadeh L, Alipour B, Jafarabadi M A, et al. 2020. Evaluation of the effects of probiotic yoghurt on inflammation and cardiometabolic risk factors in subjects with metabolic syndrome: a randomised controlled trial. International Dairy Journal, 101: 104577.

Rezazadeh L, Alipour B, Jafarabadi M A, et al. 2021. Daily consumption effects of probiotic yogurt containing *Lactobacillus acidophilus* La5 and *Bifidobacterium lactis* Bb12 on oxidative stress in metabolic syndrome patients. Clinical Nutrition ESPEN, 41: 136-142.

Santiago S, Sayon-Orea C, Babio N, et al. 2016. Yogurt consumption and abdominal obesity reversion in the PREDIMED study. Nutrition Metabolism and Cardiovascular Diseases, 26(6): 468-475.

Santurino C, López-Plaza B, Fontecha J, et al. 2020. Consumption of goat cheese naturally rich in omega-3 and conjugated linoleic acid improves the cardiovascular and inflammatory biomarkers of overweight and obese subjects: a randomized controlled trial. Nutrients, 12(5): 1315.

Sartorius T, Weidner A, Dharsono T, et al. 2020. Postprandial effects of a proprietary milk protein hydrolysate containing bioactive peptides in prediabetic subjects. Nutrients, 11(7): 1700.

Sauve M F, Feldman F, Koudoufio M, et al. 2021. Glycomacropeptide for management of insulin resistance and liver metabolic perturbations. Biomedicines, 9(9): 1140.

Sawada Y, Sakamoto Y, Toh M, et al. 2015. Milk-derived peptide Val-Pro-Pro (VPP) inhibits obesity-induced adipose inflammation via an angiotensin-converting enzyme (ACE) dependent cascade. Molecular Nutrition & Food Research, 59(12): 2502-2510.

Sawh M C, Wallace M, Shapiro E, et al. 2021. Dairy fat intake, plasma pentadecanoic acid, and plasma iso-heptadecanoic acid are inversely associated with liver fat in children. Journal of Pediatric Gastroenterology and Nutrition, 72(4): E90-E96.

Schmidt J M, Kjolbaek L, Jensen K J, et al. 2020. Influence of type of dairy matrix micro- and macrostructure on *in vitro* lipid digestion. Food and Function, 11(6): 4960-4972.

Seo K H, Jeong J, Kim H. 2020. Synergistic effects of heat-killed kefir paraprobiotics and flavonoid-rich prebiotics on western diet-induced obesity. Nutrients, 12(8): 2465.

Sergeev I N. 2016. 1,25-Dihydroxyvitamin D_3 and type 2 diabetes: Ca^{2+}-dependent molecular mechanisms and the role of vitamin D status. Hormone Molecular Biology and Clinical Investigation, 26(1): 61-65.

Sergeev I N. 2016. Vitamin D-cellular Ca^{2+} link to obesity and diabetes. Journal of Steroid Biochemistry and Molecular biology, 164: 326-330.

Silva A, Gonzalez N, Terren A, et al. 2020. An infant milk formula supplemented with heat-treated probiotic *Bifidobacterium animalis* subsp. *lactis* CECT 8145, reduces fat deposition in *C. elegans* and augments acetate and lactate in a fermented infant slurry. Foods, 9(5): 652.

Song X Y, Li R, Guo L, et al. 2020. Association between dairy consumption and prevalence of obesity in adult population of northeast China: an internet-based cross-sectional study. Asia Pacific Journal of Clinical Nutrition, 29(1): 110-119.

Su X, Magkos F, Zhou D, et al. 2015. Adipose tissue monomethyl branched-chain fatty acids and insulin sensitivity: effects of obesity and weight loss. Obesity (Silver Spring), 23(2): 329-334.

Thorning T K, Bertram H C, Bonjour J P, et al. 2017. Whole dairy matrix or single nutrients in assessment of health effects: current evidence and knowledge gaps. American Journal of Clinical Nutrition, 105(5): 1033-1045.

Thorning T K, Raben A, Bendsen N T, et al. 2016. Importance of the fat content within the cheese-matrix for blood lipid profile, faecal fat excretion, and gut microbiome in growing pigs. International Dairy Journal, 61: 67-75.

Thorning T K, Raziani F, Bendsen N T, et al. 2015. Diets with high-fat cheese, high-fat meat, or carbohydrate on cardiovascular risk markers in overweight postmenopausal women: a randomized crossover trial. American Journal of Clinical Nutrition, 102(3): 573-581.

Tognocchi M, Conte M, Testai L, et al. 2022. Supplementation of enriched polyunsaturated fatty acids and CLA cheese on high fat diet: effects on lipid metabolism and fat profile. Foods, 11(3): 398.

Toshimitsu T, Gotou A, Sashihara T, et al. 2021. Ingesting yogurt containing *Lactobacillus plantarum* OLL2712 reduces abdominal fat accumulation and chronic inflammation in overweight adults in a randomized placebo-controlled trial. Current Developments in Nutrition, 5(2): nzab006.

Trichia E, Luben R, Khaw K T, et al. 2020. The associations of longitudinal changes in consumption of total and types of dairy products and markers of metabolic risk and adiposity: findings from the European Investigation into Cancer and Nutrition (EPIC)-Norfolk study, United Kingdom. American Journal of Clinical Nutrition, 111(5): 1018-1026.

Trieu K, Bhat S, Dai Z L, et al. 2021. Biomarkers of dairy fat intake, incident cardiovascular disease, and all-cause mortality: a cohort study, systematic review, and meta-analysis. PLoS Medicine, 18(9): e1003763.

Van De Heijning B J M, Oosting A, Kegler D, et al. 2017. An increased dietary supply of medium-chain fatty acids during early weaning in rodents prevents excessive fat accumulation in adulthood. Nutrients, 9(6): 631.

Van Parys A, Saele J, Puaschitz N G, et al. 2023. The association between dairy intake and risk of cardiovascular disease and mortality in patients with stable angina pectoris. European Journal of Preventive Cardiology, 30 (3): 219-229.

Vanderhout S M, Aglipay M, Torabi N, et al. 2020. Whole milk compared with reduced-fat milk and childhood overweight: a systematic review and meta-analysis. American Journal of Clinical Nutrition, 111 (2): 266-279.

Vanderhout S M, Keown-Stoneman C D G, Birken C S, et al. 2021. Cow's milk fat and child adiposity: a prospective cohort study. International Journal of Obesity, 45 (12): 2623-2628.

Wang G, Sun W J, Pei X, et al. 2021. Galactooligosaccharide pretreatment alleviates damage of the intestinal barrier and inflammatory responses in LPS-challenged mice. Food & Function, 12 (4): 1569-1579.

Wang S J, Liu Y G, Cai H X, et al. 2021. Decreased risk of all-cause and heart-specific mortality is associated with low-fat or skimmed milk consumption compared with whole milk intake: a cohort study. Clinical Nutrition, 40 (11): 5568-5575.

Wilkinson K R, Tucker L A, Davidson L E, et al. 2021. Milk-fat intake and differences in abdominal adiposity and BMI: evidence based on 13, 544 randomly-selected adults. Nutrients, 13 (6): 1832.

Wrotniak B H, Georger L, Hill D L, et al. 2019. Association of dairy intake with weight change in adolescents undergoing obesity treatment. Journal of Public Health, 41 (2): 338-345.

Yanni A E, Kokkinos A, Psychogiou G, et al. 2019. Daily consumption of fruit-flavored yoghurt enriched with vitamins B contributes to lower energy intake and body weight reduction, in type 2 diabetic patients: a randomized clinical trial. Food & Function, 10 (11): 7435-7443.

Yanni A E, Konstantopoulos P, Kartsioti K, et al. 2021. Effects of 12-week, non-energy-restricted dietary intervention with conventional yogurt on appetite hormone responses of type 2 diabetic patients. Food Science & Nutrition, 9 (12): 6610-6616.

Yde C C, Clausen M R, Ditlev D B, et al. 2014. Multi-block PCA and multi-compartmental study of the metabolic responses to intake of hydrolysed versus intact casein in C57BL/6J mice by NMR-based metabolomics. Metabolomics, 10 (5): 938-949.

You M, Fan R, Kim J, et al. 2020. Alpha-linolenic acid-enriched butter promotes fatty acid remodeling and thermogenic activation in the brown adipose tissue. Nutrients, 12 (1): 136.

Zhao Y, Ji X N, Guo P P, et al. 2022. Dose-response relationships between dairy intake and non-communicable chronic diseases: an NHANES-based cross-sectional study. International Journal of Food Sciences and Nutrition, 73 (4): 552-563.

Zheng H, Yde C C, Clausen M R, et al. 2015. Metabolomics investigation to shed light on cheese as a possible piece in the French paradox puzzle. Journal of Agricultural and Food Chemistry, 63 (10): 2830-2839.

Zhong Y Z, Zeng L M, Deng J P, et al. 2019. β-Hydroxy-β-methylbutyrate (HMB) improves mitochondrial function in myocytes through pathways involving PPAR β/δ and CDK4. Nutrition, 60: 217-226.

Ziaei R, Ghavami A, Khalesi S, et al. 2021. The effect of probiotic fermented milk products on blood lipid concentrations: a systematic review and meta-analysis of randomized controlled trials. Nutrition Metabolism and Cardiovascular Diseases, 31 (4): 997-1015.

第 4 章

乳与高血压

　　高血压是指在未使用降压药物的情况下，非同日 3 次测量诊室血压，收缩压（SBP）≥140mmHg（1mmHg=1.33322×10²Pa）和/或舒张压（DBP）≥90mmHg。若收缩压≥140mmHg 和舒张压<90mmHg 则为单纯收缩期高血压。患者既往若有高血压史且正在服用降压药物，即使血压低于 140/90mmHg，仍应诊断为高血压。高血压作为一种最常见的慢性病，是心脑血管病的主要危险因素，常导致脑卒中、心肌梗死、心力衰竭及慢性肾脏病等严重并发症，不仅致残、致死率高，而且严重消耗医疗和社会资源，给家庭和国家带来沉重负担（Mills et al., 2020）。《中国居民营养与慢性病状况报告（2020 年）》显示，我国 18 岁及以上居民高血压患病率为 27.5%，其中 18～44 岁、45～59 岁和 60 岁及以上居民高血压患病率分别为 13.3%、37.8% 和 59.2%。总体来看，我国居民高血压患病率呈上升趋势，目前成人高血压患病人数已达 2.45 亿。2017 年，高血压导致我国 254 万人死亡，其中因心血管疾病死亡的人数占比高达 95.7%。可见，高血压已成为我国当前亟待解决的重要公共卫生问题。

　　高血压危险因素多与不合理膳食习惯密切相关，包括高钠、低钾膳食及过量饮酒等。与膳食结构密切相关的超重和肥胖，尤其是向心性肥胖，更是高血压的重要诱因。膳食干预作为国内外公认的高血压防治措施，对血压改善至关重要。国家卫生健康委员会发布的《成人高血压食养指南（2023 年版）》建议，高血压患者以及有高血压风险的人群，在选择食物时应追求全面、均衡、多样；遵循"减钠增钾，饮食清淡"；限制富含膳食脂肪和胆固醇的食品摄入；尽量不饮或限制饮酒，避免或减少含糖饮料摄入；增加富钾食物（如新鲜蔬菜、水果和豆类等）以及谷物和薯类的摄入；在动物性食物选择上，可优先考虑鱼虾类、禽类以及瘦肉等；并建议每天摄入奶类 300～500g。特别是，整体饮食模式的调整，如增加乳制品、水果和蔬菜的摄入与血压的降低有着密切关系。

　　本章根据《健康中国行动（2019—2030 年）》和《国民营养计划（2017—2030年）》相关要求，依据现代营养学理论和相关证据，支持饮食模式的有益作用，特别是乳制品防治高血压的有益作用，以及乳中营养成分的辅助功效。值得注意的是，营养素并非单独被消耗，而是作为总体营养的一部分。饮食因素之间复杂的互作可能解释了血压反应对个体营养素摄入量变化的一些异质性。此外，本章还讨论了其他生活方式改变对防治高血压的作用，以及综合生活方式干预的效果。

4.1　高血压防治策略

4.1.1　生活方式干预高血压发病

高血压危险因素包括遗传因素、年龄以及多种不良生活方式等多个层面。随着聚集的危险因素数量和严重程度增加，血压水平呈现升高的趋势，加大高血压患病风险。而积极采取生活方式干预，可有效降低血压、预防或延迟高血压发生，并降低患心血管病风险。生活方式干预的核心在于提倡健康生活方式，摒弃不利于身心健康的不良行为和习惯。这种方式干预应持续贯穿高血压治疗全过程，必要时联合药物治疗，以达到更好的治疗效果。

1. 高钠、低钾膳食

我国各地居民的钠盐摄入量普遍高出世界卫生组织所推荐的每日少于 6 g 的标准，而钾盐摄入却严重不足，这种钾钠摄入比值偏低的现象，已然成为我国高血压发病率居高不下的重要风险因素。Elliott 等（1996）研究发现，实验人群 24 h 尿钠排泄量中位数增加 2.3 g（100 mmol/d），收缩压/舒张压中位数平均升高 5～7/2～4 mmHg。在我国居民的膳食中，高达 75.8%的钠来自家庭烹饪用盐，其次为高盐调味品。随着饮食模式的改变，加工食品中的钠盐也将成为重要的钠盐摄入途径。为了预防高血压并降低高血压患者的血压，推荐其钠的摄入量减少至 2.4 mg/d（6 g 氯化钠）。《中国居民营养与慢性病状况报告（2020 年）》指出，近年来，家庭减盐取得了显著成效，人均每日烹调用盐已降至 9.3 g，与 2015 年相比下降了 1.2 g。但相较推荐的盐摄入量水平依旧高 55.0%（Liu，2009）。

因此所有高血压患者均应采取各种措施，限制钠盐摄入量。主要措施包括：①减少烹调用盐及含钠高的调味品（包括味精、酱油）；②避免或减少含钠盐量较高的加工食品，如咸菜、火腿、各类炒货和腌制品；③建议在烹调时尽可能使用定量盐勺，以起到警示的作用。同时，增加膳食中钾的摄入量可降低血压。主要措施为：①增加富钾食物（新鲜蔬菜、水果和豆类）的摄入量；② 肾功能良好者可选择低钠富钾替代盐。不建议服用钾补充剂（包括药物）来降低血压。

2. 超重和肥胖

超重和肥胖显著增加全球人群死亡的风险，同时也是高血压患病的重要危险因素（Di Angelantonio et al.，2016）。王增武等（2014）研究发现，近年来，我国人群中超重和肥胖比例明显增加，35～64 岁中年人的超重率为 38.8%，肥胖率为 20.2%，其中女性高于男性，城市人群高于农村，北方居民高于南方。冯宝玉等（2016）对中国成年人超重和肥胖与高血压发病关系的随访研究发现，随着体重指数（BMI）的不断上升，超重组和肥胖组人群罹患高血压风险也相应增加，其发病风险较体重正常组高出 1.16～1.28 倍。其中，内脏型肥胖与高血压的关系较为密切，随着内脏脂肪指数的上升，高血压患病风险也在不断增加（Wang et al.，2015）。此外，内脏型肥胖与代谢综合征密切相关，可导致糖、脂代谢异常（Fox et al.，2007）。

将体重维持在健康范围内（BMI：18.5～23.9 kg/m^2，男性腰围<90 cm，女性腰围<85 cm）有助于产生具有临床意义的血压下降。控制体重的措施包括控制能量摄入、增加体力活动和行为干预。日常生活中，在膳食平衡基础上减少每日总热量摄入，控制高热量食物（高脂肪食物、含糖饮料和酒类等）摄入，适当控制碳水化合物的摄入。同时，提倡进行规律的中等强度的有氧运动、减少久坐时间。此外，行为疗法，如建立节食意识、制订用餐计划、记录摄入食物种类和质量、计算热量等，对减轻体重有一定帮助。

3. 过量吸烟、饮酒

吸烟是一种损害健康的行为，也是心血管病和癌症的主要危险因素之一。被动吸烟显著增加心血管疾病风险。戒烟虽不具有降低血压的功能，但戒烟可降低心血管疾病风险。限制饮酒与血压下降显著相关，乙醇摄入量平均减少 67%，SBP 降低 3.31 mmHg，DBP 降低 2.04 mmHg（Xin et al.，2001）。目前有关少量饮酒有利于心血管健康的证据尚不足，相关研究表明，即使对少量饮酒的人而言，减少乙醇摄入量也能够改善心血管健康，减少心血管疾病的发病风险（Holmes et al.，2014）。

4. 长期精神紧张

过度工作和生活压力以及长期精神紧张可激活交感神经从而使血压升高，是高血压患病的危险因素。一项包括 13 个横断面研究和 8 个前瞻性研究的荟萃分析（Pan et al.，2015）分析了精神紧张包括焦虑、担忧、心理压力、紧张、愤怒、恐慌或恐惧等对血压的影响，结果显示有精神紧张者发生高血压的风险是正常人群的 1.18 倍（95%置信区间：1.02～1.37）和 1.55 倍（95%置信区间：1.24～1.94）。

5. 其他危险因素

除了以上高血压发病危险因素外，其他危险因素还包括年龄、高血压家族史、缺乏体力活动、糖尿病和血脂异常等。近年来大气污染对人体危害的话题也备受关注。研究显示,暴露于 $PM_{2.5}$、PM_{10}、SO_2 和 O_3 等污染物中均伴随高血压的发生风险和心血管疾病的死亡率增加(Dong et al., 2013;Shang et al., 2013)。

4.1.2 饮食模式和血压

合理膳食模式可降低人群高血压、心血管疾病的发病风险。膳食方法防治高血压(DASH)计划是由 1997 年美国的一项大型高血压防治计划发展出来的饮食模式。DASH 饮食计划不需要特殊的食物,而是提供每天和每周的营养目标。这个计划基本原则是:吃蔬菜、水果和全谷物;吃无脂或低脂乳制品、鱼、家禽、豆类、坚果和植物油;不吃脂肪含量高的食物,如肥肉、全脂乳制品;不吃热带油,如椰子油、棕榈仁油和棕榈油;不吃含糖饮料和糖果。三项代表性的美国心肺血液研究所(NHLBI)资助的试验发现了 DASH 饮食对健康的益处,如降低高血压和低密度脂蛋白胆固醇,并形成最终的 DASH 饮食计划建议。

1. DASH 试验

第一项 DASH 试验纳入 459 名受试者,在 8 周的时间里随机分配到以下三种饮食计划之一(Sacks et al., 1999):第一种类似于许多美国人的"对照"饮食(水果、蔬菜和乳制品的摄入量较低,36%的热量来自脂肪);第二种是"水果和蔬菜"饮食(纤维、钾和镁含量高于对照饮食,但脂肪含量相似);第三种以低脂乳制品、水果和蔬菜为主,减少总脂肪(26%的热量)、饱和脂肪和胆固醇(即纤维、蛋白质、钾、镁和钙的含量高于对照饮食)的"组合"饮食(DASH 饮食)。DASH 组合饮食还包括全谷物、家禽、鱼类和坚果,以及少量红肉、糖果和含糖饮料。钠摄入量(约 3 g/d)、体重和体力活动在整个研究期间保持恒定。与对照饮食相比,DASH 组合饮食使一般人群收缩压降低了 5.5 mmHg,舒张压降低了 3.0 mmHg。水果和蔬菜饮食虽也降低了收缩压和舒张压(即分别降低 2.8 mmHg 和 1.1 mmHg),但降幅仅为 DASH 组合饮食的一半。对于高血压患者,DASH 组合饮食的降压效果甚至更显著,与对照饮食相比,收缩压平均降低 11.4 mmHg,舒张压平均降低 5.5 mmHg(Conlin et al., 2000;Appel et al., 1997;Moore et al., 2001;Ruiz-Giménez et al., 2012)。总体而言,DASH 联合饮食使血压迅速降低(在 2 周内),只要参与者坚持这种饮食,血压仍保持较低水平,与典型的单药治疗的降压效果相当。

2. DASH-钠(DASH 饮食、钠摄入量和血压)试验

此项目旨在研究 DASH 饮食与不同水平钠摄入量相结合对血压的影响(Sacks et al., 2001),随机分配 412 名参与者食用典型美式饮食计划(对照)或 DASH

饮食计划。在每种饮食中，参与者都吃高（3.5 g）、中（2.3 g）或低（1.2 g）靶向钠水平，每组保持 30 天。结果显示采取 DASH 饮食计划的参与者的血压比食用典型美式饮食计划的参与者的低（不考虑钠的消耗水平），这一发现证实并扩展了先前 DASH 试验的结果。该试验结果显示，与相同钠水平的对照饮食相比，最高钠水平的 DASH 饮食使收缩压降低了 5.9 mmHg。对于摄入 DASH 饮食的参与者，将钠摄入量减少至中等水平可使收缩压额外降低 1.3 mmHg，将钠摄入量减少至最低水平可使收缩压额外降低 1.7 mmHg。即降低钠摄入量和按照 DASH 饮食计划进食比单独按 DASH 饮食更有利于降低血压。与 DASH 饮食一样，DASH-钠饮食的研究结果表明，摄入符合目前推荐的营养水平的饮食是管理血压的最有效的膳食方法。

3. PREMIER 试验

PREMIER 试验是一项评估改变生活方式以改善血压效果的随机临床试验（Conlin et al., 2000）。在这项为期 6 个月的研究中，810 名血压高于正常水平（包括 1 期高血压）的自由生活成人（62%为女性，34%为非洲裔美国人）被随机分配到三个干预组之一：仅提供建议的小组，没有得到有关行为改变的咨询；制订了为期 6 个月咨询的治疗计划，包括减重、减钠、增加体力活动和限制饮酒；建立治疗计划，包括咨询和使用 DASH 饮食小组，且本组乳制品摄入量增幅显著超过其他两组（近 60%参与者每日摄入≥2 份乳制品）。6 个月后，三组血压均下降。接受咨询并接受治疗计划的两组人员的体重减轻程度高于仅提供建议的小组。其中改变生活方式+DASH 膳食组参与者的血压控制最好（Appel et al., 2003）。

上述 3 个试验构成了 DASH 膳食研究和应用的基础。随后更多的研究从不同角度、不同层面对 DASH 膳食降血压作用进行了评估，包括 4 个月供餐试验（Blumenthal et al., 2010）、对高血压 1 期患者 5 年的随访调查（Dauchet et al., 2007）、对普通人长达 13.4 年的队列研究（Jiang et al., 2015）等，绝大多数研究都肯定了 DASH 膳食在不同人群中的降血压作用。

虽然 DASH 饮食鼓励低脂和无脂乳制品的选择，然而最近的研究发现，这可能不是必须的。自 1990 年以来，随着对脂肪及其在心脏病中作用的了解取得了进步，现在人们认识到全脂乳制品也具有营养益处，如支持脂溶性维生素（包括维生素 A 和 D）的摄入。Chiu 等（2016）对 DASH 的一项研究检查了用全脂替代品代替低脂乳制品的效果，发现后者将血压降低到与原始 DASH 饮食相同的程度，有趣的是，它也降低了与动脉中斑块形成有关的血脂以及极低密度脂蛋白。

综上，DASH 联合饮食已被认可或纳入卫生专业组织发布的一些饮食建议。正如 NHLBI 在美国高血压预防、检测、评估和治疗联合全国委员会的报告中指出的，对于成人，DASH 饮食比长期以来建议的减少钠摄入量更有效。2018 年版的《中国高血压防治指南》亦将 DASH 饮食计划作为一种饮食模式的例子。此外，美国心脏协会在关于饮食方法的科学声明中提及，为了预防和治疗高血压，支持所有美国居民的饮食采用 DASH 饮食模式。

4.2 乳钙防治高血压的作用

尽管 DASH 试验的目的并非评估特定营养素对血压的影响，但 DASH 饮食富含钙、钾、镁和蛋白质。事实上，乳及乳制品（如液态奶、酸奶）是同时提供上述营养素的最佳食物来源。因此研究人员希望通过大规模的长期试验来证实该科学假设。那么，增加乳制品摄入量将被证明是一种"可行且低成本的方法"，可以在全球范围内降低高血压发病率。

1982 年首次报道了膳食钙摄入量与血压状况之间的流行病学联系，从那时起，许多研究者在人口数据库的横断面分析中观察到较低的血压与较高的膳食钙摄入量之间的关联；在不同人群以及与高血压风险增加相关的特定环境（过量饮酒和高氯化钠摄入量）中都观察到这种关联。这种关联的强度，虽然被其他已知的预测血压的变量所修正，但作为血压状态的预测指标已经非常可靠（McCarron et al.，1991）。补钙降血压的可能机制为：①钙的膜稳定作用，钙结合在细胞膜上可降低细胞膜通透性，提高兴奋阈，使血管平滑肌松弛；②钙自身可阻断钙通道，使细胞外的钙离子不能进入细胞内；③高钙可对抗高钠所致的尿钾排泄增加，而钾离子对稳定细胞膜起重要作用。维持足够的高钙摄入，可抵抗高钠的有害作用；④有学者认为，40%的血压升高与甲状旁腺有关。甲状旁腺可产生一种耐高热的多肽物质，能开启细胞膜上的钙通道，从而使钙离子源源不断地进入平滑肌细胞，促使小动脉收缩而血压升高。该致高血压因子的产生受低钙饮食刺激，而高钙饮食可抑制其产生。

4.2.1 动物实验及流行病学研究

目前，已有大量的科学证据累积，充分支持钙或富含钙的食物在控制血压方面的积极作用（每 100 g 硬奶酪可提供 1 g 钙，每 100 g 牛奶和酸奶可提供 100～180 mg 钙）。首先，膳食钙在一些遗传性高血压大鼠模型中的降压作用已被证实，包括原发性高血压大鼠、Dahl 盐敏感高血压大鼠和里昂遗传性高血压大鼠（Paxson et al.，1997）以及正常血压的 Wistar-Kyoto 大鼠（McCarron，1982）。与正常血压的动物相比，遗传性高血压大鼠需要更多的钙来降低血压（McCarron et al.，1991）。几乎所有的高血压动物模型都存在钙代谢异常（Berdanier，2001；

Schrezenmeir et al., 2000）。其次，许多研究支持膳食钙与血压之间的反向关系，即低钙摄入与高血压之间的关联性最强（Ahmed et al., 1997）。1984 年对第一批美国国家健康与营养调查（National Health and Nutrition Examination Survey，NHANES）的分析，其中包括来自万余名美国成年人的饮食数据，确定了饮食钙和血压水平之间的反向关联,每天摄入 1000 mg 钙与高血压患病率降低 40%～50% 相关（McCarron et al., 1984）。在这项研究评估的 17 种营养素中，包括钠和钾，钙是唯一一种在高血压患者和非高血压患者之间摄入有显著差异的营养素（Hajjar et al., 2003）。Kajale 等（2016）测定 417 名健康青少年的血压、身体成分与营养摄入量，发现低膳食钙可能会增加青少年患高血压的风险。并且 Rietsema 等（2019）发现与低脂乳膳食相比，高脂乳膳食干预的高血压患者收缩压和舒张压降低，并且分析发现这是钙摄入量增加的结果。此外，补充钙不仅能够起到降低血压的功效，而且能够预防高血压。

4.2.2　乳钙降血压的决定性因素

虽然大量科学证据支持膳食钙的降压作用，然而这些发现并不像 DASH 试验那样引人注目，也不像 DASH 试验那样前后一致。各种各样的因素影响血压与钙的关系，如研究设计、个人特征、其他膳食成分等。

1. 研究设计

干预的持续时间以及钙的剂量和来源可以影响血压反应。Cordero 等（2020）的研究发现，与未补充钙的对照组相比，钙干预 3 周后可显著降低高血压大鼠的收缩压、舒张压和平均血压值。但是，另一些钙干预试验未能发现效果，如 Van Beresteyn 等（1986）、Kynast-Gales 等（1992）和 Liu 等（2018）报告的试验，未体现钙降压作用可能的解释为试验持续时间短。钙降压作用的"阴性"结果也可能是由于补充钙的量不足或补充钙之前的钙摄入量高。不准确的血压和膳食钙摄入量的不确定、对受试者盐摄入量等因素的筛查不一致以及样本量小也可能导致一些研究未能证明钙与血压呈负相关（Townsend et al., 2005）。此外，钙的来源也可能影响研究结果，即富含钙食物比钙补充剂具有更强的降压作用。

2. 个人特征

一般而言，老年人似乎对增加钙摄入量的降压效果特别敏感。这可能是由于老年人初始钙摄入量和吸收能力较低。对于钙摄入量已经达到或超过推荐摄入量的人群来说，钙的抗高血压作用是不可预期的。一些研究未能证明钙具有显著的降压作用，这可能是因为参与者的钙摄入量已经很高（Moore et al., 2004）。钙摄入量有一个阈值，超过这个阈值，钙摄入量与血压之间的关系就会减弱。根据

McCarron 等（1991）的研究，这一阈值的"设定值"是每天 700～800 mg 钙（即钙摄入量低于这一水平时，高血压风险增加），尽管其他饮食成分和遗传等许多因素可以影响这一"设定值"。

个体的初始血压状态也可能影响补钙对血压反应。与初始血压较低的个体相比，初始血压较高的个体可能更容易对增加钙或乳制品摄入并降低血压产生反应。Skowrońska-Jóźwiak 等（2017）发现与血压正常者相比，高血压患者的乳中钙摄入量明显降低。钙摄入量增加对收缩压的影响似乎比舒张压更大。对 NHANES 的数据进行分析发现，低矿物质摄入（钙、钾、镁）在仅收缩压高的参与者中最为明显（Townsend et al.，2005）。

此外，体重可以决定血压对钙摄入的反应。体重和血压之间有很强的一致性关系。Qin 等（2014）发现超重和肥胖者比正常体重者患高血压的风险更大。在一些超重人群中，增加钙不能降低血压，这可能是由于与低钙摄入相比，超重的影响更大。如以超过 800 IU/d 的维生素 D 干预少于 6 个月可以使得健康受试者的舒张压和收缩压显著降低，而超重和肥胖受试者却呈现高血压效应（Golzarand et al.，2016）。

"盐敏感性"是血压对钙反应的潜在预测因子。盐敏感、肾素低的个体表现出钙代谢紊乱，如血清离子钙低、钙尿增多和钙调节激素（即甲状旁腺激素和 1,25-二羟维生素 D）水平升高。据观察，具有盐敏感特征的人比非盐敏感的人更有可能对膳食钙产生反应，并降低血压（至少在不限制钠摄入量的情况下是这样）。钙对盐敏感个体的保护作用似乎在钠摄入量高的情况下最为明显（Miller et al.，2001）。低盐摄入可能干扰补充钙产生的降压效果，因为钙可缓解高盐饮食引发高血压的作用。

3. 其他膳食成分

在一些已发表的报告中，血压和膳食钙摄入量之间的关系与其他营养因素有关，包括钾、镁、磷、氯化钠和乙醇（Novotny et al.，2003；Guthrie，1996；Johnson et al.，1998）。钙对血压的保护作用在大量饮酒的情况下减弱（Witteman et al.，1989；Criqui et al.，1989）。这意味着，对于大量饮酒（20 g/d）的人群来说，钙摄入量高于推荐摄入量可能是降低血压升高的必要条件。Hamet 等（1992）认为，高钙摄入量（800 mg/1000 kcal，1cal=4.1868J）可能有助于预防钠性和酒精性高血压。研究表明，钙对血压的影响也受其他矿物质摄入量的影响。Kass 等（2012）发现每日摄入超过 370 mg 的镁能够获得进一步的降压效果。Mohammad 等（2018）发现，连续 4 周的高磷饮食能够增加大鼠肾素和血管紧张素 II 进而增加动脉血压，而血浆肾素/醛固酮和 24 h 尿醛固酮排泄量则没有变化。相比之下，摄入大量钾的人可能需要较少的钙来降低血压（Criqui et al.，1989）。这些研究结果还表明，单一营养素对血压的影响可能太小而无法检测，同时摄入的几种抗高血压营养素（如 DASH 饮食）似乎有更显著的影响（Ahmed et al.，1997）。因此，营养素对血压调节的影响是相互的。

4.3　乳蛋白防治高血压的作用

血压调节是复杂的，涉及多种相互交织的代谢途径，其中主要受到肾血管紧张素系统和激肽释放酶-激肽系统的调节。这两个血压调节系统彼此相互拮抗，其平衡协调对维持正常血压十分重要。肾素-血管紧张素系统直接参与血管收缩、代谢及交感神经的调节，并调控血压上升；而激肽释放酶-激肽系统中的激肽如缓激肽的主要作用是作用于血管内皮的缓激肽受体，促进一氧化氮和前列腺素等血管扩张因子释放，使血压下降。

血管紧张素转换酶（ACE）又称二肽羧肽酶，在肾素-血管紧张素系统中，ACE 能将血管紧张素原在肾素的作用下释放的血管紧张素-Ⅰ的 C 末端二肽（His-Leu）切除，生成具有使血管收缩的血管紧张素-Ⅱ，导致血管平滑肌收缩（Daskaya-Dikmen et al.，2017）；同时，还能够促进醛固酮的产生与释放以及曲小管和集合管对于 Na^+、水的重吸收作用，导致水钠滞留，二者共同引起血压上升（Brown et al.，1998）。激肽-缓激肽系统中的缓激肽能够提高细胞内的 Ca^{2+} 浓度，以激活一氧化氮合酶，促进 NO 产生与释放。NO 作为一种血管扩张剂，可以使血管舒张并降低外周血管阻力，起到降低血压的作用。在 ACE 作用下，缓激肽 C 末端的二肽（Phe-Arg）被切除，使其降解为失活片段，导致该系统处于抑制状态，引起血压升高。由此可见，肾素-血管紧张素系统和激肽释放酶-激肽系统的平衡失调被认为是高血压发病的重要诱因之一。由于 ACE 在两系统中对血压调节起重要作用，因而寻找有效的 ACE 抑制剂一直是高血压药物研究中的热点课题。

4.3.1　降血压肽概述

自 1977 年 Ondetti 等根据血管紧张素转换酶底物的化学结构推测出 ACE 活性部位的模型，并据此开发设计了第一个化学合成血管紧张素转换酶抑制肽——卡托普利以来，血管紧张素转换酶抑制肽的作用逐渐得到了医学界的普遍认可。但其对肾脏的毒副作用以及其他一些副作用如低血压、干咳等，迫使研究者寻找安全性高的血管紧张素转换酶抑制肽。食源蛋白质是人体新陈代谢过程中极为重要的营养物质，可以为机体提供氨基酸以及能量。近年的研究表明，除营养功能外，食源蛋白质酶解产物中的一些寡肽，在体内的消化吸收性能要明显优于单个氨基酸，特别是具有降血压活性的 ACE 抑制肽已成为生物活性肽研究领域最热门的方向之一。虽然来源于蛋白质的降血压肽在降压效果上不及化学合成的血管紧张素转换酶抑制肽显著，但其无毒副作用，除降血压外往往还具有免疫调节、减肥和易消化吸收等功能和特点。ACE 抑制肽基于消化酶水解后的抑制活性被分为 3 类，分别是：抑制肽型、底物型和前药型。抑制肽型因其对消化酶具有抗性，活性不发生显著改变；底物型随着水解而活性降低；前药型是指较大的肽段在水解后转化为 ACE 抑制肽。

　　日本早在 20 世纪 80 年代就对降血压肽进行了广泛深入的研究。他们采用乳蛋白（包括酪蛋白肽、乳清蛋白肽）、发酵食品（如纳豆）、动物蛋白（如地龙蛋白肽、鱼胶原蛋白肽）及植物蛋白（如玉米肽、大豆肽等）等作为原料，研究开发了众多 ACE 抑制肽，制成片剂、口服液或作为功能因子添加到各种食品中，甚至有少数几种经过临床试验证实对人体具有降血压功效。食源降血压肽也引起了我国食品科学界和医药学界的高度关注。早在"九五"期间国家科学技术委员会即列入了若干关于活性肽（包括降血压肽）的攻关课题，初步取得一些成果。

4.3.2　乳源 ACE 抑制肽概述

　　ACE 抑制肽的降血压活性与其相对分子质量、氨基酸组成、C/N 端氨基酸的种类密切相关。ACE 抑制肽通常含有 2～14 个氨基酸，但是也存在超过 27 个氨基酸的肽。Jiang 等（2010）利用超滤分离中性蛋白酶水解酪蛋白的水解产物，发现截留分子量小于 3 kDa、3～10 kDa 和大于 10 kDa 的透过液的 IC_{50} 值逐级递减，这说明酶解产物的相对分子质量越小，降压效果越好，大部分 ACE 抑制肽的相对分子质量在 3 kDa 以下。Ruiz-Giménez 等（2012）和 Tavares 等（2011）均研究发现相对分子质量小于 3 ku 的乳蛋白酶解产物具有很强的 ACE 抑制活性。在每个 C 末端三肽位置具有芳香族或支链侧链的疏水氨基酸残基是有效抑制剂的共同特征。研究表明，当 C 端氨基酸为 Arg、Lys（Kobayashi et al.，2008）和 Pro（Zhao et al.，2007）时其抑制活性较高。此外，当 ACE 抑制肽的 N 端为芳香族氨基酸（Ile、Val）或者碱性氨基酸（Phe、Tyr）时，其抑制活性通常较强，但 N 端为 Pro 时则导致抑制活性降低。另外，高亲水性会使多肽难以与 ACE 活性位点结合，致使活性降低，C 端的疏水氨基酸含量与 ACE 抑制肽抑制活性存在正相关关系。

　　乳清蛋白具有高生物价，富含多种活性成分等特点，作为多种生物活性肽的前提，在抗高血压，维持心血管健康方面具有一定功效。Ferreira 等（2007）酶解乳清蛋白得到多肽 ALPMHIR，该肽段是检测出的 β-乳球蛋白衍生物中 ACE 抑制活性最高的。Tavares 等（2012）水解乳清蛋白浓缩物获得多肽 PepC 和 PepCF，这两种水解物中均包含来自 α-乳白蛋白和 β-乳球蛋白的多肽片段。灌胃原发性高血压大鼠后发现 PepC 和 PepCF 具有明显的降压作用。酪蛋白由于脯氨酸含量高，

α-螺旋和 β-螺旋含量低的特点使得酪蛋白更容易被水解产生多种生物活性肽，被视为 ACE 抑制肽的重要来源之一。Miguel 等（2010）从酪蛋白中分离出 7 种在体外具有 ACE 抑制活性的多肽，包括 LVYPFTGPIPN、HLPLP、IAK、YAKPV、WQVLPNAVPAK、HPHPHLSF 和 KKYNVPQL，灌胃原发性高血压大鼠后发现前五种能够明显降低大鼠的收缩压和舒张压。

目前最受关注的是源于牛乳酪蛋白的 Ile-Pro-Pro（IPP）、Val-Pro-Pro（VPP）和 Leu-Pro-Pro（LPP）三肽，其中 IPP 位于 β-酪蛋白的 74～76 位和 κ-酪蛋白的 84～86 位，VPP 位于 β-酪蛋白的 108～110 位，LPP 位于 β-酪蛋白的 151～153 位（Fan et al.，2011）。当 N 端为疏水氨基酸，C 端为具有环状的氨基酸时，ACE 抑制肽的抑制活性更强（Iwaniak et al.，2014）。此外，ACE 抑制肽抑制活性与相对分子质量呈负相关。而 IPP、VPP、LPP 的结构符合上述构效，它们的半抑制浓度 IC_{50} 分别为 5.0μmol/L、9.0μmol/L 和 9.6μmol/L。祝情等（2014）利用 Caco-2 细胞模型研究 VPP 和 IPP 的小肠吸收机制，发现 VPP 和 IPP 的小肠转运途径是旁路转运，并存在外排泵作用，但 IPP 的外排作用较大，所以其生物利用度高于 VPP。另外，体外研究已证实，乳三肽可选择性地抑制 ACE Ⅰ的活性，但对 ACE Ⅱ和胃促胰酶的活性无显著影响（Lehtinen et al.，2010），这为乳三肽的实际应用提供了理论依据。在动物实验中，自发性高血压大鼠灌服含有 IPP 和 VPP 的酸奶，6～8 h 后收缩压显著降低，并且正常大鼠的收缩压不改变（Nakamura et al.，1995b）。临床试验研究人体内的降压作用是乳源 ACE 抑制肽研究的重点，试验人群多为血压超过标准血压的边界型或轻微患者，试验过程需进行正常的饮食、活动，通过测试服用 ACE 抑制肽前后的血压变化对其进行分析。例如，Nakamura 等（2011）就乳三肽的人体降血压效果进行了研究，70 名年龄 50～69 岁的高血压患者每天摄入含有 3.4 mg VPP 和 IPP 的药片，持续 8 周后实验组的收缩压下降了（11.0±11.0）mmHg，而安慰剂组下降了（4.5±9.6）mmHg。在 Hirota 等（2007）的研究中，25 位患有轻度高血压的男性受试者每日摄入含有 VPP 和 IPP 的酪蛋白水解物，1 周后测量左上臂的反应性充血情况，发现含有 VPP 和 IPP 的酪蛋白水解物可以显著改善轻度高血压患者的血管内皮功能障碍。

总之，尽管许多活性肽经体外实验证实有 ACE 抑制效果，但人体临床试验验证这些肽无降压作用。同样，动物体内具有降压作用的 ACE 抑制肽在人体内的功能研究确实缺乏，临床试验克服了人和动物生物反应性的差异，使其评价结果在人群中更具实用性，因此成为 ACE 抑制肽应用研究的必要过程。

4.3.3 乳源 ACE 抑制肽的制备

目前应用最为广泛的 ACE 抑制肽的制备方法是通过酶解或者发酵的方式，将原本处于无活性状态的 ACE 抑制肽从蛋白质序列中释放出来。此外 ACE 抑制肽也可以通过化学合成和 DNA 重组的方法制备，但由于这两种方法存在诸多限制，因此应用较少。

1. 酶解法

酶解法制备 ACE 抑制肽的反应过程迅速，条件温和，对蛋白质的营养价值破坏小，且蛋白质的水解过程易控制，在反应过程中通常不会产生副产物。

常用于水解蛋白制备 ACE 抑制肽的酶包括消化酶、蛋白酶 K、木瓜蛋白酶和碱性蛋白酶等。其中消化酶能够最大程度模拟蛋白质在人体内消化环境，以便正确评估肽的生理功能。Martin 等（2008）在模拟胃肠道消化系统的条件下，使用胰蛋白酶、胃蛋白酶水解 α-乳白蛋白，得到二肽 IW（Lie-Trp），该二肽能够明显降低原发性高血压大鼠的血压，并具有降低心衰发病率的作用。研究发现碱性蛋白酶能够获得较短的肽段，相较于长肽具有更强的 ACE 抑制活性（Saito et al.，1994），并且所制备的肽具有抗肠胃消化的特性，可以被小肠直接吸收，有效治疗高血压（Marrufo-Estrada et al.，2013）。Mao 等（2007）利用碱性蛋白酶水解牦牛奶酪蛋白，发现在水解 4h 时，水解物的 ACE 抑制活性达到最高。对其进行分离纯化测序后得到两条新的 ACE 抑制肽 PPEIN 和 PLPLL，IC_{50} 值分别为 0.29mg/mL 和 0.25mg/mL。汤海霞等（2022）利用碱性蛋白酶水解绵羊乳酪蛋白，从水解产物中筛选出一条来自于 $α_{s1}$-酪蛋白的新 ACE 抑制肽 LFRQFY，分子对接结果表明该肽可以与 ACE 的氨基酸残基 Ala354（活性口袋 S1）、His353（活性口袋 S2）形成氢键，具有显著的体外降血压活性。

在单酶水解蛋白质制备 ACE 抑制肽时，由于酶的固定酶切位点使其具有一定的局限性，使用复合酶进行水解互补切割，可以得到单一酶无法获得的 ACE 抑制肽。Yamada 等（2013）采用枯草杆菌蛋白酶、芽孢杆菌蛋白酶和胰蛋白酶三种酶同时加入的方式水解牛乳酪蛋白，并从中分离得到 $α_{s1}$-酪蛋白源的三肽 MKP，IC_{50} 值为 0.43μmol/L。MKP 的 N 端和 C 端分别为疏水性氨基酸 Met 和 Pro，中间为带正电荷氨基酸 Lys，更易与 ACE 活性位点结合，具备良好的 ACE 抑制活性（Yamada et al.，2015）。在使用复合酶水解蛋白制备 ACE 抑制肽时，可能会出现将生成的 ACE 抑制肽水解的现象，所以要在确保能够分离纯化较多的 ACE 抑制肽的同时，充分利用模拟酶切数据库，保证获得更多有活性的肽段。

研究发现，通过高压、热变性和超声波处理使蛋白质结构发生改变可增加酶水解速率。与大气压下的蛋白质水解相比，在高压处理下用胰蛋白酶进行水解时，在水解产物中检测到定性定量差异。Hernandez-Ledesma 等（2011）研究发现，在利用嗜热蛋白酶进行酶处理前，加热 β-乳球蛋白可增加 ACE 抑制肽产出，在此条件下释放的肽之一为 LQKW，其被认定为强效 ACE 抑制肽。Jia 等（2010）发现在水解过程中使用超声波处理会促进小麦胚芽蛋白水解，并且超声波预处理会促进 ACE 抑制肽从该区域释放。

2. 发酵法

微生物发酵能够提升底物价值，发酵过程中的部分肽酶可以水解具有苦味的疏水性氨基酸，从而提高含有 ACE 抑制肽的功能性食品接受度。用于制备 ACE 抑制肽的微生物通常包括乳酸菌、酵母菌以及霉菌等。

乳酸菌因具有高效的蛋白水解系统以及对不同底物的适应性，成为制备 ACE 抑制肽的理想微生物之一。其中瑞士乳杆菌的蛋白酶水解活性较高，Pan 等（2010）使用瑞士乳杆菌 LB10 发酵牛奶并检测了产物的 ACE 抑制活性，抑制率为75.46%，并得到了新的来自 β-乳球蛋白的 ACE 抑制肽 RLSFNP。Parmar 等（2018）对经干酪乳杆菌和发酵乳杆菌发酵的山羊乳进行 ACE 抑制活力检测，发现干酪乳杆菌发酵会释放出更强的 ACE 抑制活性，并得到了序列为 AFPEHK 的新型抑制肽。Siriwardhana 等（2003）比较了隶属于乳球菌属和瑞士乳杆菌属的 26 种野生型乳酸菌发酵乳制品释放 ACE 抑制肽的能力，发现所有菌株都能够产生，但是释放数量存在差异，其中产肽量最高的两株菌发酵产物表现的 ACE 活性抑制作用也是最强的，这表明了这些菌株的产肽量与 ACE 抑制活性存在一定正相关性。

酵母菌作为发酵乳中常见的微生物类群，不仅为发酵乳增添了独特风味，还利用自身蛋白酶系水解乳蛋白产生 ACE 抑制肽。Chaves-López 等（2012）研究发现，从哥伦比亚传统发酵牛乳 Kumis 中分离得到的毕赤酵母 KL84A 和克鲁维酵母 KL26A 可以生产出具有 ACE 抑制活性且无苦味的发酵乳。唐蓉等（2022）利用乳酸乳球菌和解脂耶氏酵母菌共同发酵马乳，其发酵产物 ACE 抑制率为80.67%，比单独酵母发酵的提高了29.34%，比乳酸菌发酵提高了42%。此外，克鲁维酵母和解脂假丝酵母发酵牛初乳和牛乳铁蛋白后均可以释放具有高 ACE 抑制活性的肽（García-Tejedor et al.，2014；Gaspar-Pintiliescu et al.，2020）。

除酵母菌外，一些霉菌如米曲菌也可以利用自身的蛋白酶系制备 ACE 抑制肽，如 Mizuno 等（2004）使用包括米曲霉蛋白酶在内的 9 种蛋白酶水解酪蛋白，与其他酪蛋白水解物相比，由米曲霉蛋白酶制备的酪蛋白水解产物显示出有效的体外 ACE 抑制活性和体内降血压作用，并且米曲霉肽的降压作用具有剂量依赖性。

4.3.4　ACE 抑制肽的检测分析

ACE 活性测定的体外方法多种多样，早期的 ACE 活性测定以该酶的天然底物血管紧张素-Ⅰ或缓激肽为底物，在一定条件下通过与 ACE 作用产生具有特异吸收特性的物质，通过对加入 ACE 抑制肽前后这种物质吸收特性的差异变化计算出其抑制性的大小。而目前多以人工合成的三肽作为酶底物进行分析。采用的分析检测方法主要有分光光度计法、高效液相色谱法（HPLC）和高效毛细管电泳法等。如利用高效液相色谱法，将 ACE 抑制肽在 37℃，pH8.3 的条件下分解催化产生的马尿酰组氨酰亮氨酸与马尿酸进行分离，同时采用双波长（228 nm 和 215 nm）检测法以防止其他物质如酶提取物中的小肽、杂质等干扰马尿酸的测定（Tu et al.，2018）。可见分光光度法原理则是基于苯丙氨肽在 345 nm 处有一吸收峰，它与 ACE 作用后，会被水解成 FAP，导致 345 nm 处的吸收光度下降，通过测量光吸收的减弱程度来测定 ACE 抑制肽的活性（Chen et al.，2013）。

　　体外 ACE 抑制结果可能和体内的降压效果存在显著差异，因此动物实验和临床试验是评价体内抗高血压肽效应的最有效的方式。动物实验通常选用原发性高血压大鼠为动物模型，其发病的主要原因在于遗传因素。通过测量原发性高血压大鼠摄入 ACE 抑制剂前后的动脉收缩压变化来判断抑制效果。常选用灌服或注射方式给药。也可对大白鼠静脉注射六甲铵（降压药），以除去与肾素-血管紧张素无关的调节系统的影响，再依次静脉注射 ACE 抑制肽和血管紧张素-Ⅰ，大鼠血压变化量的大小体现了 ACE 抑制肽的活性大小（Lv et al.，2003）。实验表明，食源性的许多抗高血压肽，特别是乳蛋白来源的 ACE 抑制肽对原发性高血压大鼠具有强的降压功能。然而，动物实验存在周期较长，对环境相对要求高，费用也较高等问题。因此，实验时应针对不同的实验样品选用不同的实验对象、给药方式以及测定时间等。

　　总之，ACE 抑制肽活性测定方法均有各自的特点和适用范围。简单的仪器分析适用于大规模的筛选技术，而精密仪器对设备、样品要求较高，更适合于试验性研究及复筛工作。体内测定方法，特别是动物实验和人体临床试验是最客观的评价方法，可确保筛选的目标产物更具可靠性及实用性。同时，通过建立体外实验和体内试验的相关性研究，以及多学科整合的复合筛选平台，做好筛选方法的优化，既使筛选工作具有一定规模，又保证了筛选工作有效。相信随着分子生物学、分子药理学等研究不断深入，新的生物活性成分、功能基因、功能蛋白等作用新靶点相继发现，将为建立新型降压筛选模型，研制出高效、安全的抗高血压肽相关产品提供新的思路和方向。

4.4　乳制品防治高血压的作用

4.4.1　酸乳与血压防治

　　以往研究者多关注发酵乳缓解胃肠道疾病的作用，近年来研究发现发酵乳还具有降低高血压风险的潜在益处。刘飞等（2021）发现与模型对照组相比，灌胃不同剂量 ACE 抑制肽溶液均使得高血压大鼠的初始血压显著性降低。徐丽丹等（2010）观察到与脱脂乳相比，灌胃高、低剂量乳酸菌发酵乳的高血压大鼠血压均显著性降低。有研究提出并非发酵乳的剂量越高，降血压的效果越好。如双全等（2017）灌胃高血压大鼠高剂量发酵乳后发现血压变动较快，易给心脏造成负担进而引发疾病。此外，有研究发现发酵乳对高血压前期受试者（收缩压为 120～139mmHg，舒张压为 80～85mmHg 的人群）也有显著的降压效果（Beltrán-Barrientos et al.，2018）。

首先，乳酸菌水解蛋白质过程中可释放抗高压肽，从而抑制血管紧张素转换酶（ACE）及抑制醛固酮释放。例如，Nakamura 等（1995a）从瑞士乳杆菌和酿酒酵母菌混合发酵的酸乳中分离出 Val-Pro-Pro（0.6 mL/kg bw）和 Ile-Pro-Pro（0.3 mL/kg bw），用其干预可显著降低高血压大鼠的收缩压。Li 等（2015）发现马氏乳杆菌 Z17 发酵乳的 ACE 抑制活性高达 81.23%，并且鉴定出 C 端含有疏水氨基酸残基的新肽 VLSRYP（IC_{50} 为 36.7 μmol/L）和 LRFF（IC_{50} 为 116.9 μmol/L）。乳酸菌的 ACE 抑制能力与其蛋白水解活力呈正相关。王宇（2008）发现乳杆菌属的 ACE 抑制活力最强，其次是双歧杆菌属，而链球菌属、乳球菌属、明串珠菌属和片球菌属的 ACE 抑制活力很低。

其次，乳酸菌发酵过程还在 L-谷氨酸脱羧作用下产生 γ-氨基丁酸。γ-氨基丁酸是一种天然非蛋白质氨基酸，能通过抑制血管紧张素酶的活性，或通过与脑血管表面的受体结合引起血管扩张，从而起到降低血压的作用。谢芳等（2015）观察到，与生理盐水组相比，连续灌胃 4 周以上富含 γ-氨基丁酸的水牛酸乳可使高血压大鼠的舒张压和收缩压分别下降约 8.73 mmHg 和 7 mmHg。嗜热链球菌是一种高产 γ-氨基丁酸的菌株。Santos-Espinosa 等（2020）使用奶酪中分离出的乳杆菌发酵酸乳，进而提高 γ-氨基丁酸的含量。人们一般认为不同细菌的共同发酵会进一步提高 γ-氨基丁酸产量。然而 Beltrán-Barrientos 等（2018）发现与水对照组相比，灌胃乳酸乳球菌 NRRL B-50571 发酵乳和乳酸乳球菌 NRRL B-50571 发酵乳 + γ-氨基丁酸拮抗受体 120 min 后，高血压大鼠收缩压分别下降了（36.4±9.2）mmHg 和（36.3±11.3）mmHg，舒张压分别下降了（30.3±25.8）mmHg 和（31±18.5）mmHg，且两组间差异不显著。因此猜测该发酵乳的降压作用可能不归因于 γ-氨基丁酸。

4.4.2 益生菌乳与血压防治

尽管测序方法和分析存在差异，但研究发现较高的血压常与较低的肠道微生物多样性密切相关，表现为健康人群肠道内含有较多的产丁酸盐的拟杆菌，而高血压人群肠道中富集了较多的肺炎克雷伯菌、肠杆菌、普氏菌等机会致病菌，且厚壁菌门（*F*）与拟杆菌门（*B*）的比值较高（Yang et al., 2015; Li et al., 2017; Toral et al., 2019）。大量动物模型和临床试验数据证实，益生菌不仅能够降低 *F/B* 的比值及有害菌的丰度，还能增加有益菌的丰度，改变肠道生态菌群结构，可能成为防治高血压的新策略。

常见应用于发酵乳制品的益生菌有双歧杆菌、乳杆菌以及丁酸梭菌等。郝晓娜等（2019）发现植物乳杆菌干预能够降低厚壁菌群的丰度，增加放线菌门和拟杆菌门丰度；在属水平上增加双歧杆菌、乳酸菌丰度，降低丹毒丝菌属的丰度。Zhang 等（2023）发现双歧杆菌和鼠李糖乳杆菌干预果糖饮食小鼠 16 周后均可明显降低收缩压和舒张压。乌枪法宏基因组测序分析结果显示，劳森菌（*Lawsonia*）和火叶菌属（*Pyrolobus*）水平升高，以及拟普雷沃菌属（*Alloprevotella*）水平和另枝菌属（*Alistipes*）水平降低，提示另枝菌属与血压呈正相关。"碱基切除修复"和"d-谷氨酰胺和 D-谷氨酸代谢"通路减少与血压降低有关。Robles-Vera 等（2020）在低肾素型高血压模型中发现，短双歧杆菌 CECT7263 诱导发挥预防高血压的作用。一项关于 65～93 岁的血压正常者 5 年期间的发酵乳摄入量与高血压发病率间的关系调查发现，每周饮用干酪乳杆菌发酵乳超过 3 次的血压正常者，其血压在 5 年内保持正常的可能性明显更大（Aoyagi et al., 2017）。

益生菌代谢产物短链脂肪酸，如丁酸和丙酸的生理浓度也与收缩压和舒张压呈正相关。短链脂肪酸可通过介导嗅觉感受器受体 78（Olfr78）与 G 蛋白偶联受体 41（Gpr41）调节血压：Olfr78 是醋酸盐和丙酸盐的主要载体，通过促进肾素分泌使血压升高；Gpr41 具有拮抗效应，其激活会导致血压降低。Pluznick 等（2013）发现与野生型小鼠相比，敲除 Olfr78 基因小鼠仍存在 Gpr41 等基因表达，具有降压效应。Natarajan 等（2016）发现敲除了 Gpr41 基因的小鼠血压偏高。短链脂肪酸还可以通过交感神经节上的受体（Olfr78、Gpr41 和 Gpr43）来直接调节交感神经系统，以及通过迷走神经上受体的表达影响肠道的神经反馈，从而参与血压的神经调节机制。氧化三甲胺是由肠道菌群代谢产生的卵磷脂、磷脂酰胆碱等物质生成，也参与动脉粥样硬化形成，从而影响血压（Verhaar et al., 2020）。此外，Lu 等（2022）在长双歧杆菌干预高血压大鼠后的血清代谢组学结果中观察到，血清脯氨酸和 5′-磷酸吡啶水平升高，两者与血压呈负相关。益生菌还可以通过调节肠道菌群从而影响机体酪氨酸的代谢过程，进而影响神经递质合成与分泌，造成交感功能失衡，影响人体血压。

4.4.3　干酪与血压控制

在干酪成熟过程中，乳蛋白质经凝乳酶、微生物蛋白酶、肽酶等的作用逐级降解为多肽，这些多肽不仅参与干酪风味、滋味和质地等的形成，还展现出抑菌、免疫调节、抗高血压和抗氧化等生物活性。已有研究表明，Cheddar、Gouda、

Emmental 等干酪的水溶性提取物具有 ACE 抑制作用。Gomez-Ruiz 等（2004）从绵羊乳 Manchego 干酪水溶性提取物中分离并鉴定出 ACE 抑制肽。Torres-Llanez 等（2011）发现墨西哥 Fresco 奶酪含有多种源自 β-酪蛋白和 α_{s1}-酪蛋白的 ACE 抑制肽，其水溶性提取物的 IC_{50} 值在 5.2～10.7 μg/mL 范围内。Tonouchi 等（2008）从酶改性干酪中分离出两种源于 β-酪蛋白的 ACE 抑制肽，其氨基酸序列为 Leu-Gln-Pro 和 Met-Ala-Pro。宋雪梅等（2020）的研究显示牦牛硬质干酪经体外消化后的 ACE 抑制活性与消化前相比无显著差异性，这为开发具有保健功能的牦牛乳制品提供了理论支持。

　　干酪基质紧密，脂肪含量高，氧含量低，这使得它既可作为益生菌的理想载体，也可作为缓冲体系，为益生菌在通过胃的强酸环境时提供缓冲保护。郝欣悦等（2021）研究发现，益生菌可提高切达干酪成熟期的蛋白质水解程度，并增加 ACE 抑制活性。Baptista 等（2020）发现将瑞士乳杆菌 LH-B02 作为附属发酵剂加入到 Prato 干酪中，有助于水解 β-酪蛋白，从而显著增加干酪的 ACE 抑制活性。而在 Sperry 等（2018）的临床试验中，研究者以 30 位患高血压超重女性作为研究对象，实验组每日摄入 50 g 含干酪乳杆菌的 Minas Frescal 奶酪，经过 28d 的实验后，实验组的平均收缩压和舒张压分别降低了（60.54±1.27）mmHg 和（33.8±0.27）mmHg，降至高血压水平以下，而食用传统奶酪的对照组血压未受到影响。开发益生菌干酪的最大挑战在于如何确保益生菌在奶酪加工过程中能够正常生长，且不影响奶酪的感官特性。目前，主要的应对方法包括添加益生元和益生菌微胶囊化。益生元能够选择性刺激一种或多种细菌的生长活性，具有促进干酪中益生菌存活的作用。目前，菊糖、低聚果糖和抗性淀粉是用于干酪研究的常见益生元。Cardarelli 等（2008）研究发现，在合生元小瑞士奶酪中加入低聚果糖和菊糖，能够有效提升动物双歧杆菌亚种乳酸菌和嗜酸乳杆菌的存活率和稳定性。此外，益生菌的微胶囊化可以增强益生菌对干酪成熟过程中的不良环境的适应能力，从而实现高生存率、高稳定性和高含菌量。Özer 等（2009）发现，微胶囊化可以有效避免益生菌在白卤干酪中受低 pH 和高含盐量的不良影响，从而提高其存活率，并且这一过程并不会对白卤干酪的感官特性产生良影响。Mirzaei 等（2012）的研究同样显示，微胶囊化可以有效提高嗜酸乳杆菌 La5 在白卤干酪中的存活率。经过 182 d 的储存后，微胶囊化益生菌的含量高达 10^{11}CFU/g，这一数值远超过对照组的 10^5CFU/g。

4.5　总　　结

　　鉴于高血压的高患病率、严重的健康后果以及沉重的经济负担，我们强烈建议通过改变生活方式，特别是实施饮食干预，来帮助预防和治疗高血压。传统上，单一营养素的调整（如减少钠的过量摄入）是防治高血压饮食干预的重点。然而，过去几十年积累的科学证据表明，整体膳食模式，特别是增加多种营养素摄入的膳食模式，在调节血压方面相较于任何单一膳食成分的调整更重要。一些生活方式甚至建议将 DASH 饮食计划视为比单纯减钠更为关键的饮食方式。

DASH 试验的数据为乳制品的降压作用提供了有力支持，并推荐每天至少食用 3 份乳制品，将其作为整体健康饮食的一部分。乳蛋白源的 ACE 抑制肽具有降低血压的生理功能，因此可作为功能性食品的原料之一。酸奶、奶酪等发酵制品和益生菌乳也显示出降低血压的功效，在日常生活中多食用此类乳制品，有助于降低血压，预防心血管疾病的发生。除了调整日常饮食，其他生活方式的改变同样重要，包括减轻体重（特别是针对超重肥胖人群）、减少膳食钠（不超过 100 mmol/d 或 2.4 g/d）、增加体力活动，以及适量饮酒等，这些措施都也有助于预防和治疗高血压。

参 考 文 献

冯宝玉, 陈纪春, 李莹, 等. 2016. 中国成年人超重和肥胖与高血压发病关系的随访研究. 中华流行病学杂志, 37: 606-611.

郝晓娜, 罗天淇, 张健, 等. 2019. 益生性植物乳杆菌发酵乳调节肠道菌群结构的研究. 食品科技, 44: 7-13.

郝欣悦, 李晓东, 刘璐, 等. 2021. 瑞士乳杆菌对契达干酪成熟期间所产 ACE 抑制肽的影响及其消化稳定性. 食品科学, 42: 143-149.

刘飞, 苗建银, 杨余语, 等. 2021. 牛乳酪蛋白源 ACE 抑制肽对大鼠的降血压作用. 现代食品科技, 378: 1-7.

双全, 许伟瀚, 韩剑骄, 等. 2017. 菌株 QS670 制备发酵乳大鼠体内降压效果研究. 食品研究与开发, 38: 181-184.

宋雪梅, 梁琪, 宋国顺, 等. 2020. 牦牛乳硬质干酪体外消化前后 ACE 抑制肽分析. 食品与发酵工业, 46: 52-59.

汤海霞, 艳葛, 武鹏, 等. 2022. 酶解法制备绵羊乳酪蛋白 ACE 抑制肽的工艺优化及其抑制机制. 食品科学, 22: 220-231.

唐蓉, 王康, 郭元晟, 等. 2022. 酵母菌与乳酸菌发酵马乳产 ACE 抑制肽. 食品科学, 43: 236-245.

王宇. 2008. 乳酸菌发酵乳抑制血管紧张素转化酶活性的研究. 无锡: 江南大学.

王增武, 郝光, 王馨, 等. 2014. 我国中年人群超重/肥胖现况及心血管病危险因素聚集分析. 中华流行病学杂志, 35: 354-358.

谢芳, 杨承剑, 唐艳, 等. 2015. 含 γ-氨基丁酸水牛酸奶对 SHR 大鼠血压, 血脂及小鼠醉酒的影响. 中国酿造, 34: 97-100.

徐丽丹, 邹积宏, 文姝, 等. 2010. 降血压乳酸菌发酵乳对原发性高血压大鼠的降压效果. 中国微生态学杂志, 22: 880-883.

祝倩, 郭宇星, 潘道东, 等. 2014. Caco-2 细胞模型构建及抗高血压肽 VPP 和 IPP 小肠吸收机制研究. 食品科学, 35: 226-231.

Ahmed T, Kamota T, Sumazaki R, et al. 1997. Circulating antibodies to common food antigens in Japanese children with IDDM. Diabetes Care , 20: 74-76.

Aoyagi Y, Park S, Matsubara S, et al. 2017. Habitual intake of fermented milk products containing *Lactobacillus casei* strain Shirota and a reduced risk of hypertension in older people. Beneficial Microbes , 8: 23-29.

Appel L J, Chapagne C M, Harsha D W, et al. 2003. Effects of comprehensive lifestyle modification on blood pressure control: main results of the PREMIER clinical trial. JAMA , 289: 2083-2093.

Appel L J, Moore T J, Obarzanek E, et al. 1997. A clinical trial of the effects of dietary patterns on blood pressure. New England Journal of Medicine , 336: 1117-1124.

Baptista D P, Negrao F, Eberlin M N, et al. 2020. Peptide profile and angiotensin-converting enzyme inhibitory activity of Prato cheese with salt reduction and *Lactobacillus helveticus* as an adjunct culture. Food Research International , 133: 109190.

Beltrán-Barrientos L M, Gonzale-Cordova A F, Hernande-Mendoza A, et al. 2018. Randomized double-blind controlled clinical trial of the blood pressure-lowering effect of fermented milk with *Lactococcus lactis*: a pilot study. Journal of Dairy Science , 101: 2819-2825.

Berdanier C D. 2001. Diabetes mellitus: is there a connection with infant-feeding practices? .Nutrition Today , 36: 241-248.

Blumenthal J A, Babyak M A, Hinderliter A, et al. 2010. Effects of the DASH diet alone and in combination with exercise and weight loss on blood pressure and cardiovascular biomarkers in men and women with high blood pressure: the ENCORE study. Archives of Internal Medicine , 170: 126-135.

Brown N J, Vaughan D E. 1998. Angiotensin-converting enzyme inhibitors. Circulation , 97: 1411-1420.

Cardarelli H R, Buriti F C, Castro I A, et al. 2008. Inulin and oligofructose improve sensory quality and increase the probiotic viable count in potentially synbiotic petit-suisse cheese. LWT-Food Science and Technology , 41: 1037-1046.

Chaves-López C, Tofalo R, Serio A, et al. 2012. Yeasts from Colombian Kumis as source of peptides with Angiotensin I converting enzyme (ACE) inhibitory activity in milk. International Journal of Food Microbiology , 159: 39-46.

Chen J, Wang Y, Ye R, et al. 2013. Comparison of analytical methods to assay inhibitors of angiotensin I-converting enzyme. Food Chemistry , 141: 3329-3334.

Chiu S, Bergeron N, Williams P T, et al. 2016. Comparison of the DASH (Dietary Approaches to Stop Hypertension) diet and a higher-fat DASH diet on blood pressure and lipids and lipoproteins: a randomized controlled trial–3. The American Journal of Clinical Nutrition, 103: 341-347.

Conlin P R, Chow D, Miller E R, et al. 2000. The effect of dietary patterns on blood pressure control in hypertensive patients: results from the Dietary Approaches to Stop Hypertension (DASH) trial.

American Journal of Hypertension , 13: 949-955.

Cordero A E G, Rodrigue Y H, Garcia M L, et al. 2020. Effects of calcium on body weight and blood pressure in spontaneously hypertensive rats. Revista de Ciencias Médicas de Pinar del Río, 24: 1-13.

Criqui M H, Langer R D, Reed D. 1989. Dietary alcohol, calcium, and potassium. Independent and combined effects on blood pressure. Circulation , 80: 609-614.

Crittenden R G, Bennett L E. 2005. Cow's milk allergy: a complex disorder. Journal of the American College of Nutrition , 24: 582S-591S.

Daskaya-Dikmen C, Yucetepe A, Karbancioglu-Guler F, et al. 2017. Angiotensin-I-converting enzyme (ACE)-inhibitory peptides from plants. Nutrients , 9: 316.

Dauchet L, Kesse-Guyot E, Czernichow S, et al. 2007. Dietary patterns and blood pressure change over 5-y follow-up in the SU. VI. MAX cohort. The American Journal of Clinical Nutrition , 85: 1650-1656.

Di Angelantonio E, Bhupathiraju S N, Wormser D, et al. 2016. Body-mass index and all-cause mortality: individual-participant-data meta-analysis of 239 prospective studies in four continents. The Lancet , 388: 776-786.

Dong G H, Qian Z, Xaverius P K, et al. 2013. Association between long-term air pollution and increased blood pressure and hypertension in China. Hypertension , 61: 578-584.

Elliott P, Stamler J, Nichols R, et al. 1996. Intersalt revisited: further analyses of 24 hour sodium excretion and blood pressure within and across populations. BMJ , 312: 1249-1253.

Fan M, Andrade G F, Brolo A G. 2011. A review on the fabrication of substrates for surface enhanced Raman spectroscopy and their applications in analytical chemistry. Analytica Chimica Acta , 693: 7-25.

Ferreira I, Pinho O, Mota M, et al. 2007. Preparation of ingredients containing an ACE-inhibitory peptide by tryptic hydrolysis of whey protein concentrates. International Dairy Journal , 17: 481-487.

Fox C S, Massaro J M, Hoffmann U, et al. 2007. Abdominal visceral and subcutaneous adipose tissue compartments: association with metabolic risk factors in the Framingham Heart Study. Circulation , 116: 39-48.

García-Tejedor A, Sanchez-Rivera L, Castello-Ruiz M, et al. 2014. Novel antihypertensive lactoferrin-derived peptides produced by Kluyveromyces marxianus: gastrointestinal stability profile and in vivo angiotensin I-converting enzyme (ACE) inhibition. Journal of Agricultural and Food Chemistry, 62: 1609-1616.

Gaspar-Pintiliescu A, Oancea A, Cotarlet M, et al. 2020. Angiotensin-converting enzyme inhibition, antioxidant activity and cytotoxicity of bioactive peptides from fermented bovine colostrum. International Journal of Dairy Technology , 73: 108-116.

Golzarand M, Shab-Bidar S, Koochakpoor G, et al. 2016. Effect of vitamin D_3 supplementation on blood pressure in adults: an updated meta-analysis. Nutrition, Metabolism and Cardiovascular Diseases , 26: 663-673.

Gomez-Ruiz J Á, Raos M, Recio I. 2004. Identification and formation of angiotensin-converting enzyme-inhibitory peptides in Manchego cheese by high-performance liquid chromatography–tandem mass spectrometry. Journal of Chromatography A , 1054: 269-277.

Guthrie J F. 1996. Dietary patterns and personal characteristics of women consuming recommended amounts of calcium. Family Economics and Nutrition Review , 9: 33.

Hajjar I M, Grim C E, Kotchen T A. 2003. Dietary calcium lowers the age-related rise in blood pressure in the United States: the NHANES III survey. The Journal of Clinical Hypertension , 5: 122-126.

Hamet P, Daignault-Gélinas M, Lambert J, et al. 1992. Epidemiological evidence of an interaction between calcium and sodium intake impacting on blood pressure: a Montréal study. American Journal of Hypertension , 5: 378-385.

Heaney R P. 2000. Calcium, dairy products and osteoporosis. Journal of the American College of Nutrition , 19: 83S-99S.

Hernandez-Ledesma B, Del Mar Contreras M, Recio I.2011. Antihypertensive peptides: Production, bioavailability and incorporation into foods. Advances in Colloid and Interface Science , 165: 23-35.

Hirota T, Ohki K, Kawagishi R, et al. 2007. Casein hydrolysate containing the antihypertensive tripeptides Val-Pro-Pro and Ile-Pro-Pro improves vascular endothelial function independent of blood pressure–lowering effects: contribution of the inhibitory action of angiotensin-converting enzyme. Hypertension Research , 30: 489-496.

Holmes M V, Dale C E, Zuccolo L, et al. 2014. Association between alcohol and cardiovascular disease: mendelian randomisation analysis based on individual participant data. BMJ, 349: g4164.

Iwaniak A, Minkiewicz P, Darewicz M. 2014. Food-originating ACE inhibitors, including antihypertensive peptides, as preventive food components in blood pressure reduction. Comprehensive Reviews in Food Science and Food Safety , 13: 114-134.

Jia J, Ma H, Zhao W, et al. 2010. The use of ultrasound for enzymatic preparation of ACE-inhibitory peptides from wheat germ protein. Food Chemistry , 119: 336-342.

Jiang J, Liu M, Troy L M, et al. 2015. Concordance with DASH diet and blood pressure change: results from the Framingham Offspring Study (1991–2008). Journal of Hypertension, 33: 2223-2230.

Jiang Z, Tian B, Brodkorb A, et al. 2010. Production, analysis and in vivo evaluation of novel angiotensin-I-converting enzyme inhibitory peptides from bovine casein. Food Chemistry , 123: 779-786.

Johnson R, Panely C.1998. The association between noon beverage consumption and the diet quality of school-age children. Journal of Child Nutrition and Management , 22: 95-100.

Kajale N A, Mughal Z, Khadilkar V, et al. 2016. Association of dietary calcium intake and body fat with hypertension in Indian adolescents. Indian Pediatrics , 53 (5): 434-435.

Kass L, Weekes J, Carpenter L. 2012. Effect of magnesium supplementation on blood pressure: a meta-analysis. European Journal of Clinical Nutrition , 66: 411-418.

Kobayashi Y, Yamauchi T, Katsuda T, et al. 2008. Angiotensin-I converting enzyme (ACE) inhibitory mechanism of tripeptides containing aromatic residues. Journal of Bioscience and

Bioengineering, 106: 310-312.

Krauss R M, Eckel R H, Howard B, et al. 2000. AHA dietary guidelines: revision 2000: a statement for healthcare professionals from the nutrition committee of the American heart association. Circulation, 102: 2284-2299.

Kynast-Gales S A, Massey L K. 1992. Effects of dietary calcium from dairy products on ambulatory blood pressure in hypertensive men. Journal of the American Dietetic Association, 92: 1497-1502.

Lehtinen R, Jauhiainen T, Kankuri E, et al. 2010. Effects of milk casein-derived tripeptides Ile-Pro-Pro, Val-Pro-Pro, and Leu-Pro-Pro on enzymes processing vasoactive precursors *in vitro*. Arzneimittelforschung, 60: 182-185.

Li J, Zhao F, Wang Y, et al. 2017. Gut microbiota dysbiosis contributes to the development of hypertension. Microbiome, 5: 1-19.

Li Y, Sadiq F A, Liu T, et al. 2015. Purification and identification of novel peptides with inhibitory effect against angiotensin I-converting enzyme and optimization of process conditions in milk fermented with the yeast *Kluyveromyces marxianus*. Journal of Functional Foods, 16: 278-288.

Liu Z. 2009. Dietary sodium and the incidence of hypertension in the Chinese population: a review of nationwide surveys. American Journal of Hypertension, 22: 929-933.

Liu Z, Fang A, He J, et al. 2018. Association of habitually low intake of dietary calcium with blood pressure and hypertension in a population with predominantly plant-based diets. Nutrients, 10: 603.

Lu W, Wang Y, Fang Z, et al. 2022. *Bifidobacterium longum* CCFM752 prevented hypertension and aortic lesion, improved antioxidative ability, and regulated the gut microbiome in spontaneously hypertensive rats. Food & Function, 13: 6373-6386.

Lv G, Huo G, Fu X. 2003. Expression of milk-derived antihypertensive peptide in *Escherichia coli*. Journal of Dairy Science, 86: 1927-1931.

Mao X Y, Ni J R, Sun W L, et al. 2007. Value-added utilization of yak milk casein for the production of angiotensin-I-converting enzyme inhibitory peptides. Food Chemistry, 103: 1282-1287.

Marrufo-Estrada D M, Segura-Campos M R, Chel-Guerrero L A, et al. 2013. Defatted *Jatropha curcas* flour and protein isolate as materials for protein hydrolysates with biological activity. Food Chemistry, 138: 77-83.

Martin M, Wellner A, Ossowski I, et al. 2008. Identification and quantification of inhibitors for angiotensin-converting enzyme in hypoallergenic infant milk formulas. Journal of Agricultural and Food Chemistry, 56: 6333-6338.

Mccarron D. 1991. A consensus approach to electrolytes and blood pressure. Could we all be right? .Hypertension, 17: I170.

Mccarron D A. 1982. Blood pressure and calcium balance in the Wistar-Kyoto rat. Life Sciences, 30: 683-689.

Mccarron D A, Morris C D, Henry H J, et al. 1984. Blood pressure and nutrient intake in the United States. Science, 224: 1392-1398.

Mccarron D A, Morris C D, Young E, et al. 1991. Dietary calcium and blood pressure: modifying factors in specific populations. The American Journal of Clinical Nutrition , 54: S215-S219.

Miguel M,Gomez-Ruiz J Á, Recio I, et al. 2010. Changes in arterial blood pressure after single oral administration of milk-casein-derived peptides in spontaneously hypertensive rats. Molecular Nutrition & Food Research , 54: 1422-1427.

Miller G D, Jarvis J K, Mcbean L D. 2001. The importance of meeting calcium needs with foods. Journal of the American College of Nutrition , 20: 168S-185S.

Mills K T, Stefanescu A, He J. 2020. The global epidemiology of hypertension. Nature Reviews Nephrology , 16: 223-237.

Mirzaei H, Pourjafar H, Homayouni A. 2012. Effect of calcium alginate and resistant starch microencapsulation on the survival rate of *Lactobacillus acidophilus* La5 and sensory properties in Iranian white brined cheese. Food Chemistry , 132: 1966-1970.

Mizuno S, Nishimura S, Matsuura K, et al. 2004. Release of short and proline-rich antihypertensive peptides from casein hydrolysate with an *Aspergillus oryzae* protease. Journal of Dairy Science , 87: 3183-3188.

Mohammad J, Scanni R, Bestmann L, et al. 2018. A controlled increase in dietary phosphate elevates BP in healthy human subjects. Journal of the American Society of Nephrology , 29: 2089.

Moore C, Murphy M M, Keast D R, et al. 2004. Vitamin D intake in the United States. Journal of the American Dietetic Association , 104: 980-983.

Moore T J, Conlin P R, Ard J, et al. 2001. DASH (Dietary Approaches to Stop Hypertension) diet is effective treatment for stage 1 isolated systolic hypertension. Hypertension , 38: 155-158.

Nakamura T, Mizutani J, Ohki K, et al. 2011. Casein hydrolysate containing Val-Pro-Pro and Ile-Pro-Pro improves central blood pressure and arterial stiffness in hypertensive subjects: a randomized, double-blind, placebo-controlled trial. Atherosclerosis , 219: 298-303.

Nakamura Y, Yamamoto N, Sakai K, et al. 1995a. Purification and characterization of angiotensin I-converting enzyme inhibitors from sour milk. Journal of Dairy Science , 78: 777-783.

Nakamura Y, Yamamoto N, Sakai K, et al. 1995b. Antihypertensive effect of sour milk and peptides isolated from it that are inhibitors to angiotensin I-converting enzyme. Journal of Dairy Science , 78: 1253-1257.

Natarajan N, Hori D, Flavahan S, et al. 2016. Microbial short chain fatty acid metabolites lower blood pressure via endothelial G protein-coupled receptor 41. Physiological Genomics , 48: 826-834.

Novotny R, Boushey C, Bock M A, et al. 2003. Calcium intake of Asian, Hispanic and white youth. Journal of the American College of Nutrition , 22: 64-70.

Ondetti M A, Rubin B, Cushman D W. 1977. Design of specific inhibitors of angiotensin-converting enzyme: new class of orally active antihypertensive agents. Science , 196: 441-444.

Özer B, Kirmaci H A, Şenel E, et al. 2009. Improving the viability of *Bifidobacterium bifidum* BB-12 and *Lactobacillus acidophilus* LA-5 in white-brined cheese by microencapsulation. International Dairy Journal , 19: 22-29.

Pan D, Guo Y. 2010. Optimization of sour milk fermentation for the production of ACE-inhibitory peptides and purification of a novel peptide from whey protein hydrolysate. International Dairy

Journal , 20: 472-479.

Pan Y, Cai W, Cheng Q, et al. 2015. Association between anxiety and hypertension: a systematic review and meta-analysis of epidemiological studies. Neuropsychiatric Disease and Treatment : 1121-1130.

Parmar H, Hati S, Sakure A. 2018. *In vitro* and in silico analysis of novel ACE-inhibitory bioactive peptides derived from fermented goat milk. International Journal of Peptide Research and Therapeutics , 24: 441-453.

Paxson J A, Weber J G, Kulczycki J R A. 1997. Cow's milk-free diet does not prevent diabetes in NOD mice. Diabetes , 46: 1711-1717.

Pluznick J L, Protzko R J, Gevorgyan H, et al. 2013. Olfactory receptor responding to gut microbiota-derived signals plays a role in renin secretion and blood pressure regulation. Proceedings of the National Academy of Sciences , 110: 4410-4415.

Qin Y, Melse-Boonstra A, Pan X, et al. 2014. Association of dietary pattern and body weight with blood pressure in Jiangsu Province, China. BMC Public Health , 14: 1-8.

Rietsema S, Eeelderink C, Joustra M L, et al. 2019. Effect of high compared with low dairy intake on blood pressure in overweight middle-aged adults: results of a randomized crossover intervention study. The American Journal of Clinical Nutrition , 110: 340-348.

Robles-Vera I, De La Visitacion N, Toral M, et al. 2020. Probiotic *Bifidobacterium breve* prevents DOCA-salt hypertension. The FASEB Journal , 34: 13626-13640.

Ruiz-Giménez P, Salom J B, Marcos J F, et al. 2012. Antihypertensive effect of a bovine lactoferrin pepsin hydrolysate: identification of novel active peptides. Food Chemistry , 131: 266-273.

Sacks F M, Moore T J, Appel L J, et al. 1999. A dietary approach to prevent hypertension: a review of the Dietary Approaches to Stop Hypertension (DASH) Study. Clinical Cardiology , 22: 6-10.

Sacks F M, Svetkey L P, Vollmer W M, et al. 2001. Effects on blood pressure of reduced dietary sodium and the Dietary Approaches to Stop Hypertension (DASH) diet. New England Journal of Medicine , 344: 3-10.

Saito Y, Wanezaki K, Kawato A, et al. 1994. Structure and activity of angiotensin I converting enzyme inhibitory peptides from sake and sake lees. Bioscience, Biotechnology, and Biochemistry , 58: 1767-1771.

Santos-Espinosa A, Beltran-Barrientos L M, Reyes-Diaz R, et al. 2020. Gamma-aminobutyric acid (GABA) production in milk fermented by specific wild lactic acid bacteria strains isolated from artisanal Mexican cheeses. Annals of Microbiology , 70: 1-11.

Schrezenmeir J R, Jagla A. 2000. Milk and diabetes. Journal of the American College of Nutrition , 19: 176S-190S.

Shang Y, Sun Z, Cao J, et al. 2013. Systematic review of Chinese studies of short-term exposure to air pollution and daily mortality. Environment International , 54: 100-111.

Siriwardhana N, Lee K W, Jeon Y J, et al. 2003. Antioxidant activity of Hizikia fusiformis on reactive oxygen species scavenging and lipid peroxidation inhibition. Food Science and Technology International , 9: 339-346.

Skowrońska-Jóźwiak E, Jaworski M, Lorenc R, et al. 2017. Low dairy calcium intake is associated with overweight and elevated blood pressure in Polish adults, notably in premenopausal women. Public Health Nutrition , 20: 630-637.

Sperry M F, Silva H L, Balthazar C F, et al. 2018. Probiotic Minas Frescal cheese added with *L. casei* 01: physicochemical and bioactivity characterization and effects on hematological/biochemical parameters of hypertensive overweighted women—a randomized double-blind pilot trial. Journal of Functional Foods , 45: 435-443.

Tavares T, Contreras M, Amorim M, et al. 2011. Optimisation, by response surface methodology, of degree of hydrolysis and antioxidant and ACE-inhibitory activities of whey protein hydrolysates obtained with cardoon extract. International Dairy Journal , 21: 926-933.

Tavares T, Sevilla M Á, Montero M J, et al. 2012. Acute effect of whey peptides upon blood pressure of hypertensive rats, and relationship with their angiotensin-converting enzyme inhibitory activity. Molecular Nutrition & Food Research , 56: 316-324.

Tonouchi H, Suzuki M, Uchida M, et al. 2008. Antihypertensive effect of an angiotensin converting enzyme inhibitory peptide from enzyme modified cheese. Journal of Dairy Research , 75: 284-290.

Toral M, Roblesr-Vera I, De La Visitacion N, et al. 2019. Critical role of the interaction gut microbiota-sympathetic nervous system in the regulation of blood pressure. Frontiers in Physiology , 10: 231.

Torres-Llanez M, Gonzale-Cordova A, Hernandez-Mendoza A, et al. 2011. Angiotensin-converting enzyme inhibitory activity in Mexican Fresco cheese. Journal of Dairy Science , 94: 3794-3800.

Townsend M S, Fulgoni V L, Stern J S, et al. 2005. Low mineral intake is associated with high systolic blood pressure in the Third and Fourth National Health and Nutrition Examination Surveys: could we all be right? .American Journal of Hypertension , 18: 261-269.

Tu M, Liu H, Zhang R, et al. 2018. Analysis and evaluation of the inhibitory mechanism of a novel angiotensin-I-converting enzyme inhibitory peptide derived from casein hydrolysate. Journal of Agricultural and Food Chemistry , 66: 4139-4144.

Van Beresteyn E, Schaafsma G, De Waard H. 1986. Oral calcium and blood pressure: a controlled intervention trial. The American Journal of Clinical Nutrition , 44: 883-888.

Verhaar B J, Prodan A, Nieuwdorp M, et al. 2020. Gut microbiota in hypertension and atherosclerosis: a review. Nutrients , 12: 2982.

Wang Z, Zeng X, Chen Z, et al. 2015. Association of visceral and total body fat with hypertension and prehypertension in a middle-aged Chinese population. Journal of Hypertension , 33: 1555-1562.

Witteman J, Willett W, Stampfer M, et al. 1989. A prospective study of nutritional factors and hypertension among US women. Circulation , 80: 1320-1327.

Xin X, He J, Frontini M G, et al. 2001. Effects of alcohol reduction on blood pressure: a meta-analysis of randomized controlled trials. Hypertension , 38: 1112-1117.

Yamada A, Sakurai T, Ochi D, et al. 2013. Novel angiotensin I-converting enzyme inhibitory peptide derived from bovine casein. Food Chemistry , 141: 3781-3789.

Yamada A, Sakurai T, Ochi D, et al. 2015. Antihypertensive effect of the bovine casein-derived peptide Met-Lys-Pro. Food Chemistry , 172: 441-446.

Yang T, Santisteban M M, Rodriguez V, et al. 2015. Gut dysbiosis is linked to hypertension. Hypertension , 65: 1331-1340.

Zhang Y, Zheng T, Ma D, et al. 2023. Probiotics *Bifidobacterium lactis* M8 and *Lactobacillus rhamnosus* M9 prevent high blood pressure via modulating the gut microbiota composition and host metabolic products. Msystems : e00331-00323.

Zhao Y, Li B, Liu Z, et al. 2007. Antihypertensive effect and purification of an ACE inhibitory peptide from sea cucumber gelatin hydrolysate. Process Biochemistry , 42: 1586-1591.

第 5 章

乳与骨质疏松症

骨质疏松症是一种全身性骨骼疾病，其主要特征是低骨量和骨微结构退变，这使得骨脆性增加，进而增加了骨折风险（Lewiecki et al.，2023）。这种疾病不分种族和年龄，但多见于绝经后女性和老年男性（Biver et al.，2019）。根据国际骨质疏松基金会（IOF）的统计数据，在全球范围内 50 岁以上的人群中，约三分之一的女性和五分之一的男性将遭受骨质疏松性骨折。这种骨折是导致老年人疼痛、身体机能下降、严重残疾和死亡率增加的主要原因（Salari et al.，2021）。目前，中国、印度和美国在骨质疏松性骨折患者的致残率和致死率方面位列前三（Shen et al.，2022）。随着全球人口老龄化进程的加重，骨质疏松性高危患者的数量预计将从 2010 年的 1.58 亿人增加到 2040 年的 3.19 亿人（Salari et al.，2021），这一趋势不仅每年造成约 3 千亿美元的医疗费用和收入损失（Murphy et al.，2018），而且对人们生活质量的影响以及生命健康的威胁日益严重。

目前人们对骨骼重塑的过程有了更为深入的认识，包括旧的受损骨骼如何被移除以及新骨骼的形成，并与骨质疏松症等骨骼疾病建立了明确的联系。现已达成共识，骨质疏松症是可早期干预的慢性代谢疾病，足够的膳食钙摄入量至关重要。乳及其制品不仅是多种矿物质、优质蛋白和重要维生素的良好来源，还含有促进骨骼生长和发育的低聚糖、外泌体以及益生菌等功能性成分。近年来，一些横断面研究、队列研究以及系统评价和荟萃分析均发现，牛乳及其制品摄入与减少骨质流失、调节骨量、促进骨骼发育、优化骨代谢、降低骨质疏松和骨折风险等方面呈显著相关性（Matía-Martín et al.，2019；Ong et al.，2020）。同时，许多随机对照试验也证实，牛乳及其制品在提高矿物质生物可及性、改善骨稳态和代谢、抑制炎症反应和降低氧化应激等方面有积极作用（Uenishi et al.，2007；Gui et al.，2012；Daly et al.，2020）。特别是，乳制品或乳中营养素在人的整个生命周期中发挥构建和维护骨骼健康的作用，如青春期最大骨量的获取以及老龄期骨质流失的缓解。

基于此，本章首先分析了骨质疏松的发病机制，进而聚焦于乳中蛋白质、脂肪、矿物质、碳水化合物等营养成分对骨代谢的调节作用，并进一步阐述不同乳制品对骨质疏松症机制的管理，最后探讨终生乳品消费与骨骼健康的关系，为科学管理骨质疏松的健康乳制品的设计提供新思路，并为从膳食角度终生建立和保持骨骼健康，预防骨质疏松提供一定理论依据。

5.1 骨质疏松症形成机制

骨作为一种动态更新的组织，不断地进行着复杂的骨重建过程，以维持骨骼结构平衡和全身矿物稳态。这一过程主要由间充质干细胞来源的成骨细胞、造血系巨噬细胞来源的破骨细胞，以及骨细胞共同完成。具体包括破骨细胞激活与骨吸收，骨微血管生长，以及成骨细胞募集和骨形成等阶段。任何微小损伤或应力变化都可能引发骨重塑信号，诱导破骨细胞前体迁移和分化。在这一过程中，关键调节步骤包括：成骨细胞产生的 NF-κB 受体激活蛋白配体（RANKL）与破骨细胞前体细胞上的核因子-κB 活化体受体（RANK）结合，激活 NF-κB 信号通路，促进破骨细胞分化。破骨细胞的增殖和分化也有赖于成骨细胞源性的巨噬细胞集落刺激因子（M-CSF）与破骨细胞上的受体相结合。激活的破骨细胞诱导骨吸收后，将释放骨基质成分如 TGF-β 和胰岛素样生长因子 1（IGF-1），以及胶原、骨钙素、钙和其他蛋白质和矿物质成分到微环境中；成骨细胞的前体细胞能感知这些生长因子的梯度变化而被募集到骨表面，从而开始新骨形成的胶原合成和生物矿化过程。

骨质疏松症即骨重塑过程失衡，表现为破骨细胞活性超过成骨细胞活性，骨骼质量和强度降低。这一疾病的发病机制极为复杂，涉及遗传、内在、外源和生活方式等多种因素的协同作用。特别是女性进入更年期后，由于雌性激素水平降低，对破骨细胞的抑制作用减弱，骨吸收/骨形成比值升高，导致进行性骨丢失。老年男性则是由于性激素结合球蛋白持续增加，使睾酮和雌二醇生物利用度下降，体内的活性氧类堆积，促使成骨细胞和骨细胞凋亡（Banu, 2013），使骨形成减少；年龄相关的肾上腺源性雄激素生成减少、生长激素（GH）-IGF 轴功能下降、肌少症和体力活动减少造成的骨骼负荷减少，也会使得骨吸收增加；而老年人常见的维生素 D 缺乏及慢性负钙平衡，会导致继发性甲状旁腺功能亢进症，抑制降钙素分泌，从而使得骨钙不断溶出。此外，骨质流失还会因一些代谢相关疾病如内分泌疾病、慢性肾脏疾病、胃肠疾病和营养不良、肝病和血液系统疾病等而进一步恶化。

近年来有关原发性骨质疏松症的研究又取得很多新进展。如细胞衰老被认为是独立于雌激素不足导致骨质疏松症的重要机制。骨免疫紊乱（Castillo et al.，2007）、氧化应激及糖基化增加（Bonaccorsi et al., 2018）以及肠道菌群失调（Khosla et al., 2012）等理论的提出进一步丰富了骨质疏松症的发病机制；骨形态发生蛋白9（BMP9）、成骨细胞能量代谢以及铁稳态也参与骨质疏松症的发生发展（Che et al., 2021）。骨代谢生物学的通路涉及 WNT 信号通路、RANK 信号通路、雌激素信号通路和维生素 D 信号通路（Zhao et al., 2020）。

5.2　乳成分防治骨质疏松的作用

确保足够的钙及维生素 D 的摄入对于达到峰值骨量和在整个生命周期内维持骨骼健康至关重要。牛乳不仅能提供丰富的钙和磷，其含有的维生素、蛋白质、脂肪、乳糖等营养成分还可以提高矿物质的生物可及性，极大地改善人体吸收、储存和利用矿物质的能力。其中，乳清蛋白能够抑制破骨细胞增殖和分化，刺激成骨细胞增殖和分化；乳脂肪球膜和脂肪酸可通过提高脂肪代谢以及调节钙磷代谢平衡，降低骨质疏松症的发生率；乳糖可通过调节肠道微生物产生短链脂肪酸，从而促进骨健康。

5.2.1　钙和磷

钙和磷是骨骼组织发育和维持所必需的微量营养元素，共同形成骨骼成分——羟基磷灰石[$Ca_{10}(PO_4)_6(OH)_2$]（Hofmann et al., 2020），为骨骼提供必要的机械强度。中国营养学会建议，成人每日钙摄入推荐量 800 mg（元素钙量）是获得理想骨峰值，维护骨骼健康的适宜剂量，绝经后妇女和老年人每日钙摄入推荐量为 1000 mg。然而，我国老年人平均每日从饮食中获得的钙量仅约 400 mg，故平均每日应至少额外补充 500～600 mg 钙量。

相比来源于钙盐、某些蔬菜或矿泉水的钙和磷，牛乳中的钙和磷更易被人体吸收利用（Chinnappan et al., 2021）。2014～2015 年第三次法国个人和国家食品消费调查显示，来自乳制品（不包括黄油）的钙和磷分别占法国人口消耗营养素的 46%和 24%（Dubuisson et al., 2019）。2007～2015 年韩国国民健康和营养调查显示，牛乳组的钙和磷摄入量显著高于非牛奶摄入组（$P<0.05$），强调了乳制品在提供两种主要骨矿物质元素方面的重要性（Kim et al., 2020）。统计数据显示，从生命早期到成年期间，乳制品的 Ca-P 摄入均会对骨骼健康产生积极影响。一项循证干预措施表明，在 296 名极低出生体重的婴儿出生后 14d 内，使用母乳[10～15 mL/(kg·day)]补充钙和磷可将代谢性骨病患病率从 35%降低到 20%以下（Krithika et al., 2022）。一项包含 1448 名儿童（1～10 岁）的饮食回顾性研究则表明，牛奶和乳制品对钙、磷的贡献最大，有利于儿童骨量积累（Cuadrado-Soto et al., 2020）。成年人补充磷和钙，维持骨重建稳态，并结合适当负重运动，可

有效减少代谢性骨病（包括骨质减少、骨质疏松和骨软化）患病率（Kraft，2015）。补充牛乳中的 Ca-P 也被证明对老年时期的骨质疏松症非常有效，这种预防作用可能是通过减少骨吸收来介导的（Fukumoto，2008）。

然而，无论是摄入高 P/低 Ca 还是高 Ca/低 P 饮食，都可能破坏 Ca 和/或 P 稳态，对骨骼健康可能具有消极影响（López-Baena et al.,2020）。钙和磷的推荐膳食摄入比例为 1∶1 至 1.5∶1（质量比），比例<0.5 与骨密度降低有关（Calvo et al.,2013）。在 147 名 31～43 岁的芬兰女性的横断面样本中发现，钙磷摄入比为 0.56 时，血清甲状旁腺激素浓度显著升高，对骨量峰值产生不利影响，并增加晚年骨质疏松性骨折的风险（Kemi et al.,2010）。高磷摄入和低钙摄入已被证明不仅可诱导骨分泌成纤维细胞生长因子 23（FGF-23），从而减少 1,25-二羟基维生素 D_3 的形成，降低肠道钙吸收；还会导致继发性甲状旁腺功能亢进、低峰值骨量和骨脆弱性增加，对骨骼健康产生消极影响（Takeda et al.,2012）。牛奶以 1.2∶1 的合理平衡比例提供钙和磷。一项动物实验中，对照组大鼠喂食钙和磷含量减少 50%（低 Ca/P）的日粮，实验组在缺钙磷日粮基础上补充牛乳。结果显示补充牛乳组大鼠的小梁骨体积和骨密度均显著增加，提示牛乳有助于克服钙和磷摄入不足对骨骼的不良影响（Burrow et al.,2020）。由此可见，在骨质疏松症治疗中，增加乳制品摄入量补充钙和磷似乎比单纯补钙更可取。

新鲜牛乳中的钙和磷溶解度较低，这是因为约三分之二的钙与蛋白胶束结合，形成无定形磷酸钙的纳米团簇（通常直径为 4～5 nm），即胶体磷酸钙（CCP）（Lenton et al.,2016）。工业上常用加酸、加压（Cadesky et al.,2017）或低温（Liu et al.,2021）等方式促进 CCP 解离，提高钙和磷溶解度。在肠道中，钙离子可能因受到碳酸氢盐、磷酸盐以及食物脂肪酸阴离子的影响而重新沉淀，这会影响钙的吸收。不过钙离子可以与羟基羧酸阴离子结合，形成稳定的过饱和羟基羧酸钙溶液，能最大限度降低钙在肠道中的沉淀（Vavrusova et al.,2013；Vavrusova et al.,2014）。此外，钙与乳中多肽、乳糖、维生素等的结合已被证明可防止钙盐在肠道中性至微碱性条件下沉淀，提高钙的可吸收性。

5.2.2　维生素

膳食维生素 D 通过维生素 D 结合蛋白的有效运输，能够精准到达靶器官组织，如肠道、肾脏和骨骼，与这些组织细胞内的维生素受体结合进而调控靶基因转录，这一过程促进肠道内钙和磷吸收，促进肾小管内钙的重吸收，从而有利于骨骼矿化。除了对钙磷代谢的调节，活性维生素 D 还与骨重建关系密切。在骨形成期，活性维生素 D 诱导成骨细胞中 RANKL 的表达，促进成骨细胞增殖；同时也可促进破骨细胞活化，即活性维生素 D 参与骨基质蛋白转录，增加破骨细胞前体细胞分化，从而对骨形成和吸收起双向调节作用。据统计，老年患者中常见的许多疾病，如慢性肾功能不全或由残疾导致的有限日晒，往往会导致体内维生素 D_3 前体（7-脱氢胆固醇）的缺乏。《2023 版中国居民膳食营养素参考摄入量》建议 50 岁及以上的成年人每天摄入 800～1200IU 的维生素 D，以满足身体的正常需求。同时，为了避免过量摄入带来的潜在风险，维生素 D 可耐受最高摄入量为 2000 IU（50 μg）/d。

维生素 D 的主要膳食来源为强化牛奶（每升约含 400IU）。相对于单独服用维生素制剂，乳制品中的维生素都有其特异性结合蛋白，可以保护维生素转运到肠中的蛋白质受体，且不会被肠道细菌利用，提高维生素的吸收率。研究显示，每日摄入维生素 D 强化牛奶 24 个月后绝经后健康妇女的维生素 D 浓度升高，增加股骨颈骨密度（Reyes-Garcia et al.，2018）。另一项研究比较了维生素 D 强化牛奶与普通牛奶对中国绝经前妇女的影响，结果显示干预 52 周后 1,25 –二羟基维生素 D_3 水平在普通牛奶组从 48.6 nmol/L 增加到 55.0 nmol/L，在强化牛奶组则增加到 60.8 nmol/L，且强化牛奶组有效改善骨矿物质含量和握力，而普通牛奶组仅提高了骨密度（Kruger et al.，2019）。在 Manios 等（2009）的随机对照试验中发现，相对单纯补钙组，摄入维生素 D 强化乳制品受试者的骨盆、脊柱和全身骨密度明显提升。

有争议性的是，Grønborg 等（2019）针对 18～50 岁有维生素 D 缺乏风险的成年女性进行了为期 12 周的随机对照试验，发现尽管维生素 D 强化酸奶和奶酪干预显著提升了血清维生素 D，但骨转换标志物[骨钙蛋白（osteocalcin，OC）、骨碱性磷酸酶（BALP）、前胶原 Ⅰ 型氨基末端前肽（P1NP）、Ⅰ 型胶原 C 端交联末端肽（CTX1）]没有显著变化。Lerchbaum 等（2019）对 200 名健康男性进行了一项为期 12 周的随机对照试验，研究发现每周补充 20000 IU 维生素 D 对骨密度、骨小梁评分（trabecular bone score，TBS）和骨转换标志物（bone turnover markers，BTMs）没有显著影响。另一项针对 306 名肥胖患者的随机对照试验发现，维生素 D 强化乳（200 g/d，含 1500 IU 维生素 D_3）对骨密度和 TBS 无显著影响（Sharifan et al.，2022）。虽然这些研究结果与预期相反，但由于受试对象并非骨质疏松患者，因此不能就此定论"补充维生素 D 对骨骼健康有不利影响"。特别是对于还没有出现骨质疏松的健康成人，大量补充维生素 D 可能并无实质效益，甚至有可能产生负面影响。可能原因为：大剂量补充维生素 D（没有同时补钙前提下），会增加活性维生素 D 代谢物骨化三醇的水平，骨化三醇能够刺激破骨细胞合成和分化。同时，高剂量维生素 D 还会抑制甲状旁腺激素（PTH）分泌，从而减少经 PTH 介导的骨形成。因此，今后需通过更长的干预时间和选择骨密度低或骨质疏松症的高危人群来验证维生素 D 强化乳的效果，并确定最佳的强化剂量。

5.2.3 蛋白质

乳蛋白及其生物活性肽不仅为人体提供丰富的营养,更以其矿物质结合活性,充当矿物质优质载体,显著提高矿物质的生物利用度。在骨骼健康方面,它们可以调节成骨细胞和破骨细胞的信号传导,对骨重建和减少骨丢失有积极的作用。高膳食蛋白饮食还可为骨骼生成提供充足的氨基酸前体;增加 IGF-I 分泌,刺激骨形成;同时抑制 PTH 分泌,减少骨吸收,增加肠道钙吸收,提高峰值骨量。临床研究观察到老年男性(Langsetmo et al., 2018)和绝经后女性(Durosier-Izart et al., 2017)的骨骼强度与高乳蛋白摄入有关,与植物蛋白无关。在中老年男性(40~60 岁)和女性[(55±10)岁]中,较高的乳蛋白摄入量可能会预防髋部骨折(Singhal et al., 2017)。一项包含 7195 名澳大利亚老年人(4920 名女性;平均年龄 86.0 岁)的随机对照试验表明,通过乳制品来提高蛋白质摄入量可以降低老年跌倒和骨折风险(Iuliano et al., 2021)。一项前瞻性随机对照研究对 3911 名老年人进行营养干预,结果表明摄入高蛋白食物(牛奶、酸奶或奶酪)降低了骨折风险,可以节省老年护理成本(Baek et al., 2023)。此外,Zhang 等(2010)对北京市区 757 名青春期前女孩(平均年龄 10.1 岁)进行了一项为期 5 年的研究[包括 2 年的牛奶补充剂(仅干预组)和 3 年的随访研究],发现乳制品中的蛋白质对青春期的骨量累积具有积极影响。

乳蛋白及其生物活性肽还可通过调控成骨细胞和破骨细胞促进骨骼健康。一项针对健康成年妇女的临床实验显示,乳清蛋白中的牛奶碱性蛋白(milk basic protein, MBP)可通过抑制破骨细胞介导的骨吸收来增加骨密度(Aoe et al., 2001; Aoyagi et al., 2010),同时还能通过刺激骨形成和胶原蛋白合成来增强骨强度(Uenishi et al., 2007)。乳铁蛋白也是一种有效的造骨细胞活性因子。Wen 等(2021)发现乳铁蛋白膳食干预可以提高去卵巢大鼠松质骨的质量,并增加其骨密度和血清降钙素含量。Chen 等(2019)发现乳铁蛋白可以增加老年骨质疏松模型(SAMP6 小鼠)中胰岛素样生长因子 1(IGF1)mRNA 表达,改善骨代谢紊乱。Shi 等(2020)分析发现乳铁蛋白水解物中含有成骨活性的 LFP-C 肽,可显著促进小鼠成骨细胞株增殖和分化。此外,乳脂球表皮生长因子 8(milk fat globule EGF factor VIII, MFG-E8)是一种乳脂肪小球表面的亲脂性糖蛋白,也被认为与破骨细胞发生和炎症性骨丢失有关。与正常小鼠相比,缺乏 MFG-E8 小鼠的腰椎总骨密度和骨小梁骨密度分别降低 11%($P < 0.05$)和 17%($P < 0.01$),且促进骨髓巨噬细胞分化为破骨细胞,增加骨吸收。尤其在切除卵巢后,缺乏 MFG-E8 会导致骨质流失加重(Sinningen et al., 2015)。

乳蛋白及其生物活性肽还可通过提高钙的生物可及性来防治骨质疏松症。Mellander(1950)的体外实验发现酪蛋白磷酸肽(CPP)对钙离子的高亲和力。

钙离子主要通过羧基和氨基的相互作用与 CPP 结合，螯合率达到 40%时可形成 CPP-Ca，使钙沉淀延迟 10～15min，表现出优异的钙溶解度。与肉类来源的蛋白水解物相比，乳源性蛋白（酪蛋白和乳清蛋白）水解物可通过增加表面电荷和减缓内源磷酸钙颗粒的晶体生长来防止钙沉淀，促进肠道钙吸收（Yang et al.，2019）。乳清蛋白水解物螯合钙在酸性和中性条件下都比氯化钙和葡萄糖酸钙具有更高的钙生物利用度，并且主要的钙结合位点被确定为肽的羧基和羰基（Xixi et al.，2015）。研究发现 α-乳清蛋白和 β-乳球蛋白可分别将钙的生物可及性提高约 5%和 10%，这是因为钙与胃肠道酶水解蛋白形成的多肽结合，进一步分析发现含有天冬氨酸和谷氨酸的肽段具有钙螯合剂的作用，为乳蛋白提高钙的生物利用度提供了新的见解。

　　骨质疏松症与肌少症之间存在一种互为因果的关系，即衰老导致的肌肉力量和质量损失会增加患骨质疏松症的风险（Bauer et al.，2013；Reginster et al.，2016），使其发病率由 19.2%增加至 35.3%（Lima et al.，2019），而骨骼强度降低也会进一步促使肌肉形态萎缩和功能退化。摄入优质乳清蛋白是增加患者的肌肉质量、力量、惠及身体骨量和骨质量的首选策略。一项纳入 380 名患有肌肉减少症老年人的随机对照试验表明，持续 13 周的乳清蛋白干预改善了肌肉减少症老年人的肌肉质量和下肢功能（Bauer et al.，2015）。一项针对 56 名肌肉减少症老人的随机对照研究实验显示，12 周的维生素 D 强化乳清蛋白干预可有效改善受试者的肌肉质量和力量，特别是 75 岁以下的受试者（Lin et al.，2021）。一项为期 13 周的随机对照试验（$n=380$）明确了肌肉减少症老年人长期补充富含维生素 D 和钙的乳清蛋白营养饮料的安全性和耐受性（Bauer et al.，2020）。

　　一些研究显示单独补充乳清蛋白改善肌肉质量的作用有限。如一项为期 12 个月包含 218 名老年人（>74 岁）的随机对照双盲试验表明，补充乳清蛋白结合低强度体育锻炼并没有减轻肌肉恶化，反而导致暂时的体重增加（Björkman et al.，2020）。一项系统综述和荟萃分析显示，在不考虑乳清蛋白与体育锻炼相结合的情况下，实验组和对照组在改善肌肉质量、手部握力等得分方面没有显著差异。当同时进行体育锻炼时，则评分显著提高（Chang et al.，2023）。因此推测，乳蛋白摄入的同时增加运动可有效改善肌肉减少症老年人的肌肉质量，并有望以此来降低患骨质疏松的风险。

5.2.4　乳糖

　　早先研究已证实乳糖可以提高生命不同发育阶段钙的生物利用度。如 8 名足月婴儿喂食配方奶粉 2 周，实验组碳水化合物来源于乳糖，对照组则是葡萄糖聚合物（无乳糖）。结果表明基于牛奶蛋白的配方中，含乳糖配方奶比不含乳糖配方奶的总钙吸收量高 60 mg/d（Abrams et al.，2002）。Uenishi 等（2010）比对了 20 名成年人摄入乳糖未水解牛奶或水解牛奶（对照组，乳糖< 1%）的钙吸收率，双同位素技术测定结果显示试验组和对照组的钙吸收率分别是 25.7%和 24.2%。一项针对 47 名绝经妇女的研究发现，在不含碳水化合物的乳粉中添加乳糖，Ca 的吸收率远高于添加葡萄糖和半乳糖的对照组（p<0.05）（Hodges et al.，2019）。

乳糖加速骨骼生长的作用已被广泛探索。之前普遍认为乳糖可延长钙在肠道中的滞留时间，增加钙的被动吸收。乳糖经乳糖酶作用生成有机酸，降低肠道 pH，可提高 Ca^{2+} 在肠道中的转运吸收（Seki et al.，2007）。而后来的研究表明，乳糖可通过增加小肠绒毛通透性来增加钙扩散渗透，且不受维生素 D 内分泌系统调控（Ratajczak et al.，2021）。此外，不同类型的乳糖衍生物，如半乳糖低聚糖、乳酸、乳果糖等可通过促进肠道益生菌生长降低骨质疏松风险（Van Den Heuvel et al.，2000）。一项绝经后大鼠模型的研究显示，含低聚半乳糖的液态乳可以刺激乳酸菌和双歧杆菌生长，防止去卵巢大鼠的骨质流失（Nath et al.，2018）。类似地，Ishizu 等（2021）在研究日本女运动员骨代谢时发现，乳果糖强化乳干预 3 周后可显著增加双歧杆菌属数量（P=0.035）。Chen 等（2020）发现雌激素缺乏损害了肠上皮的完整性，而乳果糖有助于恢复肠道屏障功能，降低肠道通透性，防止骨质流失。今后还需要进一步确定乳糖对钙吸收的促进作用。

有趣的是，一些低乳糖的乳制品（如酸奶和奶酪）促进钙吸收的作用并不受影响，可见乳制品对骨骼健康的有益影响不局限于乳制品中某个单一营养素的影响，还有来自于营养素之间的相互协同作用。

5.2.5　乳脂肪

脂肪摄入过多一般会对钙吸收产生不利影响。Lac 等（2008）的研究表明，高脂饲料喂养 10 周大鼠的脂肪量与骨密度呈负相关，其骨矿物质含量和骨密度均低于正常摄食小鼠，显著降低了股骨最大机械负荷。Xiao 等（2010）的研究显示，高脂肪饮食下调 IGF1 及其受体基因表达，上调与成骨细胞凋亡相关的 p53 信号通路相关基因的表达。高脂喂养大鼠的股骨骨密度和血清骨钙素水平也明显降低，具有骨吸收功能的 IL-6 和 Ager 基因编码上调，从而降低骨形态发生蛋白（BMP）2 的表达和增加氧化损伤，抑制成骨细胞增殖和分化（You et al.，2011）。此外，高脂肪或高糖饮食引起的高胰岛素血症易导致钙镁失衡，或导致钙皂形成。

乳制品中的特定脂肪酸与乳脂结构具有独特的健康促进特性。不同的脂类总量及组成比例对人体骨骼健康有不同影响。乳脂肪可通过促进成骨细胞的功能和抑制破骨细胞的活性来预防骨质疏松。牛乳中的共轭亚油酸（CLA）治疗卵巢切除术诱导的骨质疏松症大鼠 8 周后，观察到矿化结节产生，且有效抑制破骨细胞形成（Rahman et al.，2014）。长期研究发现（24周补充CLA），CLA不仅刺激新的骨形成，还可通过抑制雌激素缺乏引起的过度骨吸收来预防绝经后的骨质流失（Shan et al.，2021）。类似地，一项随机研究观察到在摄入含有omega-6脂肪酸的乳制品时，血清PTH和RANKL（破骨细胞发育和活性的必需因子）浓度降低，表明骨吸收减少（Wang et al.，2022）。此外，牛乳中的短链脂肪酸丁酸不仅可以抑制破骨细胞的数量和活性，还可通过促进骨髓基质细胞中的Wnt10b信号传导刺激骨形成，促进骨细胞增殖和分化（Li et al.，2022）。临床研究表明，在25名绝经后妇女的膳食中加入牛乳脂，患者腰椎矿物质含量升高，且骨吸收标志物C末端肽明显受到抑制（Thomas et al.，2015）。

乳脂肪已被证明可以增加钙吸收和减少钙排泄。中链脂肪酸的摄入直接影响钙和脂膜的相互作用，进而改善膜的流动性并促进炎性细胞因子产生，增加肠道上皮细胞活性，提高运输蛋白对钙的吸收速度，促进羟基磷灰石在骨骼中沉积（Koren et al.，2014）。Kruger等（2010）发现饲喂3周含羊乳脂日粮可显著增加雄性大鼠体内钙和磷含量。

乳脂肪还可通过调节脂肪细胞来影响骨发育。一项针对36名肥胖或超重的成人群体的研究发现，摄入含有乳脂肪球膜高饱和脂肪餐可显著降低体内骨吸收标志物（CTX）水平，表明骨转换受到抑制（Rogers et al.，2017）。这是由于成骨细胞和脂肪细胞具有共同的前体，骨髓间充质干细胞是调节骨形成的重要因素。乳脂肪球膜的摄入使骨髓间充质干细胞脂肪转化减少，促进细胞纵向和横截面的骨骼扩张，成骨细胞形成增加（Egawa et al.，2014）。还有研究表明乳脂肪球膜可以促进棕色脂肪组织发育，增加能量消耗，并诱导棕色脂肪细胞分泌IGF-1和BMP，进而增强成骨功能（Sima et al.，2013）。

5.2.6 乳外泌体

越来越多证据表明，富含miRNA、细胞因子或生长因子等特定因子的外泌体可通过介导骨细胞通信，参与骨微环境调节，在骨重塑和骨折愈合中发挥潜在有益作用。不同来源或功能状态的外泌体对成骨细胞的作用呈现出显著差异。如间充质干细胞来源的外泌体主要通过miRNA-196a刺激成骨细胞分化、活化和增殖，在体内促进骨形成；破骨细胞来源的外泌体被证明可以通过miRNA-214-3p抑制成骨细胞活性来减少骨形成；还发现在CD9股骨骨折模型中缺乏外泌体产生的小鼠，愈伤组织形成延迟，导致骨愈合缓解（Xu et al.，2014；Chen et al.，2016）。

研究发现，外泌体miRNA也在乳中高度富集，使得人们对于通过饮食进行外源性miRNA转移产生了浓厚兴趣。首先，乳源外泌体可直接增强成骨细胞活性、抑制破骨细胞分化。体外实验表明，经乳外泌体处理后，小鼠细胞中抗酒石酸酸性磷酸酶染色明显减少，表明破骨细胞分化被抑制（Yun et al.，2020）。乳外泌体中大量存在的 miRNA-21 可通过抑制磷酸酶来触发哺乳动物雷帕霉素靶蛋白（mammalian target of rapamycin）信号传导，促进成骨细胞增殖（Chen et al.，2010）。乳外泌体在动物实验中也表现出逆转骨质疏松症的潜在作用。Oliveira 等（2020）发现，经乳外泌体处理的去卵巢小鼠的 RANKL（调控破骨细胞形成）和 RANKL/OPG 比值均下降，表明其抑制破骨细胞生成，防止去卵巢小鼠的骨质流失。Go 等（2021）发现，持续两个月饲喂乳外泌体使得患骨质疏松小鼠的骨矿物质密度显著增加，这可能与牛乳外泌体增加成骨细胞特异性转录因子 Osterix 表达，促进成骨细胞增殖和分化有关。

其次，食源性外泌体还可通过调控细菌基因表达，改善肠道菌群来维持骨稳态。Yun 等（2020）发现，骨质疏松症诱导小鼠肠道菌群落中的乳酸杆菌减少，但外泌体摄入可有效恢复肠道菌群落组成，且骨矿物质含量显著提高。患有骨关节炎小鼠在使用乳外泌体后，紊乱的肠道微生物群得到改善，促炎菌（变形菌门）减少，潜在有益菌（厚壁菌门）增加，骨关节炎得到缓解（Liu et al.，2023）。Teng 等（2018）发现姜源外泌体不仅被肠道微生物群吸收，促进乳酸菌科生长，还通过其靶向 LGG 基因的 miRNA 间接改善肠道屏障功能。此外，葡萄柚来源的外泌体优先被葡萄球菌科微生物吸收，提高肠道菌群丰度，促进骨骼健康。柠檬衍生的外泌体通过在肠道中增加鼠李糖乳杆菌（LGG）和嗜热链球菌 ST-21，抑制艰难梭菌来调节肠道微环境，改善骨关节炎症（Lei et al.，2020）。乳外泌体比植物来源的外泌体要更丰富，且不会引起肝肾功能障碍，正在被评估为骨质疏松症和骨折治疗的递送系统（Sun et al.，2019）。

外泌体还可以通过抑制炎症反应，降低炎症因子，减缓骨丢失。增龄和雌激素缺乏使得免疫系统持续低度活化，处于促炎症状态。炎症介质如 TNF-α、IL-1、IL-6、IL-7、IL-17 及前列腺素 E2（PGE2）均能诱导 M-CSF 和 RANKL 表达，刺激破骨细胞，造成骨量减少。研究表明牛乳衍生的外泌体可提高 T 淋巴细胞和 B 淋巴细胞的抗炎性能，并具有恢复骨强度潜力（Cosenza et al.，2018）。动物实验中，患有关节炎小鼠模型可通过口服乳外泌体明显减轻关节炎，同时降低由脾细胞产生的单核细胞趋化蛋白-1（monocyte chemotactic protein-1，MCP-1）和 IL-6 的血清水平（Arntz et al.，2015）。乳源外泌体 miRNA 具有低免疫原性、良好的屏障穿透能力以及靶向特性，有望克服传统生物材料潜在的细胞毒性、较差的生物降解性以及不可控的药物释放等缺点。深入理解牛乳外泌体及其包含 miRNA 的特征及生物学功能，可为基于乳外泌体协同治疗骨质疏松提供参考依据。

综上，以往膳食推荐往往侧重于探讨单一营养素对骨质疏松的影响，并基于此得出相应的营养建议。然而，乳制品作为一种包含多种营养素的复杂集合体，对骨骼健康产生的有益影响不局限于某一特定营养素的作用，而是更多来自于这些营养素之间的相互协同增效。因此，今后还需对乳制品整体基质进行更加深入的研究，以得出更符合实际情况且基于食品特性的营养建议。

5.3 乳制品防治骨质疏松的作用

乳制品的主要成分如蛋白质、脂肪、矿物质、糖类、乳脂肪球膜及多种维生素和生长因子已被证明能够影响骨骼健康。食用乳制品会增加不同人群的骨矿物质含量，促进骨骼健康，并且不食用乳制品的人群骨骼易受损，骨折风险高。

5.3.1 益生菌/益生元/合生元乳

一项大型荟萃分析纳入 497 项随机对照试验，结果表明在患有骨质疏松症绝经后妇女膳食中补充益生菌乳制品，可显著提高腰椎骨密度（Yu et al.，2021）。类似地，在 Sahni 等（2017）研究的 2506 名男性和女性中，益生菌乳摄入量较多（每天一次以上）女性的总髋部骨密度比摄入量较少（每周一次/从不）的女性高 3.1%～3.9%，益生菌乳摄入量每增加一单位，女性患骨质疏松症的风险就降低 31%。

益生菌对于骨质疏松的影响机制大致分为以下几种：①益生菌可通过调节营养物质的消化和吸收促进骨骼稳态。益生菌不仅可在肠道中发酵生成短链脂肪酸，提高矿物质溶解度，还可以通过增加钙转运蛋白的表达来增加钙的吸收。此外，益生菌可以通过提高维生素 D 合成酶的活性，刺激肠道中维生素 D 的产生。鼠李糖乳杆菌和植物乳杆菌已被证明可增加人肠道上皮细胞中维生素 D 受体的表达（Wu et al.，2015）。②益生菌通过促进肠道屏障完整性来调节骨代谢。双歧杆菌可促进肠道完整性，防止内毒素从肠道转移到血液循环，抑制炎症和骨丢失，且双歧杆菌的丰度与骨密度呈正相关（Liu et al.，2019）。③益生菌通过内分泌系统调节骨代谢。Li 等（2020）的研究表明益生菌代谢产物丁酸盐可以和甲状旁腺激素共同作用，激活 Wnt 信号通路，增加成骨细胞增殖，促进骨形成。益生菌还可以降低 β-葡萄糖醛酸酶水平，可能延长雌激素的半衰期，减少体内雌激素再吸收，降低患骨质疏松的风险（Chen et al.，2018）。

除了常见的益生元外，一些新型益生元乳制品也正在被发掘。有学者给卵巢切除小鼠喂食补充有 10%龙舌兰果聚糖液态乳制品，发现龙舌兰果聚糖组骨中的钙含量增加（从 53.1 mg/L 增至 85 mg/L），表明补充龙舌兰果聚糖益生元可以防止骨质流失并预防绝经期骨质疏松（García-Vieyra et al.，2014）。类似地，持续8 周给予骨质疏松模型小鼠含有褐藻寡糖[150 mg/ (kg·day)]的乳制品后，发现骨因子表达增强，并竞争性地抑制 RANK 和 RANKL 结合（Wang et al.，2022）。从杜仲（*Eucommia ulmoides* Oliver）中纯化得到的酸性多糖，也被证明有助于增强成骨功能并恢复骨代谢（Song et al.，2023）。

益生元和益生菌构成的合生元，已被证明能够提高乳钙的吸收利用。类似地，给卵巢切除小鼠喂养合生元（嗜酸乳杆菌 NCC90 加低聚果糖+阿拉伯胶），发现合生元影响了肠道微生物群的组成，有助于更好利用食物中的钙和磷，从而提高骨矿物质含量（Scholz-Ahrens et al.，2016）。此外，合生元代谢物[包括短链脂肪酸（SCFAs）]以及低聚糖本身的抗炎作用可降低炎症水平来保障骨骼健康。但是有研究表明合生元的功能性并不是益生菌和益生元有益作用的相加。研究者用雪莲果、开菲尔以及雪莲果和开菲尔组成的合生元饲喂小鼠，发现雪莲果能改善肠道通透性，增加钙平衡和骨钙素（一种骨形成的生物标志物），开菲尔则减少骨吸收生物标志物（Ⅰ型胶原的 C 端肽和Ⅰ型胶原的 N 端肽）来促进骨骼健康。然而，两者叠加所显示对骨骼的积极影响仅介于雪莲果组和开菲尔组之间（Gomes et al.，2023）。合生元的功能性还与种类、剂量比、使用时间以及与宿主的相互作用有关，这些都是值得进一步探究的问题。

后生元是益生菌在发酵过程中产生的功能性生物活性化合物，包括代谢物、短链脂肪酸、微生物细胞组分、功能蛋白等（Ashoori et al.，2020），常存在于细胞裂解液和上清液中。体外实验发现，唾液乳杆菌 MG4265 上清液显著抑制酒石酸抗性酸性磷酸酶（TRAP）活性（破骨细胞成熟的生物标志物），表明后生元对骨骼健康有潜在价值（Jung et al.，2021）。Myeong 等（2023）证明植物乳杆菌细胞裂解液可抑制 RANKL 诱导的破骨细胞分化，显著抑制骨吸收活性并下调破骨细胞相关基因的表达。类似地，弯曲乳杆菌（Lactobacillus curvatus Wikim38）无细胞培养上清液对骨质疏松小鼠模型破骨细胞分化和骨质流失具有抑制作用，并增加小鼠骨体积和骨密度（Jang et al.，2021）。

一项比较五种益生菌菌株（嗜酸乳杆菌、罗伊乳杆菌、干酪乳杆菌、长双歧杆菌和凝结芽孢杆菌）的细胞裂解液和上清液的研究表明，所有后生物制剂均能改善去卵巢大鼠的骨质流失。然而，不同来源后生元对不同骨骼部位的影响是依赖于菌株的（Montazeri-Najafabady et al.，2019）。干酪乳杆菌可显著改善去卵巢大鼠的胫骨骨密度（Amdekar et al.，2012），罗伊乳杆菌可能增加椎骨和股骨的骨密度、骨矿物质含量和骨小梁的数量（Laura et al.，2013），嗜酸乳杆菌对全身、脊柱和股骨骨密度的影响比较显著（Montazeri-Najafabady et al.，2019）。基于此，来源不同的后生元之间的组合作用，以及在保护骨质流失方面的最佳给药剂量和持续时间仍需进一步探索。

5.3.2 奶酪

奶酪在发酵过程中，在酶和酸的作用下，维生素 K$_2$、生物活性肽、短链脂肪酸不断积累，可能也对骨骼健康产生积极影响。研究表明，绝经后妇女和老年人

的维生素 K_2 水平较低，奶酪的摄入有利于提高维生素 K_2 的水平（Booth，2007；Simes et al.，2020）。在奶酪发酵成熟中，维生素 K_2 逐步积累，其中全脂奶酪所含的维生素 K_2 最多（Beulens et al.，2010；Nimptsch et al.，2010）。维生素 K 在许多动物研究中（如在骨丢失的大鼠模型或在骨质疏松的大鼠模型中）表现出对骨骼的积极作用（Shearer et al.，2014；Rodríguez-Olleros Rodríguez et al.，2019）。同样，在奶酪中，蛋白酶作用释放生物活性肽，促进矿物质吸收，从而影响骨骼健康（Gill et al.，2000）。Sforza 等（2012）证明，帕尔梅桑干酪成熟过程中会形成 β-酪蛋白长肽（残基 193～209），可能是由乳酸菌蛋白酶产生的，可增强钙的吸收和生物利用度。意大利硬熟奶酪中中链和短链脂肪酸（从 C4 到 C10）较多，有利于加速维生素和矿物质的吸收（Giacomini et al.，2010）。

De Luca 等（2016）发现奶酪的胃肠道消化液促进肠道钙吸收和细胞外骨基质形成。Keramat 等（2008）评估了绝经后妇女[平均年龄（56±6）岁]奶酪摄入对骨质疏松症的影响，发现奶酪摄入量≥30 g/d，骨质疏松症的发生率较低。一项针对老年妇女[平均年龄（85±14）岁]的前瞻性随机对照研究发现，每天食用两份软白奶酪，坚持六周后，骨吸收循环生化标志物 CTX6 和 TRAP 5b 显著下降，IGF-1（一种骨骼和骨骼肌合成代谢因子）水平显著增加（Bonjour et al.，2011）。在绝经后妇女中，持续 2 个月奶酪摄入（<4 份/周）与较高的 BMD 有关，这与奶酪在发酵过程中积累的产物有密切联系（Ong et al.，2020）。

然而一些研究显示，奶酪摄入对骨质疏松症可能没有显著影响。在一项前瞻性队列研究中，包括 241 例因髋部骨折住院的女性[中位年龄 64 岁（45～74 岁）]和 719 例对照，结果显示白奶酪或乳清奶酪摄入量（1/2 杯/天）与髋部骨折风险之间没有关联（Sahni et al.，2014）。一项包含 121700 名（30～55 岁）成人的随访问卷发现，与<1 份/周的奶酪相比，每天累计食用 1 份 28g 硬奶酪或奶油奶酪与髋部骨折风险无关（Feskanich et al.，2018）。出现这种差异的原因，一方面可能是奶酪摄入对骨骼健康可能存在阈值效应，即中/高奶酪摄入量的人患骨质疏松的风险低，而低奶酪摄入量的则无显著影响。另外，可能是奶酪摄入对骨代谢有作用，对于骨折风险降低的影响有限。此外，纳入的随机对照试验中使用了不同类型的奶酪，如软白奶酪和加工奶酪，考虑到奶酪制备和加工的差异以及它们不同的营养成分，对不同研究的结果进行比较也是一项挑战。

5.3.3　无乳糖乳

乳糖不耐症影响世界人口的 33%～75%，尤其在中老年（65 岁以上）人群中，乳糖耐受性显著下降。乳糖不耐症可能不是骨质疏松发生的直接因素，然而，由于乳糖酶缺乏而导致的乳制品消耗量减少以及没有用其他富含钙的产品替代会导致骨密度降低（Hodges et al.，2019）。研究表明，绝经后患有原发性乳糖不耐症的女性股骨和腰椎的骨强度低于无乳糖不耐症的女性（Treister-Goltzman et al., 2018）。

在大多数情况下，用无乳糖乳制品（乳糖含量 0.5%或 0.1%）和植物性乳制品代替牛乳，就足以缓解乳糖不耐症的症状。其中，无乳糖乳制品除了减少乳糖不耐症患者的乳糖摄入量外，对人体的营养作用与普通乳制品相比无明显差异（Dekker et al., 2019）。事实上， Heaney（2000）在一项包括随机和观察性研究的综述中，强调了无乳糖液态乳对骨骼健康的重要性。大多数分析研究得出的结论是，与植物性乳制品相比，无乳糖液态乳是乳糖不耐症患者保持骨骼正常状态所需营养的极好来源，不食用乳制品很难达到推荐的钙摄入量。与无乳糖乳制品相比，植物性乳制品的饱和脂肪含量低，优质蛋白质、矿物质和维生素（钙、锌、磷和维生素 B_{12}）的含量也较低，其对骨骼健康以及骨质疏松症预防的研究尚没有明确的定论，有待于进一步验证。

5.4 终生牛乳消费与骨质疏松的关系

骨骼强壮是维持人体健康的关键，骨质疏松症的防治应贯穿于生命全过程。骨质疏松症的主要防治目标包括改善骨骼生长发育，促进成年期达到理想的峰值骨量；维持骨量和骨质量，预防增龄性骨丢失。在 25～30 岁之前建立尽可能强壮的骨骼是最好的预防中老年时期骨质疏松的方法。但是，在任何年龄段，良好的营养和健康的生活方式都可以帮助预防骨质疏松或减少骨质疏松对生活的影响。

5.4.1 儿童与青少年期

生命早期阶段是骨骼发育的关键时期，尤其女性在此期间能够积累总骨量的 40%～50%。Cadogan 等（1997）的研究表明，儿童和青少年期间增加乳制品摄入量有助于提升中年时的骨量峰值，进而降低晚年患骨质疏松症和相关骨折的风险。一些横断面和随机对照试验报道了儿童和青少年时期摄入牛乳及乳制品可以增加骨密度、骨量以及骨矿物质，且与成年后的骨骼健康成正相关。美国卫生与公众服务部（United States Department of Health and Human Services）也指出："骨质疏松症是一种儿科可预防的疾病。"然而，一些研究报告并没有发现早期牛奶摄入量与绝经前妇女的骨密度之间的显著正相关关系。出现这种差异的原因，一方面是对已患有骨质疏松症的妇女采用回顾性研究，收集其儿童和青少年时期的牛奶摄入情况有一定的局限性，存在回忆偏倚的可能，自我报告的 50 年或更长时间的牛奶消费量无法得到证实。另一方面，干预研究报道了儿童和青少年时期牛奶摄入对骨矿物质含量（BMC）和骨矿物质密度（BMD）的积极影响（Cadogan et al.,

1997；Merrilees et al.，2000；Du et al.，2004），但大多数长期钙补充研究发现，这种增加是短暂的，当干预停止，习惯性的钙摄入量和饮食模式就会使骨骼恢复到之前的水平（Lee et al.，1996；Zhu et al.，2006；Lambert et al.，2008）。关于从青春期到老年的终生牛乳消费与晚年骨密度或骨矿物质之间的长期关系的研究仍然比较匮乏，儿童期和青春期牛奶摄入量与老年骨质疏松的显著关系尚没有定论。

5.4.2　中老年期

中年期（40~50 岁）的身体机能发生显著变化，主要表现为性激素分泌减少，导致维生素 D 合成降低，进而直接影响小肠对钙的吸收，加速了骨质流失。虽然一些研究发现，与围绝经期妇女相比，牛乳干预对绝经后期妇女（>55 岁）的效果更为显著（Chee et al.，2003；Bonjour et al.，2008；Ong et al.，2020），但一些前瞻性研究显示，中年时期（包括围绝经期）牛奶消耗与腰椎、股骨颈和总髋关节之间存在显著关联，有助于降低骨质疏松症风险。相比于儿童和青少年，中年牛乳摄入量似乎与老年骨质疏松之间的联系更为紧密。

针对老年人（>60 岁）的骨骼健康研究表明，通过增加乳制品摄入来提高钙和蛋白质的摄入量是一种易行的干预措施，有助于降低老年骨折和骨质疏松的风险（Chen et al.，2016；Iuliano et al.，2021）。此外，牛乳的摄入量与老年男性和女性的骨密度与骨矿物质之间的关系同样显著，增加牛奶摄入量在男性与女性中似乎是一致的（Hofmann et al.，2023）。然而，一项涉及 1576 名年龄范围广泛（24~98 岁）的澳大利亚人的研究显示，乳制品提供的营养素与骨骼结构改善之间未发现明显关联（Anderson et al.，2020）。类似地，另一项针对 4740 名健康参与者（平均年龄为 49 岁）的横截面研究也发现，乳制品摄入与骨骼质地和微结构的改善没有直接关联，但它在防止老年人骨质流失方面确实发挥了一定作用（Millar et al.，2022）。

综上所述，生命的不同时期，牛奶摄入量均对骨骼健康产生积极影响，尤其与骨密度、骨矿物质的关联更为显著，然而，目前尚无证据表明牛奶摄入与骨骼质地结构的直接改善有关。在骨骼生长的青春期，牛奶摄入量与老年骨质疏松预防之间的关联尚不明显，但中年和老年期高牛乳摄入量确实有助于降低骨质疏松性骨折的风险。

5.5　总　　结

越来越多的临床和机理证据表明，适度的乳制品摄入与骨骼健康之间存在正向相关，终生建立和保持健康的骨骼状态，对于有效降低骨质疏松症的风险具有至关重要的作用。乳成分如生物活性肽、脂肪酸、维生素 D 以及乳糖衍生物等，能够直接影响骨形成和骨吸收的特征指标，有效促进矿物质吸收，防止钙沉淀，增加钙的生物可及性。然而，乳制品对骨质疏松的管理并非由单一的营养元素所决定，而是受到乳基质中复杂相互作用的综合影响。因此，在未来的研究中，需要对乳基质与添加物之间的相互作用进行全面深入的了解，同时综合考虑膳食成分、食物基质以及个体的代谢表型，以便更准确地评估乳制品摄入与骨质疏松之间的关系，并据此设计出能够科学管理骨质疏松的健康乳制品。

　　尽管乳制品摄入对不同人群的骨骼健康都具有积极影响，但不同研究受到多种因素的影响，包括乳制品类型、干预研究的时间长短、地点和季节差异，以及志愿者的饮食习惯及身体素质差异等。因此，未来还需要开展更多的长期研究，以评估乳制品摄入对骨骼健康和降低骨折发生率的长期积极影响，这为今后制定基于乳制品的饮食干预或建议，以预防和管理骨质疏松及相关慢性疾病提供参考。

参 考 文 献

Abrams S A, Griffin I J, Davila P M. 2002. Calcium and zinc absorption from lactose-containing and lactose-free infant formulas. The American Journal of Clinical Nutrition, 76(2): 442-446.

Adolphi B, Scholz-Ahrens K E, De Vrese M, et al. 2009. Short-term effect of bedtime consumption of fermented milk supplemented with calcium, inulin-type fructans and caseinphosphopeptides on bone metabolism in healthy, postmenopausal women. European Journal of Nutrition, 48(1): 45-53.

Amdekar S, Kumar A, Sharma P, et al. 2012. *Lactobacillus* protected bone damage and maintained the antioxidant status of liver and kidney homogenates in female wistar rats. Molecular and Cellular Biochemistry, 368(1-2): 155-165.

Anderson K B, Holloway-Key K L, Hans D, et al. 2020. Physical and lifestyle factors associated with trabecular bone score values. Arch Osteoporos, 15(1): 177.

Aoe S, Toba Y, Yamamura J, et al. 2001. Controlled trial of the effects of milk basic protein. MBP supplementation on bone metabolism in healthy adult women. Biosci Biotechnol Biochem, 65(4): 913-918.

Aoyagi Y, Park H, Park S, et al. 2010. Interactive effects of milk basic protein supplements and habitual physical activity on bone health in older women: a 1-year randomized controlled trial. International Dairy Journal, 20(10): 724-730.

Arntz O J, Pieters B C. 2015. Oral administration of bovine milk derived extracellular vesicles attenuates arthritis in two mouse models. Molecular Nutrition & Food Research, 59(9): 1701-1712.

Ashoori Y, Mohkam M, Heidari R, et al. 2020. Development and *in vivo* characterization of probiotic lysate-treated chitosan nanogel as a novel biocompatible formulation for wound healing. Biomed

Research International, 2020: 816-818.

Aslam H K, Holloway-Kew L, Mohebbi M, et al. 2019. Association between dairy intake and fracture in an Australian-based cohort of women: a prospective study. BMJ Open, 9(11): e031594.

Baek Y, Iuliano S, Robbins J, et al. 2023. Reducing hip and non-vertebral fractures in institutionalised older adults by restoring inadequate intakes of protein and calcium is cost-saving. Age Ageing, 52(6): 114.

Banu J. 2013. Causes, consequences, and treatment of osteoporosis in men. Drug Desing Development and Therapy, 7: 849-860.

Bauer J, Biolo G, Cederholm T, et al. 2013. Evidence-based recommendations for optimal dietary protein intake in older people: a position paper from the PROT-AGE Study Group. Journal of the American Medical Directors Association, 14(8): 542-559.

Bauer J M, Mikušová L, Verlaan S, et al. 2020. Safety and tolerability of 6-month supplementation with a vitamin D, calcium and leucine-enriched whey protein medical nutrition drink in sarcopenic older adults. Aging Clinical and Experimental Research, 32(8): 1501-1514.

Bauer J M, Verlaan S, Bautmans I, et al. 2015. Effects of a vitamin D and leucine-enriched whey protein nutritional supplement on measures of sarcopenia in older adults, the PROVIDE study: a randomized, double-blind, placebo-controlled trial. Journal of the American Medical Directors Association, 16(9): 740-747.

Beulens J W J, Van Der A D L, Grobbee D E, et al. 2010. Dietary phylloquinone and menaquinones intakes and risk of type 2 diabetes. Diabetes Care, 33(8): 1699-1705.

Biver E, Berenbaum F, Valdes A, et al. 2019. Gut microbiota and osteoarthritis management: an expert consensus of the European society for clinical and economic aspects of osteoporosis, osteoarthritis and musculoskeletal diseases(ESCEO). Ageing Research Reviews, 55: 100946.

Björkman M P, Suominen M H, Kautiainen H, et al. 2020. Effect of protein supplementation on physical performance in older people with sarcopenia-a randomized controlled trial. Journal of the American Medical Directors Association, 21(2): 226-232.

Bonaccorsi G, Piva I, Greco P, et al. 2018. Oxidative stress as a possible pathogenic cofactor of post-menopausal osteoporosis: existing evidence in support of the axis oestrogen deficiency-redox imbalance-bone loss. Indian Journal of Medical Research, 147(4): 341-351.

Bonjour J P, Benoit V, Pourchaire O, et al. 2011. Nutritional approach for inhibiting bone resorption in institutionalized elderly women with vitamin D insufficiency and high prevalence of fracture. Journal of Nutrition Health & Aging, 15(5): 404-409.

Bonjour J P, Brandolini-Bunlon M, Boirie Y, et al. 2008. Inhibition of bone turnover by milk intake in postmenopausal women. British Journal Nutrition, 100(4): 866-874.

Booth S L. 2007. Vitamin K status in the elderly. Current Opinion in Clinical Nutrition Metabolic Care, 10(1): 20-23.

Burrow K, Young W, Hammer N, et al. 2020. The effect of the supplementation of a diet low in calcium and phosphorus with either sheep milk or cow milk on the physical and mechanical characteristics of bone using a rat model. Foods, 9: 8-12.

Cadesky L, Walkling-Ribeiro M, Kriner K T, et al. 2017. Structural changes induced by high-pressure processing in micellar casein and milk protein concentrates. Journal of Dairy Science, 100(9): 7055-7070.

Cadogan J, Eastell R, Jones N, et al. 1997. Milk intake and bone mineral acquisition in adolescent girls: randomised, controlled intervention trial. The British Medical Journal, 315(7118): 1255-1260.

Cai X, Zhao L, Wang S, et al. 2015. Fabrication and characterization of the nano-composite of whey protein hydrolysate chelated with calcium. Food & Function, 6(3): 816-823.

Calvo M S, Tucker K L. 2013. Is phosphorus intake that exceeds dietary requirements a risk factor in bone health?. Annalsof the New York Academy Sciences, 1301: 29-35.

Castillo M D, Rameshwar P. 2007. Decreased MHC-Ⅱ expression and immune dysfunction by mesenchymal stem cells in the bone marrow of patients with myeloproliferative disorders. Blood, 110(11): 4647.

Chang M C, Choo Y J. 2023. Effects of whey protein, leucine, and vitamin D supplementation in patients with sarcopenia: a systematic review and meta-analysis. Nutrients, 15(3): 521.

Che J, Lv H, Yang J, et al. 2021. Iron overload induces apoptosis of osteoblast cells via eliciting ER stress-mediated mitochondrial dysfunction and p-eIF2α/ATF4/CHOP pathway in vitro. Cellular Signalling, 84: 110024.

Chee W S, Suriah A R, Chan S P, et al. 2003. The effect of milk supplementation on bone mineral density in postmenopausal Chinese women in Malaysia. Osteoporos International, 14(10): 828-834.

Chen D, Wang Z. 2016. Adrenaline inhibits osteogenesis via repressing miR-21 expression. Cell Biology International, 41(1): 8-15.

Chen K L, Liu A X, Zhao Y C, et al. 2018. Long-term administration of conjugated estrogen and Bazedoxifene decreased murine fecal β-glucuronidase activity without impacting overall microbiome community. Science Reports, 8(1): 8166.

Chen X, Gao C, Li H, et al. 2010. Identification and characterization of microRNAs in raw milk during different periods of lactation, commercial fluid, and powdered milk products. Cell Research, 20(10): 1128-1137.

Chen X, Zhang Z, Hu Y, et al. 2020. Lactulose suppresses osteoclastogenesis and ameliorates estrogen deficiency-induced bone loss in mice. Aging and Disease, 11(3): 629.

Chen X W, Li Y H, Zhang M J, et al. 2019. Lactoferrin ameliorates aging-suppressed osteogenesis via IGF1 signaling. Journal Molecular Endocrinology, 63(1): 63-75.

Chen Y, Xiao Y, Xie B, et al. 2016. Effect of milk powder supplementation with different calcium contents on bone mineral density of postmenopausal women in northern China: a randomized controlled double-blind trial. Calcified Tissue International, 98(1): 60-66.

Chinnappan A, Sharma A, Agarwal R, et al. 2021. Fortification of breast milk with preterm formula powder vs human milk fortifier in preterm neonates: a randomized noninferiority trial. JAMA Pediatrics, 175(8): 790-796.

Cosenza S, Toupet K, Maumus M, et al. 2018. Mesenchymal stem cells-derived exosomes are more immunosuppressive than microparticles in inflammatory arthritis. Theranostics, 8(5): 1399-1410.

Cuadrado-Soto E, López-Sobaler A M, Jiménez-Ortega A I, et al. 2020. Usual dietary intake, nutritional adequacy and food sources of calcium, phosphorus, magnesium and vitamin D of Spanish children aged one to <10 years. Findings from the EsNuPI study. Nutrients, 12(6): 1787.

Daly R M, Gianoudis J, De Ross B, et al. 2020. Effects of a multinutrient-fortified milk drink combined with exercise on functional performance, muscle strength, body composition, inflammation, and oxidative stress in middle-aged women: a 4-month, double-blind, placebo-controlled, randomized trial. American Journal of Clinical Nutrition, 112(2): 427-446.

De Luca P, Bruschi S, Maggioni M, et al. 2016. Gastrointestinal digestates of Grana Padano and Trentingrana cheeses promote intestinal calcium uptake and extracellular bone matrix formation *in vitro*. Food Research International, 89(1): 820-827.

Du X, Zhu K, Trube A, et al. 2004. School-milk intervention trial enhances growth and bone mineral accretion in Chinese girls aged 10-12 years in Beijing. British Journal of Nutrition, 92(1): 159-168.

Dubuisson C, Dufour A, Carrillo S, et al. 2019. The Third French Individual and National Food Consumption. INCA3 Survey 2014-2015: method, design and participation rate in the framework of a European harmonization process. Public Health Nutrition, 22(4): 584-600.

Durosier-Izart C, Biver E, Merminod F, et al. 2017. Peripheral skeleton bone strength is positively correlated with total and dairy protein intakes in healthy postmenopausal women. American Journal of Clinical Nutrition, 105(2): 513-525.

Egawa S, Miura S, Yokoyama H, et al. 2014. Growth and differentiation of a long bone in limb development, repair and regeneration. Development Growth & Differentiation, 56(5): 410-424.

Feskanich D, Meyer H E, Fung T T, et al. 2018. Milk and other dairy foods and risk of hip fracture in men and women. Osteoporosis International, 29(2): 385-396.

Fukumoto S. 2008. Physiological regulation and disorders of phosphate metabolism—pivotal role of fibroblast growth factor 23. Internal Medicine, 47(5): 337-343.

García-Vieyra M I, Del Real A, López M G, et al. 2014. Agave fructans: their effect on mineral absorption and bone mineral content. Journal of Medicinal Food, 17(11): 1247-1255.

Giacomini C, Arfini F, Roest K D. 2010. Interprofession and typical products: the case of Parmigiano Reggiano cheese. European Association of Agricultural Economists, 15: 125-150.

Gill H S, Doull F, Rutherfurd K J, et al. 2000. Immunoregulatory peptides in bovine milk. British Journal of Nutrition, 84: S111-117.

Go G J, Jeon G, Lee J H, et al. 2021. Bovine milk extracellular vesicles induce the proliferation and differentiation of osteoblasts and promote osteogenesis in rats. Journal of Food Biochemistry, 45(4): e13705.

Gomes A F, Viana M L, Vaz-Tostes M G, et al. 2023. Yacon (*Smallanthus sonchifolius*) and kefir improved intestinal and bone health but without symbiotic benefits in rats. Nutrition Research, 118: 85-93.

Grønborg I M, Tetens I, Andersen E W, et al. 2019. Effect of vitamin D fortified foods on bone markers and muscle strength in women of Pakistani and Danish origin living in Denmark: a randomised controlled trial. Nutrition Journal, 18 (1): 82.

Gui J C, Brašić J R, Liu X D, et al. 2012. Bone mineral density in postmenopausal Chinese women treated with calcium fortification in soymilk and cow's milk. Osteoporos International, 23 (5): 1563-1570.

Heaney R P. 2000. Calcium, dairy products and osteoporosis. Journal of the American College of Nutrition, 19 (2): 83-99.

Hodges J K, Cao S, Cladis D P, et al. 2019. Lactose intolerance and bone health: the challenge of ensuring adequate calcium intake. Nutrients, 11 (4): 718.

Hofmann A, Gorbulev S, Guehring T, et al. 2020. Autologous iliac bone graft compared with biphasic hydroxyapatite and calcium sulfate cement for the treatment of bone defects in tibial plateau fractures: a prospective, randomized, open-label, multicenter study. Journal of Bone and Joint Surgery American Volume, 102 (3): 179-193.

Hofmann K, Flenker U, Kiewardt G, et al. 2023. Combinatory effects of training and nutritive administration of carbohydrates and protein via food on strength in postmenopausal women, and old men and women. Nutrients, 15: 6-9.

Ishizu T, Takai E, Torii S, et al. 2021. Prebiotic food intake may improve bone resorption in Japanese female athletes: a pilot study sports.Sports (Basel), 9 (6): 82.

Iuliano S S, Poon J, Robbins M, et al. 2021. Effect of dietary sources of calcium and protein on hip fractures and falls in older adults in residential care: cluster randomised controlled trial. The British Medical Journal, 375: 2364-2366.

Jang A R, Park J S, Kim D K, et al. 2021. Cell-free culture supernatant of *Lactobacillus curvatus* Wikim38 inhibits RANKL-induced osteoclast differentiation and ameliorates bone loss in ovariectomized mice. Letters in Applied Microbiology, 73 (3), 383-391.

Jung J I, Baek S M, Nguyen T H, et al. 2021. Effects of probiotic culture supernatant on cariogenic biofilm formation and RANKL-induced osteoclastogenesis in RAW 264.7 macrophages. Molecules, 26 (3): 733.

Kemi V E, Kärkkäinen M U, Rita H J, et al. 2010. Low calcium: phosphorus ratio in habitual diets affects serum parathyroid hormone concentration and calcium metabolism in healthy women with adequate calcium intake. British Journal of Nutrition, 103 (4): 561-568.

Keramat A B, Patwardhan B, Larijani, et al. 2008. The assessment of osteoporosis risk factors in Iranian women compared with Indian women. BMC Musculoskelet Disord, 9: 28-32.

Khosla S, Oursler M J, Monroe D G. 2012. Estrogen and the skeleton. Trendsin Endocrinology & Metabolism, 23 (11): 576-581.

Kim W, Ha A W, Lee J H, et al. 2020. Yearly trend of milk intake in Korean children and adolescents and their nutritional status by the milk intake level using 2007–2015 Korea National Health and Nutrition Examination Survey. Journal of Nutrition and Health, 53: 503-508.

Koren N S, Simsa-Maziel R, Shahar B, et al. 2014. Exposure to omega-3 fatty acids at early age accelerate bone growth and improve bone quality. Journal of Nutritional Biochemistry, 25 (6): 623-633.

Kraft M D. 2015. Phosphorus and calcium: a review for the adult nutrition support clinician.

Nutrition in Clinical Practice, 30 (1): 21-33.

Krithika M V, Balakrishnan P, Amboiram M S, et al. 2022. Early calcium and phosphorus supplementation in VLBW infants to reduce metabolic bone disease of prematurity: a quality improvement initiative. BMJ Open Quality, 11: e001841.

Kruger M C, Chan Y M, Lau C, et al. 2019. Fortified milk supplementation improves vitamin D status, grip strength, and maintains bone density in Chinese premenopausal women living in Malaysia. Bioresearch Open Access, 8 (1): 16-24.

Kruger M C, Chua W H. 2010. Impact of goat milk powdered formulations on mineral absorption, peak bone mass and bone loss due to ovariectomy in rats. Journal of the Science of Food & Agriculture, 88 (6): 1082-1090.

Lac G H, Cavalie E, O Michaux. 2008. Effects of a high fat diet on bone of growing rats. Correlations between visceral fat, adiponectin and bone mass density. Lipids in Health and Disease, 7: 16-21.

Lambert H L, Eastell R, Karnik K, et al. 2008. Calcium supplementation and bone mineral accretion in adolescent girls: an 18-mo randomized controlled trial with 2-y follow-up. American Journal Clinical Nutrition, 87 (2): 455-462.

Langsetmo L, Shikany J M, Burghardt A J, et al. 2018. High dairy protein intake is associated with greater bone strength parameters at the distal radius and tibia in older men: a cross-sectional study. Osteoporosis International, 29 (1): 69-77.

Lee W T, Leung S S, Leung D M, et al. 1996. A follow-up study on the effects of calcium-supplement withdrawal and puberty on bone acquisition of children. American Journal of Clinical Nutrition, 64 (1): 71-77.

Lei C, Mu J, Teng Y, et al. 2020. Lemon exosome-like nanoparticles-manipulated probiotics protect mice from C. diff infection. iScience, 23 (10): 101571.

Lenton S, Nylander T, Holt C, et al. 2016. Structural studies of hydrated samples of amorphous calcium phosphate and phosphoprotein nanoclusters. European Biophysics Journal with Biophysics Letters, 45 (5): 405-412.

Lerchbaum E, Trummer C, Theiler-Schwetz V, et al. 2019. Effects of vitamin D supplementation on bone turnover and bone mineral density in healthy men: a post-hoc analysis of a randomized controlled trial. Nutrients, 11 (4): 731.

Lewiecki E, Czerwinski E, Recknor C, et al. 2023. Efficacy and safety of transdermal abaloparatide in postmenopausal women with osteoporosis: a randomized study. Journal of Bone and Mineral Research, 38(10): 1404-1414.

Li B, Wang Y, Gong S, et al. 2022. Puerarin improves OVX-induced osteoporosis by regulating phospholipid metabolism and biosynthesis of unsaturated fatty acids based on serum metabolomics. Phytomedicine, 102: 154198.

Li J Y, Yu M, Pal S, et al. 2020. Parathyroid hormone-dependent bone formation requires butyrate production by intestinal microbiota. Journal of Clinical Investigation, 130 (4) 1767-1781.

Lima R M, De Oliveira R J, Raposo R, et al. 2019. Stages of sarcopenia, bone mineral density, and the prevalence of osteoporosis in older women. Archives of Osteoporosis, 14 (1): 38.

Lin C C, Shih M H, Chen C D, et al. 2021. Effects of adequate dietary protein with whey protein, leucine, and vitamin D supplementation on sarcopenia in older adults: an open-label, parallel-group study. Clinical Nutrition, 40 (3): 1323-1329.

Liu F, Li J, Wu F, et al. 2019. Altered composition and function of intestinal microbiota in autism spectrum disorders: a systematic review. Translational Psychiatry, 9 (1): 43-52.

Liu Q, Hao H, Li J, et al. 2023. Oral administration of bovine milk-derived extracellular vesicles attenuates cartilage degeneration via modulating gut microbiota in DMM-induced mice. Nutrients, 15 (3): 747.

Liu W, Jin Y, Wilde P J, et al. 2021. Mechanisms, physiology, and recent research progress of gastric emptying. Critical Reviews in Food Science and Nutrition, 61 (16): 2742-2755.

López-Baena M T, Pérez-Roncero G R. 2020. Vitamin D, menopause, and aging: quo vadis?. Climacteric, 23 (2): 123-129.

Manios Y, Moschonis G, Panagiotakos D B, et al. 2009. Changes in biochemical indices of bone metabolism in post-menopausal women following a dietary intervention with fortified dairy products. Journal of Human Nutrition and Dietetics, 22 (2): 156-165.

Matía-Martín P, Torrego-Ellacuría M, Larrad-Sainz A, et al. 2019. Effects of milk and dairy products on the prevention of osteoporosis and osteoporotic fractures in Europeans and non-hispanic whites from North America: a systematic review and updated meta-analysis. Advances in Nutrition, 10 (2): 120-143.

McCabe L R, Irwin R, Schaefer　L，et al. 2013. Probiotic use decreases intestinal inflammation and increases bone density in healthy male but not female mice. Journal of Cellular Physiology, 228(8):1793-1798.

Mellander O. 1950. The physiological importance of the casein phosphopeptide calcium salts. II. Peroral calcium dosage of infants. Acta Societatis Medicorum Upsaliensis, 55 (5-6): 247-255.

Merrilees M J, Smart E J, Gilchrist N L, et al. 2000. Effects of diary food supplements on bone mineral density in teenage girls. European Journal of Nutrition, 39 (6): 256-262.

Millar C L, Kiel D P, Hannan M T, et al. 2022. Dairy food intake is not associated with spinal trabecular bone score in men and women: the Framingham Osteoporosis Study. Nutrition Journal, 21 (1): 26-28.

Montazeri-Najafabady N, Ghasemi Y, Dabbaghmanesh M H, et al. 2019. Supportive role of probiotic strains in protecting rats from ovariectomy-induced cortical bone loss. Probiotics Antimicrob Proteins, 11 (4): 1145-1154.

Murphy L B, Cisternas M G. 2018. Medical expenditures and earnings losses among US adults with arthritis in 2013. Arthritis Care & Research, 70 (6): 869-876.

Myeong J Y, Jung H Y, Chae H S, et al. 2023. Protective effects of the postbiotic *Lactobacillus plantarum* MD35 on bone loss in an ovariectomized mice model. Probiotics Antimicrob Proteins, 2 (23): 1-7.

Nath A, Molnár M A, Csighy A, et al. 2018. Biological activities of lactose-based prebiotics and symbiosis with probiotics on controlling osteoporosis, blood-lipid and glucose levels. Medicina (Kaunas, Lithuania), 54 (6): 98.

Nimptsch K, Rohrmann S, Kaaks R, et al. 2010. Dietary vitamin K intake in relation to cancer incidence and mortality: results from the Heidelberg cohort of the European prospective investigation into cancer and nutrition. EPIC-Heidelberg. American Journal of Clinical Nutrition, 91 (5): 1348-1358.

Oliveira M C D, Pieters B C H, Guimaraes P B, et al. 2020. Bovine milk extracellular vesicles are osteoprotective by increasing osteocyte numbers and targeting RANKL/OPG system in experimental models of bone loss. Frontiers in Bioengineering and Biotechnology, 31 (8): 891-898.

Ong A M, Kang K, Weiler H A, et al. 2020. Fermented milk products and bone health in postmenopausal women: a systematic review of randomized controlled trials, prospective cohorts, and case-control studies. Advances in Nutrition, 11 (2): 251-265.

Rahman M M, Fernandes G, Williams P. 2014. Conjugated linoleic acid prevents ovariectomy-induced bone loss in mice by modulating both osteoclastogenesis and osteoblastogenesis. Lipids, 49 (3): 211-224.

Ratajczak A E, Rychter A M. 2021. Lactose intolerance in patients with inflammatory bowel diseases and dietary management in prevention of osteoporosis. Nutrition, 82: 111043.

Reginster J Y, Beaudart C, Buckinx F, et al. 2016. Osteoporosis and sarcopenia: two diseases or one? .Current Opinion in Clinical Nutrition and Metabolic Care, 19 (1): 31-36.

Reyes-Garcia R, Mendoza N, Palacios S, et al. 2018. Effects of daily intake of calcium and vitamin D-enriched milk in healthy postmenopausal women: a randomized, controlled, double-blind nutritional study. Journal of Women's Health, 27 (5): 561-568.

Rodríguez-Olleros Rodríguez C, Díaz-Curiel M. 2019. Vitamin K and bone health: a review on the effects of vitamin K deficiency and supplementation and the effect of non-vitamin K antagonist oral anticoagulants on different bone parameters. Journal of Osteoporosis, 2019: 2069176.

Rogers T S, E Demmer, N Rivera, et al. 2017. The role of a dairy fraction rich in milk fat globule membrane in the suppression of postprandial inflammatory markers and bone turnover in obese and overweight adults: an exploratory study. Nutrition & Metabolism, 17 (14): 36-37.

Sahni S, Mangano K M, Kiel D P, et al. 2017. Dairy intake is protective against bone loss in older vitamin D supplement users: The Framingham study. Journal of Nutrition, 147 (4): 645-652.

Sahni S, Mangano K M, Tucker K L, et al. 2014. Protective association of milk intake on the risk of hip fracture: results from the Framingham Original Cohort. Journal of Bone and Mineral Research, 29 (8): 1756-1762.

Salari N, H Ghasemi, L Mohammadi, et al. 2021. The global prevalence of osteoporosis in the world: a comprehensive systematic review and meta-analysis. Journal of Orthopaedic Surgery and Research, 16 (1): 609-613.

Scholz-Ahrens K E, Adolphi B, Rochat F, et al. 2016. Effects of probiotics, prebiotics, and synbiotics on mineral metabolism in ovariectomized rats-impact of bacterial mass, intestinal absorptive area and reduction of bone turn-over. NfS Journal, 3: 41-50.

Seki N, Hamano H, Iiyama Y, et al. 2007. Effect of lactulose on calcium and magnesium absorption: a study using stable isotopes in adult men. Journal of Nutritional Science and Vitaminology, 53 (1): 5-12.

Sforza S, Cavatorta V, Lambertini F, et al. 2012. Cheese peptidomics: a detailed study on the evolution of the oligopeptide fraction in Parmigiano-Reggiano cheese from curd to 24 months of aging. Journal of Dairy Science, 95 (7): 3514-3526.

Shan Z, Zhao Y, Qiu Z, et al. 2021. Conjugated linoleic acid prompts bone formation in ovariectomized osteoporotic rats and weakens osteoclast formation after treatment with ultraviolet B. Annals of Translational Medicine, 9 (6): 503-511.

Sharifan P, Hassanzadeh E, Mohammadi-Bajgiran M, et al. 2022. Effects of vitamin D_3 fortified low-fat dairy products on bone density measures in adults with abdominal obesity: a randomized clinical trial. Archives of Bone and Joint Surgery, 10 (7): 601-610.

Shearer M J, Newman P. 2014. Recent trends in the metabolism and cell biology of vitamin K with special reference to vitamin K cycling and MK-4 biosynthesis. Journal of Lipid Research, 55 (3): 345-362.

Shen Y, Huang X, Wu J, et al. 2022. The global burden of osteoporosis, low bone mass, and its related fracture in 204 countries and territories, 1990-2019. Front Endocrinol Lausanne, 13: 882241.

Shi P, Fan F, Chen H, et al. 2020. A bovine lactoferrin-derived peptide induced osteogenesis via regulation of osteoblast proliferation and differentiation. Journal of Dairy Science, 103 (5): 3950-3960.

Sima R, Yalin L, Czernik P J, et al. 2013. Inducible brown adipose tissue, or beige fat, is anabolic for the skeleton. Endocrinology, 8: 2687-2701.

Simes D C, Viegas C S B, Araújo N, et al. 2020. Vitamin K as a diet supplement with impact in human health: current evidence in age-related diseases. Nutrients, 12 (1): 138-144.

Singhal S, Baker R D, Baker S S. 2017. A comparison of the nutritional value of cow's milk and nondairy beverages. Journal Pediatric Gastroenterology and Nutrition, 64 (5): 1-9.

Sinningen K E, Albus S, Thiele S, et al. 2015. Loss of milk fat globule-epidermal growth factor 8. MFG-E8 in mice leads to low bone mass and accelerates ovariectomy-associated bone loss by increasing osteoclastogenesis. Bone, 76: 107-114.

Song J, Zhang Y, Zhu Y, et al. 2023. Structural characterization and anti-osteoporosis effects of polysaccharide purified from Eucommia ulmoides Oliver cortex based on its modulation on bone metabolism. Carbohydrate Polymers, 306: 120601.

Sun X, Guo Q, Wei W, et al. 2019. Current progress on microRNA-based gene delivery in the treatment of osteoporosis and osteoporotic fracture. International Journal of Endocrinology, 2019: 6782653.

Suryono S, Setiawan B. 2021. The effects of milk consumption on blood calcium concentration and bone density of adolescents boys. Indonesian Food Science & Technology Journal, 5 (1): 12-16.

Takeda E, Yamamoto H, Yamanaka Okumura H, et al. 2012. Dietary phosphorus in bone health and quality of life. Nutrition Reviews, 70 (6): 311-321.

Teng Y, Ren Y, Sayed M, et al. 2018. Plant-derived exosomal microRNAs shape the gut microbiota. Cell Host Microbe, 24 (5): 637-652.

Thomas S D, Morris H A, Nordin B E. 2015. Acute effect of a supplemented milk drink on bone metabolism in healthy postmenopausal women is influenced by the metabolic syndrome. Nutrition Journal, 14: 99.

Treister-Goltzman Y, Friger M, Peleg R. 2018. Does primary lactase deficiency reduce bone mineral density in postmenopausal women? A systematic review and meta-analysis. Osteoporos International, 29 (11) : 2399-2407.

Uenishi K, Ishida H, Toba Y, et al. 2007. Milk basic protein increases bone mineral density and improves bone metabolism in healthy young women. Osteoporosis International, 18 (3) : 385-390.

Uenishi K , Nakamura K. 2010. Intake of dairy products and bone ultrasound measurement in late adolescents: a nationwide cross-sectional study in Japan. Asia Pacific Journal of Clinical Nutrition, 19 (3) : 432-439.

Van Den Heuvel E G, Schoterman M H, Muijs T. 2000. Transgalactooligosaccharides stimulate calcium absorption in postmenopausal women. Journal of Nutrition, 130 (12) : 2938-2942.

Vavrusova M, Skibsted L H. 2013. Calcium binding to dipeptides of aspartate and glutamate in comparison with orthophosphoserine. Journal of Agricultural and Food Chemistry, 61 (22) : 5380-5384.

Vavrusova M, Skibsted L H. 2014. Spontaneous supersaturation of calcium D-gluconate during isothermal dissolution of calcium L-lactate in aqueous sodium D-gluconate. Food Function, 5 (1) : 85-91.

Wan L, Zhang C, Liang H, et al. 2022. Polyunsaturated fatty acids level and bone mineral density: a two-sample mendelian randomization study. Front Endocrinol (Lausanne), 13: 858851.

Wang J, Aalaei K, Skibsted L H, et al. 2023a. Calcium bioaccessibility increased during gastrointestinal digestion of α-lactalbumin and β-lactoglobulin. Food Research International, 164: 112415.

Wang S, Feng W, Liu J, et al. 2022. Alginate oligosaccharide alleviates senile osteoporosis via the RANKL-RANK pathway in D-galactose-induced C57BL/6J mice. Chemical Biology & Drug Design, 99 (1) : 46-55.

Wang Y, Bai H, Wang S, et al. 2023b. Casein phosphopeptide-calcium chelate: preparation, calcium holding capacity and simulated digestion *in vitro*. Food Chemistry, 401: 134218.

Wen P, Zhang W, Wang P, et al. 2021. Osteogenic effects of the peptide fraction derived from pepsin-hydrolyzed bovine lactoferrin. Journal Dairy Science, 104 (4) : 3853-3862.

Wu S, Yoon S, Zhang Y G, et al. 2015. Vitamin D receptor pathway is required for probiotic protection in colitis. American Journal of Physiology Gastrointestinal Liver Physiology, 309 (5) : G341-349.

Xiao Y, Cui J, Li Y X, et al. 2010. Expression of genes associated with bone resorption is increased and bone formation is decreased in mice fed a high-fat diet. Lipids, 45 (4) : 345-355.

Xu J F, Yang G H, Pan X H, et al. 2014. Altered microRNA expression profile in exosomes during osteogenic differentiation of human bone marrow-derived mesenchymal stem cells. PLoS One, 9 (12) : e114627.

Yang Y, Zhu S, Guo W, et al. 2019. Formation of calcium phosphate nanoparticles mediated by animal protein hydrolysates enhances calcium absorption by murine small intestine *ex vivo*. Food

Function, 10 (10): 6666-6674.

You L, Sheng Z Y, Tang C L, et al. 2011. High cholesterol diet increases osteoporosis risk via inhibiting bone formation in rats. Acta Pharmacologica Sinica, 2 (12): 1498-1504.

Yu J, Cao G, Yuan S, et al. 2021. Probiotic supplements and bone health in postmenopausal women: a meta-analysis of randomised controlled trials. BMJ Open, 11 (3): e041393.

Yun B, Maburutse B E, Kang M, et al. 2020. Short communication: dietary bovine milk-derived exosomes improve bone health in an osteoporosis-induced mouse model. Journal of Dairy Science, 103 (9): 7752-7760.

Zhang Q, Ma G, Greenfield H, et al. 2010. The association between dietary protein intake and bone mass accretion in pubertal girls with low calcium intakes. British Journal Nutrition, 103 (5): 714-723.

Zhao J Y, Duan X H, Wang Q T, et al. 2020. Progress on signal pathways related to bone metabolism in animals. Hereditas, 42 (10): 979-992.

Zhu K, Zhang Q, Foo L H, et al. 2006. Growth, bone mass, and vitamin D status of Chinese adolescent girls 3 y after withdrawal of milk supplementation. American Journal of Clinical Nutrition, 83 (3): 714-721.

第6章

乳与肠道微生态健康

人体是容纳了数万亿种微生物的生态家园，这些微生物与宿主健康的维护紧密相连。其中，96%～99%的微生物都聚集在胃肠道，形成了包含庞大数量的细菌、病毒、真菌、古细菌和小型原生动物的高度多样化的群落。目前，流行病学、病理学、组学、细胞和动物的研究结果都显示，肠道微生物组对哺乳动物的影响深远，从消化和新陈代谢过程，到免疫功能乃至大脑功能。肠道微生物组的变化与越来越多的人类疾病密切相关，包括胃肠道综合征、慢性肠道炎症、糖尿病、肥胖，甚至癌症。这些发现让人们寄予厚望，相信随着对微生物分子和功能认识的不断扩展，或许能在微生物组研究的下一个阶段开发出更广泛的诊断、预后和治疗人类疾病的方法。

肠道菌群的组成和活动从宿主出生起即受到基因、营养和生活方式的影响，与宿主共同生长和发展。其中，膳食是影响肠道菌群动态平衡最重要的外部因素。大量研究聚焦于宿主-微生物相互作用如何介导膳食的生理效应，并试图从微生物组研究角度解决营养学领域的争议问题。如今，全球各地的膳食指南已开始借鉴肠道微生物群研究领域取得的科学突破。

乳及乳制品中作为不可或缺的营养膳食，它对肠道菌群构成和代谢的影响备受研究者关注。本章主要概述了肠道菌群的生态学规律及检测方法；综述了乳中营养物质及生物活性成分（如乳清蛋白、抗菌肽、低聚糖）在维持胃肠道功能、提高机体免疫力、调节肠道菌群方面的重要作用；还介绍了含益生菌、益生元乳制品在维持宿主免疫稳态、调节微生态平衡、降低疾病风险方面发挥的作用，为今后的精准营养调控提供科学依据。

6.1　肠道微生物群研究进展

6.1.1　肠道菌群的生态学规律

肠道菌群是定植于人体最大的微生态系统，与机体相互协调、相互依存却又相互制约。肠道微生态自出生后开始构建，并随着时间和环境变迁表现出不同的演替阶段，分为婴儿期、成年期、老年期（图 6.1）。

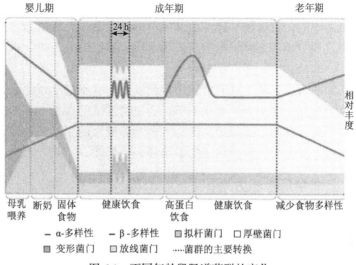

图 6.1 不同年龄段肠道菌群的变化

早期研究认为，胎儿在母亲子宫内的生长发育环境是无菌的。近期研究发现，在孕妇胎盘、羊水和新生儿胎粪中均存在微生物。早产儿母亲羊水中存在细菌可能与早产有一定相关性。新生儿胎便微生物与母亲子宫内羊水微生物类似，推测胎便微生物来源于母亲子宫，胎儿在子宫内通过吞咽羊水进行菌群传递。新生儿在分娩时通过母亲和环境传播获得细菌。分娩方式对婴儿肠道菌群有很大影响，剖宫产出生的新生儿肠道菌群多样性偏低，以与皮肤群落相似的葡萄球菌属、梭状芽孢杆菌、丙酸杆菌属为主；自然分娩新生儿通过垂直传播获得阴道微生物占主导菌群，如普雷沃菌属、乳酸菌属、双歧杆菌和拟杆菌属等。随着哺乳和膳食补充剂的添加，尤其是断乳后固体食物的添加，婴幼儿肠道菌群日趋复杂，长双歧杆菌、青春双歧杆菌和两歧双歧杆菌开始出现，且婴儿双歧杆菌、短双歧杆菌逐渐消失。肠道中还出现产丁酸盐细菌，如梭菌属、肠杆菌属、真杆菌属和罗氏菌属，有助于分解难以消化的植物多糖和抗性淀粉。同时，由于肠道微生物群与机体的互作，婴幼儿的免疫系统逐渐成熟，"微生物组-肠-脑轴"也逐渐建立。

成人的微生物群和免疫力是在许多早期生活因素影响下建立起来的，如出生方式、卫生条件、生活环境、儿童疾病和抗生素等。成年期后肠道菌群主要以厚壁菌门（梭状芽孢杆菌属、栖粪杆菌属、瘤胃球菌属等）、拟杆菌门（拟杆菌属）、放线菌门（双歧杆菌属）、变形菌门以及疣微菌门（阿克曼菌属）为主，在整个成年期，肠道菌群的组成和数量持续受饮食模式、药物和体育活动的调节。

随着年龄增长，老年时期的肠道菌群多样性下降，肠道菌群中以拟杆菌门（拟杆菌属、普氏菌属）为主，放线菌门的双歧杆菌属和乳杆菌属减少，且厚壁菌门中的瘤胃球菌属和栖粪杆菌属基本消失，而变形菌门中的肠杆菌科、大肠杆菌属以及兼性厌氧菌中的葡萄球菌、链球菌和白色念珠菌数量有所增加。目前已在老年疾病患者中发现了肠道菌群失衡的模式和特征，如心脏病、帕金森病和老年期痴呆等。

由此可见，肠道菌群从无到有、从简单到复杂、从不稳定到稳定，从婴幼儿时期免疫系统的建立，到中老年消化系统、心血管系统的衰老，时刻都与人体健康息息相关。因此，详细了解肠道菌群与人体营养健康的相互关系和作用，是合理调整肠道菌群，并针对性地提出膳食干预的必要条件。

6.1.2　肠道菌群常用检测方法

得益于高通量基因测序技术的发展、计算和成像技术的改进，以及用于数据分析的生物信息学工具的革新，微生物学已从单菌株的分离研究时代进入微生物群落整体研究时代。肠道微生物对人类健康的影响已成为当前生命科学和医学的研究热点，一些国家相继实施了人体微生物组计划并取得突破性进展。2007 年，美国国立卫生研究院启动了为期 10 年的人体微生物组计划，旨在确定在没有明显疾病的情况下，是否存在"健康"微生物群落的共同元素，为了解宿主相关微生物群落的生理和功能特性提供基础。2019 年 *Nature* 杂志宣布人类微生物组计划第二阶段完成。该阶段探讨了微生物群在怀孕与早产、炎症性肠病、2 型糖尿病中的作用，并开始从机制上解决宿主和微生物组之间的关系，并提出它随着时间的推移而变化的重要洞见，为未来的工作提供实验方案、数据以及生物样本。总之，为了更好了解肠道菌群的构成及数量，以及如何进入人体，如何辅助消化，如何影响肠道发育以及如何影响整体健康，有必要对肠道微生物群落的内容、多样性和功能进行深入解读。

1. 宏基因组学

深入了解肠道微生物群的遗传变异是了解其功能和对宿主健康与疾病影响的重要要求。宏基因组测序可用于解析环境微生物的群落结构、物种组成、系统进化、基因功能和代谢网络等，已经广泛应用于肠道微生物的研究。宏基因组测序技术可对人体肠道内粪便微生物的序列进行拼接和分箱，从而构建微生物组的参考基因集。据不完全统计，利用宏基因组测序在全球 2 万多人类肠道菌群中已发现约 1.7 亿个蛋白序列、20 多万个非冗余基因组、14 万多种噬菌体及 4644 个原核物种。

目前大多数关于微生物组的组成和功能的见解都基于鸟枪法宏基因组测序数

据获得，该数据支持不同种群的单核苷酸多态性和结构变异的分析。Jamet 等（2011）通过 Illumina 对来自 6 个国家的 39 份粪便样品进行检测，发现所有样品中的微生物都存在三个特征菌群：拟杆菌型、普氏菌型和瘤胃球菌型。研究人员还发现一些与年龄、性别有关的基因模块，未来可以作为诊断用微生物标记物。Zhang 等（2021）综合了 3000 余例来自中国、以色列及荷兰人群的肠道宏基因组数据，揭示了在多种族肠道菌群中普遍存在的性别差异及其随年龄的变化轨迹、性别-肠道菌群-宿主代谢的重要关联及跨性别的年龄特征。

2. 宏转录组学

宏转录组学主要研究活跃菌以及高表达基因的组成情况，揭示特定环境因子影响下菌种的适应性以及基因表达可能的调控机制、环境微生物群落动态结构与功能。目前转录组学研究技术主要分为：基于杂交的方法，主要指基因芯片技术；基于测序的方法，包括表达序列标签技术、基因表达序列分析技术、大规模平行测序技术以及高通量直接全转录组 RNA 测序技术等。

与宏基因组相比，宏转录组具有明显的研究优势，因为在 DNA 水平上基因的存在，并不意味着该基因具有转录活性并发挥作用，特别在复杂环境如土壤当中这些微生物很难同时大量分裂增殖而发挥重要作用。宏转录组能在进行物种鉴定的同时，也能研究特定时空下有活性的微生物群落组成和活性基因的表达情况。Abu-Ali 等（2018）收集了 308 名老年男性的粪便菌群，分析了 372 份宏转录组样本，鉴定出了"核心"宏转录组，包括核苷酸生物合成通路、糖酵解及碳水化合物代谢通路、氨基酸合成通路等；在"核心"转录组之外，还鉴定出了宏转录组中的"可变"部分，包括长链脂肪酸、萜类化合物、多胺、糖类降解通路等。Gosalbes 等（2019）通过宏转录组测序分析母亲分娩前几天和分娩后第一年的肠道菌群中的基因表达，发现孕晚期肠道菌群的碳水化合物相关功能基因表达改变，体现了对该时期常见的血糖升高的适应性，随着婴儿发育，母亲肠道菌群宏转录组中需氧代谢的标志消失，而与碳水化合物转运和代谢相关的功能表达增加，肠道菌群变得多样化。Wang 等（2020）利用宏转录组学分析了母乳和配方乳粉对早产儿肠道微生物群的建立及基因表达的影响，发现母乳喂养组早产儿肠道微生物基因如甘氨酸还原酶、肠杆菌透明质酸胁迫反应、抗酸机制和 L-岩藻糖利用等相关表达上调；而配方乳粉喂养组与蛋氨酸和缬氨酸降解功能相关的基因上调。

人们还应用转录组分析技术从表达谱、通路、转录因子和基因多态性等方面来探究疾病的发病机理和体内的多种生理生化反应。Schirmer 等（2018）利用转录组和基因组学分析了炎症性肠病患者和对照个体多个时间点的肠道菌群，研究对象包括 59 名克罗恩病患者、34 名溃疡性结肠炎患者和 24 名健康人群，得到 78 个配对的宏基因组和宏转录组与额外 222 个宏基因组数据，发现很多菌的丰度与其基因表达水平相符，有些菌种在某些通路的转录活性上起主导作用（如普拉梭菌）。

3. 宏蛋白质组学

宏蛋白质组学是用蛋白质组学技术对微生物群落表达的蛋白质进行研究，在特定的时间对微生物群落的所有蛋白质的组成进行鉴定，弥补了宏基因组学和宏转录组学不能揭示复杂环境条件下环境微生物基因特异性表达、蛋白翻译后修饰及其功能等弊端，对进一步了解肠道菌群的具体功能十分重要。蛋白质组学技术体系主要包括基于双向电泳分离的蛋白质组技术和基于二维液相色谱分离的蛋白质组技术。其中基于双向电泳分离的蛋白质组技术主要包括双向电泳技术、胶内酶切技术、肽质量指纹谱技术和电喷雾-四极杆-飞行时间串联质谱测序技术；基于二维液相色谱分离的蛋白质组技术又称鸟枪法技术，主要用于全谱蛋白质的鉴定。

4. 代谢组学

代谢组学是对生物体内相对分子质量 1000 以内的小分子代谢物进行分析，从整体层面上寻找代谢物与生理病理变化的相对关系，它是以组群指标分析为基础，以高通量检测和数据处理为手段，筛选组间差异代谢产物，并尝试区分和探索组间差异的原因。肠道细菌可以产生各种生物活性代谢产物，这些代谢产物可以通过吸收进入肠肝循环而进入宿主血液，与疾病表型相关的特定代谢物可以通过基于粪便、血浆、尿液或其他生物体液的质谱或核磁共振代谢组学进行鉴定，对微生物组、代谢组和宿主表型进行联合分析，确定潜在的机制联系。

粪便代谢物是肠道菌群和宿主共同代谢的产物，不仅可以反映肠道菌群的状态，还能比较宿主肠道菌群组成变化与宿主代谢特征变化的关系。Visconti 等（2019）对 1054 名双胞胎志愿者提供的粪便样本进行了检测，发现微生物组的代谢物和宿主之间存在着强烈的互作，如粪便中的核黄素、烟酸盐、泛酸盐、吡啶醇、生物素与 9～27 个物种和 48～155 种微生物途径相关。运用代谢组学技术可以反映与肠道菌群代谢相关产物的组成，对了解宿主与菌群之间的共生关系以及饮食-菌群-慢性非传染性疾病之间的关系起到了重要的作用。Zhao 等（2018）探究膳食纤维对 2 型糖尿病的作用，发现膳食纤维改变了患者肠道菌群结构，高膳食纤维富集了由 15 株乙酸和丁酸产生菌组成的功能群，抑制了吲哚和硫化氢产生菌，增加了丁酸的生成。

目前肠道菌群相关的基础和转化研究领域尚处于初级阶段，为解读肠道菌群对代谢的整体作用，仍需克服很多挑战，包括如何注释代谢组学研究中未知代谢物、如何确认代谢物的来源（肠道菌群来源、宿主来源、宿主-肠道菌群共有来源）；现今研究大部分为肠道菌群的一个观察快照，并未详细探究肠道微生物的短期和长期动态演变；除此之外，目前的肠道菌群研究对公共卫生和临床实践的指导性尚未较多体现。相信随着新一代测序、全基因组鸟枪测序、全球代谢组学、先进的计算策略以及人性化动物模型和基于培养的人类类器官等新技术的涌现，人们对微生物组的理解会更加深入，今后或可根据个人生理特点、饮食习惯，控制自身肠道微生物组成，从而改善健康状况。

6.2　乳成分调节肠道菌群的影响

大量研究显示，乳作为重要的膳食组成有益于维持肠道菌群与宿主之间的共生关系。乳营养成分中含有肠道菌群代谢所需的底物，通过多种方式影响人类肠道菌群的结构和功能。同时，肠道菌群也参与乳及乳制品消化、吸收和合成。乳中碳水可被肠道微生物代谢产生乙酸、丙酸和丁酸等短链脂肪酸，后者可调节免疫功能以及肠道激素的产生，并维持肠道屏障功能、脂肪生成、血脑屏障完整性和脑功能的稳定。乳蛋白质和氨基酸在肠道微生物脱氨作用下，会变为短链脂肪酸、支链氨基酸、苯丙酸、苯乙酸、对甲酚、吲哚丙酸和吲哚乙酸、胺、硫化物和氨等化合物，这些产物均对宿主机体有益。乳脂经脂肪酶消化后，产生的游离脂肪酸如共轭亚油酸、短链脂肪酸、鞘磷脂及其水解产物，可被肠道微生物分解利用，在维持肠道屏障功能、调节肠道菌群结构等方面发挥作用。毫无疑问，乳成分可能是调节肠道微生物组最有力的工具，但仍然需要更深入地了解乳类膳食-宿主-微生物组之间复杂的相互作用。

6.2.1　乳中碳水化合物的作用

1. 乳糖

乳糖是乳中最主要的碳水化合物，能够给机体提供能量。乳糖在胃中不能被充分消化，需在小肠内通过乳糖酶水解为葡萄糖和半乳糖，进而转化为乳酸和其他有机酸，降低肠道 pH，有利于双歧杆菌等有益菌增殖，抑制嗜碱细菌特别是腐生菌等有害菌生长。Bennet 等（2018）发现乳糖的摄入与放线菌门中双歧杆菌属、粪厌氧棒杆菌和布劳特菌属的增加呈显著正相关。Natividad 等（2022）发现乳糖在体外实验中增加了另枝菌属、巨单胞菌属等肠道核心菌属相对丰度，可能有益于肠道菌群平衡并保护肠道屏障免受炎症影响。

乳糖不耐人群因体内缺少乳糖酶，产生以乳糖吸收不良为特征的肠道不适症状，其严重程度不仅受肠黏膜表面乳糖酶的浓度、乳糖摄入量、肠道转运时间等因素的影响，还与结肠菌群的代谢能力有关。当摄入的乳糖在结肠微生物群的代谢能力范围内时，结肠可以迅速吸收菌群代谢的短链脂肪酸，同时结肠发酵有助于缓解腹泻；当乳糖摄入超过结肠微生物群代谢范围，具有 β-半乳糖苷酶活性的肠道菌群如双歧杆菌属、乳杆菌属等适应性增殖，发酵乳糖产生的代谢产物与未消化的乳糖不断积累导致结肠渗透负荷加重，引起胃肠道不良症状（Forsgård，2019）。此外，Leszkowicz 等（2022）发现乳糖不耐人群肠道菌群有明显变化，毛螺菌属、克雷伯菌属、肠杆菌属、拟杆菌属等肠道致病菌相对丰度显著升高，可能引起腹泻、腹胀等肠道不良变化。

2. 低聚半乳糖

低聚半乳糖（galato-oligosaccharide，GOS）是一种具有天然属性的功能性低聚糖，尤其在母乳中含量较多（约占 6%），具有调节婴幼儿肠道菌群，促消化、预防感染等作用。GOS 可作为结肠双歧杆菌等益生菌的发酵底物，被分解为乳酸、乙酸和抗生素类等物质。益生菌在利用 GOS 进行增殖时产生胞外多糖，黏附有害菌，从而保障肠道健康。Estorninos 等（2022）发现与标准配方奶粉喂养组相比，足月健康婴儿补充含 GOS 配方奶粉后肠道内艰难梭菌、产气荚膜梭菌等肠道致病菌相对丰度下降，双歧杆菌属、乳杆菌属等肠道有益菌富集。Wang 等（2017）研究发现，饲喂低聚半乳糖改善了盐酸洛哌丁胺诱导的小鼠便秘症状，同时颤螺菌属、粪球菌属、多尔菌属的丰度降低，双歧杆菌属、拟杆菌属、理研菌属、乳杆菌属、梭菌属的丰度增加。此外，益生菌代谢 GOS 产生的短链脂肪酸参与维持细胞免疫稳态，通过调控信号通路抑制促炎因子产生。

酶法合成的 GOS 结构和人乳中的 GOS 是相同的。目前的 GOS 是采用牛乳中的乳糖为原料，经过 β-半乳糖苷酶对乳糖的半乳糖基转移作用来生产，主要含二糖、三糖、四糖、五糖、六糖、七糖和八糖。GOS 作为食品营养强化剂可用于婴幼儿配方食品（食品类别 13.01）和婴幼儿谷类辅助食品（食品类别 13.02.01），也可用于增强免疫力、缓解体力疲劳、改善胃肠道的保健食品。

3. 母乳低聚糖

母乳低聚糖（human milk oligosaccharides，HMOs）是目前国际婴幼儿配方乳粉等领域普遍关注的配料，在支持婴幼儿特征肠道菌群建立和免疫等方面发挥重要作用。目前 HMOs 已在百余个国家和地区批准和/或上市使用，其生产方式主要以微生物发酵法为主，产品结构与母乳中的 HMOs 完全一致。相关临床人群实验和动物毒理实验以及多年使用历史均证明其用于婴幼儿配方食品等是安全的。

HMOs 被看成是人类第一益生元。HMOs 对上消化道的低 pH 胃液和消化酶具有抵抗力，可顺利抵达结肠作为特定微生物底物塑造婴儿肠道菌群（Wang et al.，2015；Davis et al.，2017；Underwood et al.，2017）（表 6.1）。De Leoz 等（2014）通过糖组学和基因组学发现婴儿在出生后的最初几周，肠道微生物群由非 HMOs 消耗的微生物群（肠杆菌科和葡萄球菌科）转变为消耗 HMOs 的微生物群（拟杆菌科和双歧杆菌科），粪便中 HMOs 的丰度也相应减少。Borewicz 等（2019）研究发现，HMOs 导致婴儿肠道中 61.5%的微生物群发生变化，特别是与 2′-岩藻糖基乳糖、乳糖-N-四糖、乳糖-N-岩藻五糖等双歧杆菌属，拟杆菌属和乳杆菌属的系统发育型密切相关。Asakuma 等（2011）发现将 HMOs 作为唯一的碳水化合物来源，能够有效促进婴儿长双歧杆菌增加，而两歧双歧杆菌的生长缓慢，不能全部利用 HMOs 的降解产物。经基因组分析，双歧杆菌属含有糖基水解酶，在双歧杆菌属分离株中也鉴别出岩藻糖基乳糖代谢的基因编码（James et al.，2019）。Zhang 等（2020）还发现 2′-岩藻糖基乳糖作为碳源可提高双歧杆菌 DNG6 的黏附能力。Caco-2 细胞孵育后，在 2′-岩藻糖基乳糖中生长的双歧杆菌 DNG2 黏附相关基因的表达显著高于低聚半乳糖和葡萄糖。

表 6.1 母乳低聚糖调节与婴儿肠道菌群的作用

肠道细菌	正相关	负相关
肠杆菌	乳糖-N-新六糖	2′-岩藻糖基乳糖、乳糖-双岩藻四糖、乳糖-N-岩藻五糖V
双歧杆菌	单岩藻糖基内酯-N-己糖III、乳糖基四糖、乳糖-N-岩藻五糖I、二唾液酸内酯-N-四糖	2′-岩藻糖基乳糖、乳糖-双岩藻四糖、乳糖-N-四糖、乳糖-N-新六糖
韦荣球菌	乳糖-N-岩藻五糖 I、二唾液酸内酯-N-四糖、乳糖-N-岩藻五糖II	2′-岩藻糖基乳糖
罗氏菌	乳糖-双岩藻四糖、乳糖基四糖	2′-岩藻糖基乳糖、单岩藻糖基内酯-N-己糖II、二唾液酸内酯-N-四糖
乳杆菌	乳糖-N-岩藻五糖I、乳糖-N-岩藻五糖III	
肠球菌	二唾液酸内酯-N-四糖、3′-岩藻糖基乳糖、乳糖-N-岩藻五糖II、乳糖-N-岩藻五糖III、乳糖-N-岩藻五糖V	2′-岩藻糖基乳糖、乳糖-双岩藻四糖
拟杆菌	2′-岩藻糖基乳糖、乳糖-N-岩藻五糖I、乳糖-双岩藻四糖	乳糖基四糖 b、二岩藻糖基内酯-N-六糖、二唾液酸乳糖-N-四糖
链球菌	乳糖基四糖 c、3′-岩藻糖基乳糖、乳糖-N-岩藻五糖III、对-乳糖-N-己糖	

HMOs 还可抑制肠道致病菌的生长。Salli 等（2021）发现与葡萄糖对照组相比，2′-岩藻糖基乳糖可抑制致病大肠杆菌、产气荚膜梭菌生长；另外，母乳低聚糖可通过与细菌细胞膜成分荚膜多糖相互作用，改变细菌细胞膜的通透性。Craft 等（2019）发现，与未处理的对照组相比，HMOs 可破坏金黄色葡萄球菌、鲍曼不动杆菌、链球菌等细胞膜渗透性，且损伤程度与 HMOs 质量浓度呈正相关。HMOs 的抑菌作用还与其经肠道菌群分解代谢后所产生的短链脂肪酸有关。Chen

等（2022）给 C57BL/6J 小鼠灌胃 2′-岩藻糖基乳糖 20 mg/mL 后发现，与常规配方奶粉组相比，2′-岩藻糖基乳糖增加了肠道内总短链脂肪酸数量，与布劳特菌等呈正相关水平，与母乳喂养组相似。Tonon 等（2023）通过体外实验发现 2′-岩藻糖基乳糖和乳糖-N-新四糖的配方奶粉显著促进了乙酸盐等短链脂肪酸浓度增加，下调了梭菌属、韦荣球菌属等肠道潜在致病菌相对丰度，正向调节了婴儿肠道微生物组的多样性。

此外，HMOs 还可直接作用于肠道细胞，有助于保持肠上皮屏障完整性。Wu 等（2023）发现 HMOs 可有效恢复坏死性小肠结肠炎小鼠的杯状细胞数量，降低肠上皮通透性，保护肠上皮屏障的完整性。HMOs 还可以通过调节炎症细胞因子的变化来维持肠道健康。Świątecka 等（2011）给 C57BL/6 新生小鼠喂食含 3′-唾液酸乳糖和 6′-唾液酸乳糖的配方奶粉，发现其能够防止肠道内促炎因子分泌过多，抑制 TLR4/NF-κB 途径的激活，进而降低肠道炎症的发生率。

6.2.2　乳蛋白的作用

乳清蛋白和酪蛋白为牛乳中主要蛋白，其完整的分子结构及众多的生物活性肽在促进肠道有益菌增殖，维持肠道菌群平衡中发挥着重要的作用。乳中的免疫球蛋白、乳铁蛋白、溶菌酶等也具有抑制病原菌定植黏附，保护肠道健康的功效。

1. 酪蛋白

酪蛋白是哺乳动物乳汁中的一类含磷钙的结合蛋白，约占总蛋白含量的 80%。近年研究发现酪蛋白水解后形成的多种生物活性肽能够影响肠道微生物组成，调节微生态平衡，有效抑制有害菌的增殖，维护宿主健康。Hussain 等（2019）发现，牛乳酪蛋白经胃蛋白酶水解后产生的 α_{s1}-酪蛋白片段 f（180～193），能够显著抑制白色念珠菌和假单胞菌生长与增殖。

κ-酪蛋白经凝乳酶降解还会产生乳源酪蛋白糖巨肽，其主要是由半乳糖、N-乙酰氨基半乳糖和 N-神经酰胺组成的碳水化合物片段。经分离纯化获得的酪蛋白糖肽表现出多种生理功能活性，包括促进益生菌增殖。O'Riordan 等（2018）发现 κ-酪蛋白水解产生的糖巨肽含有丰富的 O-聚糖，以浓度依赖性促进长双歧杆菌的生长，并调节其基因表达。Stroup 等（2019）发现给患有苯丙酮尿症的 C57BL/6 小鼠饲喂酪蛋白糖巨肽 8 周后，小鼠肠道中与生成硫化氢细胞毒性化合物有关的脱硫弧菌属丰度显著降低，而短链脂肪酸如丙酸、丁酸浓度显著增加，进而通过 G 蛋白偶联受体激活途径和组蛋白脱乙酰基酶途径抑制炎症信号通路。明珠等（2016）也发现喂服酪蛋白糖巨肽能够增加溃疡性结肠炎小鼠的肠道菌群多样性，促进肠道生态平衡，增加厚壁菌门中的布劳特菌、乳杆菌的丰度以及拟杆菌门中的普雷沃菌属、拟杆菌、另枝菌属的丰度，并有较小比例的链球菌属出现。

酪蛋白糖巨肽还可通过抑制肠道致病菌对肠上皮细胞的黏附,达到抗菌目的。Feeney 等(2017)经体外实验发现,酪蛋白糖巨肽可抑制致病性大肠杆菌对 Caco-2 细胞的黏附作用,减少致病菌的易位。Omara(2019)发现牛乳酪蛋白水解物具有较高的抗菌活性,可抑制大肠杆菌、金黄色葡萄球菌等肠道致病菌的生长,可作为潜在治疗腹泻的生物活性肽。

此外,酪蛋白糖巨肽可参与免疫系统调节作用。 Cui 等(2017)发现乳源性酪蛋白糖巨肽还直接参与抑制 MAPK 通路,激活 TGF-β1/Smad 信号传导级联反应,维持肠黏膜免疫调节,保护溃疡性结肠炎小鼠的肠黏膜屏障功能。

2. 乳清蛋白

乳清蛋白主要包括 β-乳球蛋白、α-乳白蛋白、免疫球蛋白以及乳铁蛋白等,易被消化吸收,是人体中免疫系统的防御机制的一部分,在抑菌、改善肠道菌群及调节人体免疫循环等方面发挥了积极作用。

1)α-乳白蛋白

α-乳白蛋白及其在胃肠道中水解产生的抗菌肽有抗菌作用,在消化过程中能产生抗菌肽和刺激双歧杆菌生长的肽链,进而在消化道中发挥抑制潜在致病菌,促进肠道益生菌的作用。Xie 等(2023)发现 α-乳白蛋白分离的胃肠道水解物可改善高尿酸血症小鼠的肠道微生物群,增加 S24-7、罗氏菌属等产短链脂肪酸肠道菌的相对丰度,并抑制了肠道内拟杆菌属、另枝菌属、普雷沃菌属等与高尿酸血症和炎症相关肠道菌属的生长。Ruiz-Ojeda 等(2023)将含有 α-乳白蛋白和酪蛋白的婴儿配方奶粉喂食给健康足月婴儿后发现,与标准配方乳粉喂养组相比,变形杆菌相对丰度下降,阿克曼菌等产短链脂肪酸肠道有益菌相对丰度上升,相应的产乙酸等短链脂肪酸也有所增加,与母乳喂养的婴儿肠道菌群更为相似。

α-乳白蛋白在调节肠道的同时,还会进一步促进免疫应答反应。李梦寒(2019)发现灌胃 28 d α-乳白蛋白消化液,不仅提高了大鼠肠道中乳杆菌、阿克曼菌和木质真菌的相对丰度,抑制了大肠杆菌-志贺菌属,还有效提高了大鼠外周血中 $CD3^+$、$CD4^+$、$CD4^+/CD8^+$ 数量比例,以及 IL-4、IL-10 和 IgG、IgM 含量水平。

2)乳铁蛋白

乳铁蛋白主要是由乳腺上皮细胞表达和分泌的一种非血红素铁结合糖蛋白,属转铁蛋白家族成员,具有调节肠道菌群、抗病毒活性和免疫调节等功能。Bullen 等(1972)首先提出乳铁蛋白具有广谱的抗菌感染活性,其抑菌谱包括革兰阳性菌、革兰阴性菌、好氧菌、厌氧菌和酵母。

乳铁蛋白抑制肠道致病菌以及促进肠道有益菌生长的主要机制有四种。在生理 pH 条件下,带正电荷的乳铁蛋白与带负电荷的细胞成分有很强的亲和性,从而增强了细胞膜的通透性。卢蓉蓉等（2008）发现乳铁蛋白对大肠杆菌和沙门菌的最低抑菌浓度为 2.5 µg/mL，对枯草芽孢杆菌和蜡状芽孢杆菌的最低抑菌浓度为 10 µg/mL，对白色葡萄球菌和四联球菌为 10 µg/mL，天然乳铁蛋白对革兰阴性菌的抑菌效果更好。Vega-Bautista 等（2019）发现给坏死性小肠结肠炎大鼠灌胃乳铁蛋白，可有效增强其肠道防御大肠杆菌的能力，提示乳铁蛋白具有预防结肠炎发生的潜在作用。

乳铁蛋白的抗菌活性也受纯度、铁饱和程度等因素影响，乳铁蛋白有捕获三价铁的能力，可降低致病菌对宿主机体中对铁的可用性，达到抑制致病菌增殖的目的。乳铁蛋白可显著抑制大肠杆菌等需要铁的病原体生长，其抑菌谱也包括沙门菌、枯草芽孢杆菌、志贺菌等（Niaz et al., 2019）。

乳铁蛋白可减少细菌毒力因子的表达，如参与生物膜产生和蛋白酶分泌的毒力因子，抑制或杀灭肠道致病菌。García-Borjas 等（2021）发现乳铁蛋白可显著减少单增李斯特菌分离株、大肠杆菌的生物膜产生，且乳铁蛋白与链霉素等抗生素有协同作用。Sherman 等（2016）发现给极低体重婴儿（1.5 kg）鼻饲 28 d 乳铁蛋白后，婴儿肠道菌群中的致病性肠杆菌、克雷伯菌和葡萄球菌丰度显著降低。

乳铁蛋白还可以促进肠道益生菌增殖。Cao 等（2022）发现乳铁蛋白能够促进双歧杆菌、乳酸杆菌等生长，并提出这一假设，乳铁蛋白通过表面阳离子与带负电的细胞壁酸性成分（如磷壁酸）静电互作。这种相互作用可能有利于乳铁蛋白在周质空间中的内化，并最终与细胞膜蛋白结合以易位到细胞质。在 ATP 存在情况下，乳铁蛋白肽链解离为 N 端和 C 端；后者在细胞核中内化并与 DNA 相互作用以调节参与细胞生长 DNA 复制机制的基因，乳铁蛋白可提高鼠李糖杆菌的生长活性。Castanet 等（2020）发现乳中乳铁蛋白浓度与健康足月婴儿肠道内双歧杆菌、乳酸杆菌等肠道益生菌相对丰度呈正相关。

乳铁蛋白不仅有效抑制了肠道病原体定植和增殖，还可通过保护肠道黏膜屏障完整性来维持肠道环境稳定。Zhang 等（2017）发现乳铁蛋白可促进 Caco-2 细胞表达紧密连接蛋白，有助于维持肠上皮细胞的功能；Visconti 等（2019）证实摄入乳铁蛋白能够促进肠黏膜淋巴细胞分化及成熟，上调 IgA 和 IgM 分泌水平，从而降低肠道患病率及由抗生素引起的肠道细菌性腹泻频发。

3）免疫球蛋白

乳中的免疫球蛋白含量丰富，牛乳中 IgG 含量较高，而母乳中以 IgA 为主。机体吸收的免疫球蛋白通过与肠道中的细菌和病毒结合，使肠道菌群处于稳定状态，有助于抵御疾病侵袭。Vidarsson 等（2014）发现 IgG 能抑制细菌代谢和病毒入侵，如幽门螺旋杆菌、志贺菌、病原性大肠杆菌、轮状病毒及沙门菌等肠道致病菌，并能促进巨噬细胞的吞噬作用，保护肠道健康。Fadlallah 等（2018）研究发现，IgA 缺乏症患者肠道菌群会轻度失调，其中普雷沃菌增加，瘤胃球菌、乳杆菌、柔嫩梭菌等减少，且 IL-17$^+$、IL-22$^+$等促炎因子增加，提示 IgA 缺乏与系统性炎症和细菌依赖性网络的扰动相关。Funatogawa 等（2019）发现饲喂牛初乳 IgG 可避免雄性 BALB/c 小鼠感染肠出血性大肠杆菌 O157：H7、肠炎沙门菌、血清型肠炎杆菌等病原菌。此外，免疫球蛋白可通过促进肠道有益菌增殖，来调节肠道菌群稳态。Chen 等（2020）进行体外厌氧发酵分析唾液酸化的乳 IgG 对肠道菌群的影响，发现唾液酸化的乳 IgG 可显著促进双歧杆菌属的生长，包括长双歧杆菌 CCX 19061、短双歧杆菌 CCX 19042、两歧双歧杆菌 CCX 19061 等。

4）β-乳球蛋白

β-乳球蛋白是牛乳中的主要乳清蛋白，其调节肠道菌群的作用存在争议。一方面，有研究指出 β-乳球蛋白能够抑制肠道致病性细菌增殖，还能通过促进肠内分泌免疫球蛋白改善肠道微生态环境。Ma 等（2021）发现，牛乳和羊乳乳清蛋白（含 α-乳白蛋白和 β-乳球蛋白）显著影响健康成年鼠肠道优势细菌的相对丰度，如乳酸杆菌属、螺旋杆菌属和链球菌属等。另一方面，β-乳球蛋白也是乳中主要过敏原之一，对宿主肠道免疫系统影响较大，同时破坏宿主肠道黏膜，改变肠道菌群，严重影响婴幼儿身体健康。董艳如（2019）发现由 β-乳球蛋白引起的牛乳过敏儿童的肠道菌群发生了很大变化，梭状芽孢杆菌、疣微菌、盐单胞菌属以及优杆菌属丰度明显升高，但变形菌门的小单胞菌属数量下降。

此外，β-乳球蛋白通过酶解也可产生部分抗菌肽片段，抑制肠道致病菌生长。Khan 等（2018）发现，用胰蛋白酶消化 β-乳球蛋白产生四个肽片段，包括 f（15～20）、f（25～40）、f（78～83）和 f（92～100），主要对革兰阳性菌有抑制作用。Sedaghati 等（2014）经体外实验使用纤溶酶水解 β-乳球蛋白，发现 β-乳球蛋白水解物对金黄色葡萄球菌、致病性大肠杆菌的生长均有抑制作用，经鉴定其中两段抗菌肽序列分别为 f（78～83）和 f（83～91）。

5）溶菌酶

乳中溶菌酶具有抗菌消炎、抗病毒、增强免疫力以及促进组织修复等多种生理功能。在体内通过抑制致病菌的增殖，维持宿主肠道的健康。Dan 等（2018）发现溶菌酶能够抑制大肠杆菌、变形杆菌、沙门菌的生长，维持宿主肠道的健康。Cosentino 等（2016）通过细菌培养试验发现，牛乳溶菌酶对链杆菌和梭状芽孢杆菌等革兰阳性菌的生长具有显著抑制作用，降低这些肠道有害菌的增殖。此外，溶菌酶与乳铁蛋白具有协同的杀菌功效，乳铁蛋白首先与革兰阴性细菌细胞膜的脂多糖紧密结合，并在膜上形成孔，然后溶菌酶通过该孔进入细菌的糖基，降解并有效杀死病原体。Tonguc-Altin 等（2015）经体外实验发现，溶菌酶和乳铁蛋白协同作用能够显著抑制变形链球菌等链球菌属的生长。

6.2.3　乳脂肪的作用

牛乳是饱和脂肪酸的主要来源，占总脂肪酸的 70%左右，以棕榈酸和硬脂酸居多；单不饱和脂肪酸占总脂肪酸的 26%左右，以油酸居多；多不饱和脂肪酸占总脂肪酸的 6%左右，以亚油酸（占 5.3%）、共轭亚油酸（占 1.9%～2.3%）居多。根据碳链的长度，乳脂肪酸中有约 86%的长链脂肪酸、12%的中链脂肪酸和 9%的短链脂肪酸，短链脂肪酸中丁酸、己酸、辛酸、癸酸、月桂酸在牛乳中最为普遍。

1. 乳饱和脂肪酸

牛乳中的饱和脂肪酸包括以棕榈酸、硬脂酸为主的长链脂肪酸，主要位于 sn-1、sn-3 位。而母乳中高达 70%的棕榈酸连接在三酰甘油的 sn-2 位上，三酰甘油 sn-1、sn-3 位上均为油酸，形成 O—P—O 结构，该结构脂很容易以 sn-2 单酰甘油的形式在肠道中吸收。目前配方乳粉尝试模仿母乳脂质分子结构，提高 sn-2 位棕榈酸含量，使其更接近母乳喂养水平，促进婴幼儿消化以及脂肪酸吸收，调节婴幼儿肠道微生物稳态。Shen 等（2021）发现，相较于标准配方乳粉，OPO 结构脂配方乳粉显著调节了 SD 大鼠的脂质代谢，其小肠和肾周脂肪组织的脂质合成、分解代谢相关基因的 mRNA 水平均显著升高，同时有效促进了骨矿物质积累，提示母乳 OPO 结构脂提高了脂肪酸和钙的吸收利用。在促进脂肪酸消化吸收的同时，OPO 结构脂在肠道内消化水解产生的单 sn-2 棕榈酸酯可促进肠道有益菌的增殖或黏附，抑制肠道致病菌的生长。刘蔚宇等（2018）在体外粪便发酵实验中发现，含 OPO 结构脂的配方奶粉可显著性增加肠球菌、双歧杆菌、拟杆菌和乳酸杆菌等有益菌的数量，抑制肠杆菌、梭状芽孢杆菌等致病菌的生长，促进肠道环境 pH 降低，维持肠道微生态稳定。Guo 等（2022）给足月健康婴儿喂食含 sn-2 棕榈酸酯的配方奶粉 16 周，发现其促进了阿克曼、瘤胃球菌属、短双歧杆菌等富集，同时上调了与有氧呼吸、腺苷钴胺生物合成、葡萄糖和氨基酸代谢以及肽聚糖生物合成相关的微生物基因。

乳中中短链脂肪酸约占总脂肪酸的 14%，主要是丁酸。丁酸作为肠上皮细胞的主要能量来源，可通过影响肠上皮细胞的增殖、分化和凋亡，促进抗菌肽分泌，适应细菌群落生长，减轻肠黏膜损伤等过程改善肠道黏膜屏障的完整性。Schlievert 等（2012）经体外实验证明，乳中月桂酸甘油酯可抑制金黄色葡萄球菌、链球菌等生物膜的形成，进而达到抑菌效果。Nejrup 等（2017）应用无菌小鼠建立肠道微生物群人源化小鼠模型，并发现摄入中链脂肪酸提升了拟杆菌属、卟啉单胞菌属的相对丰度，显著调节了肠道微生物群落的多样性，推测脂肪酸的组成差异可能调节肠道菌群的建立。然而，过量的饱和脂肪酸（高脂食物）可能会引起机体的炎症反应，Lam 等（2015）发现，喂食高脂饮食的 C57BL/6J 小鼠 8 周后，其肠道内嗜胆菌属、韦荣球菌科等产硫化氢的肠道菌群数量增加，结肠通透性增加，细菌及其代谢物可能通过受损的肠道屏障转移且引起肠道炎症的发生。

2. 不饱和脂肪酸

近年来的文献显示，ω-3 多不饱和脂肪酸（如亚麻酸）和 ω-6 多不饱和脂肪酸（如亚油酸）可被肠道远端的厌氧菌如双歧杆菌、乳酸杆菌等分解代谢，恢复厚壁菌门/拟杆菌门的比例，增加毛螺菌科的细菌，这与其促进抗炎症的短链脂肪酸丁酸的产生增加有关。乳中不饱和脂肪酸包括单不饱和脂肪酸、ω-3 多不饱和脂肪酸与 ω-6 多不饱和脂肪酸等，具有降低血中胆固醇和三酰甘油，改善血液微循环，提高脑细胞活性，增强记忆力和思维能力的功能。乳中多不饱和脂肪酸还具有调节肠道菌群的数量和组成，影响肠道上皮细胞生理特性，加强肠道屏障的作用。Cerdó 等（2022）发现，与标准配方奶粉组相比，给足月健康婴儿添加含长链多不饱和脂肪酸、乳脂肪球膜的新型配方奶粉可使其肠道内乳杆菌属、肠球菌属、萨特菌属等富集。

油酸是乳中主要的单不饱和脂肪酸，可通过增强巨噬细胞的吞噬致病菌能力，显著抑制单增李斯特菌的生长，保护肠道免受致病性微生物的侵袭。Xi 等（2022）也发现母乳中的棕榈油酸、油酸和花生四烯酸与鼠李糖乳杆菌、发酵乳杆菌和副干酪乳杆菌等乳杆菌属的丰度呈正相关。

乳中 ω-3 多不饱和脂肪酸主要包括 α-亚麻酸、二十碳五烯酸和二十二碳六烯酸等。Schoeler 等（2019）发现小鼠摄入 ω-3 多不饱和脂肪酸后，其肠道中乳酸菌属、双歧杆菌属、阿克曼菌、罗斯菌属等有益菌的丰度增多。母乳中亚麻酸、花生四烯酸、二十二碳六烯酸等不饱和脂肪酸，可上调肠道内双歧杆菌属、乳酸杆菌属等有益菌属，有益于婴儿肠道微生态健康（Powell et al.，1981）。还有研究发现，花生四烯酸等可能通过诱导细菌细胞膜的渗漏甚至裂解，影响细胞代谢作用进而抑制或杀死细菌，如氨基酸运输及氧化磷酸化的解偶联等。乳中多不饱和脂肪酸的一个独特家族是共轭亚油酸，是亚油酸的异构体，共轭亚油酸具有抗动脉粥样硬化、抗肥胖和抗癌症的特性。一些证据表明饮食中补充共轭亚油酸还能够发挥益生元作用，促进肠道有益菌的生长，增加短链脂肪酸丁酸的产生。Chaplin 等（2015）用口服强饲法给 C57BL/6J 小鼠补充共轭亚油酸（6 mg/d），发现其肠道内嗜黏蛋白阿克曼菌、拟杆菌属、普雷沃菌属等增加。Li 等（2023）对高脂饮食大鼠进行低剂量（0.05 g/kg）和高剂量（0.5 g/kg）共轭亚油酸灌胃干预后，发现高剂量共轭亚油酸可以增加产生短链脂肪酸的微生物群的相对丰度，如杜氏杆菌、普拉梭菌、双歧杆菌，降低肠球菌属和瘤胃球菌属相对丰度。

3. 乳脂肪球膜的作用

乳脂肪球膜是包裹在乳脂肪液滴表面，由极性脂质、胆固醇和蛋白质等组成的复杂的三层磷脂蛋白膜。乳脂肪球膜配料成分复杂，蛋白质和脂质是其主要成分，分别占脂球膜干物质含量的 25%～70% 和 30%～75%。鞘磷脂和神经节苷脂为目前乳脂肪球膜极性脂质的特征性组成。现有研究已证实，在婴幼儿配方乳粉中添加富含乳脂肪球膜的乳清蛋白粉，可促进婴儿大脑认知发育，增强免疫力。新近研究提示，乳脂肪球膜在抗炎症、抑制病毒及调节肠道菌群等方面也具有独特功能。Gong 等（2020）给 SD 大鼠喂食 1 g/kg 含乳脂肪球膜的配方奶粉，发现其肠道内布劳特菌等肠道益生菌丰度增加，而志贺菌、肠球菌等肠道致病菌丰度下降，与母乳喂养更为相似。Sprong 等（2012）在大鼠食用含乳脂肪球膜饲料两周后，给予李斯特菌刺激，发现大鼠粪便中李斯特菌的含量并未增加，可能与乳脂肪球膜阻止该病原体黏附有关。Yu 等（2021）发现患有短肠综合征的大鼠服用乳脂肪球膜后的厚壁菌门数量增加，肠道通透性降低，黏液素阳性细胞增多。Zhao 等（2022）给婴儿喂食含乳脂肪球膜的配方奶粉，发现乳脂肪球膜关键成分如乳黏蛋白、唾液酸和磷脂 3 种物质与婴幼儿肠道内双歧杆菌呈显著正相关关系，且显著增加肠道内双歧杆菌丰度。可见，对乳脂肪球膜关键成分的研究可为配方奶粉的母乳化提供一定理论参考。

1）鞘磷脂及水解产物

在乳脂肪球膜中，神经鞘磷脂是主要的鞘脂膜成分，其代谢物具有高度的生理活性，膳食补充神经鞘磷脂可减少结肠炎症和炎症驱动结直肠癌。Norris 等（2016）发现乳中鞘磷脂可改善高脂饮食 C57BL/6J 小鼠的肠道菌群紊乱，肠道内双歧杆菌、拟杆菌属等肠道有益菌相对丰度上升，其中拟杆菌属是合成利用鞘脂的肠道微生物之一。基于以上实验又发现牛乳鞘磷脂可通过与肠道致病菌的膜成分脂多糖相互作用，抑制致病菌生长。Milard 等（2019）发现，与无鞘磷脂饮食对照组相比，牛乳鞘磷脂可改善高脂饮食诱导的小鼠体重增加，提高嗜黏蛋白-阿克曼菌等肠道有益菌数量。

此外，鞘磷脂产生的鞘氨醇等水解产物也能够调节肠道菌群组成。Nejrup 等（2017）将健康婴儿粪便体外发酵 24 h，探究乳脂质消化产物对肠道细菌的影响，研究发现含有 10%鞘氨醇的长链非酯化脂肪酸可增加粪便双歧杆菌的相对丰度，而单独使用长链非酯化脂肪酸对双歧杆菌种群没有影响。鞘氨醇还能抵抗肠道致病菌的侵袭，减少致病菌定植，具广谱抗菌活性，包括大肠杆菌、金黄色葡萄球菌等，推测可能是母乳的保护机制之一。

2）神经节苷脂

乳脂肪球膜中神经节苷脂含量丰富，因此又被称为乳源性神经节苷脂，GD3

（双唾液酸神经节苷脂）和 GM3（单唾液酸神经节苷脂）是其中最主要的两种。神经节苷脂因其独特的"含唾液酸的低聚糖+神经酰胺"结构，影响生命早期的神经认知发育及免疫功能调节。

近年来发现神经节苷脂对肠道菌群的定植及肠道微生态的维持有重要影响，可有效预防生命早期的肠道感染。研究者已经观察到，相较于使用普通配方粉的早产儿，使用富含神经节苷脂奶粉早产儿的肠道内大肠杆菌数量较低，而益生菌双歧杆菌的含量显著升高。Schnabl 等（2009）发现了母乳神经节苷脂对大肠杆菌、金黄色葡萄球菌、表皮链球菌等生长的抑制作用，并推测其抑菌机制与细菌、细菌毒素和刷状边界的相互作用有关。神经节苷脂 GD3 和 GM3 可以耐受婴儿胃肠道消化，相对完整地进入肠道。Lee 等（2014）发现婴儿双歧杆菌和两歧双歧杆菌可降解神经节苷脂 GM3 和 GD3，而长双歧杆菌亚种和乳双歧杆菌仅表现出中度降解，推测乳神经节苷脂或其降解产物（如唾液酸）可选择性促进婴儿体内双歧杆菌活性。

神经节苷脂的生物学功能及其机制有待于更多的研究予以探索。而母乳中神经节苷脂存在个体差异，牛乳中神经节苷脂含量与母乳中含量具有一定差异，这提示我们或通过改善乳母膳食或调整现有配方奶粉成分，以保障每个婴儿对于神经节苷脂的获取，保证其生命早期的健康成长。

3）乳脂肪球膜蛋白

乳脂肪球膜中的蛋白质成分极为复杂，包含嗜乳脂蛋白、氧化还原酶、黄嘌呤氧化酶/黄嘌呤脱氢酶、糖基化黏液素类（如黏蛋白 MUC1、MUC15 和 CD36）等多种蛋白质以不对称形式分布在乳脂肪球膜中，约占牛奶蛋白总量的 1%～4%，具有免疫调节和抗致病菌等特性（Guan et al.，2022）。其中，黄嘌呤脱氢酶/氧化酶通过氧化还原机制产生活性氧和活性氮等物质，直接接触细菌细胞膜造成膜机械破裂进而杀灭致病菌。Al-Shehri 等（2020）发现乳中黄嘌呤氧化酶可产生过氧化氢和超氧化物等活性氧物质，随后经过乳过氧化物酶的产生途径，抑制金黄色葡萄球菌、大肠杆菌、肠炎沙门菌生长。此外，脂肪球膜中的糖基化黏液素类，如黏蛋白 MUC1 上具有多个黏附位点，可与肠上皮细胞一起竞争与细菌的结合，降低细菌对 Caco-2 细胞的黏附能力。黏蛋白 MUC1 还对霍乱弧菌、幽门螺杆菌具有抗菌活性，还可以抑制大肠杆菌感染消化道上皮细胞。

6.2.4　乳中维生素的作用

牛乳中含有维生素 A、维生素 B、维生素 C、维生素 D 等多种维生素，其中 B 族维生素的含量最多。B 族维生素作为促生长因子，能够影响微生物的繁殖和代谢。Degnan 等（2014）发现人体肠道中拟杆菌的细胞表面脂蛋白和内源因子都

能够获取维生素 B_{12}，但拟杆菌细胞表面脂蛋白对维生素 B_{12} 的亲和度高于内源因子，因此维生素 B_{12} 能够促进拟杆菌在肠道中的增殖。维生素 D 在体内以 1,25-二羟基维生素 D_3 的活性形式存在，与维生素 D 受体结合形成激素-受体，再与靶基因启动子区域的维生素 D 反应元件特异性结合，诱导抑菌肽表达。抑菌肽可通过与黏膜表面细菌相互作用，使内皮细胞等免受细菌侵害；并通过抑制过度适应性免疫应答、增强黏膜屏障等功能，影响肠道菌群结构。Drall 等（2020）发现给哺乳期乳母添加维生素 D 补充剂，可以减少婴儿肠道内链球菌、艰难梭菌等肠道致病菌定植，下调了与炎症性肠病密切相关的巨单胞菌属等肠道核心菌属的相对丰度，进而降低炎症性肠病、结直肠癌等疾病的发生风险。此外，Lei 等发现，与未添加维生素 D 相比，喂食强化维生素 D 婴儿配方奶粉的婴儿肠道内乳酸杆菌属、链球菌属、双歧杆菌属相对丰度增加，肠道内益生菌的比例显著增加。

6.3　乳制品调节肠道菌群的影响

6.3.1　酸奶

酸奶是益生菌的优良载体，益生菌菌体成分以及代谢产物可以随酸奶摄入选择性地进入体内，介导肠道作用于肠道以外的器官，表现出各种菌株特异性的远程健康效应。目前市面上常用的酸奶益生菌有鼠李糖杆菌、嗜酸乳杆菌、瑞士乳杆菌等。为了保证进入人体后有足够的活菌数发挥益生功能，按照国家市场监督管理总局组织修订的《益生菌类保健食品注册审评指导原则》规定，发酵乳制品所含活菌数需高于 10^7 CFU/g（mL），人最低每天要补充十亿活菌数。

机制明确、具有良好科学依据的新一代益生菌，在促进健康的功能多样性上可以满足消费者的不同健康需求。王然等（2020）发现便秘患者饮用 28 d 含副干酪乳杆菌的酸奶后，肠道中与肥胖呈正相关的毛螺菌科减少，而产短链脂肪酸的布劳特菌、瘤胃球菌、真杆菌属的含量增加，使得粪便中的丁酸、丙酸等短链脂肪酸含量增多，刺激肠道神经系统缩短肠道运输时间，从而缓解便秘。张丹等（2015）给感染大肠杆菌的小鼠灌胃嗜酸乳杆菌，发现嗜酸乳杆菌能有效黏附定植于肠黏膜，并形成具有保护作用的生物屏障，小鼠肠道内黏膜 SIgA 和 IL-10 含量明显升高，同时血清 IFN-γ、TNF-α 和 IL-1β 含量下降，减缓炎症发生。

益生菌乳制品还可通过维持肠道微生物稳态，辅助治疗神经性疾病。Burokas 等（2017）发现长期暴露于应激环境诱导的抑郁小鼠补充益生菌发酵乳后，肠道内的双歧杆菌和柔嫩梭菌数量增加，皮质醇、IL-6 和 TNF-α 水平降低，外周血细胞免疫反应和中枢神经递质水平的异常得以纠正，使得抑郁症状得到改善。

Shaaban 等（2018）研究发现，自闭症儿童补充 3 个月益生菌发酵乳后，肠道内双歧杆菌、乳酸菌、普氏菌、韦荣球菌丰度显著增加，脱硫弧菌、普通拟杆菌的数量降低，同时其表达、社交、感知能力等均得到明显的改善。

6.3.2　干酪

干酪相对于传统乳制品来说具有范围较广的 pH，可以为益生菌提供一个较长而且稳定的存活环境，延长益生菌的生存时间。干酪还具有特殊的空间结构和较高的脂肪含量，当益生菌通过胃肠道时，脂肪可以包裹在益生菌外层提供保护作用，增加益生菌的存活率。应用在干酪中的益生菌主要包括干酪乳杆菌、鼠李糖杆菌、瑞士乳杆菌、乳酸乳球菌等。Bielik 等（2022）发现，给竞技游泳运动员饮食添加 30 g/d 的 Bryndza 奶酪，肠道内乳酸乳球菌、乳酸菌、丁酸单胞菌属相对丰度增加，短链脂肪酸的相对丰度显著增加。

干酪中的乳蛋白经过分解会产生一些生物活性物质。Bottari 等（2017）发现帕玛森·雷加诺干酪在小肠内消化分解成多种肽，可作为氮源有效促进大多数乳酸杆菌和双歧杆菌的生长。Théolier 等（2014）经体外实验发现，不同种类干酪对李斯特菌、单增李斯特菌、大肠杆菌 MC4100 和大肠杆菌 O157：H7 有不同的抗菌效果，其中马苏里拉和高达干酪对李斯特菌与大肠杆菌的抗菌效果更明显。

6.3.3　乳粉类

不同的喂养方式会影响新生儿肠道菌群的定植，母乳喂养的婴幼儿肠道中以双歧杆菌为主，而配方奶粉喂养的婴幼儿肠道中主要是拟杆菌和梭状芽孢杆菌，双歧杆菌的定植被延迟，且肠杆菌、梭形杆菌、肠球菌的数量明显高于母乳喂养婴儿。因此，近年来配方奶粉多通过添加益生菌、益生元以及合生元类功能成分，帮助新生儿建立肠道正常菌群，预防和减少新生儿感染性疾病和过敏性疾病的发生。Souza 等（2018）发现给便秘婴儿喂食 4 周含有低聚果糖的配方奶粉，婴儿肠道中双歧杆菌、乳杆菌、普氏菌属、直肠真杆菌、丁酸弧菌、艾克曼菌的数量明显增加，肠球菌、厌氧棍状菌属、细杆菌属数量减少，且低聚果糖还可通过微生物代谢产生的短链脂肪酸促进肠道蠕动，缓解便秘。刘萌颖（2019）发现配方奶粉中低聚糖的添加量为 5.5 g/100 g 时，可以增加小鼠肠道内双歧杆菌、乳杆菌的数量，降低肠杆菌、肠球菌以及产气荚膜梭菌的数量。聂瑶（2019）给生后第 14 天、2 个月、4 个月、6 个月、8 个月、10 个月、12 个月的婴儿喂食含副干酪乳杆菌副干酪亚种的配方乳粉，发现该配方乳粉有效增加了肠道菌群多样性，与普通配方奶粉组相比，双歧杆菌比例从婴儿生后 14 d 的 7.78%增至 8 个月的 22.22%，大肠杆菌、志贺菌属、梭菌属逐渐降低。

我国老龄人口数量急剧增加，老龄化现象越来越明显。65 岁以上老人肠道中的双歧杆菌数量减少到仅占 7.9%，而产气荚梭菌、大肠杆菌等腐败细菌大量增加。腐败细菌在肠道中分解食物成分，产生氨气、胺类、硫化氢、吲哚、酚类和亚硝胺等有毒物质，使得老年人肠道防御系统对病毒和细菌的抵抗力较差，机体长期吸收这些毒素，会加速衰老，诱发癌症，引起动脉硬化、肝脏障碍等慢性代谢疾病。中老年配方奶粉可根据老年人的生理需求添加必要的功能性因子。Chiu 等（2021）发现给健康轻度高胆固醇血症志愿者饮用含嗜酸乳杆菌、干酪乳杆菌、动物双歧杆菌乳亚种等益生菌的配方奶粉 10 周后，肠道内乳酸杆菌、双歧杆菌等有益菌相对丰度增加，肠道菌群及胆固醇水平显著改善。张茜等（2018）将低聚木糖、乳双歧杆菌、钙等营养物质按照一定比例配成中老年配方奶粉，发现低聚木糖可优先被大肠和结肠内双歧杆菌利用，并产生有机酸降低肠道 pH，破坏腐败菌的生存环境，而双歧杆菌利用肠道内的营养物质生成大量的氨基酸、维生素，有效改善中老年人营养流失的状况。

参 考 文 献

董艳如. 2019.牛乳蛋白过敏儿童肠道菌群结构及短链脂肪酸分析. 哈尔滨: 东北农业大学.

李梦寒. 2019. α-乳白蛋白对肠道菌群的影响. 哈尔滨: 东北农业大学.

刘萌颖. 2019.婴儿配方奶粉中低聚糖对肠道益生功能的影响. 哈尔滨: 东北农业大学.

刘蔚宇, 叶子青, 李琳琳, 等. 2018. 富含 OPO 的植物乳脂粉与肠道微生物体外发酵特性研究. 中国乳品工业, 46(5): 21-26.

卢蓉蓉, 许时婴, 杨瑞金, 等. 2008. 乳铁蛋白抑菌活性及机理研究. 食品科学, 29(2): 238-243.

明珠, 陈庆森, 刘雪姬, 等. 2016. 乳源酪蛋白糖巨肽对溃疡性结肠炎小鼠肠道菌群多样性的影响. 食品科学, 37(5): 154-161.

聂瑶. 2019.益生菌添加配方奶粉对生命早期肠道菌群建立的影响. 长春: 吉林大学.

王然, 李桂花, 王鹏杰, 等. 2020. 灭活型副干酪乳杆菌 L9 常温酸奶调节肠道菌群缓解便秘作用研究. 食品科学技术学报, 38(3): 95-101.

张丹, 张丹丹, 章金叶, 等. 2015. 嗜酸乳杆菌 S-层蛋白对感染大肠杆菌小鼠肠黏膜免疫功能的影响. 现代食品科技, 31(10): 13-17.

张茜, 李莹. 2018. 低聚木糖在中老年奶粉中的应用. 中国乳业, (5): 69-71.

Abu-Ali G S, Mehta R S, Lloyd-Price J, et al. 2018. Metatranscriptome of human faecal microbial communities in a cohort of adult men. Nature Microbiology, 3(3): 356-366.

Al-Shehri S S, Duley J A, Bansal N. 2020. Xanthine oxidase-lactoperoxidase system and innate immunity: biochemical actions and physiological roles. Redox Biology, 34: 101524.

Asakuma S, Hatakeyama E, Urashima T, et al. 2011. Physiology of consumption of human milk oligosaccharides by infant gut-associated bifidobacteria. Journal of Biological Chemistry, 286(40): 34583-34592.

Bennet S M P, Böhn L, Störsrud S, et al. 2018. Multivariate modelling of faecal bacterial profiles of patients with IBS predicts responsiveness to a diet low in FODMAPs. Gut, 67(5): 872-881.

Bielik V, Hric I, Ugrayová S, et al. 2022. Effect of high-intensity training and probiotics on gut microbiota diversity in competitive swimmers: randomized controlled trial. Sports Medicine-Open, 8(1): 64.

Borewicz K, Gu F, Saccenti E, et al. 2019. Correlating infant faecal microbiota composition and human milk oligosaccharide consumption by microbiota of one-month old breastfed infants. Molecular Nutrition & Food Rresearch, 63(13): e1801214.

Bottari B, Quartieri A, Prandi B, et al. 2017. Characterization of the peptide fraction from digested Parmigiano Reggiano cheese and its effect on growth of lactobacilli and bifidobacteria. International Journal of Food Microbiology, 255: 32-41.

Bullen J J, Rogers H J, Leigh L. 1972. Iron-binding proteins in milk and resistance to *Escherichia coli* infection in infants. The Britishi Medical Journal, 1(5792): 69-75.

Burokas A, Arboleya S, Moloney R D, et al. 2017. Targeting the microbiota-gut-brain axis: prebiotics have anxiolytic and antidepressant-like effects and reverse the impact of chronic stress in mice. Biological Psychiatry, 82(7): 472-487.

Cao X, Ren Y, Lu Q, et al. 2022. Lactoferrin: a glycoprotein that plays an active role in human health. Frontiers Nutrition, 9: 1018336.

Castanet M, Costalos C, Haiden N, et al. 2020. Early effect of supplemented infant formulae on intestinal biomarkers and microbiota: a randomized clinical trial. Nutrients, 12(5): 1481.

Cerdó T, Ruíz A, Acuña I, et al. 2022. A synbiotics, long chain polyunsaturated fatty acids, and milk fat globule membranes supplemented formula modulates microbiota maturation and neurodevelopment. Clinical Nutrition, 41(8): 1697-1711.

Chaplin A, Parra P, Serra F, et al. 2015. Conjugated linoleic acid supplementation under a high-fat diet modulates stomach protein expression and intestinal microbiota in adult mice. PLoS One, 10(4): e0125091.

Chen C, Li T, Chen G, et al. 2020. Commensal relationship of three bifidobacterial species leads to increase of *Bifidobacterium in vitro* fermentation of sialylated immunoglobulin G by human gut microbiota. Journal of Agricultural and Food Chemistry, 68(34): 9110-9119.

Chen Q, Yin Q, Xie Q, et al. 2022. 2′-Fucosyllactose promotes the production of short-chain fatty acids and improves immune function in human-microbiota-associated mice by regulating gut microbiota. Journal of Agricultural and Food Chemistry, 70(42): 13615-13625.

Chiu H F, Fang C Y, Shen Y C, et al. 2021. Efficacy of probiotic milk formula on blood lipid and intestinal function in mild hypercholesterolemic volunteers: a placebo-control, randomized clinical trial. Probiotics and Antimicrobial Proteins, 13(3): 624-632.

Cosentino C, Labella C, Elshafie H S, et al. 2016. Effects of different heat treatments on lysozyme quantity and antimicrobial activity of jenny milk. Journal of Dairy Science, 99(7): 5173-5179.

Craft K M, Townsend S D. 2019. Mother knows best: deciphering the antibacterial properties of human milk oligosaccharides. Accounts of Chemical Research, 52(3): 760-768.

Cui Y, Zhu C, Ming Z, et al. 2017. Molecular mechanisms by which casein glycomacropeptide maintains internal homeostasis in mice with experimental ulcerative colitis. PLoS One, 12(7): e0181075.

Dan L, Liu S, Shang S, et al. 2018. Expression of recombinant human lysozyme in bacterial artificial chromosome transgenic mice promotes the growth of *Bifidobacterium* and inhibits the growth of *Salmonella* in the intestine. Journal of Biotechnology, 272-273: 33-39.

Davis J C C, Lewis Z T, Krishnan S, et al. 2017. Growth and morbidity of gambian infants are influenced by maternal milk oligosaccharides and infant gut microbiota. Scientific Reports, 7: 40466.

De Leoz M L A, Kalanetra K M, Bokulich N A, et al. 2014. Human milk glycomics and gut microbial genomics infant feces show a correlation between human milk oligosaccharidesand gut microbiota: a proof-of-concept study. Journal of Proteome Research, 14(1): 491-502.

Degnan P H, Barry N A, Mok K C, et al. 2014. Human gut microbes use multiple transporters to distinguish vitamin B_{12} analogs and compete in the gut. Cell Host Microbe, 15(1): 47-57.

Drall K, Field C J, Haqq A M, et al. 2020. Vitamin D supplementation in pregnancy and early infancy in relation to gut microbiota composition and *C. difficile* colonization: implications for viral respiratory infections. Gut Microbes, 12(1): 1799734.

Estorninos E, Lawenko R B, Palestroque E, et al. 2022. Term infant formula supplemented with milk-derived oligosaccharides shifts the gut microbiota closer to that of human milk-fed infants and improves intestinal immune defense: a randomized controlled trial. American Journal of Clinical Nutrition, 115(1): 142-153.

Fadlallah J, El Kafsi H, Sterlin D, et al. 2018. Microbial ecology perturbation in human IgA deficiency. Science Translational Medicine, 10(439) :eaan1217.

Feeney S, Ryan J, Kilcoyne M, et al. 2017. Glycomacropeptide reduces intestinal epithelial cell barrier dysfunction and adhesion of entero-hemorrhagic and entero-pathogenic *Escherichia coli in vitro*. Foods, 6(11): 93.

Forsgård R A. 2019. Lactose digestion in humans: intestinal lactase appears to be constitutive whereas the colonic microbiome is adaptable. American Journal of Clinical Nutrition, 110(2): 273-279.

Funatogawa K, Tada T, Kuwahara-Arai K, et al. 2019. Enriched bovine IgG fraction prevents infections with Enterohaemorrhagic *Escherichia coli* O157: H7, *Salmonella enterica* serovar Enteritidis, and *Mycobacterium avium*. Food Science Nutrition, 7(8): 2726-2730.

García-Borjas K A, Ceballos-Olvera I, Luna-Castro S, et al. 2021. Bovine lactoferrin can decrease the *in vitro* biofilm production and show synergy with antibiotics against *Listeria* and *Escherichia coli* isolates. Protein and Peptide Letters, 28(1): 101-107.

Gong H, Yuan Q, Pang J, et al. 2020. Dietary milk fat globule membrane restores decreased intestinal mucosal barrier development and alterations of intestinal flora in infant-formula-fed rat pups. Molecular Nutrition & Food Research, 64(21): e2000232.

Gosalbes M J, Compte J, Moriano-Gutierrez S, et al. 2019. Metabolic adaptation in the human gut microbiota during pregnancy and the first year of life. eBioMedicine, 39: 497-509.

Guan B, Zhang Z, Chai Y, et al. 2022. N-glycosylation of milk proteins: a review spanning 2010–

2022. Trends in Food Science & Technology, 128: 1-21.

Guo D, Li F, Zhao J, et al. 2022. Effect of an infant formula containing sn-2 palmitate on fecal microbiota and metabolome profiles of healthy term infants: a randomized, double-blind, parallel, controlled study. Food Funct, 13(4): 2003-2018.

Hussain M R, Bonilla-Rosso G, Cheong K C, et al. 2019. High dietary fat intake induces a microbiota signature that promotes food allergy. Journal of Allergy and Clinical Immunology, 144(1): 157-170.

James K, Bottacini F, Contreras J I S, et al. 2019. Metabolism of the predominant human milk oligosaccharide fucosyllactose by an infant gut commensal. Scientific Reports, 9(1): 15427.

Jamet A, Mérieux A, Cultrone A, et al. 2011. Enterotypes of the human gut microbiome. Nature, 473(7346): 174-180.

Khan M U, Pirzadeh M, Förster C Y, et al. 2018. Role of milk-derived antibacterial peptides in modern food biotechnology: their synthesis, applications and future perspectives. Biomolecules, 8(4): 110.

Lam Y Y, Ha C W, Hoffmann J M, et al. 2015. Effects of dietary fat profile on gut permeability and microbiota and their relationships with metabolic changes in mice. Obesity (Silver Spring), 23(7): 1429-1439.

Lee H, Garrido D, Mills D A, et al. 2014. Hydrolysis of milk gangliosides by infant-gut associated bifidobacteria determined by microfluidic chips and high-resolution mass spectrometry. Electrophoresis, 35(11): 1742-1750.

Leszkowicz J, Plata-Nazar K, Szlagatys-Sidorkiewicz A. 2022. Can lactose intolerance be a cause of constipation? A narrative review. Nutrients, 14(9)): 1785.

Li W, Fu X, Lin D, et al. 2023. Conjugated linoleic acid alleviates glycolipid metabolic disorders by modulating intestinal microbiota and short-chain fatty acids in obese rats. Food & Function, 14(3): 1685-1698.

Ma Z, Zhang F, Ma H, et al. 2021. Effects of different types and doses of whey protein on the physiological and intestinal flora in D-galactose induced aging mice. PLoS One, 16(4): e0248329.

Milard M, Laugerette F, Durand A, et al. 2019. Milk polar lipids in a high fat diet can prevent body weight gain: modulated abundance of gut bacteria in relation with fecal loss of specific fatty acids. Molecular Nutrition & Food Research, 63(4): e1801078.

Natividad J M, Marsaux B, Rodenas C L G, et al. 2022. Human milk oligosaccharides and lactose differentially affect infant gut microbiota and intestinal barrier in vitro. Nutrients, 14(12): 2546.

Nejrup R G, Licht T R, Hellgren L I. 2017. Fatty acid composition and phospholipid types used in infant formulas modifies the establishment of human gut bacteria in germ-free mice. Scientific Reports, 7(1): 3975.

Niaz B, Saeed F, Ahmed A, et al. 2019. Lactoferrin (LF): a natural antimicrobial protein. International Journal of Food Properties, 22(1): 1626-1641.

Norris G H, Jiang C, Ryan J, et al. 2016. Milk sphingomyelin improves lipid metabolism and alters gut microbiota in high fat diet-fed mice. The Journal of Nutritional Biochemistry, 30: 93-101.

O'Riordan N, O'Callaghan J, ButtòL F, et al. 2018. Bovine glycomacropeptide promotes the growth of *Bifidobacterium longum* ssp. *infantis* and modulates its gene expression. Journal Dairy Science, 101(8): 6730-6741.

Omara T. 2019. Antibacterial activity of papain hydrolysates of isoelectrically-isolated casein and thermoprecipitated alpha-lactalbumin from bovine and caprine milk on diarrheagenic bacteria. Journal of Health & Life Sciences Law, 7(3): 1.

Powell H J, May J T. 1981. Effect of various lipids found in human milk on the growth of infant *Bifidobacteria*. The Journal of General and Applied Microbiology, 27(2): 185-193.

Ruiz-Ojeda F J, Plaza Diaz J, Morales J, et al. 2023. Effects of a novel infant formula on the fecal microbiota in the first six months of life: the INNOVA 2020 study. International Journal of Molecular Science, 24(3): 3034.

Salli K, Hirvonen J, Siitonen J, et al. 2021. Selective utilization of the human milk oligosaccharides 2'-fucosyllactose, 3-fucosyllactose, and difucosyllactose by various probiotic and pathogenic bacteria. Journal of Agricultural and Food Chemistry, 69(1): 170-182.

Schirmer M, Franzosa E A, Lloyd-Price J, et al. 2018. Dynamics of metatranscription in the inflammatory bowel disease gut microbiome. Nature Microbiology, 3(3): 337-346.

Schlievert P M, Peterson M L. 2012. Glycerol monolaurate antibacterial activity in broth and biofilm cultures. PLoS One, 7(7): e40350.

Schnabl K L, Larsen B, Van Aerde J E, et al. 2009. Gangliosides protect bowel in an infant model of necrotizing enterocolitis by suppressing proinflammatory signals. Journal of Pediatric Gastroenterology and Nutrition, 49(4): 382-392.

Schoeler M, Caesar R. 2019. Dietary lipids, gut microbiota and lipid metabolism. Reviews in Endocrine & Metabolic Disorders, 20(4): 461-472.

Sedaghati M, Ezzatpanah H, Boojar M M A, et al. 2014. β-lactoglobulin andα-lactalbumin hydrolysates as sources of antibacterial peptides. Journal of Agricultural Science and Technology, 16: 1587-1600.

Shaaban S Y, El Gendy Y G, Mehanna N S, et al. 2018. The role of probiotics in children with autism spectrum disorder: a prospective, open-label study. Nutritional Neuroscience, 21(9), 676-681.

Shen L, Huang W, Xu X, et al. 2021. Stool saponified fatty acid, behavior, growth, and stool characteristics in infants fed a high-OPO formula: a randomized, double-blind clinical trial. Front Pediatr, 9: 712201.

Sherman M P, Sherman J, Arcinue R, et al. 2016. Randomized control trial of human recombinant lactoferrin: a substudy reveals effects on the fecal microbiome of very low birth weight infants. The Journal of Pediatrics, 173: S37-S42.

Souza D, Tahan S, Weber T, et al. 2018. Randomized, double-blind, placebo-controlled parallel clinical trial assessing the effect of fructooligosaccharides in infants with constipation. Nutrients, 10(11): 1602.

Sprong R C, Hulstein M F, Lambers T T, et al. 2012. Sweet buttermilk intake reduces colonisation and translocation of *Listeria monocytogenes* in rats by inhibiting mucosal pathogen adherence. Britishi Journal of Nutrition, 108(11): 2026-2033.

Stroup B M, Murali S G, Schwahn D J, et al. 2019. Sex effects of dietary protein source and acid load on renal and bone status in the Pah^{enu2} mouse model of phenylketonuria. Physiological Reports, 7(20): e14251.

Świątecka D, Narbad A, Ridgway K P, et al. 2011. The study on the impact of glycated pea proteins on human intestinal bacteria. International Journal of Food Microbiology, 145(1): 267-272.

Théolier J, Hammami R, Fliss I, et al. 2014. Antibacterial and antifungal activity of water-soluble extracts from Mozzarella, Gouda, Swiss, and Cheddar commercial cheeses produced in Canada. Dairy Science & Technology, 94(5): 427-438.

Tonguc-Altin K, Sandalli N, Duman G, et al. 2015. Development of novel formulations containing Lysozyme and Lactoferrin and evaluation of antibacterial effects on *Mutans Streptococci* and *Lactobacilli*. Archives of Oral Biology, 60(5): 706-714.

Tonon K M, Salgaço M K, Mesa V, et al. 2023. Infant formula with 2′-FL+LNnT positively modulates the infant gut microbiome: an *in vitro* study using human intestinal microbial ecosystem model. International Dairy Journal, 139: 105558.

Underwood M A, Davis J C C, Kalanetra K M, et al. 2017. Digestion of Human milk oligosaccharides by *Bifidobacterium breve* in the premature infant. Journal of Pediatric Gastroenterology and Nutrition, 65(4): 449-455.

Vega-Bautista A, De La Garza M, Carrero J C, et al. 2019. He impact of lactoferrin on the growth of intestinal inhabitant bacteria. International Journal of Molecular Science, 20(19):4707.

Vidarsson G, Dekkers G, Rispens T. 2014. IgG subclasses and allotypes: from structure to effector functions. Frontiers in Immunology, 5: 520.

Visconti A, Le Roy C I, Rosa F, et al. 2019. Interplay between the human gut microbiome and host metabolism. Nature Communications, 10(1): 4505.

Wang L, Pan M, Li D, et al. 2017. Metagenomic insights into the effects of oligosaccharides on the microbial composition of cecal contents in constipated mice. Journal of Functional Foods, 38: 486-496.

Wang M, Li M, Wu S, et al. 2015. Fecal microbiota composition of breast-fed infants is correlated with human milk oligosaccharides consumed. Journal of Pediatric Gastroenterology & Nutrition, 60(6): 825-833.

Wang Z, Neupane A, Vo R, et al. 2020. Comparing gut microbiome in mothers' own breast milk and formula-fed moderate-late preterm infants. Frontiers in Microbiology, 11:891.

Wu D, Zhang L, Tan C P, et al. 2023. Comparative lipidomic analysis reveals the lactational changes in the lipid profiles of Chinese human milk. Journal of Agricultural and Food Chemistry, 71(13): 5403-5416.

Xi M, Na X, Ma X, et al. 2022. Maternal diet associated with infants' intestinal microbiota mediated by predominant long-chain fatty acid in breast milk. Front Microbiol, 13: 1004175.

Xie D, Shen Y, Su E, et al. 2023. Anti-hyperuricemic, nephroprotective, and gut microbiota regulative effects of separated hydrolysate of α-lactalbumin on potassium oxonate- and hypoxanthine-induced hyperuricemic mice. Molecular Nutrition & Food Research, 67(1): e2200162.

Yu Z, Li Y, Niu Y, et al. 2021. Milk fat globule membrane enhances colonic-mucus-barrier function in a rat model of short-bowel syndrome. Journal of Parenteral and Enteral Nutrition, 45 (5): 916-925.

Zhang G, Zhao J, Wen R, et al. 2020. 2'-Fucosyllactose promotes *Bifidobacterium bifidum* DNG6 adhesion to Caco-2 cells. Journal of Dairy Science, 103 (11): 9825-9834.

Zhang X, Chen W, Ning Z, et al. 2017. Deep metaproteomics approach for the study of human microbiomes. Analytical Chemistry, 89 (17): 9407-9415.

Zhang X, Zhong H, Li Y, et al. 2021. Sex- and age-related trajectories of the adult human gut microbiota shared across populations of different ethnicities. Nat Aging, 1 (1): 87-100.

Zhao J, Yi W, Liu B, et al. 2022. MFGM components promote gut *Bifidobacterium* growth in infant and *in vitro*. European Journal of Nutrition, 61 (1): 277-288.

Zhao L, Zhang F, Ding X, et al. 2018. Gut bacteria selectively promoted by dietary fibers alleviate type 2 diabetes. Science, 359 (6380): 1151-1156.

第7章

乳与结直肠癌

结直肠癌是全球范围内第三大常见的恶性肿瘤,居恶性肿瘤死因第二位,已成为严重威胁人类健康的公共卫生问题。根据世界卫生组织国际癌症研究机构估计,2022年全球结直肠癌新发病例192万,死亡病例90万。随着人口结构老龄化以及社会经济的变化,预计到2040年,全球结直肠癌新发病例和死亡病例将分别增加到320万和160万(Xi et al.,2021)。全球各地区发病率及死亡率均在50岁以上年龄组出现持续上升,男性疾病负担高于女性。中国是全球结直肠癌疾病负担较为沉重的国家之一。仅2020年新增约55.5万例,死亡达28.6万例(Cao et al.,2021),结直肠癌对我国居民健康的影响不容小觑,需要更多研究来推动关注结直肠癌防治。

降低风险性因素是遏制结直肠癌发病率的关键策略。遗传和环境条件如长期慢性感染或结肠息肉家族史,不健康的生活习惯如吸烟饮酒,以及不合理的饮食因素如新鲜水果、蔬菜和全谷物摄入量不足,红肉和加工肉类摄入过多,都是结直肠癌发病的重要风险因素(Song et al.,2015)。相较于与其他类型癌症,结直肠癌可能更易受到饮食影响。在结直肠癌低风险的国家,其发病率的增加与饮食习惯和生活方式改变有关,而在高发国家,其发病率的下降通常归因于更为健康的生活方式。我国于2016年发布并实施《"健康中国"2030规划纲要》,针对重点癌症防治策略,明确提出引导重点人群形成合理的膳食习惯。这些举措都说明结直肠癌是可预防、可早诊、可早治的疾病。

乳制品作为营养膳食的重要组成部分,是钙和维生素D、益生菌、脂肪酸以及功能蛋白质的重要来源。现有流行病学结果支持乳及乳制品对结直肠癌患者的适度保护作用。如有研究小组收集了1992~2009年间近2300名未扩散的结肠癌患者的数据,发现饮食中富含乳制品能够延长结肠癌患者生存期,使其死亡风险降低28%(Yang et al.,2014);一项纳入15项队列研究及14项病例对照研究(超过22000个患者)的分析结果显示,较高的总乳制品及全脂牛奶摄入量与较低的结直肠癌风险显著相关(Barrubés et al.,2019);一项纳入31项前瞻性队列研究、涉及超过200万名参与者的荟萃分析发现,与乳制品摄入量低的受试者相比,高乳制品摄入量的受试者死于结直肠癌的风险降低 29%（Jin et al.，2020）。大量体外研究、动物试验和临床干预试验也进一步证实了乳及乳制品对结直肠癌的有益作用，为流行病学数据提供理论支持。世界癌症研究基金会和美国国家癌症研究所的报告也指出，食用乳制品可以降低结直肠癌风险（Clinton et al.，2020）。基于此，本章深入探讨了乳中营养素及乳制品降低结直肠癌风险的潜在有益作用，特别关注了低脂/高脂乳制品、发酵乳制品以及益生菌/益生元/合生元乳制品在防控结直肠癌方面的作用，以期为我国癌症预防的饮食建议提供重要的参考依据。

7.1　乳成分防治结直肠癌的作用

结肠的主要生理功能是吸收水分和储存食物残渣，形成粪便。结肠黏膜的腺体能分泌碱性黏液，中和粪便的发酵产物，保护肠壁免受机械损伤和细菌侵蚀。当结肠患有癌肿时，生理功能受到破坏，排便功能以及全身情况都受到影响。结直肠癌的癌前病变包括结直肠腺瘤、腺瘤病以及炎症性肠病相关的异型增生、无蒂锯齿状病变和传统锯齿状腺瘤。及时有效地针对性治疗癌前病变是疾病预防的关键策略。越来越多的研究表明，乳中活性成分具有一定抗肿瘤、抗氧化、抗突变、抗炎症以及抗菌的生理功能，其可能机制包括减少细胞增殖、诱导细胞凋亡（程序性细胞死亡）、保护肠黏膜屏障、调节氧化还原稳态和增强肠道免疫等，并且会因接触部位、年龄、持续时间和致癌作用阶段而有所不同。

7.1.1　乳中脂质的作用

共轭亚油酸是必需脂肪酸亚油酸的所有立体和位置异构体混合物的总称。共轭亚油酸主要存在于反刍动物产品，特别是乳制品（牛奶、黄油、酸奶和奶酪）中。这是由于在反刍动物肠道中厌氧的溶纤维丁酸弧菌亚油酸异构酶能使亚油酸转化成共轭亚油酸，主要以 c-9、t-11 异构体形式存在。在人类肿瘤细胞系和啮齿动物致癌模型中，共轭亚油酸单个或混合异构体的抗癌活性已得到证实。Huang 等（2007）发现，共轭亚油酸的单个异构体（c9、t11-共轭亚油酸）和混合异构体均可抑制 Caco-2 细胞过度增殖，且呈时间和剂量相关性。另外，调控细胞自发凋亡能够夺取肿瘤细胞的生存能力和残留的繁殖力，是防治肿瘤的重要方式之一。线粒体介导的凋亡通路受 Bcl-2 蛋白家族调控，依赖于 Bcl-2 和 Bax 蛋白的平衡。研究发现，共轭亚油酸可上调 Bax 表达，抑制 Bcl-xL 水平，降低线粒体膜电位，使得 Bcl-2 蛋白家族向凋亡方向转变，从而诱导癌细胞凋亡（Cho et al.，2009；Koronowicz et al.，2018）。Chen 等（2019）应用共轭亚油酸干预 DSS 诱导的结肠炎小鼠，结果显示灌服 20 mg/d 或 40 mg/d 的共轭亚油酸处理均可显著抑制上皮细胞凋亡，同时上调紧密连接蛋白（ZO-1、Occludin 和 Claudin-3）表达。此外，共轭亚油酸作为化学合成的补充剂或作为饮食中的天然强化食物提供，可降低结直肠中化学诱导的异常隐窝病灶（结直肠癌变的早期指标）的发生率。

鞘脂在水果和一些蔬菜中含量很低，但在乳制品中含量较高。鞘磷脂是牛奶中最常见的鞘脂，约占其磷脂总量的三分之一，尽管它会随着季节和哺乳时间的不同而变化。因为鞘脂主要存在于细胞膜中，而不是脂肪滴中，所以脱脂、低脂和全脂乳制品均是鞘脂的良好来源。研究发现，鞘脂可以预防包括结直肠癌、乳腺癌和前列腺癌等多种癌症。在 Hu 等（2008）的研究中，持续 4 周喂食 0.1% 的鞘磷脂抑制氧化偶氮甲烷（AOM）处理的小鼠远端结肠的细胞增殖。在 Kuchta-Noctor 等（2016）的研究中，含有鞘磷脂和乳糖神经酰胺的酪乳以剂量依赖性方式抑制 SW480 人结肠癌细胞的生长，但对正常人结肠上皮细胞生长没有影响。Zhang 等（2008）发现，从乳脂中分离的鞘磷脂通过上调碱性鞘磷脂酶表达来预防二甲基肼（DMH）诱导的小鼠结直肠癌。碱性鞘磷脂酶能够水解鞘磷脂产生生物活性分子，如神经酰胺和鞘氨醇，在维持肠黏膜完整性和抑制结直肠肿瘤发生中起关键作用（Gomez-Larrauri et al., 2020）。尽管鞘脂对人类癌症预防的作用尚未确定，但鞘脂在动物试验中抑制肿瘤形成的同时没有明显副作用，预示鞘脂有望成为结直肠癌研究的候选功能成分。

乳脂肪球膜是乳腺分泌时包被在脂肪滴外的 3 层膜结构，由磷脂、鞘磷脂（神经节苷脂、神经鞘磷脂、甘油磷脂）以及多种蛋白质组成。体外研究显示，乳脂肪球膜具有抑制 HT-29 和 Caco-2 细胞异常增殖的作用（Zanabria et al., 2013；Zanabria et al., 2014）。Ji 等（2019）比较了不同乳源乳脂肪球膜的抗癌效果，发现牛乳、山羊乳、水牛乳、牦牛乳和骆驼乳源乳脂肪球膜相比，山羊乳和水牛乳源乳脂肪球膜诱导 HT-29 细胞凋亡和降低细胞增殖的作用更佳。动物模型研究表明，相比玉米油饮食，经 13 周乳脂肪球膜饮食干预后，Fisher 344 大鼠的结肠异常隐窝病灶显著减少（Snow et al., 2010）。此外，乳脂肪球膜可通过提高高脂肪饮食小鼠肠道中拟杆菌科 S24-7 的丰度和拟杆菌门/厚壁菌门比值、降低 IL-6 和 TNF-α 的表达以及增加紧密连接蛋白的表达来缓解肠道炎症（Li et al., 2018）。Huang 等（2019）还发现，乳脂肪球膜能够增加紧密连接蛋白的表达和抗氧化酶活性，减少 TLR4 基因表达和促炎细胞因子 IL-6、IL-1β 和 TNF-α 的分泌，从而减轻 LPS 诱导的小鼠肠道炎症。尽管上述研究显示乳脂肪球膜具有预防和干预结直肠癌的潜在功效，但乳脂肪球膜的结构复杂、成分独特，其保护作用可能不仅归因于脂质，还可能归因于膜蛋白质等成分。

乳短链脂肪酸如丁酸在上胃肠道被吸收、加工并释放到循环中，被运输至肝脏并在其中代谢多半。在多种人类癌细胞系中，包括结肠、乳腺和前列腺的癌细胞系，生理浓度的丁酸有助于抑制癌细胞增殖并诱导分化和程序性死亡（即凋亡）

（Fung et al., 2012 ；Semaan et al., 2020；Wang et al., 2020）。丁酸衍生物处理同样可以抑制 HCT-116 细胞的生长（Pattayil et al., 2019）。一些研究还发现丁酸盐可通过影响 miRNA 的表达发挥抗肿瘤作用（Hu et al., 2011 ；Humphreys et al., 2013）。如 miR-203 作为肿瘤抑制因子 miRNA，在结直肠癌组织中的表达水平低于非肿瘤组织（Fu et al., 2016）。Han 等（2016）的研究发现，丁酸钠可通过上调 HT-29 细胞和 Caco-2 细胞中 miR-203 表达，下调肿瘤细胞转移相关蛋白 NEDD9 水平，进而诱导细胞凋亡。Kang 等（2023）的研究显示，丁酸盐干预可抑制 AOM/DSS 诱导的结直肠癌小鼠肠道有害菌群聚集（如梭状芽孢杆菌、拟杆菌），促进有益菌群定植（如放线杆菌、双歧杆菌）。该研究为丁酸盐改善肠道菌群组成，预防结直肠癌提供证据。在 Mowat 等（2023）的研究中，丁酸可通过激活细胞毒性 $CD8^+T$ 细胞抑制 MC38 小鼠结直肠癌细胞的生长。除了存在于乳脂中，丁酸还来源于肠道下部细菌发酵吸收的碳水化合物。目前尚不清楚乳源丁酸与肠道膳食纤维源丁酸对癌症的保护作用有何差异。

7.1.2　乳蛋白的作用

　　乳蛋白是乳的重要组成成分，同时含有人体生长发育的必需氨基酸和其他氨基酸。酪蛋白占牛奶中蛋白质的近 80%。研究人员认为酪蛋白的分子结构具有一定抗癌特性（Goeptar et al., 1997）。酪蛋白不仅可直接刺激吞噬活性和增加淋巴细胞数量，还可增加肠道乳酸杆菌和双歧杆菌的数量，减少葡萄球菌、大肠杆菌和链球菌的数量（Zhao et al., 2019）。酪蛋白抑制肠道细菌产生 β-葡萄糖醛酸酶，该酶能使原癌性葡萄糖醛酸解偶联成致癌物。乳清蛋白（如乳铁蛋白、乳过氧化物酶、α-乳白蛋白）同样在预防癌症方面具有潜在益处。Kozu 等（2009）的临床试验显示，持续一年每日摄入 3.0 g 乳铁蛋白可显著延缓 63 岁以下受试者结肠腺瘤性息肉的生长。此外，乳蛋白衍生的生物活性肽也具有一定活性作用。Chen 等（2013）观察到，喂食 100 mg/kg bw 酪蛋白糖巨肽可显著降低 DMH 诱导的结直肠癌大鼠异常隐窝病灶的数量。Cakir 等（2021）利用胰蛋白酶、胃蛋白酶和木瓜蛋白酶处理山羊乳酪蛋白和乳清蛋白制备生物活性肽，并发现胃蛋白酶水解酪蛋白抑制 HCT-116 细胞增殖的作用较强。Murali 等（2021）发现，骆驼乳清蛋白水解产物可通过诱导结肠癌 HCT-116 细胞的 G2/M 细胞周期停滞并调节 Cdk1、细胞周期蛋白 B1、p21 和 p53 表达来发挥抗增殖特性。

　　牛乳蛋白的抗癌特性还可能归因于增加了谷胱甘肽在细胞中的水平。活性氧是真核细胞有氧呼吸时的副产物，其在结直肠癌细胞中的表达通常高于正常细胞，易激活多种促癌通路，从而引起肠道肿瘤的发生、血管生成和转移（Ding et al., 2021）。抗氧化性成分如谷胱甘肽可以清除活性氧，并在信号传导、基因表达、细胞凋亡和一氧化氮代谢中发挥重要作用，有效保护机体免受氧化应激和损伤（Layman et al.，2018）。乳蛋白富含抗癌三肽谷胱甘肽的前体，如硫氨基酸、半胱氨酸和蛋氨酸等。García-Nebot 等（2011）发现酪蛋白磷酸肽可通过增加谷胱甘肽水平、激活过氧化氢酶活性和调节细胞周期，减轻 H_2O_2 诱导的 Caco-2 细胞氧化损伤。Attaallah 等（2012）发现相比乳清蛋白，乳清蛋白水解物对 AOM/DSS诱导的大鼠结直肠癌的保护作用更优，推测与蛋白水解增强谷胱甘肽水平和促进含硫氨基酸清除自由基有关。乳铁蛋白螯合铁可增加其生物利用度并抑制促氧化作用，进而降低氧化剂诱导的结直肠癌风险（Gupta et al.，2017）。乳铁蛋白也可通过增强细胞和体液免疫反应降低癌症风险（Ramírez-Rico et al.，2022）。

　　此外，肿瘤生长都需要血管提供营养，因此抗肿瘤血管生成成为一种新的防治策略。王秋萍等（2018）发现乳源酪蛋白糖巨肽可通过显著下调 HT-29 细胞血管生成因子的表达，如 VEGF、TNF-α、IGF1、IL-6、FGF-β、TGF-β、EGF 和 Leptin等，进而抑制和改善结直肠癌细胞的炎症状态。Li 等（2017）发现乳铁蛋白在HT-29 细胞中以剂量依赖性方式下调 VEGFR2、VEGFA、PI3K 和 Akt 等分子的表达，提示乳铁蛋白可能通过调节这些激酶的磷酸化来抑制肿瘤血管的生成。

7.1.3　乳中矿物质的作用

　　已有大量研究支持钙和乳制品对结直肠癌的适度保护作用。早期的一项涵盖20 项前瞻性观察研究的荟萃分析指出，每日摄入膳食钙超过 1000 mg 能够降低结直肠癌风险（Keum et al.，2014）。一项涵盖 148 项观察性研究和 18 项随机对照试验的荟萃分析表明，钙和维生素 D 对结直肠腺瘤的发病、恶性转化和发展为结直肠癌具有一定预防作用（Huang et al.，2020）。最近的一项针对超过 200 万名美国年轻女性随访 24 年的前瞻性队列研究发现，膳食钙摄入量越高，患结直肠癌的风险越低（Kim et al.，2023）。但这些研究多是针对膳食钙摄入水平相对较高的西方国家开展的，少有同类大型前瞻性研究或病例对照研究涉及亚洲人群钙摄入量与结直肠癌风险的关联度。而且东方人群消费乳制品的数量、类型以及代谢乳制品的能力也与西方人存在显著差异。一项在日本福冈进行的大规模病例对照研究表明，只有每天摄入 700 mg 或更多钙，结合每日摄入 400 IU 或更多维生素D，结直肠癌患病风险才会显著降低（Mizoue et al.，2008）。另一项对 3688 名韩国人群的病例对照研究也支持钙对结直肠癌的适度保护作用，并指出乳制品和非乳制品中的钙摄入量均与结直肠癌风险呈显著负相关（Han et al.，2015）。虽然上述流行病学研究表明钙摄入量与结直肠癌风险呈反比关系。然而，这种联系似乎依赖于变量，如结肠亚位点、性别、钙来源（膳食或补充）和维生素 D 的暴露。

　　膳食钙和维生素 D 抗结直肠癌的作用机制迄今尚未明确。研究指出，高脂肪饮食会增加游离脂肪酸和胆汁酸水平，升高结肠腔内潜在毒性的次级胆汁酸（如脱氧胆酸和石胆酸）浓度，导致结肠上皮细胞增殖异常，并刺激隐窝细胞的增殖。而补充膳食钙能抵消脂肪的部分致癌作用。钙可与游离脂肪酸和次级胆汁酸结合，在结肠腔中形成不溶性复合物（无毒），减少游离脂肪酸和次级胆汁酸对结肠黏膜的刺激，降低粪便水的细胞毒性。一项纳入 15 项随机对照试验的荟萃分析指出，每日摄入 1200 mg 的乳钙会使得粪便脂肪排泄量增加至 5200 mg/d（Christensen et al.，2009）。在一项随机交叉代谢研究中，34 名健康成年人连续 12 周每日摄入缺钙乳制品（500 mg 钙）或富含钙乳制品（1500 mg 钙），发现随着乳源钙摄入量的增加，粪便的酸碱度和粪便中磷酸盐、总脂肪、游离脂肪酸和胆汁酸的排泄显著增加（Buchowski et al.，2010）。此外，钙也可以直接抑制结肠上皮细胞的过度增殖并诱导细胞分化，这可能是通过钙敏感受体介导的（Aggarwal et al.，2015）。

关于钙拮抗结直肠癌作用的进一步支持来自于对结直肠癌风险生物标记物的研究。在结直肠癌早期，TGF-α 的增多可诱发癌细胞增殖、分化促进肿瘤发生；而 TGF-β1 的表达也相应增加，起到诱导癌细胞凋亡、抑制肿瘤的生长的作用。Tu 等（2015）发现，补充钙可增加散发性结直肠腺瘤患者肠黏膜中 TGF-β1 的表达，对结直肠腺瘤的发生具有抑制作用。在 Kwan 等（2019）的临床研究中同样发现，补充膳食钙可增加结直肠腺瘤患者肠黏膜中 TGF-β1 表达，抑制 TGF-α 表达。Wnt 信号通路是最具代表性的结直肠癌病理信号通路之一，是重要的结直肠癌驱动因素。APC 蛋白、β-连环蛋白和 E-钙黏蛋白是抑制 WNT 通路的靶点。Liu 等（2017）发现，补充钙可增加结直肠癌腺瘤患者的肠黏膜中 β-连环蛋白、E-钙黏蛋白的表达和 APC/β-连环蛋白的比值，从而降低结直肠肿瘤的风险。此外，环氧化酶-2（COX-2）的表达也是与结直肠癌发生相关的重要炎症生物标志物。Gibbs 等（2021）发现，与安慰剂组相比，每天补充 1200 mg 钙可使结直肠腺瘤患者的肠黏膜中 COX-2 的表达降低 10%。

7.1.4　乳中低聚糖的作用

低聚半乳糖是动物乳汁中的天然低聚糖，在预防和干预结直肠癌方面具有巨大潜力。结肠黏液层的分泌型黏蛋白可拮抗致病菌黏附和侵入肠上皮，是抵抗病原体侵袭的第一层物理防御屏障（Wang et al.，2021）。Bhatia 等（2015）发现低聚半乳糖干预结肠腺癌 LS174T 细胞 72h 后，黏蛋白 2 和三叶因子 3 的表达显著上调 2～4 倍。Wang 等（2022a）发现，喂食 0.5g/kg bw 低聚半乳糖可增加黏蛋白、紧密连接蛋白和分泌型免疫球蛋白 A 的含量，有助于恢复小鼠肠道黏膜形态的完整性。除了提供能量成分，乳中低聚糖还参与肠道菌群的重塑。Qamar 等（2017）

发现，低聚半乳糖可增加乳酸菌和双歧杆菌的数量，同时减少 DMH 诱导的结直肠癌小鼠异常隐窝病灶数量。Fernández 等（2018）发现，持续 20 周喂食 10%低聚半乳糖可降低结直肠癌小鼠肠道厚壁菌门/拟杆菌门比值，增加双歧杆菌属丰度，同时显著减少其结肠肿瘤的病灶数量。Vulevic 等（2015）通过临床试验发现，与安慰剂组相比，补充低聚半乳糖的老年人群血液中的免疫调节细胞因子 IL-10 数量增加，IL-1β 数量减少。

HMOs 是人类最初接触的天然益生元，是肠道有益菌的特异性底物，能够作为抗粘连剂或诱饵受体，防止病原体与肠上皮细胞结合；可通过增加杯状细胞数量和黏蛋白表达增强肠黏膜屏障；也可发挥免疫调节剂作用以促进婴儿免疫系统成熟（Šuligoj et al.，2020）。以往研究多关注 HMOs 及其主要成分 2′-FL 预防新生儿坏死性小肠结肠炎，抑制部分细菌和病毒感染（如弯曲杆菌、念珠菌或轮状病毒感染）的作用（Walsh et al.，2020）。特别是目前可以通过化学、酶促、化学-酶促、基因工程菌偶合发酵以及全细胞合成等技术手段实现 HMOs 成分的工业生产（Pérez-Escalante et al.，2022）。随着各地监管和法规注册与审批的推进，HMOs 在调节肠道健康领域的市场规模在急速膨胀。欧盟与美国食品和药物管理局已经批准 2′-FL 在婴儿配方奶粉和婴幼儿特殊医疗目的食品以及其他婴幼儿食品中添加。HMOs 对成年人的安全性、耐受性和对肠道微生物区系的影响也被评估。在 Kuntz 等（2009）的研究中，经母乳低聚糖处理的 HT-29 和 Caco-2 细胞周期蛋白 B1 表达增加，并且在 G2/M 期停滞。Elison 等（2016）发现适量的 2′-FL 对成年人同样具有较好的安全性和耐受性，并可以改善肠道微生物结构和组成，表现为放线菌属的双歧杆菌相对丰度显著增加，厚壁菌和变形杆菌相对丰度降低。上述研究结果提示，母乳低聚糖有望在预防和治疗结直肠癌中发挥有益作用，这还有待研究人员进一步证实。

7.1.5 乳中外泌体的作用

外泌体是纳米级（30～150 nm）的双层膜结合磷脂结构的囊泡，其内容物包括蛋白质、脂质和核酸（如 miRNA 和 lncRNA）。它们能够在肿瘤微环境中相邻的细胞间进行传递交换，或者通过循环到达远处靶点，改变受体细胞的生理功能。因此，多项研究致力于对血液、尿液或唾液中收集的纳米囊泡进行定量和定性分析，以便对肿瘤进行早期诊断和监测疾病的进展。新近研究发现牛乳中高度富集具有细胞间通信功能的外泌体，许多学者试图探究乳源外泌体在结直肠癌生物学中的作用。

肠上皮细胞的增殖、分化和凋亡在结肠组织稳态和致癌过程中至关重要。诱导细胞增殖的物质被认为是肿瘤促进剂，而许多抗肿瘤剂诱导细胞分化和凋亡。

研究发现，水牛乳外泌体中的 miR-27b 对 Caco-2 细胞和 HT-29 细胞均具有较强的毒性作用，且 miR-27b 的过表达可抑制 PERK/IRE1/XBP1 和 CHOP 蛋白，提高细胞凋亡率（Martino et al.，2022）。

在肠道炎症期间，病原体由抗原细胞如树突细胞识别，然后其迁移至间充质淋巴结指导 T 细胞分化并成熟为 Treg、Th1、Th2 和 Th17 细胞。Treg 细胞不仅可以抑制 Th1 和 Th17 细胞的分化，还可以抑制促炎细胞因子分泌。Tong 等（2021）发现乳源外泌体可改善葡聚糖磷酸钠诱导的结肠炎小鼠的 Treg/Th17 细胞失衡，提高抗炎细胞因子 IL-10 水平，降低促炎细胞因子 IL-17A、IL-22 和 IL-23A 水平。Reif 等（2020）同样发现，乳源外泌体干预可降低 DSS 诱导的结肠炎小鼠结肠中 IL-6 和 TNF-α 表达，增加 TGF-β1 表达，并且在乳源外泌体处理小鼠的结肠中检测到在牛乳外泌体中高表达的 miRNA，如 miR-148、miR-320、miR-375 和 Let-7。

研究发现，牛乳外泌体还可通过上调黏蛋白 2 表达，促进三叶因子 3 和葡萄糖调节蛋白 94（杯状细胞表达标志物）水平，提高杯状细胞活性，从而缓解 NEC 肠道损伤（Li et al.，2019）。肠上皮细胞间的紧密连接可维持肠膜屏障的完整性，而紧密连接蛋白的破坏或细胞旁通透性的失调易引发炎症性肠病（Kayama et al.，2020）。He 等（2021）发现母乳衍生的外泌体可通过恢复 ZO-1、Occludin 和 Claudin-1 表达缓解 LPS 诱导的肠上皮细胞屏障损伤。肠道细菌参与多种内源性和外源性化合物代谢，可以有益或有害的方式影响宿主生理（Wang et al.，2022b），特别是肠道菌群失调会增加致癌化合物产生，破坏肠道生物屏障。而 Tong 等（2021）发现，乳源外泌体干预后，溃疡性结肠炎小鼠肠道内梭菌属、瘤胃球菌属和毛螺菌属等有益菌属的相对丰度显著提高，且具有剂量依赖特性。

7.2 乳制品防治结直肠癌的作用

二十多年来，大量荟萃分析和队列研究调查分析了乳制品与结直肠癌风险之间的关联性。这些公开研究中的参与者性别、年龄、职业等方面的分布较为全面，涉及人数往往过万。由数据整理可以发现，当饮食结构中总乳制品摄入，以及牛奶、酸奶、奶酪的摄入比例提高后，结直肠癌的患病风险就相应下降。与乳制品摄入呈负相关的发病部位包括近端结肠癌、远端结肠癌和直肠癌。一项汇总多项研究的 Meta 分析结果发现，每天增加 200 g 总乳制品摄入，结直肠癌的患病风险降低 12%（Watling et al.，2023）。此外，一些人群会因"乳糖不耐受"而规避或摄入最少量的乳制品。而一项在芬兰、英国和西班牙人群中展开的回顾性研究显示，一种携带引发乳糖酶缺失的基因变化会导致个人罹患结直肠癌风险加剧（Rasinperä et al.，2005）。这些研究之间的差异性可能与消费的乳制品数量和类型不同有关，也与所涉及研究人群的身高、体重、血压等基本健康因素，以及生活方式、慢性疾病患病史和治疗史等因素有关。

还有一些研究显示乳制品消费与结直肠癌风险无关甚至会增加癌症风险。在一项涵盖 105891 名瑞典成人的队列研究中，未观察到牛奶、奶酪、酸奶和黄油消费对结直肠癌风险的有效影响（Nilsson et al.，2020）。在一项涵盖 865 名结直肠癌患者和 3205 名正常受试者病例对照研究中，也未观察到总乳制品摄入量与结直肠癌之间存在关联，但酸奶和冰淇淋消费与结直肠癌负相关（Collatuzzo et al.，2022）。一项针对超过 10 万名法国人群随访 8 年的前瞻性队列研究指出，总乳制品消费与结直肠癌风险无显著关联，而食用 "fromage blanc"（法国白奶酪）和含糖乳制品甜点可增加患结直肠癌的风险性（Deschasaux-Tanguy et al.，2022）。分析其原因，一方面含糖乳制品甜点易诱发肥胖从而增加患结直肠癌风险，另一方面可能是受试者本身已处于较高癌症风险，使得研究结果产生偏差。而且各项研究虽尽可能进行混杂因素校正，但一定会有未测量的混杂因素影响结果。

值得关注的是，一项涵盖超过 51 万中国人、历时 11 年的前瞻性队列研究显示，乳制品摄入量每天增加 50 g，相对应的总癌症、肝癌、淋巴瘤、女性乳腺癌风险分别增加 7%、12%、19% 和 17%。提示在乳制品消费相对低于西方人群的中国成年人中，高乳制品的摄入与高癌症、高肝癌、高女性乳腺癌风险相关（Kakkoura et al.，2022）。研究者分析可能的原因为，摄入更多乳制品可能会增加胰岛素样生长因子-I（IGF-I）的水平。IGF-I 会促进细胞增殖，并与几种癌症的风险增加有关；牛奶中的雌性激素（如雌激素和黄体酮）可能会增加患乳腺癌的风险；而乳制品中的饱和脂肪酸和反式脂肪酸可能会增加患肝癌的风险；对于大多数不能产生足够乳糖酶的中国人来说，乳制品也可能被分解成影响癌症风险的副产品。不过，本研究尚未发现乳制品摄入量与结直肠癌、胃癌或其他特定部位癌症发病风险的相关性。

总之，在合理的情况下摄入乳制品仍然是对结直肠癌有益的做法，因为我们不确保能从其他食物来源获得足够的蛋白质、维生素和矿物质。仅凭一些观察性研究，而非随机对照试验即减少乳制品摄入量是不明智的，离最终下结论还为时尚早。我们还需要进一步探究乳制品与结直肠癌因果关联和潜在机制，收集高水平临床的研究证据。未来的有关研究既需要完善调查方法，细分乳制品不同种类，对特定乳制品做剂量反应分析等，也需要涵盖广泛的人群，如增加亚洲人群研究，从而提高指导价值。

7.2.1　低脂和高脂乳制品

以往研究认为高脂、高肉食、低纤维饮食与结直肠癌的发生有密切关系。Zhu

等（2014）发现，与喂食正常饮食大鼠相比，喂食高脂肪饮食大鼠的结肠腺瘤数和结肠上皮细胞增殖活性显著增高。另一项研究显示，喂食高脂肪饮食12周后，小鼠出现与肠道肿瘤发生相关的肠细胞膜完整性破坏现象（Park et al.，2016）。在伊朗进行的一项涵盖865名结直肠癌患者和3206名正常受试者的大型病例对照研究指出，高膳食脂肪摄入量致使结直肠癌风险增加约60%（Seyyedsalehi et al.，2022）。然而，最近的流行病学研究和临床试验的发现又削弱了这一理论，即在调整总能量摄入后，饮食脂肪摄入和结直肠癌风险之间没有显著关联（Williams et al.，2010；Zhong et al.，2013；Navarro et al.，2016）。一项纳入18项前瞻性队列研究的荟萃分析还发现，总脂肪、不同类型的脂肪和主要脂肪酸均与结直肠癌风险无关（Kim et al.，2018）。流行病学研究中脂肪摄入和结直肠癌之间关系的不一致，部分原因可能是脂肪摄入和/或饮食中的保护因素不足。在结直肠癌的发病机制中，过量的热量可能比总脂肪更重要，且总能量摄入和脂肪与其他营养素的相互作用也会有一定影响。

同样，目前膳食指南多提倡食用低脂乳制品而非全脂乳制品，这主要是顾虑乳中饱和脂肪可能增加结直肠癌风险。以"脱脂/低脂/高脂或全脂乳制品、结直肠癌/结肠癌/直肠癌"为关键词进行文献检索，发现有关乳脂率与结直肠癌风险的研究结果具有一定争议性。一方面，一项针对西班牙人群的病例对照研究发现，高脂肪奶酪可增加结直肠癌患病风险（Alegria-Lertxundi et al.，2020）。Liu 等（2021）的研究发现，摄入高脂肪乳制品可使结直肠癌死亡率增加33%，而摄入低脂肪乳制品可使结直肠癌死亡率降低26%。另一方面，Murphy 等（2013）认为，早期的研究很少根据脂肪含量评估乳制品类型与结直肠癌风险之间的联系，并且观察到不同脂肪含量的牛奶均与结直肠癌风险降低有关。Barrubés 等（2018）的研究认为，全脂乳制品消费与结直肠癌风险增加无关，且该结果与一些早期研究结果相一致（Larsson et al.，2005）。后续 Barrubés 等（2019）又分析了总乳制品、乳制品种类（低脂乳制品、高脂乳制品、发酵乳制品）与结直肠癌之间的关联，发现高脂肪乳制品的消费与结直肠癌风险呈显著负相关。

由此可见，减少癌症的饮食建议强调减少总脂肪摄入量，尤其是高脂肪食物的摄入量。这一建议应谨慎解读，以确保动物性食品（如乳制品）的推荐摄入量不受影响。目前尚无确切的科学证据表明高脂乳制品本身会导致癌症。相反，乳脂肪中的某些成分如共轭亚油酸、鞘脂等可以预防某些癌症，如结直肠癌、乳腺癌和前列腺癌等。

7.2.2 酸奶

已有令人信服的科学证据支持酸奶摄入对结直肠癌的保护作用。如早期一项针对 4 万意大利人随访 12 年的前瞻性研究发现,酸奶摄入量增加可显著降低结直肠癌的患病风险(Pala et al., 2011)。另一项纳入 7 项病例对照研究和 9 项队列研究的荟萃分析发现, 酸奶的摄入量越高患结直肠癌的风险越低, 且与队列研究相比, 病例对照研究的效果更加明显(Sun et al., 2022)。最近的一项涵盖 7 项病例对照研究和 10 项队列研究、涉及超过 13 万名参与者和 14944 例病例的荟萃分析指出, 酸奶摄入量与结直肠癌风险呈负相关(Liang et al., 2022)。还有研究通过检查结肠癌风险的替代点, 评估酸奶与结直肠癌早期症状的关系。在 Rifkin等(2020)的研究中, 食用酸奶可降低结直肠息肉数量。另外一项涉及 8 万人的研究指出, 与不食用酸奶的受试者相比, 每周摄入≥2 份酸奶可将男性患结直肠腺瘤的风险降低 19%(Zheng et al., 2020)。一项涵盖 3 项队列研究和 9 项病例对照研究的荟萃分析指出, 酸奶摄入量与结直肠腺瘤和锯齿状病变显著负相关, 酸奶消费量每日增加 50 g, 结直肠腺瘤和锯齿状病变风险降低 8%(Guo et al., 2021)。

然而, 也有少数研究观察到差异性的酸奶保护作用, 如一项荟萃分析研究显示酸奶与结直肠癌风险没有强烈关联(Ralston et al., 2014)。另一项涉及 330 万名参与者的研究指出, 酸奶消费频率与近端结肠癌风险降低有关, 未观察到结直肠癌死亡率有显著的反向趋势(Michels et al., 2020)。这可能是菌株的类型和浓度、所用发酵乳制品的种类和所检查的肠部位不一致, 导致了流行病学研究结果不一致。

7.2.3　奶酪

奶酪是全球范围内备受欢迎的乳制品之一, 其产量和消费量均已突破 2000万吨。然而, 有关奶酪摄入和结直肠癌风险之间的流行病学研究结果存在不一致性。一项涉及 308 名结直肠癌和 308 名正常受试者的病例对照研究表明, 高脂肪奶酪消费增加了结直肠癌患病风险(Alegria-Lertxundi et al., 2020)。但实际上, 更多的流行病学调查结果显示奶酪的摄入与结直肠癌的风险之间无显著关联性(Norat et al., 2003; Sanjoaquin et al., 2004; Cho et al., 2004; Kesse et al., 2005; Aune et al., 2012; Ralston et al., 2014; Tantamango-Bartley et al., 2017; Bhatt et al., 2017; Collatuzzo et al., 2022)。可能原因是这些研究中的奶酪消费量并未达到降低结直肠癌风险的阈值; 也可能是奶酪中乳糖含量较低, 降低了钙的利用度。近年来还有研究支持奶酪对结直肠癌的保护作用。一项涉及超过 8 万名挪威女性随访超过 14 年的前瞻性队列研究指出, 与对照组相比, 每日食用超过 2片(>16 g)以上褐纹奶酪的女性患结直肠癌风险降低 13%(Barnung et al., 2019)。一项涉及 101235 名瑞典人、随访超过 30 年的大型前瞻性队列研究指出, 在女性受试者中观察到奶酪消费与结直肠癌风险降低有关，但在男性受试者中未观察到该结果（Nilsson et al.，2020）。另一项纳入 31 项前瞻性队列研究的荟萃分析指出，尽管总体上奶酪制品摄入与结直肠癌风险存在弱的负关联，但若按照地域分析，欧洲地区的负相关结果更显著，而美国地区则无此关联（Jin et al.，2020），这可能与欧洲的奶酪消费量（平均 59.82 g/d）远高于美国（平均 23.58 g/d）有关。Guo 等（2021）还发现奶酪消费量与结直肠腺瘤和锯齿状病变呈负相关。由此推测，虽然奶酪中的饱和脂肪和胆固醇含量相对较高，但奶酪中也富含抗癌活性的共轭亚油酸。奶酪还含有具有抗氧化、抗癌、抗炎等功效的生物活性肽。Huma 等（2018）研究发现水牛和牛奶切达奶酪中水溶性肽提取物可剂量依赖性地抑制 Caco-2 细胞异常增殖。

7.2.4　开菲尔

开菲尔是一种源于东欧的传统发酵乳饮料，主要由乳酸菌、醋酸菌和酵母菌等发酵制成。一些研究表明摄入开菲尔对乳腺癌、结直肠癌和胃癌具有潜在的保护作用（Chen et al.，2007；Gao et al.，2013；De Melo et al.，2018）。在 Khoury 等（2014）的研究中，开菲尔表现出抑制 HT-29 和 Caco-2 细胞增殖和诱导凋亡的能力。开菲尔能够诱导细胞周期停滞在 G1 期，降低 HT-29 细胞中 TGF-α 的表达，并上调 Bax 与 Bcl-2 比值。Zeng 等（2021）发现补充开菲尔可通过调节肠道微生物群来改善 AOM/DSS 诱导的小鼠结肠癌，与补充牛奶相比，补充开菲尔的结肠癌小鼠肠道厚壁菌门/拟杆菌门的比值显著降低，乳杆菌和双歧杆菌的丰度增加。Grishina 等（2011）发现，与牛奶相比，开菲尔具有更强大的抗氧化能力，可显著降低结肠细胞的 DNA 损伤。开菲尔对结直肠癌肿瘤病变发展同样具有保护作用。如在 De Paula Melo 等（2018）的研究中，AOM 小鼠摄入开菲尔后，其结肠异常隐窝病灶高度减少了约 43%，宽度减少了约 20%。Dos Reis 等（2019）发现，持续 13 周喂食开菲尔可显著增加 DMH 诱导结直肠病变大鼠的肠道短链脂肪酸浓度，使其结肠中异常隐窝病灶数量降低 36%。不过，目前关于开菲尔对结直肠癌的影响大多是在细胞培养和动物模型中观察到，仍缺乏临床试验，开菲尔对结直肠癌的积极影响有待进一步研究。

7.2.5　益生菌/益生元/合生元乳制品

近年来，有关益生菌、益生元和合生元在防治结直肠癌方面的研究引起了广泛关注。在一项纳入 34 项动物模型研究的系统评价中，有 26 项研究发现接受益生菌的动物结直肠癌前病变或肿瘤显著减少（Brasiel et al.，2020）。一项涵盖 33 项动物实验和 3 项临床研究的系统评价总结了其潜在机制：改变肠道微生物的代谢活性,结合和降解潜在的致癌物,改变肠道微生物导致致癌物和启动子的产生,产生抗肿瘤或抗突变化合物以及增强宿主的免疫反应等(Cruz et al.,2020)。目前常用的益生菌株有干酪乳杆菌、鼠李糖乳杆菌、植物乳杆菌、罗伊乳杆菌和长双歧杆菌等,常添加的益生元有低聚果糖和低聚半乳糖等。之后的研究更扩大了益生菌概念的范畴,提出完整灭活的菌体、菌体裂解物及细菌代谢物也具有降低结直肠癌风险的潜在功效(Rad et al.,2021)。

在此基础上,作者所在课题组又检索了 2000~2023 年间的相关临床研究和流行病学研究,发现这些研究中的参与者大多是接受结直肠癌手术的患者,且无论术前或术后摄入益生菌/益生元/合生元都具有辅助治疗结直肠癌的效果。一项纳入16 项随机对照研究的荟萃分析发现,在围手术期服用益生菌或合生元可减少结直肠癌术后并发症,如降低腹泻发生率、术后感染率、术后抗生素使用率、败血症发生率、住院时间和加快恢复肠道功能等(Amitay et al.,2020)。然而,并不是所有的益生菌/益生元/合生元都能产生有益的影响。一项纳入 72 项研究的系统评价指出,结直肠癌患者在术后摄入布拉酵母菌或鼠李糖乳杆菌可能会增加术后并发症的风险(Whelan et al.,2010)。这些研究之间的不一致差异性可能与不同的益生菌/益生元/合生元类型、给药剂量和给药持续时间有关,也与样本量较小、研究过早终止以及术前患者需要清洁肠道等因素有关。

因此,向乳制品中添加益生菌/益生元/合生元可能是预防和治疗结直肠癌的一种新策略。Desrouillères 等(2015)发现,持续 12 周灌胃含嗜酸乳杆菌 CL1285、干酪乳杆菌 LBC80R 和鼠李糖乳杆菌 CLR2 的发酵乳,可降低 DMH 诱导的结直肠癌大鼠的 β-葡萄糖醛酸酶浓度,使其结肠异常隐窝病灶数量减少 47%。Yan 等(2020)发现,与安慰剂组相比,含长双歧杆菌 YS108R 的发酵乳可增加 DSS 诱导的结肠炎小鼠紧密连接蛋白和黏蛋白 2 的表达以及嗜黏蛋白艾克曼菌的丰度,降低血清中的促炎细胞因子 IL-6 和 IL-17A 的浓度,进而缓解结肠炎小鼠的症状。Kaur 等(2021)发现,灌服鼠李糖乳杆菌 MTCC-5897 发酵的甜乳清可增加 DSS 诱导结肠炎小鼠血清中 TGF-β 和免疫球蛋白 A 的水平,降低 IL-4 和 TNF-α 的水平,从而缓解结肠炎症。合生元一方面能够发挥益生菌的生理活性,另一方面能选择性增加益生菌数量。Ohara 等(2018)发现,食用含有长双歧杆菌 BB536-y 和低聚果糖的合生元酸奶可以增加健康成人的粪便样本中短链脂肪酸的含量,且显著抑制脆弱拟杆菌的丰度。Balthazar 等(2021)发现,合生元(干酪乳杆菌和菊粉)羊奶冰淇淋可通过减少结肠中异常隐窝病灶的数量来预防 AOM 诱导的小鼠结直肠癌变。此外,尽管目前含益生菌/益生元乳制品的国际标准已相对成熟,但有关不同组合配方、协同作用、持续时间对结直肠癌的干预效果还有待更多的流行病学及临床研究证实。

7.3　乳制品预防早发性结直肠癌的作用

随着生活方式和饮食模式的改变，全球范围内早发性结直肠癌（<50 岁）的发病趋势有所增加。李健等（2022）发现，2019 年中国早发性结直肠癌的新发病例及死亡人数约为 8.7 万例和 2.6 万例，相比 1990 年分别增加 264.53% 及 76.92%。美国癌症协会已将首次肠镜检查的建议年龄从以前的 50 岁降低到了 45 岁（Wolf et al.，2018）。结直肠癌发病年轻化背后的原因是什么，研究人员仍在探索之中。一项纳入超 970 万人的队列研究提出两条观点：一是代谢综合征与早发性结直肠癌的风险增加 20% 有关；二是肥胖与早发性结直肠癌的风险增加 19% 有关。特别地，这两个因素与早发性结直肠癌和晚发性结直肠癌的关联程度一致（Jin et al.，2022）。有研究追踪了从 1991 年到 2015 年近 116500 名女护士的健康状况。参与者每四年回答一次涉及饮食问题的调查。在总参与者中，还有超过 4 万名参与者回忆了其青春期的饮食习惯。研究人员在这近 116500 名参与者中确定了 109 例早发性结直肠癌。进一步分析发现，这些参与者在青春期（13～18 岁）和成年期大量食用含糖饮料，增加了她们 50 岁前患结直肠癌的风险，还发现牛奶和咖啡的饮用与结直肠癌风险降低有关（Hur et al.，2021）。这使得研究者开始关注，进行早期乳制品干预能否降低结直肠癌的患病风险。

已有多项队列研究和荟萃分析证实了乳制品摄入量与儿童和青少年超重、肥胖以及代谢综合征风险呈负相关（Lu et al.，2016；Koca et al.，2017；Tirani et al.，2022）。De Almeida Brasiel 等（2022）发现，在新生小鼠时期过度喂养会提高其在成年期的肥胖和结直肠癌发病率，而从哺乳期到生命早期一直喂食开菲尔，有助于减少结肠中 IL-1β、IL-6 和 TNF-α 的水平，从而抑制肿瘤的进一步发展。流行病的观察结果进一步支持了这一观点。Ruder 等（2011）在 NIH-AARP 饮食与健康研究中发现，青春期较高的牛奶摄入量可降低成年后的结肠癌风险，但成年后乳制品的摄入量会减弱该效应。Cox 等（2011）对新西兰 562 例结直肠癌者和 571 名正常受试者开展了病例对照研究，发现儿童期摄入学生奶可降低成年后患结直肠癌的风险，并且每摄入 28 L 牛奶，患癌概率降低 2.1%。Nimptsch 等（2021）招募了 27196 名 25～42 岁女性，通过一份包含 124 项食物频率问卷回顾性研究评价了青春期的饮食摄入量，发现青春期较高的乳制品摄入量与成年后患直肠腺瘤的风险降低有关。不过，一项纳入 15 项研究的荟萃分析指出，儿童期和青春期的牛奶摄入量可能与成年后患乳腺癌、前列腺癌和结直肠癌的风险无关（Gil et al.，2022）。由于此研究的数量较少，并且异质性很高，应该谨慎对待该结论。

尽管上述观察性研究尚不能证明儿童期和青春期摄入乳制品具有降低成年后

患结直肠癌风险的功效，也无法阐明其保护机制，考虑到乳制品及其成分具有的健康益处，仍应鼓励儿童和青少年时期适量摄入乳制品。

7.4　总　　结

结直肠癌的发生发展大多遵循"腺瘤—癌"序列，从癌前病变进展到癌一般需要 5～10 年时间，这为疾病的膳食干预提供了重要时间窗口。已有充分的研究数据证实乳制品与较低的结直肠癌相关。在摄入较高乳制品的膳食中，维生素 D、钙、脂肪酸、益生菌等或许在预防癌症或是延长转移性疾病患者延长生命方面起到重要作用。乳清蛋白和乳源外泌体等物质的独特活性使其有望成为递送治疗药物或靶向结直肠癌药物的生物载体。此外，有关益生菌/益生元/合生元乳制品，以及低脂与高脂乳制品的研究，进一步丰富了乳制品饮食干预结直肠癌的维度。值得注意的是，乳制品对结直肠癌的保护作用不仅与各成分的单独作用相关，更与其协同作用密切相关，未来研究应继续探查相关的机制。另外，由于不同个体、饮食习惯和环境因素的差异，如果想要将乳制品作为饮食干预结直肠癌的主要手段，还需要全面审视膳食组成，控制总能量摄入，保持均衡饮食并通过剂量反应分析来科学控制乳制品的摄入。

参 考 文 献

李健, 张尧, 胡登敏, 等. 2022. 1990—2019 年中国人群早发性结直肠癌疾病负担及变化趋势分析. 现代预防医学, 49(19): 3468-3473.

王秋萍, 彦贾, 曹江鸣, 等. 2018. 乳源酪蛋白糖巨肽对结肠癌 HT-29 细胞抗炎及血管生成因子表达水平的影响. 食品科学, 39(5): 179-185.

Aggarwal A, Prinz-Wohlgenannt M, Tennakoon S, et al. 2015. The calcium-sensing receptor: a promising target for prevention of colorectal cancer. Biochimica Et Biophysica Acta (BBA)-Molecular Cell Research, 1853: 2158-2167.

Alegria-Lertxundi I, Aguirre C, Bujanda L, et al. 2020. Food groups, diet quality and colorectal cancer risk in the Basque Country. World Journal of Gastroenterology, 26: 4108.

Amitay E L, Carr P R, Gies A, et al. 2020. Probiotic/synbiotic treatment and postoperative complications in colorectal cancer patients: systematic review and meta-analysis of randomized controlled trials. Clin Transl Gastroenterol, 11: e00268.

Attaallah W, Yılmaz A M, Erdoğan N, et al. 2012. Whey protein versus whey protein hydrolyzate for the protection of azoxymethane and dextran sodium sulfate induced colonic tumors in rats. Pathology & Oncology Research, 18: 817-822.

Aune D, Lau R, Chan D, et al. 2012. Dairy products and colorectal cancer risk: a systematic review and meta-analysis of cohort studies. Annals of Oncology, 23: 37-45.

Balthazar C F, De Moura N A, Romualdo G R, et al. 2021. Synbiotic sheep milk ice cream reduces chemically induced mouse colon carcinogenesis. Journal of Dairy Science, 104: 7406-7414.

Barnung R B, Jareid M, Lukic M, et al. 2019. High lactose whey cheese consumption and risk of colorectal cancer-The Norwegian Women and Cancer Study. Scientific Reports, 9: 1-6.

Barrubés L, Babio N, Becerra-Tomás N, et al. 2019. Association between dairy product consumption and colorectal cancer risk in adults: a systematic review and meta-analysis of epidemiologic studies. Advances in Nutrition, 10: S190-S211.

Barrubés L, Babio N, Mena-Sánchez G, et al. 2018. Dairy product consumption and risk of colorectal cancer in an older mediterranean population at high cardiovascular risk. International Journal of Cancer, 143: 1356-1366.

Bhatia S, Prabhu P N, Benefiel A C, et al. 2015. Galacto-oligosaccharides may directly enhance intestinal barrier function through the modulation of goblet cells. Molecular Nutrition & Food Research, 59: 566-573.

Bhatt A P, Redinbo M R, Bultman S J. 2017. The role of the microbiome in cancer development and therapy. CA: a Cancer Journal for Clinicians, 67: 326-344.

Brasiel P G D A, Dutra-Luquetti S C P, Peluzio M D C G, et al. 2020. Preclinical evidence of probiotics in colorectal carcinogenesis: a systematic review. Digestive Diseases and Sciences, 65: 3197-3210.

Buchowski M S, Aslam M, Dossett C, et al. 2010. Effect of dairy and non-dairy calcium on fecal fat excretion in lactose digester and maldigester obese adults. International Journal of Obesity, 34: 127-135.

Cakir B, Tunali-Akbay T. 2021. Potential anticarcinogenic effect of goat milk-derived bioactive peptides on HCT-116 human colorectal carcinoma cell line. Analytical Biochemistry, 622: 114166.

Cao W, Chen H D, Yu Y W, et al. 2021. Changing profiles of cancer burden worldwide and in China: a secondary analysis of the global cancer statistics 2020. Chinese Medical Journal, 134: 783-791.

Chen C, Chan H M, Kubow S. 2007. Kefir extracts suppress *in vitro* proliferation of estrogen-dependent human breast cancer cells but not normal mammary epithelial cells. Journal of Medicinal Food, 10: 416-422.

Chen Q, Liang Y, Zhu C, et al. 2013. Effects of casein glycomacropeptide on the early development of primary colorectal cancer in rats. Food Science and Human Wellness, 2: 113-118.

Chen Y, Yang B, Ross R P, et al. 2019. Orally administered CLA ameliorates DSS-induced colitis in mice via intestinal barrier improvement, oxidative stress reduction, and inflammatory cytokine and gut microbiota modulation. Journal of Agricultural and Food Chemistry, 67: 13282-13298.

Cho E, Smith-Warner S A, Spiegelman D, et al. 2004. Dairy foods, calcium, and colorectal cancer: a pooled analysis of 10 cohort studies. Journal of The National Cancer Institute, 96: 1015-1022.

Cho H J, Kwon G T, Park J H Y. 2009. Trans-10, cis-12 conjugated linoleic acid induces depolarization of mitochondrial membranes in HT-29 human colon cancer cells: a possible mechanism for induction of apoptosis. Journal of Medicinal Food, 12: 952-958.

Christensen R, Lorenzen J K, Svith C R, et al. 2009. Effect of calcium from dairy and dietary supplements on faecal fat excretion: a meta-analysis of randomized controlled trials. Obesity Reviews, 10: 475-486.

Clinton S K, Giovannucci E L, Hursting S D. 2020. The world cancer research fund/American institute for cancer research third expert report on diet, nutrition, physical activity, and cancer: impact and future directions. The Journal of Nutrition, 150: 663-671.

Collatuzzo G, Seyyedsalehi M S, Rezaeianzadeh A, et al. 2022. Consumption of yoghurt and other dairy products and risk of colorectal cancer in Iran: the IROPICAN study. Nutrients, 14: 2506.

Cox B, Sneyd M J. 2011. School milk and risk of colorectal cancer: a national case-control study. American Journal of Epidemiology, 173: 394-403.

Cruz B C S, Sarandy M M, Messias A C, et al. 2020. Preclinical and clinical relevance of probiotics and synbiotics in colorectal carcinogenesis: a systematic review. Nutrition Reviews, 78: 667-687.

De Almeida Brasiel P G, Luquetti S C P D, Medeiros J D, et al. 2022. Kefir modulates gut microbiota and reduces DMH-associated colorectal cancer via regulation of intestinal inflammation in adulthood offsprings programmed by neonatal overfeeding. Food Research International, 152: 110708.

De Paula Melo A F, Mendonça M C P, De Mendonça Rosa-Castro R J T, et al. 2018. The protective effects of fermented kefir milk on azoxymethane-induced aberrant crypt formation in mice colon. Tissue and Cell, 52: 51-56.

Deschasaux-Tanguy M, Barrubés Piñol L, Sellem L, et al. 2022. Dairy product consumption and risk of cancer: a short report from the NutriNet-Santé prospective cohort study. International Journal of Cancer, 150:1978-1986.

Desrouillères K, Millette M, Vu K D, et al. 2015. Cancer preventive effects of a specific probiotic fermented milk containing *Lactobacillus acidophilus* CL1285, *L. casei* LBC80R and *L. rhamnosus* CLR2 on male F344 rats treated with 1, 2-dimethylhydrazine. Journal of Functional Foods, 17: 816-827.

Ding D, Zhong H, Liang R, et al. 2021. Multifunctional nanodrug mediates synergistic photodynamic therapy and MDSCs-targeting immunotherapy of colon cancer. Advanced Science, 8: 2100712.

Dos Reis S A, Da Conceição L L, Dias M M., et al. 2019. Kefir reduces the incidence of pre-neoplastic lesions in an animal model for colorectal cancer. Journal of Functional Foods, 53: 1-6.

Elison E, Vigsnaes L K, Rindom-Krogsgaard L, et al. 2016. Oral supplementation of healthy adults with 2'-O-fucosyllactose and lacto-N-neotetraose is well tolerated and shifts the intestinal microbiota. British Journal of Nutrition, 116: 1356-1368.

Fernández J, Moreno F J, Olano A, et al. 2018. A galacto-oligosaccharides preparation derived from lactulose protects against colorectal cancer development in an animal model. Frontiers in Microbiology, 9: 393277.

Fu Q, Zhang J, Xu X, et al. 2016. miR-203 is a predictive biomarker for colorectal cancer and its expression is associated with BIRC5. Tumor Biology, 37: 15989-15995.

Fung K Y, Cosgrove L, Lockett T, et al. 2012. A review of the potential mechanisms for the lowering of colorectal oncogenesis by butyrate. British Journal of Nutrition, 108: 820-831.

Gao J, Gu F, Ruan H, et al. 2013. Induction of apoptosis of gastric cancer cells SGC7901 *in vitro* by a cell-free fraction of Tibetan kefir. International Dairy Journal, 30: 14-18.

García-Nebot M, Cilla A, Alegría A, et al. 2011. Caseinophosphopeptides exert partial and site-specific cytoprotection against H_2O_2-induced oxidative stress in Caco-2 cells. Food Chemistry, 129: 1495-1503.

Gibbs D C, Fedirko V, Baron J A, et al. 2021. Inflammation modulation by vitamin D and calcium in the morphologically normal colorectal mucosa of patients with colorectal adenoma in a clinical trial. Cancer Prevention Research, 14: 65-76.

Gil H, Chen Q Y, Khil J, et al. 2022. Milk intake in early life and later cancer risk: a meta-analysis. Nutrients, 14: 1233.

Goeptar A R, Koeman J H, Van Boekel M A, et al. 1997. Impact of digestion on the antimutagenic activity of the milk protein casein. Nutrition Research, 17: 1363-1379.

Gomez-Larrauri A, Presa N, Dominguez-Herrera A, et al. 2020. Role of bioactive sphingolipids in physiology and pathology. Essays in Biochemistry, 64 (3): 579-589.

Grishina A, Kulikova I, Alieva L, et al. 2011. Antigenotoxic effect of kefir and ayran supernatants on fecal water-induced DNA damage in human colon cells. Nutrition and Cancer, 63: 73-79.

Guo L L, Li Y T, Yao J, et al. 2021. Dairy consumption and risk of conventional and serrated precursors of colorectal cancer: a systematic review and meta-analysis of observational studies. Journal of Oncology, 2021: 9948814.

Gupta C, Prakash D J B. 2017. Therapeutic potential of milk whey. Beverages, 3: 31.

Han C, Shin A, Lee J, et al. 2015. Dietary calcium intake and the risk of colorectal cancer: a case control study. BMC Cancer, 15: 966.

Han R, Sun Q, Wu J, et al. 2016. Sodium butyrate upregulates miR-203 expression to exert anti-proliferation effect on colorectal cancer cells. Cellular Physiology and Biochemistry, 39: 1919-1929.

He S, Liu G, Zhu X J P R.2021. Human breast milk-derived exosomes may help maintain intestinal epithelial barrier integrity. Pediatric Research, 90: 366-372.

Hu S, Dong T S, Dalal S R, et al. 2011. The microbe-derived short chain fatty acid butyrate targets miRNA-dependent p21 gene expression in human colon cancer. PloS One, 6: e16221.

Hu Y, Le Leu R K, Belobrajdic D, et al. 2008. The potential of sphingomyelin as a chemopreventive agent in AOM-induced colon cancer model: wild-type and p53[+/-] mice. Molecular Nutrition & Food Research, 52: 558-566.

Huang D, Lei S, Wu Y, et al. 2020. Additively protective effects of vitamin D and calcium against colorectal adenoma incidence, malignant transformation and progression: a systematic review and meta-analysis. Clinical Nutrition, 39: 2525-2538.

Huang G, Zhong X, Cao Y, et al. 2007. Antiproliferative effects of conjugated linoleic acid on human colon adenocarcinoma cell line Caco-2. Asia Pacific Journal of Clinical Nutrition, 16: 432-436.

Huang S, Wu Z, Liu C, et al. 2019. Milk fat globule membrane supplementation promotes neonatal growth and alleviates inflammation in low-birth-weight mice treated with lipopolysaccharide.

BioMed Research International, 2019: 4876078.

Huma N, Rafiq S, Sameen A, et al. 2018. Antioxidant potential of buffalo and cow milk Cheddar cheeses to tackle human colon adenocarcinoma (Caco-2) cells. Asian-Australas Journal of Animal Science, 31: 287-292.

Humphreys K J, Cobiac L, Le Leu R K, et al. 2013. Histone deacetylase inhibition in colorectal cancer cells reveals competing roles for members of the oncogenic miR-17-92 cluster. Molecular Carcinogenesis, 52: 459-474.

Hur J, Otegbeye E, Joh H K, et al. 2021. Sugar-sweetened beverage intake in adulthood and adolescence and risk of early-onset colorectal cancer among women. Gut, 70: 2330-2336.

Ji X, Xu W, Cui J, et al. 2019. Goat and buffalo milk fat globule membranes exhibit better effects at inducing apoptosis and reduction the viability of HT-29 cells. Scientific Reports, 9: 2577.

Jin E H, Han K, Lee D H, et al. 2022. Association between metabolic syndrome and the risk of colorectal cancer diagnosed before age 50 years according to tumor location. Gastroenterology, 163: 637-648.

Jin S, Kim Y, Je Y. 2020. Dairy consumption and risks of colorectal cancer incidence and mortality: a meta-analysis of prospective cohort studies. Cancer Epidemiology, Biomarkers & Prevention, 29: 2309-2322.

Kakkoura M G, Du H, Guo Y, et al. 2022. Dairy consumption and risks of total and site-specific cancers in Chinese adults: an 11-year prospective study of 0.5 million people. BMC Medicine, 20: 1-13.

Kang J, Sun M, Chang Y, et al. 2023. Butyrate ameliorates colorectal cancer through regulating intestinal microecological disorders. Anticancer Drugs, 34: 227-237.

Kaur H, Gupta T, Kapila S, et al. 2021. Protective effects of potential probiotic *Lactobacillus rhamnosus* (MTCC-5897) fermented whey on reinforcement of intestinal epithelial barrier function in a colitis-induced murine model. Food & Function, 12: 6102-6116.

Kayama H, Okumura R, Takeda K. 2020. Interaction between the microbiota, epithelia, and immune cells in the intestine. Annual Review of Immunology, 38: 23-48.

Kesse E, Boutron-Ruault M C, Norat T, et al. 2005. Dietary calcium, phosphorus, vitamin D, dairy products and the risk of colorectal adenoma and cancer among French women of the E_3N-EPIC prospective study. International Journal of Cancer, 117: 137-144.

Keum N, Aune D, Greenwood D C, et al. 2014. Calcium intake and colorectal cancer risk: dose-response meta-analysis of prospective observational studies. International Journal of Cancer, 135: 1940-1948.

Khoury N, El Hayek S, Tarras O, et al. 2014. Kefir exhibits anti-proliferative and pro-apoptotic effects on colon adenocarcinoma cells with no significant effects on cell migration and invasion. International Journal of Oncology, 45: 2117-2127.

Kim H, Hur J, Wu K, et al. 2023. Total calcium, dairy foods and risk of colorectal cancer: a prospective cohort study of younger US women. International Journal of Epidemiology, 52: 87-95.

Kim M, Park K. 2018. Dietary fat intake and risk of colorectal cancer: a systematic review and meta-analysis of prospective studies. Nutrients, 10: 1963.

Koca T, Akcam M, Serdaroglu F, et al. 2017. Breakfast habits, dairy product consumption, physical activity, and their associations with body mass index in children aged 6–18. European Journal of Pediatrics, 176: 1251-1257.

Koronowicz A A, Banks P. 2018. Antitumor properties of CLA-enriched food products. Nutrition and Cancer, 70: 529-545.

Kozu T, Iinuma G, Ohashi Y, et al. 2009. Effect of orally administered bovine lactoferrin on the growth of adenomatous colorectal polyps in a randomized, placebo-controlled clinical trial. Cancer Prevention Research, 2: 975-983.

Kuchta-Noctor A M, Murray B A, Stanton C, et al. 2016. Anticancer activity of buttermilk against SW480 colon cancer cells is associated with caspase-independent cell death and attenuation of Wnt, Akt, and ERK signaling. Nutrition and Cancer, 68: 1234-1246.

Kuntz S, Kunz C, Rudloff S. 2009. Oligosaccharides from human milk induce growth arrest via G2/M by influencing growth-related cell cycle genes in intestinal epithelial cells. British Journal of Nutrition, 101: 1306-1315.

Kwan A K, Um C Y, Rutherford R E, et al. 2019. Effects of vitamin D and calcium on expression of MSH2 and transforming growth factors in normal-appearing colorectal mucosa of sporadic colorectal adenoma patients: a randomized clinical trial. Molecular Carcinogenesis, 58: 511-523.

Larsson S C, Bergkvist L, Wolk A . 2005. High-fat dairy food and conjugated linoleic acid intakes in relation to colorectal cancer incidence in the Swedish Mammography Cohort. The American Journal of Clinical Nutrition, 82: 894-900.

Layman D K, Lönnerdal B, Fernstrom J D. 2018. Applications for α-lactalbumin in human nutrition. Nutrition Reviews, 76: 444-460.

Li B, Hock A, Wu R Y, et al. 2019. Bovine milk-derived exosomes enhance goblet cell activity and prevent the development of experimental necrotizing enterocolitis. PLoS One, 14: e0211431.

Li H Y, Li M, Luo C C, et al. 2017. Lactoferrin exerts antitumor effects by inhibiting angiogenesis in a HT29 human colon tumor model. Journal of Agricultural and Food Chemistry, 65: 10464-10472.

Li T, Gao J, Du M, et al. 2018. Milk fat globule membrane supplementation modulates the gut microbiota and attenuates metabolic endotoxemia in high-fat diet-fed mice. Journal of Functional Foods, 47: 56-65.

Liang Z, Song X, Hu J, et al. 2022. Fermented dairy food intake and risk of colorectal cancer: a systematic review and meta-analysis. Frontiers in Oncology, 12: 812679.

Liu S, Barry E L, Baron J A, et al. 2017. Effects of supplemental calcium and vitamin D on the APC/β-catenin pathway in the normal colorectal mucosa of colorectal adenoma patients. Molecular Carcinogenesis, 56: 412-424.

Liu X, Yang W, Wu K, et al. 2021. Postdiagnostic dairy products intake and colorectal cancer survival in US males and females. The American Journal of Clinical Nutrition, 113: 1636-1646.

Lu L, Xun P, Wan Y, et al. 2016. Long-term association between dairy consumption and risk of childhood obesity: a systematic review and meta-analysis of prospective cohort studies. European

Journal of Clinical Nutrition, 70: 414-423.

Martino E, Balestrieri A, Mele L, et al. 2022. Milk exosomal miR-27b worsen endoplasmic reticulum stress mediated colorectal cancer cell death. Nutrients, 14: 5081.

Michels K B, Willett W C, Vaidya R, et al. 2020. Yogurt consumption and colorectal cancer incidence and mortality in the Nurses' Health Study and the Health Professionals Follow-Up Study. The American Journal of Clinical Nutrition, 112: 1566-1575.

Mizoue T, Kimura Y, Toyomura K, et al. 2008. Calcium, dairy foods, vitamin D, and colorectal cancer risk: the Fukuoka Colorectal Cancer Study. Cancer Epidemiology Biomarkers & Prevention, 17: 2800-2807.

Mowat C, Dhatt J, Bhatti I, et al. 2023. Short chain fatty acids prime colorectal cancer cells to activate antitumor immunity. Frontiers in Immunology, 14: 1190810.

Murali C, Mudgil P, Gan CY, et al. 2021. Camel whey protein hydrolysates induced G2/M cellcycle arrest in human colorectal carcinoma. Scientific Reports, 11: 7062.

Murphy N, Norat T, Ferrari P, et al. 2013. Consumption of dairy products and colorectal cancer in the European Prospective Investigation into Cancer and Nutrition (EPIC). PLoS One, 8: e72715.

Navarro S L, Neuhouser M L, Cheng T Y D, et al. 2016. The Interaction between Dietary Fiber and fat and risk of colorectal cancer in the women's health initiative. Nutrients, 8: 779.

Nilsson L M, Winkvist A, Esberg A, et al. 2020. Dairy products and cancer risk in a Northern Sweden population. Nutrition and Cancer, 72: 409-420.

Nimptsch K, Lee D H, Zhang X, et al. 2021. Dairy intake during adolescence and risk of colorectal adenoma later in life. British Journal of Cancer, 124: 1160-1168.

Norat T, Riboli E. 2003. Dairy products and colorectal cancer. A review of possible mechanisms and epidemiological evidence. European Journal of Clinical Nutrition, 57: 1-17.

Ohara T, Suzutani T . 2018. Intake of *Bifidobacterium longum* and fructo-oligosaccharides prevents colorectal carcinogenesis. Euroasian Journal of Hepato-Gastroenterology, 8: 11.

Pala V, Sieri S, Berrino F, et al. 2011. Yogurt consumption and risk of colorectal cancer in the Italian European prospective investigation into cancer and nutrition cohort. International Journal of Cancer, 129: 2712-2719.

Park M Y, Kim M Y, Seo Y R, et al. 2016. High-fat diet accelerates intestinal tumorigenesis through disrupting intestinal cell membrane integrity. Journal Cancer Prevention, 21: 95-103.

Pattayil L J, Balakrishnan-Saraswathi H T. 2019. *In vitro* evaluation of apoptotic induction of butyric acid derivatives in colorectal carcinoma cells. Anticancer Research, 39:3795-3801.

Pérez-Escalante E, Alatorre-Santamaría S, Castañeda-Ovando A, et al. 2022. Human milk oligosaccharides as bioactive compounds in infant formula: recent advances and trends in synthetic methods. Critical Reviews in Food Science and Nutrition, 62: 181-214.

Qamar T R, Iqbal S, Syed F, et al. 2017. Impact of novel prebiotic galacto-oligosaccharides on various biomarkers of colorectal cancer in wister rats. International Journal of Molecular Sciences, 18: 1785.

Rad A H, Aghebati-Maleki L, Kafil H S, et al. 2021. Molecular mechanisms of postbiotics in colorectal cancer prevention and treatment. Critical Reviews in Food Science and Nutrition, 61:

1787-1803.

Ralston R A, Truby H, Palermo C E, et al. 2014. Colorectal cancer and nonfermented milk, solid cheese, and fermented milk consumption: a systematic review and meta-analysis of prospective studies. Critical Reviews in Food Science and Nutrition, 54: 1167-1179.

Ramírez-Rico G, Drago-Serrano M E, León-Sicairos N, et al. 2022. Lactoferrin: a nutraceutical with activity against colorectal cancer. Frontiers in Pharmacology, 13: 855852.

Rasinperä H, Forsblom C, Enattah N S, et al. 2005. The C/C$_{-13910}$ genotype of adult-type hypolactasia is associated with an increased risk of colorectal cancer in the Finnish population. Gut, 54: 643-647.

Reif S, Elbaum Shiff Y, Koroukhov N, et al. 2020. Cow and human milk-derived exosomes ameliorate colitis in DSS murine model. Nutrients, 12: 2589.

Rifkin S B, Giardiello F M, Zhu X, et al. 2020. Yogurt consumption and colorectal polyps. British Journal of Nutrition, 124: 80-91.

Ruder E H, Thiebaut A C, Thompson F E, et al. 2011. Adolescent and mid-life diet: risk of colorectal cancer in the NIH-AARP Diet and Health Study. The American Journal of Clinical Nutrition, 94: 1607-1619.

Sanjoaquin M A, Appleby P, Thorogood M, et al. 2004. Nutrition, lifestyle and colorectal cancer incidence: a prospective investigation of 10 998 vegetarians and non-vegetarians in the United Kingdom. British Journal of Cancer, 90: 118-121.

Semaan J, El Hakim S, Ibrahim J N, et al. 2020. Comparative effect of sodium butyrate and sodium propionate on proliferation, cell cycle and apoptosis in human breast cancer cells MCF-7. Breast Cancer, 27: 696-705.

Seyyedsalehi M S, Collatuzzo G, Huybrechts I, et al. 2022. Association between dietary fat intake and colorectal cancer: a multicenter case-control study in Iran. Frontiers in Nutrition, 9: 1017720.

Snow D R, Jimenez Flores R, Ward R E, et al. 2010. Dietary milk fat globule membrane reduces the incidence of aberrant crypt foci in Fischer-344 rats. Journal of Agricultural and Food Chemistry, 58: 2157-2163.

Song M, Garrett W S, Chan A T. 2015. Nutrients, foods, and colorectal cancer prevention. Gastroenterology, 148: 1244-1260, e16.

Šuligoj T, Vigsnæs L K, Abbeele P V d, et al. 2020. Effects of human milk oligosaccharides on the adult gut microbiota and barrier function. Nutrients, 12: 2808.

Sun J, Song J, Yang J, et al. 2022. Higher yogurt consumption is associated with lower risk of colorectal cancer: a systematic review and meta-analysis of observational studies. Frontiers in Nutrition, 8: 789006.

Tantamango-Bartley Y, Knutsen S F, Jaceldo-Siegl K, et al. 2017. Independent associations of dairy and calcium intakes with colorectal cancers in the Adventist Health Study-2 cohort. Public Health Nutrition, 20: 2577-2586.

Tirani S A, Mirzaei S, Asadi A, et al. 2022. Dairy intake in relation to metabolic health status in overweight and obese adolescents. Scientific Reports, 12: 18365.

Tong L, Hao H, Zhang Z, et al. 2021. Milk-derived extracellular vesicles alleviate ulcerative colitis by regulating the gut immunity and reshaping the gut microbiota. Theranostics, 11: 8570.

Tu H, Flanders W D, Ahearn T U, et al. 2015. Effects of calcium and vitamin D_3 on transforming growth factors in rectal mucosa of sporadic colorectal adenoma patients: a randomized controlled trial. Molecular Carcinogenesis, 54: 270-280.

Vulevic J, Juric A, Walton G E, et al. 2015. Influence of galacto-oligosaccharide mixture (B-GOS) on gut microbiota, immune parameters and metabonomics in elderly persons. British Journal of Nutrition, 114: 586-595.

Walsh C, Lane J A, Van Sinderen D, et al. 2020. Human milk oligosaccharides: shaping the infant gut microbiota and supporting health. Journal of Functional Foods, 72: 104074.

Wang F, Wu H, Fan M, et al. 2020. Sodium butyrate inhibits migration and induces AMPK-mTOR pathway-dependent autophagy and ROS-mediated apoptosis via the miR-139-5p/Bmi-1 axis in human bladder cancer cells. The FASEB Journal, 34: 4266-4282.

Wang G, Wang H, Jin Y, et al. 2022a. Galactooligosaccharides as a protective agent for intestinal barrier and its regulatory functions for intestinal microbiota. Food Research International, 155: 111003.

Wang R, Moniruzzaman M, Wong K Y, et al. 2021. Gut microbiota shape the inflammatory response in mice with an epithelial defect. Gut Microbes, 13: 1887720.

Wang T, Xu J, Xu Y, et al. 2022b. Gut microbiota shapes social dominance through modulating HDAC2 in the medial prefrontal cortex. Cell Reports, 38(10): 110478.

Watling C Z, Kelly R K, Dunneram Y, et al. 2023. Associations of intakes of total protein, protein from dairy sources, and dietary calcium with risks of colorectal, breast, and prostate cancer: a prospective analysis in UK Biobank. British Journal of Cancer, 129: 636-647.

Whelan K, Myers C E. 2010. Safety of probiotics in patients receiving nutritional support: a systematic review of case reports, randomized controlled trials, and nonrandomized trials123. The American Journal of Clinical Nutrition, 91: 687-703.

Williams C D, Satia J A, Adair L S, et al. 2010. Associations of red meat, fat, and protein intake with distal colorectal cancer risk. Nutrition and Cancer, 62: 701-709.

Wolf A M, Fontham E T, Church T R, et al. 2018. Colorectal cancer screening for average-risk adults: 2018 guideline update from the American Cancer Society. CA: a Cancer Journal for Clinicians, 68: 250-281.

Xi Y, Xu P. 2021. Global colorectal cancer burden in 2020 and projections to 2040. Translational Oncology, 14(10): 101174.

Yan S, Yang B, Ross R P, et al. 2020. *Bifidobacterium longum* subsp. *longum* YS108R fermented milk alleviates DSS induced colitis via anti-inflammation, mucosal barrier maintenance and gut microbiota modulation. Journal of Functional Foods, 73: 104153.

Yang B, McCullough M L, Gapstur S M, et al. 2014. Calcium, vitamin D, dairy products, and mortality among colorectal cancer survivors: the Cancer Prevention Study-II Nutrition Cohort. Journal of Clinical Oncology, 32: 2335-2343.

Zanabria R, Tellez A M, Griffiths M, et al. 2013. Milk fat globule membrane isolate induces apoptosis in HT-29 human colon cancer cells. Food & Function, 4: 222-230.

Zanabria R, Tellez A M, Griffiths M W, et al. 2014. The antiproliferative properties of the milk fat globule membrane are affected by extensive heating. Dairy Science & Technology, 94: 439-453.

Zeng X, Jia H, Zhang X, et al. 2021. Supplementation of kefir ameliorates azoxymethane/dextran sulfate sodium induced colorectal cancer by modulating the gut microbiota. Food & Function, 12: 11641-11655.

Zhang P, Li B, Gao S, et al. 2008. Dietary sphingomyelin inhibits colonic tumorigenesis with an up-regulation of alkaline sphingomyelinase expression in ICR mice. Anticancer Research, 28: 3631-3635.

Zhao J, Zhang X, Liu H, et al. 2019. Dietary protein and gut microbiota composition and function. Current Protein and Peptide Science, 20: 145-154.

Zheng X, Wu K, Song M, et al. 2020. Yogurt consumption and risk of conventional and serrated precursors of colorectal cancer. Gut, 69: 970-972.

Zhong X, Fang Y J, Pan Z Z, et al. 2013. Dietary fat, fatty acid intakes and colorectal cancer risk in Chinese adults: a case-control study. European Journal of Cancer Prevention, 22: 438-447.

Zhu Q C, Gao R Y, Wu W, et al. 2014. Effect of a high-fat diet in development of colonic adenoma in an animal model. World Journal of Gastroenterology, 20: 8119.

第8章

牛 乳 过 敏

牛乳富含蛋白质以及人体所必需的全部氨基酸，因此是母乳最好的替代品。然而，乳及乳制品也被联合国粮食及农业组织和世界卫生组织认定为八大类致敏的食物之一，同时在美国及欧盟新食品标签法中，它们也是必须标示的过敏原成分。近年来，婴幼儿牛乳过敏的患病率和严重程度呈逐年上升趋势。据统计，我国 1 岁以内婴儿牛乳过敏发生率高达 2.0%～7.5%。

牛乳过敏主要与乳中的非母乳蛋白成分有关，同样也取决于婴幼儿的胃肠消化能力及肠黏膜屏障功能。最近的研究表明，一些环境因素也是导致患病率增加的原因，包括现代住宅设计、西方饮食模式、家庭人口模式以及抗生素过量服用等。牛乳过敏的临床症状不同，包括速发型过敏和迟发型过敏，可能累及多种器官或系统，具体表现为皮肤瘙痒，荨麻疹，湿疹，嘴唇、舌、面部、咽部水肿等症状；呼吸系统方面，有流涕，可能表现出咳嗽、气喘或呼吸急促，严重者甚至发生过敏性休克等症状。牛乳过敏对患病人群，尤其对以牛乳为主要食物的婴幼儿生活质量造成严重影响，已经成为重要的公共健康问题，越来越引起人们的关注和重视。

鉴于此，本章系统总结了牛乳过敏的相关机制，介绍了肠道微生态与牛乳过敏的关系，详细阐述了牛乳中主要的过敏原蛋白结构及致敏表位，特别分析了物理方法（热处理、高压处理、辐照、超声波）、化学方法（糖基化、其他物质）、生物法（酶水解、发酵）以及复合改性、基因技术降低牛乳蛋白致敏性的作用，为低致敏性乳及乳制品的开发提供坚实的理论依据和研究思路。

8.1　牛乳过敏的免疫学机制

新生儿从子宫进入外界环境就开始接触抗原，迫使胃肠道迅速适应，并履行免疫职责。但是婴儿的适应性免疫系统往往发育不全，不能有效发挥特异性免疫反应，导致食物过敏的风险性增加。因此，婴幼儿肠道屏障的建立和成熟对后天身体健康有巨大影响。

8.1.1　IgE 介导的牛乳过敏

固有层是肠道免疫的效应场所，含有许多天然免疫细胞，包括巨噬细胞、树突状细胞和 T、B 淋巴细胞等，其作用包括抗原的摄取和转运、诱导 T 细胞分化、刺激免疫球蛋白的产生和组织修复。牛乳过敏原能够选择性激活免疫细胞产生大量抗体，主要是免疫球蛋白，引起机体免疫系统异常反应。牛奶过敏通常分为血清 IgE 介导的速发型过敏反应、非 IgE 介导的迟发型过敏反应和两者混合介导的过敏反应 3 种类型，其中以 IgE 介导的速发型过敏反应居多，一般在进食后 30min 内发病。

IgE 介导牛乳过敏的发生一般分为 2 个阶段：①在"致敏阶段"中，牛乳过敏原蛋白进入机体后，在 Th2 细胞因子的作用下，诱发 B 细胞产生 IgE 抗体结合于靶细胞（肥大细胞、嗜碱性粒细胞）表面。IgE 一旦与靶细胞结合，机体即呈致敏状态。②相同的过敏原再次进入机体时，将与已经结合在靶细胞上的 IgE 发生特异反应，即进入"发敏阶段"，使之脱颗粒，刺激组胺、5-羟色胺、白三烯、前列腺素及嗜酸性粒细胞趋化因子等免疫炎症介质快速释放，作用于效应组织和器官，促使毛细血管扩张、血管壁通透性增强，从而引起局部或全身过敏反应。

还有一些牛乳过敏患者不发生牛乳蛋白与特异性 IgE 结合的反应，皮刺试验和放射变应原吸附试验呈阴性，这类过敏反应称为非 IgE 介导的牛乳过敏。确切的非 IgE 介导牛乳过敏的免疫机制仍不十分清楚，这些免疫反应趋向延迟，多表现在摄入牛乳后的 1h 到几天后，引起的症状是不典型的慢性症状，最常见的是皮肤和胃肠道的迟发反应。

8.1.2　Th1/Th2 模型与卫生学假说

Th 细胞及其产生的细胞因子对 IgE 的合成起重要调节作用。根据分泌细胞因子种类的不同，Th 细胞可分为 Th1 型和 Th2 型两个亚群。Th1 细胞主要分泌 IFN-γ、IL-2 和 TNF-β 等细胞因子，而 Th2 细胞主要分泌 IL-4、IL-5、IL-6 及 IL-13 等因子，刺激体液免疫，促进 B 细胞增殖并产生 IgE 抗体。Th1 和 Th2 分泌的细胞因子均可促进本亚型而抑制另一亚型的生长和分化。正常情况下，Th1/Th2 细胞的免疫功能处于动态平衡状态。一旦这种平衡状态被打破，并向 Th2 型方向偏移，机体将无法维持正常的免疫功能，引发各种相关疾病。

牛乳过敏的发生首先是产生牛乳过敏原蛋白特异性的 CD4$^+$T 细胞。初始 T 细胞被激活后，在 IL-4 的影响下分化为 Th2 型细胞，同时 Th1 细胞及其分泌的 IFN-γ 受到抑制。效应 Th2 细胞产生 IL-4、IL-5 和 IL-13，促进 B 细胞产生牛乳过敏原蛋白特异性 IgE，促进嗜酸性粒细胞募集，平滑肌收缩和 Th2 细胞组织归巢。因此，在牛乳过敏患者外周血中检测到的抗原特异性 T 细胞主要呈 Th2 表型辅以大量的 IL-4 和 IL-5，极少或几乎没有 Th1 分泌的 IFN-γ。

目前解释过敏性疾病增加的"卫生假说"认为，在工业化程度高的地方，无论是生活环境还是生活方式都尽可能避免接触微生物的机会，因而相对更干净。但正是这些微生物在宿主免疫成熟过程中发挥了重要作用，微生物组分如脂多糖是 Th1 免疫诱导的强烈激活剂。机体减少接触微生物会导致 Th1/Th2 平衡向 Th2 偏移，增加发生过敏反应的概率。Genuneit 等（2013）研究证实，生活在农场的儿童与生活在城市的儿童相比，过敏性发病率有所下降。并且近几十年来人类生态学发生巨大的变化，如卫生方面的改进使我们有了更干净的水，社会变化导致家庭总人数减少，母乳喂养率较低以及抗生素的广泛应用都影响了人体肠道微生物的组成。大量使用抗生素及预防接种会使机体 Th1 细胞功能发育障碍，削弱机体免疫功能，使免疫系统发展倾向于过敏应答，导致过敏性疾病的发生率增加。

8.1.3　口服免疫耐受的破坏

口服免疫耐受是指机体对所摄入抗原产生的特异性免疫无反应或低反应状态，而对其他抗原仍能保持正常的免疫应答能力。导致各种食物过敏的共同机制是，人体正常的免疫耐受被打破或诱导口服耐受失败，即肠道黏膜免疫系统对食物抗原的沉默反应发生偏移，转为攻击反应。发生这种偏移的原因尚不明确，除了与个体遗传因素密切相关以外，还可能与肠道物理和化学屏障损伤、抗原暴露、肠道微生态失衡及其之间的相互作用有关。

食物免疫耐受的建立是一个复杂的过程。肠道中的抗原递呈细胞将食物抗原呈递给肠系膜和区域性淋巴结后，可促使食物抗原特异性 Treg 细胞产生并分泌抑制性因子，如 IL-10、TGF-β 等，诱导人体建立起对食物抗原的免疫耐受反应。Treg 细胞是 CD4$^+$T 细胞亚群之一，约占 CD4$^+$T 细胞总数的 10%。结肠固有层中的 Treg 占 CD4$^+$T 细胞的比例超过 30%，在小肠固有层中为 20%。Treg 在细胞核中产生的 Foxp3$^+$在主动抑制中发挥着重要的作用。在胃肠道中发现的 Foxp3$^+$ Treg 细胞及其分泌的 IL-10 等抑制性因子可诱导效应 T 细胞无能，促进 Treg 细胞亚群分化并直接抑制其他促炎细胞应答，使机体对摄入的抗原无反应或达到口服耐受的状态（Nakajima-Adachi et al.，2017）。

口服免疫疗法已被提议作为有希望治疗 IgE 介导的牛乳过敏的策略（Bognanni et al.，2022）。通常采用口服低剂量抗原的方法建立免疫耐受。高剂量的抗原暴露会导致 T 细胞无反应或耗竭，而低剂量的抗原则会诱导 Treg 细胞分化。口服免疫治疗的过敏患者可出现记忆性 T 细胞无能，表现为抗原特异性 Th2 型细胞分泌抑制性细胞因子减少，从而获得对特异性抗原的持久耐受。花生过敏患者采用免疫治疗后，变应原特异性的 CD4$^+$T 细胞可向无反应的 Th2 表型转化。髓鞘碱性蛋白特异性 TCR 转基因小鼠口服大剂量卵清蛋白（OVA，500 mg）后，出现抗原特异性 CD4$^+$T 细胞缺失；长期口服 OVA 后，小鼠 CD4$^+$T 细胞中半胱天冬酶的活性增加，半胱天冬酶敏感蛋白的水平降低，细胞凋亡增加（Olivares-Villagómez et al.，2000）。因此，口服抗原诱导的免疫耐受可能减轻人体的炎症反应，减轻过敏的症状。

8.2　牛乳过敏与肠道微生态

肠道微生物是构成肠道屏障的一部分，具有促进肠道生理活性的作用并保护肠道抵御外来病原体侵袭。0～3 岁正是婴幼儿肠道菌群建立的关键时间窗，与肠道免疫系统的成熟同步。如果这一时期肠道微生态发生紊乱，容易导致免疫耐受破坏，引起婴幼儿过敏性疾病。

8.2.1　牛乳过敏对肠道菌群的影响

健康的肠道微生态具有较高的多样性和抵抗生理压力的变化能力。然而当机体发生过敏时，由于肠黏膜受损和炎症产生，肠道菌群各组分的数量和比例也会发生改变。肠道菌群与牛乳过敏的发生紧密相关，并且在婴幼儿和儿童时期相关性最为明确。Chen 等（2016）发现与健康儿童肠道菌群相比，食物过敏儿童肠道菌群物种多样性降低、有益微生物减少且病原微生物增加。类似地，白洪健等（2014）的研究表明牛乳过敏患儿和健康儿童的肠道优势菌群多样性差异有统计学意义，揭示肠道微生态平衡可能是造成牛乳过敏的潜在原因。Chen 等（2024）以通过靶向 16S rRNA 基因高变 V3～V5 区域分析 IgE 介导的超敏儿童微生物多样性和组成，在牛奶过敏儿童肠道菌群中，瘤胃球菌属、梭状芽孢杆菌属和丹毒丝菌属相对丰度显著增加，而花生过敏儿童中梭菌科和丹毒丝菌属相对丰度显著增加。Ling 等（2014）研究发现与健康儿童的粪便微生物组成相比，过敏患儿的厌氧菌和自养型芽孢杆菌减少，而拟杆菌和芽孢杆菌增加。

研究显示，机体肠道菌群失调先于食物过敏发生，提示肠道菌群与食物过敏的因果关联。Thompson-Chagoyan 等（2010）研究发现患有过敏性疾病的婴儿与健康婴儿相比，有益的双歧杆菌减少，而致病性梭状芽孢杆菌和葡萄球菌增加，并且这些菌群变化发生在产生过敏反应之前。Bunyavanich 等（2016）发现 8 岁前牛奶过敏症状缓解儿童在生命头 3～6 月有特定的肠道菌群富集。缓解组主要以厚壁菌门、梭状芽孢杆菌聚集为主，而无缓解组则以拟杆菌门、肠杆菌富集为主，且缓解组肠道菌群的多样性明显增加，但这种差异随着年龄增大逐渐降低。Feehley 等（2019）将健康婴儿和牛乳过敏患儿的粪便分别移植于无菌小鼠，发现两组小鼠的回肠上皮细胞基因表达和回肠菌群组成有差异，从中鉴定出一种粪厌氧棒状菌，将其转移定植无菌小鼠后发现，小鼠对牛奶蛋白的反应性降低，提示该菌可能与预防牛乳过敏相关。

8.2.2　牛乳过敏对肠道代谢的影响

肠道微生物代谢膳食纤维产生的短链脂肪酸（SCFAs），如乙酸、丙酸、丁酸、异戊酸、异丁酸等，可为宿主提供能量并作为细菌生长和繁殖所需的营养物质。研究发现，食物过敏患儿粪便中产生 SCFAs 的菌群减少，而经过临床治疗并且症状得到缓解的患儿粪便中产 SCFAs 菌群增多。然而，SCFAs 的改变与食物过敏发生发展的时间关系、因果关系尚未明确。而且 SCFAs 水平高的儿童在 6 岁之前发生食物过敏的风险性更低。上述结果提示 SCFAs 的变化早于食物过敏的发生。

SCFAs 主要通过激活 G 蛋白偶联受体家族发挥作用，包括 GPR41、GPR43、GPR109A 等。这些受体可在不同细胞类型中表达，包括免疫细胞，如巨噬细胞、树突状细胞，还有肠道上皮细胞、肾内皮细胞等。相关受体被激活后可导致进一步信号级联反应，包括丝裂原活化蛋白激酶、磷脂酶 C、NF-κB 等途径。此外，SCFAs 还可通过抑制组蛋白去乙酰酶（histone deacetylases，HDACs）来影响细胞内组蛋白的乙酰化和脱乙酰化，从而改变多种功能基因表达。SCFAs 对食物过敏的肠黏膜免疫影响可能是通过诱导免疫耐受建立实现的，如影响消化道的上皮屏障和防御功能；作用于固有免疫细胞调节固有免疫；以及调节由 T 细胞和 B 细胞介导的抗原特异性适应性免疫。

目前在细胞和动物实验中均观察到 SCFAs 能够提高 Treg 细胞数量，并发现 SCFAs 可能通过抑制 HDAC 活性增加细胞内 Foxp3 基因位点的乙酰化，诱导 Foxp3 基因表达，而该基因的表达是 Treg 细胞发育和分化过程中不可或缺的步骤。在体液免疫方面，SCFAs 可促进 B 细胞类别转换并且分泌 IgA。Wu 等（2017）发现添加乙酸可通过诱导树突状细胞中的乙醛脱氢酶表达，使得饮食维生素 A 转化成视黄酸，促进 IgA 产生，预防食物过敏。SCFAs 还能够通过调节 Th 细胞间接调控 B 细胞产生抗体。如 SCFAs 能够促使滤泡辅助性 T 细胞（Tfh）生成，而 Tfh 作为一种新型辅助性 T 细胞亚群，在 B 细胞的增殖、分化中具有重要作用。

SCFAs 还可促进上皮细胞产生特定细胞因子来促进肠上皮修复并维护肠道完整性，如 IL-18、IL-22 和抗菌肽。Pearce 等（2020）的研究表明丁酸可以增加抗菌肽 LL-37 和 CAP-18 的表达，并调节细胞因子 CCL20 和 IL-8 的产生。Chun 等（2019）的研究表明 SCFAs 可通过 GPR43 信号作用于先天淋巴细胞 3，并促进其产生 IL-22。Mortha 等（2014）的研究表明 IL-22 可促进帕内特细胞产生抗菌肽，使得杯状细胞产生黏液强化肠道屏障功能。Wrzosek 等（2013）研究发现，无菌小鼠接种产生 SCFA 的泰氏杆菌和粪便杆菌，能有效诱导杯状细胞分化，促进黏液产生，阻止致病菌定植肠道。

8.2.3　益生菌调节食物过敏

益生菌预防和治疗过敏症备受消费者青睐。益生菌作为肠道正常菌群的优势菌群可与肠黏膜紧密结合构成肠道的生物屏障，逆转过敏原所导致的肠道通透性增加。Nicolaides 等（2020）的研究表明生命早期的菌群失调易导致过敏性疾病发生，而在此期间添加益生菌改变菌群组成的干预性治疗对预防机体过敏有效。益生菌还可通过参与肠道免疫调节减轻过敏反应。益生菌可增加 Th1 型细胞因子IFN-γ 分泌，减少 Th2 型细胞因子 IL-4、IL-5 和 IL-13 分泌，通过增强 Th1 型免疫应答，恢复 Th1/Th2 平衡，使得过敏症状减轻。Qamer 等（2019）的研究还显示，补充益生菌可能与牛乳过敏儿童更早获得对牛奶蛋白的耐受性有关。类似地，Fu 等（2017）的研究结果表明，双歧杆菌刺激了树突状细胞成熟，树突状细胞在肠道相关淋巴组织中聚集，进而诱导 Treg 细胞分化，抑制 Th2 细胞免疫反应。此外，益生菌的黏附对其免疫调节作用有重要的意义。黏附定植的活益生菌、菌体死亡留下的菌体残片或细菌代谢产物可以为免疫系统提供免疫调节信号，被胃肠道树突状细胞或派尔集合淋巴结内的巨噬细胞识别。益生菌提供的信号物质主要是其独特的病原相关分子模式，如脂磷壁酸、肽聚糖和脂多糖等。病原相关分子模式可以和表达于抗原呈递细胞的 Toll 样受体结合，提供免疫调节信号。

鉴于益生菌在减少过敏患者症状方面的有益作用，制备含益生菌的低致敏配方粉成为一种防治食物过敏的新模式。鼠李糖杆菌作为第 3 代益生菌在减轻牛奶蛋白过敏中已获得较好疗效。Canani 等（2017）在发现添加鼠李糖杆菌的深度水解奶粉显著促进了牛乳过敏患儿的口服耐受性的基础上，又发现使用鼠李糖杆菌可明显增加患儿肠道菌群中产丁酸盐菌的数量。同样，Jung-Wu（2014）的研究表明含鼠李糖杆菌的深度水解酪蛋白配方粉增加了过敏儿童在 12 个月时对牛乳蛋白的免疫耐受获得率。Guest 等（2019）的研究表明，服用添加鼠李糖乳杆菌的配方乳粉可降低牛乳过敏婴幼儿特应性皮炎的严重程度，减轻了肠道炎症，并更快地诱导了患儿的牛乳耐受性。

8.3　牛乳过敏蛋白及其表位研究

牛乳过敏并非通过过敏原蛋白完整分子发挥功能，而是由过敏原表位的直接参与来完成。过敏原表位是指抗原中与抗体和/或细胞结合的部位，一般由 5～7个氨基酸组成。根据过敏原表位与细胞结合方式，可以将过敏原表位分为 B 细胞表位和 T 细胞表位；根据表位结构的不同，可分为连续性过敏原表位（线性表位）和不连续性过敏原表位（构象性表位）。

线性表位是由某些氨基酸残基按一定顺序连续排列组成的线状序列，属于蛋白分子的一级结构，活性依赖于氨基酸序列的一级结构；构象表位是由分子内不连续的氨基酸残基组成，属于蛋白分子的二级或三级结构，活性依赖于构象。T细胞抗原受体只识别经过抗原提呈细胞处理后以肽-主要组织相容性复合体形式呈现于细胞膜表面的表位，由于抗原的空间构象在抗原提呈、加工的过程中多被破坏，因此 T 细胞表位都是线性表位；而 B 细胞抗原受体具有识别完整抗原的能力，因此 B 细胞表位既有构象性表位也有线性表位。

8.3.1 牛乳中主要的过敏原蛋白

牛乳中含有 30 多种蛋白，可能引起过敏反应的蛋白超过 20 种，即过敏原蛋白。酪蛋白、β-乳球蛋白及 α-乳白蛋白是主要的过敏原蛋白，牛血清白蛋白、免疫球蛋白及乳铁蛋白是次要过敏原。

1. 酪蛋白

酪蛋白占牛乳蛋白总量的 80%左右，由 αs-，β-，γ-和 κ-四种类型构成，约各占酪蛋白总量的 50%、35%、3%和 12%。其中 αs-酪蛋白是酪蛋白胶粒结构中的基本组成部分，主要有 α_{s1}-酪蛋白和 α_{s2}-酪蛋白两种形态。酪蛋白分子通过疏水作用形成非刚性的无规则卷曲三级结构，极易在消化过程中被蛋白酶破坏，因而酪蛋白的致敏性理应较弱。但酪蛋白在乳中的含量高且线性表位较多，牛乳过敏人群中约有 65%对酪蛋白过敏，其是一种主要的过敏原。

α_{s1}-酪蛋白由 199 个氨基酸组成，是酪蛋白中最主要的过敏原。Chatchatee 等（2001）确定了 α_{s1}-酪蛋白的 6 个主要和 3 个次要的 IgE 表位，以及 5 个主要和 1个次要的 IgG 表位。其中 3 个主要表位都位于分子的疏水性区域，只有当酪蛋白变性或分解时才能与抗体接触。Cong 等（2016）利用丙氨酸扫描鉴定关键氨基酸，数据显示 IgE 结合表位位于 AA 126～140、AA 6～20、AA 171～185 和 AA11～25。第 21～35 位、第 56～70 位、第 161～175 位氨基酸序列被 IgG 抗体识别。不同研究由于采取的方法不同，定位到的致敏片段不同，但多项研究证实 α_{s1}-酪蛋白的氨基酸序列 69～178 位、173～194 位是主要的过敏原表位（Cheng et al.，2020）。

α_{s2}-酪蛋白由 207 个氨基酸组成，分子质量为 25.2 kDa。Busse 等（2002）找出 4 个主要 IgE 结合表位在氨基酸序列的 83～100 位、143～158 位、157～172 位和 165～188 位，其中 143～158 位有一个磷酸化位点，可以增强致敏性。虽然不同方法定位的致敏片段不同，但 α_{s2}-酪蛋白的氨基酸序列中 171～180 位、191～200 位已经被多项研究证实，是主要的过敏原表位（Lisson et al.，2014）。

β-酪蛋白由 209 个氨基酸组成，是酪蛋白中过敏原性比较低的一种蛋白质，每个分子结合 5 个磷酸根离子，结合位点主要集中在肽链的第 14～21 位，形成 1 个高度磷酸化的区域。β-酪蛋白有 6 个主要过敏原表位，分别位于肽链的第 1～16 位、第 45～54 位、第 55～70 位、第 83～92 位、第 107～120 位和第 135～144 位，其中第 1～16 位、第 83～92 位和第 135～144 位这 3 个表位与血清 IgE 结合的能力更强。目前有关 β-酪蛋白构象性表位相对线性表位的研究较少，刘法辉（2011）定位出 β-酪蛋白的 4 个构象性表位。Benede 等（2014）定位了两种 IgE 结合表位，分别位于肽链的第 57～68 位和第 82～93 位。还有研究认为，β-酪蛋白的氨基酸序列中 45～50 位、55～70 位和 173～194 位是主要的抗原表位（Caubet et al.，2017）。

κ-酪蛋白是一个糖蛋白，在 C 末端结合有六碳糖、岩藻糖和唾液酸等，其三级结构较复杂，构象性表位较 α_{s1}-酪蛋白和 β-酪蛋白多。κ-酪蛋白的主要 IgE 表位分别是肽链 9～26 位、21～44 位、47～68 位、67～78 位、95～116 位、111～126 位、137～148 位和 49～166 位，其中前 3 个肽链是主要识别序列，可被 93%实验过敏人群的血清所识别。主要两个 IgG 表位分别是肽链 55～80 位和 105～116 位，两个次要表位分别是肽链 15～24 位和 37～46 位（Fuc et al.，2018）。

2. 乳清蛋白

β-乳球蛋白约占乳清蛋白的 50%，是由牛乳腺上皮细胞合成的特有蛋白。人乳中不存在 β-乳球蛋白，其属于强过敏原 lipocalin 家族，IgE 介导的牛乳过敏 60% 是对 β-乳球蛋白过敏。β-乳球蛋白是一种脂质转运蛋白，通常状态下以非共价键连接成二聚体，并通过氢键使这种结构达到稳定。β-乳球蛋白是由亲水层包围、具有疏水内核、拥有一定空间构型的球形分子，其三维结构包含 7%～10%的 α-螺旋，43%～51%的反平行 β-折叠，其余部分呈任意构象，组成了 β-桶状结构。这种结构使得 β-乳球蛋白耐酸、耐水解，经消化后依然存在完整的 β-乳球蛋白及肽段，易引起过敏反应。β-乳球蛋白的表位信息比较完整，拥有 7 个人血清 IgE 和 6 个 IgG 的线性表位、3 个 IgE 结合的构象性表位以及 7 个 T 细胞表位。Li 等（2015）的研究鉴定出 β-乳球蛋白三个构象表位分别位于肽链第 77～82 位、第 126～131 位和第 142～147 位。

α-乳白蛋白约占乳清蛋白的 25%，由 123 个氨基酸组成，分子质量为 14.4 kDa，是一种钙结合的紧密球形的单体球蛋白，属于溶菌酶家族。α-乳白蛋白结构中含有 4 个二硫键，因而结构稳定，每个 α-乳白蛋白分子可牢固结合 2 个 Ca^{2+}，以保持其天然构象。牛乳 α-乳白蛋白与母乳 α-乳白蛋白相比有 74%氨基酸残基相同，另有 6%的残基化学性质相似，是一种重要的营养蛋白，但仍是主要的牛乳过敏原之一。牛乳过敏患者中大约有 51%对 α-乳白蛋白过敏。Meulenbroek 等（2014）

在表征 α-乳白蛋白 T 细胞表位的研究中，得到了 4 个肽段：AA 19~36，AA 25~42，AA 31~48，AA 43~60，且 AA19~36 是 T 细胞与 IgE 的相同结合表位。各项研究的对比分析认为，α-乳白蛋白的致敏区域是氨基酸序列中 1~16 位、15~26 位、62~72 位和 93~109 位。

8.3.2 食物过敏原表位定位技术

致敏原表位定位是食物过敏研究的基础和关键，为研究致敏原的结构与功能、致敏原与抗体反应机制提供理论基础。表位定位主要分为表位预测和实验性定位两种。表位预测主要是根据蛋白质中氨基酸本身的特性和氨基酸的组成特点，预测构成表位的可能性。实验性定位主要通过 T 细胞增殖实验、TGEM 法、合成肽技术、噬菌体展示技术、X 射线晶体学、氨基酸定点突变等策略和技术得以实现。

1. T 细胞表位的类型

CD4$^+$T 细胞在食物过敏的引发和维持中起关键作用。T 细胞表位指特定抗原经过抗原提呈细胞处理后，结合至少一个 MHC 分子并以 pMHC 复合物形式在抗原提呈细胞表面表达，能被 T 细胞受体识别并触发 T 细胞免疫应答的肽。T 细胞表位都是线性表位，不能与 IgE 结合。目前对于食物致敏原 T 细胞表位的研究较为广泛，可采用 T 细胞增殖实验、四聚体引导表位作图法、免疫信息学预测法等进行表位鉴定。

1）四聚体引导表位作图法

四聚体引导表位作图是一种免疫学技术，利用肽和人类淋巴细胞抗原Ⅱ类的四聚体和染色试剂，通过肽段筛选程序快速识别致敏表位。运用四聚体引导表位作图的两个前提是已知个体的淋巴细胞抗原表现型和抗原的重叠肽库。Archila 等（2017）运用四聚体引导表位定位法鉴定了 13 名过敏受试者特异性 CD4$^+$T 细胞表位，共鉴定出 23 个表位：3 个 β-乳球蛋白、5 个 α$_{s1}$-酪蛋白、3 个 α$_{s2}$-酪蛋白、8 个 β-酪蛋白-T 细胞表位和 4 个 κ-酪蛋白-T 细胞表位。

2）免疫信息学预测法

免疫信息学是生物信息学的一个新分支，可用于预测 T 细胞表位。T 细胞表位与主要组织相容性复合体分子形成抗原肽结合的主要组织相容性复合物后才能被识别，肽和主要组织相容性复合体分子之间的亲和力与肽段免疫原性有很强的相关性，故可通过抗原肽结合的主要组织相容性复合物的亲和力来间接预测表位，称为主要组织相容性复合体分子亲和肽预测法。Zheng 等（2011）使用 DNAStar、Bioinformatics Prediction 抗原肽网站和 BepiPred 1.0 服务器来预测虾过敏原肌球蛋白的线性表位。结果显示，DNAStar 预测了 9 个表位，Bioinformatics Prediction 抗原肽网站预测了 7 个表位，BepiPred 1.0 服务器预测了 11 个表位。通过对比这

3 种工具获得的结果，确定了 10 个潜在表位区域。

2. B 细胞表位

B 细胞表位指的是 B 细胞受体或 B 细胞分泌的特异性抗体识别的表位，如 IgE 表位和 IgG 表位。B 细胞线性表位的长度通常有 8～15 个氨基酸。目前对于食物致敏原 B 细胞表位的研究较为广泛，可采用合成肽技术、噬菌体技术、X 射线晶体学法、氨基酸定点突变和嵌合蛋白法与光谱学方法等进行表位鉴定。

1）合成肽技术

合成肽技术是研究 B 细胞线性表位的常见方法，成功率较高且操作简单。首先在蛋白质数据库中获得目标蛋白的氨基酸序列，再合成一系列包含整个氨基酸序列的末端相互重叠的肽段，每段都对应蛋白抗原线状序列中的一小段。肽链长度一般为 15～20 个氨基酸，重叠氨基酸的数量根据肽链长度和实验设计确定，也可预先进行表位预测或基因片段分析，用于指导合成表位候选区肽段。

2）噬菌体技术

噬菌体技术是一种从随机多肽库中筛选表位的技术。通过筛选噬菌体展示肽库或化学合成的组合多肽库得到的表位通常称为模拟表位，包含了线性和构象性表位。噬菌体展示系统的原理是将外源目的编码基因插入到噬菌体衣壳蛋白基因中，使噬菌体衣壳蛋白上展示外源蛋白或肽段，因此实现了基因型与表型的统一。文学方（2010）通过噬菌体随机七肽筛选，得到 5 个牛乳 α-乳白蛋白与兔 IgG 结合的线性表位区和 2 个构象型表位区。Liu 等（2016）使用分子建模和噬菌体展示来绘制 β-酪蛋白的构象表位，选择与兔多克隆抗体结合的噬菌体肽，获得了 11 个测序肽段。对免疫表位数据库汇编的抗体-抗原复合物的结构和几何特性进行分析，在 β-酪蛋白上获得 4 个 B 细胞的 IgG 表位，分别为 β-酪蛋白氨基酸序列上的 5～10、60～62、88～90 和 187～197。因此，通过噬菌体展示技术获得了部分牛乳过敏原的构象性表位的信息。

3）X 射线晶体学法

基于抗原-抗体复合物晶体结构的 X 射线晶体学分析是定位构象性表位的最理想、最精准的方法。X 射线晶体学分析涉及抗原和单抗的纯化、抗原-单抗复合物的形成与纯化以及复合物的晶体学解析等过程。获得抗原-抗体复合物的结晶后，通过 X 射线晶体学或核磁共振波谱分析抗原-抗体复合物，可得到表位的结构，并确定与抗体残基接触的原子。

4）氨基酸定点突变和嵌合蛋白法

氨基酸定点突变和嵌合蛋白法都是研究 IgE 表位的常用方法，经常结合使用。氨基酸定点突变技术是指人工替换抗原序列上的某个氨基酸，然后比较突变型抗原和野生型抗原与抗体的识别情况，以此为依据鉴定表位。重组蛋白是指利用基因重组技术将抗原蛋白的某一 DNA 区域插入载体蛋白的相关 DNA 区域，随后在宿主细胞内表达的蛋白。利用免疫测定法测定表达的重组蛋白，以确定抗体结合区域（胡永芯等，2021）。

5）光谱学方法

圆二色谱是研究蛋白质二级结构和蛋白构象变化的重要工具，目前有很广泛的应用范围，如研究有机分子的结构与相互作用、蛋白表面带电氨基酸残基对蛋白的稳定性的影响、不同条件下蛋白二级结构折叠状态的变化以及蛋白构象变化与生物活性关系等研究。因此，通过圆二色谱分析过敏原蛋白质的二级结构，可为食物过敏原构象性表位确定提供参数。

运用荧光光谱方法可以分析蛋白质的一级结构和高级结构并分析蛋白质折叠/解折叠的过程。通过荧光光谱，不但可以做一般的定量分析，还可以推断蛋白质分子在各种环境下的构象变化，从而阐明蛋白质结构与功能之间的关系。荧光探针技术还用于研究蛋白质在水溶液中构象，可以测定蛋白质分子的疏水微区内两基团的距离以及酶与底物结合过程中蛋白质构象的变化等。8-苯胺基-1-萘磺酸是所用疏水探针中应用最广泛的一种，Hu 等（2010）采用该荧光探针标记花生过敏原 Ara h2，发现加工后的 Ara h2 疏水性增强。疏水性的强弱影响构象性表位的组成和亲和力变化，因此掌握过敏原表位疏水性有助于对过敏原构象性表位的解析。

傅里叶变换红外光谱仪因高分辨率、高灵敏度、高信噪比等优点已用于蛋白质的热变性和化学变性后二级结构的分析。Zhao 等（2022）结合傅里叶变换红外光谱和表面疏水性分析了瑞士乳杆菌、植物乳杆菌发酵与未发酵 β-乳球蛋白二级、三级的构象变化，发酵显著改变了牛奶蛋白的构象，尤其是三级结构。Qi 等（2015）结合傅里叶变换红外光谱和圆二色谱发现，牛奶的均质化与超高温灭菌处理相结合，导致乳清蛋白二级结构损失，尤其是 β-片层结构和 α-螺旋，以及三级结构的改变。

传统的核磁共振技术仅是对蛋白质三维结构进行研究。它根据已确定的蛋白质分子的一级结构，通过对各种二维核磁共振图谱的比较和解析，在图谱上找到各个序列号氨基酸上的各种氢原子所对应的峰，从而确定蛋白质的三维结构。目前核磁共振技术用于表位定位是基于如下原理：抗原在结合抗体与不结合抗体时，其位点的氨基酸残基的动力学值不同，由此可以区分抗原结合表位以及肽表位识别抗体的边界残基。

质谱表位定位技术用于确定与溶液中抗体相互作用的可溶性抗原的表位。利用免疫亲和技术分离出与抗体结合的抗原肽段后，用质谱技术鉴定含有抗原表位的肽段，最后与抗原天然序列对比获得表位信息。质谱技术需与其他技术相结合来定位构象性表位，其中差异化学修饰相结合是一种新的表位定位方法。该方法首先对抗原和抗原-抗体复合物进行差异化学修饰，然后进行还原，再酶解或消化，最后用基质辅助激光解吸电离质谱和液相色谱电离串联质谱分析抗原-抗体复合物从而确定构象性表位。这种定位方法主要是针对有特殊基团的氨基酸，最早使用放射性元素标记。

8.4　牛乳过敏蛋白改性方法

蛋白质的空间结构决定了能与抗体特异性结合的表面氨基酸残基，根据与抗体结合的蛋白质一级结构中氨基酸的相似性，可以将抗体结合表位分为线性表位和构象表位。天然乳蛋白中既含有线性表位又含有构象表位，可以通过蛋白质改性技术，使乳蛋白的三维结构发生变化，构象表位会随空间结构的展开而丢失，只留下线性表位，使乳蛋白的致敏性降低。

8.4.1　物理法改性

1. 热处理改性

热处理是牛乳及其制品加工保藏过程最常用的方法，有高温短时巴氏杀菌和超高温瞬时杀菌。不同的热处理方式对牛乳蛋白致敏性影响不尽相同，一方面热处理会通过蛋白变性影响牛乳致敏特性，热处理诱导的蛋白质结构修饰会引起表位改变，如片段化、修饰、掩蔽和解掩蔽等，大多数构象表位被破坏，只留下线性表位。另一方面，在加热状态下乳蛋白还会与乳糖等还原糖发生美拉德反应，产生的聚合物由于引入了糖分子，空间位阻和电荷作用会对蛋白的抗原表位进行修饰以降低其致敏性（谭梦等，2016）。Xu 等（2015）研究发现热处理使 α-乳白蛋白的抗原性和潜在致敏性显著下降，主要归因于构象表位损伤或连续表位掩盖。许倩（2017）对比了加热前后浓缩乳蛋白的抗原性，发现随着温度的升高和加热时间的延长，α-乳白蛋白由于构象表位被掩盖或破坏导致抗原性明显下降，α-酪蛋白由于蛋白聚集增加、线性表位被隐藏以及构象表位被破坏，导致其抗原性降低。Mehr 等（2014）发现，参与实验的 70 名儿童中有 51 名（73%）可以耐受经强热处理后的牛乳，19 名（27%）出现不同程度的过敏反应。

此外，热处理还可能引起蛋白质结构舒展开来，暴露内部掩盖的抗原表位，增强其致敏性，这取决于处理方法的强弱和不同蛋白的热敏性强弱。各种乳清蛋白的热敏感性排序为免疫球蛋白<牛血清白蛋白<β-乳球蛋白<α-乳白蛋白。Deng 等（2019）的研究表明经过湿加热、高温干加热、低温干加热三种不同方式热处理的 β-乳球蛋白与巨噬细胞的相互作用，湿加热方式导致疏水性、聚集性和淀粉样结构增多，似乎促进了巨噬细胞对 β-乳球蛋白的摄取，导致免疫过度激活。

可见，在牛乳加工过程中使用的热处理强度会改变热不稳定性免疫调节因子的结构，但可能不会完全消除热稳定性牛乳蛋白（如乳清蛋白和酪蛋白的线性表位）结构的免疫反应性，更有可能会潜在促进蛋白的敏感性，暴露和形成新的致敏表位从而增加牛乳致敏性。

2. 超声波改性

超声波技术被广泛应用于食品无损检测、乳液乳化和均质、辅助提取、杀菌、食品保鲜、食品冻结以及肉的嫩化等方面，但在减少食物过敏原方面是一种新兴技术。高功率超声通过液体介质时会产生空化效应，即液体中溶解气泡在超声的影响下振荡，随着时间的推移两个或多个气泡可以通过合并而结合，当达到一定尺寸时会导致塌缩（Chandrapala et al.，2015），能量的释放会增加介质中的温度和压力，使得过敏原蛋白质的空间结构展开，其过敏表位暴露，其免疫原性发生改变。李雪等（2016）的研究结果表明超声波处理会迫使 β-乳球蛋白的二、三级结构发生改变，暴露其过敏表位，且蛋白的致敏性随超声处理的增强呈先升高后降低趋势。Liu 等（2019）将超声波处理与糖基化结合，研究表明超声处理后 α-乳白蛋白构象的变化影响糖基化位点的数目，增加糖基化数量，掩盖更多的 α-乳白蛋白线性表位，使其结合 IgE/IgG 的能力较单独糖基化处理大幅度降低。

3. 高压处理改性

高压处理技术是一种非热加工技术，可通过影响乳蛋白分子间和分子内部的非共价键和疏水键破坏蛋白的三级结构，降低蛋白致敏活性。Ambrosi 等（2016）的研究表明，高压可以通过影响 α-乳清蛋白的结构来改变过敏原的致敏性，高静水压处理时暴露了隐藏的线性表位，当高静水压结合酶处理时，二者诱导肽键裂解，游离的巯基大量暴露出来，进而破坏 α-乳清蛋白的三级结构。曲志华等（2017）研究发现，超高压条件为 30 ℃下 350 MPa 处理 20 min 时，酪蛋白致敏性降低了39.95%，且随压力的增大其致敏性显著降低。Meng 等（2017）使用不同程度的高静水压处理 β-乳球蛋白，发现其致敏性随着处理压力增加而降低。Ekezie 等（2018）研究发现，与热处理效应相比，高压处理过程中蛋白质的变性和聚集存在更明显的差异，即高压处理的乳清蛋白水解物的抗原性低于热处理的水解产物。

动态高压微流化技术是一种不同于静水压力的新型高压技术，涉及强剪切力、高颠簸、迅速释放压力和产生气穴的综合作用。Zhong 等（2011）采用动态高压微射流技术处理 β-乳球蛋白，当压力高于 80 MPa 时，抗原性降低。钟俊桢（2012）的研究结果表明动态高压微射流技术能提高 β-乳球蛋白的消化吸收能力，并显著降低其过敏性。

尽管许多研究都集中在压力对牛乳的影响，但目前加压处理的牛乳产品尚未商业化生产，其中限制因素之一就是成本。此外，加压处理还会影响牛乳的颜色，通过影响酪蛋白胶束的结构导致胶束发生不可逆变化，较小的胶束变得不透明，牛乳的颜色从白色变成淡黄色，这无疑也影响了消费者的购买欲望。

4. 辐射改性

辐射技术使用电离辐射源 ^{60}Co 或 ^{137}Cs 产生的 γ 射线、机械源产生的 X 射线或电子束等辐照食品，从而达到保鲜或储存的目的。同时发现，食物中的致敏蛋白能直接吸收辐照能，蛋白二级和三级构象发生变化，掩盖过敏原表位，降低蛋白致敏性。此外，辐照射线还作用于食物中的水分子，产生·H 和·OH 等自由基，间接致使致敏蛋白的氨基酸发生氧化、脱氨和脱羧等反应，引起蛋白的二硫键断裂或重建、肽链降解或交联，进而影响蛋白的溶解性、线性表位及构象表位（王佳蕊等，2019）。

Fan 等（2020）研究发现经辐照处理的 β-乳球蛋白表面疏水性降低、聚集性增加，IgE 结合能力和炎症介质释放均明显降低。Meng 等（2016）采用 ^{60}Co γ 射线辐照 α-乳白蛋白，发现其有序的蛋白空间结构发生显著变化，α-乳白蛋白与兔血清 IgG 和人血清 IgE 的结合能力均随着辐照剂量的增加而降低。后期在对 BALB/c 小鼠胃内致敏的研究中进一步证实，与喂食天然 α-乳白蛋白相比，喂食经辐照处理 α-乳白蛋白的过敏小鼠的 Th2 型细胞因子分泌降低，与 Th2 细胞因子发挥协同作用的 IL-17E 和 IL-21 含量也降低，提示辐照处理具有减弱牛乳过敏原激发 Th2 型过敏反应的潜质。

8.4.2　化学法改性

1. 糖基化作用

蛋白质的糖基化作用是指蛋白质分子上的氨基，主要是赖氨酸的 ε-氨基或羧基与碳水化合物结合，掩饰其抗原表位，从而降低过敏原蛋白的免疫原性。蛋白质的糖基化修饰表现出优越的乳化能力，并在不同程度上提高溶解性、胶凝性、流变特性、抗氧化性、热稳定性和抗菌性等功能。因此，糖基化作用被广泛用来降低乳蛋白的抗原性，提高乳蛋白的功能特性。Marija 等（2018）发现葡萄糖改性的 β-乳球蛋白更易水解，且减少了嗜碱性粒细胞的活化，降低了 CD4$^+$T 细胞应答。Zhang 等（2014）发现，分别与葡萄糖、麦芽糖或低聚麦芽糖结合后的 α-乳白蛋白抗原性均显著降低，且抗原性降低的程度随糖分子质量的增加而上升。超声技术经常与糖基化结合改性牛乳蛋白，因超声波预处理促进了核糖糖基的引入，导致 β-乳球蛋白的结构重组，使得部分可识别的过敏表位被引入的糖基掩蔽，降低 β-乳球蛋白的致敏性。Shao 等（2020）发现超声结合半乳糖糖基化修饰 β-乳球蛋白的赖氨酸残基 K47、K60、K83、K91 和 K135 等表位后，β-乳球蛋白二级、三级结构均发生变化,显著降低了 β-乳球蛋白与 IgE、IgG 的结合能力。

糖基化方法不仅能够有效降低牛乳致敏性,还克服了传统酶水解蛋白产生的苦味,但该处理能否获得有效成果还取决于反应条件、反应程度以及糖类的数量和分子量。值得注意的是,糖基化改性可能带来不良的颜色变化和风味化合物,以及蛋白质变性和聚集等后果。

2. 其他物质

除了利用糖基化反应,还可以通过乙酰化、琥珀酰化、磷酸化和甲基化等化学修饰降低牛乳蛋白的致敏性。Liu 等（2020）将 α-乳白蛋白分别进行磷酸化处理和乙酰化处理,发现其在两个酪氨酸残基 Y18、Y103 以及两个丝氨酸残基 S22、S112 处成功磷酸化,在丝氨酸残基 S70 以及天冬氨酸残基 K108、K114 处成功乙酰化,掩盖 α-乳白蛋白的线性表位,降低了致敏性。Lebetwa 等（2019）发现磷酸化处理酪蛋白磷酸肽有效降低了 IgE 介导的牛乳过敏。

金属离子与蛋白质的催化及调控功能密切相关,对食物过敏原结构和稳定性具有较大影响。Lombardi 等（2016）发现随着 Ca^{2+}、Zn^{2+}、Mg^{2+} 浓度的增加,酪蛋白和酪蛋白胶束会发生聚合,导致表面的表位被掩埋。同时由于蛋白聚合后其酶切位点也会被掩盖,酪蛋白的线性表位也不易暴露。黄美佳（2018）发现 α-乳白蛋白结合钙离子后,部分疏水基团掩埋使蛋白疏水性减弱,结构的变化使蛋白的部分抗原决定簇遭到破坏,蛋白的 IgG 和 IgE 表位被掩埋或被破坏,导致 α-乳白蛋白的致敏性降低。

8.4.3　生物法改性

1. 发酵改性

在乳制品发酵过程中,乳酸菌一方面利用乳糖产生乳酸,赋予发酵乳制品酸甜风味,另一方面乳酸菌产酶系统所产蛋白酶可对乳蛋白及多肽进行水解,产生多种氨基酸、寡肽等,提高了乳制品的消化吸收性,且低分子量的肽段不易引发 IgE 和肥大细胞交联导致的过敏反应。此外,发酵过程中乳酸菌产酸导致 pH 降低,电荷分布改变,引发乳蛋白构象改变,也是牛乳蛋白致敏性降低的原因之一（陈境等,2020）。

Shi 等（2014）发现干酪乳杆菌发酵有效降低了 α-乳白蛋白、β-乳球蛋白、α-酪蛋白和 β-酪蛋白的抗原性,使与其 IgE 的结合能力减少了 15%~90%。Tulini 等（2015）的体外实验表明,含副干酪乳杆菌 FT700 发酵牛乳可以刺激单核细胞向巨噬细胞分化,进而降低过敏导致的炎症因子 TNF-α 水平升高。Saliganti 等（2016）的动物实验表明,鼠李糖乳杆菌 MTCC5897 发酵牛乳喂养的幼鼠过敏症状减少，小肠杯状和 IgA 细胞极显著增多；鼠李糖乳杆菌 MTCC5897 发酵牛乳还可以调节幼鼠体内 Th1/Th2 细胞失衡，降低 Th2 型的 TNF-α、单核细胞趋化蛋白-1、变态反应抗体和 IL-4 水平，提高 Th1 型的 INF-γ 水平。Guangliang 等（2021）利用乳酸菌发酵结合微生物转谷氨酰胺酶处理 β-乳球蛋白，与豆浆牛奶混合物相比，提高了 β-乳球蛋白的交联度，使 β-乳球蛋白的抗原结合反应性下降了 20%，显著降低其抗原致敏性。

目前的研究结果提示：乳酸菌发酵能够降低乳制品的抗原性，但不能消除其抗原性；体外实验中的发酵乳可有效地降低 β-乳球蛋白抗原性，但在对过敏患者进行体内实验时发现，相关蛋白的抗原性仍然存在或者只略微降低；乳酸菌降低乳蛋白抗原性的作用具有菌株特异性，且选用不同的菌株对牛乳进行发酵可能具有协同作用；同一种菌株对不同的蛋白降解能力亦不同；发酵的条件不同，其降低抗原性的程度也不同，需通过优化发酵条件来生产低敏性发酵乳制品。

2. 酶法水解

酶法水解一方面通过对食物过敏原蛋白的限制水解，改变过敏原表位的三级结构或去除过敏原蛋白表面的一些过敏原表位，或是将蛋白内部的过敏原表位暴露出来；另一方面通过断裂肽键，使蛋白质部分水解成小肽或氨基酸，减小过敏原的分子质量，从而降低其致敏性。

目前常用于水解牛乳过敏蛋白的酶有：胃蛋白酶、中性蛋白酶、凝乳蛋白酶、碱性蛋白酶、木瓜蛋白酶、胰蛋白酶以及酸性蛋白酶等。根据乳过敏原主要线性表位的氨基酸序列可知，胃蛋白酶、胰凝乳酶、碱性蛋白酶及胰蛋白酶均可水解破坏 β-乳球蛋白 41～60 位片段，这些多肽片段中包含过敏性表位；碱性蛋白酶可有效破坏 α-乳白蛋白的 4 个 IgE 结合表位；胃蛋白酶可水解 α_{s1}-酪蛋白 171～180位表位，胰蛋白酶可有效水解 κ-酪蛋白的 13～22 位表位（Zeng 等，2023）。Ahmad等（2016）分析胰蛋白酶水解对水牛 α_{s1}-酪蛋白的影响，发现随着水解程度增加 α_{s1}-酪蛋白抗原性降低，最大可降低至 85%。王文杰（2019）发现经过复合酶解后乳清粉中主要过敏原与特异性 IgG/IgE 结合能力下降显著。Xing 等（2021）探讨了蛋白酶对 β-乳球蛋白的裂解位点与其抗原活性位点的关系，发现谷氨酰胺残基 35和 155 在 β-乳球蛋白与 IgG 的结合中起到关键作用。Duan 等（2014）评估了乳清分离蛋白水解物配合右旋糖酐糖基化的影响，发现水解过程会裂解潜在的过敏原表位，同时糖基化作用也会修饰线性表位，对这些肽段产生"屏蔽作用"，并在肽段表面形成空间位阻，限制 IgE 结合能力，且水解糖基化后的化合物的致敏性比单独水解更低。可见酶水解改性受到酶的种类、酶解模式、酶解程度等因素的影响，致使酶解产物中肽的组成及其致敏性有较大的差异。还需要进一步研究酶解过程中各产物对其致敏性与风味的影响机理。

乳蛋白水解能够减少过敏原独特型抗原表位的空间构象和序列，显著降低抗原性，进而降低婴幼儿对乳蛋白的过敏性。研究证明，与完整牛乳蛋白或大豆蛋白配方乳粉相比，出生后食用乳蛋白部分水解蛋白配方乳粉的高危婴儿患过敏性疾病的概率降低了50%左右，并且数据表明，乳蛋白部分水解配方乳粉不仅仅能够延迟降低过敏发病，还能在一定程度上起到预防作用。与普通配方乳粉相比，水解蛋白配方乳粉具有易吸收、低致敏等优势，更适合于消化系统发育不成熟的婴儿食用。欧洲大多数营养方面的专业委员会均推荐非母乳喂养或部分母乳喂养的易患过敏疾病婴儿选用乳蛋白部分或深度水解配方乳粉，针对严重牛乳过敏导致生长发育障碍的婴儿选用氨基酸配方乳粉。

8.4.4　基因改性

一种避免牛乳过敏的可能途径是生产过敏原重组体。这些过敏原重组体以及它们各自的天然相似物在结构、功能和与免疫系统的联系上具有较好的特性。过敏原重组体由定向诱变和氨基酸序列修饰产生，显示了极低的 IgE 结合能力，是一种安全有效的免疫治疗候选方法。目前还可以从生物遗传角度去除和降低牛乳的过敏性。采用现代生物技术对编码牛乳过敏原表位的基因进行突变，产生新氨基酸序列，使之无法生成过敏原表位，从而使过敏原蛋白丧失过敏性。田雨晨（2015）利用 CRISPR/Cas9 系统对牛胎儿成纤维细胞 β-酪蛋白基因进行编辑，为培养产生低过敏性牛乳的乳牛提供科学依据。还有研究者测出抗原表位的序列，然后进行基因改造如甲基化修饰，使之生成无致敏性的蛋白质。Robert 等（2015）研究发现 IgE 介导的牛奶过敏儿童的获得性耐受以 Th2 和 Th1 相关细胞因子基因的特异性 DNA 甲基化谱为特征，提示 DNA 甲基化可能是牛乳过敏预防和治疗的新方向。此外，也可通过基因重组改变过敏原的基因序列，从而去除其过敏性。

8.5　总　　结

牛乳过敏是婴幼儿常见的食物过敏之一，能引发皮肤、胃肠道或者呼吸系统方面的疾病。其作为一类严重的公共营养卫生问题，需要引起重视。明确牛乳过敏的介导机制有助于预防与治疗这类疾病。牛乳中常见的过敏蛋白为酪蛋白、β-乳球蛋白和 α-乳白蛋白，其中存在的线性表位与构象表位是引起过敏反应的基础，可以通过物理改性、化学改性、生物改性和基因技术影响乳蛋白结构，以达到减轻牛乳过敏的目的。更准确高效的表位定位技术是研究牛乳过敏亟待开发的方向，同时开发更安全有效的脱敏技术，研制满足人们营养与口感的新型乳制品仍需要进一步探讨。

参 考 文 献

白洪健, 郭鸽, 韩英, 等. 2014. 牛乳蛋白过敏儿童肠道优势菌群多样性的分析. 中国儿童保健杂志, 22(1): 10-13.

陈境, 张晓宁, 霍麒文, 等. 2020. 婴幼儿牛乳蛋白过敏机制及解决方法研究进展. 中国食品学报, 20(7): 289-298.

韩仁娇, 王彩云, 罗述博, 等. 2017. 复合中性蛋白酶水解乳清蛋白中 β-乳球蛋白的工艺条件优化. 食品工业科技, 38(8), : 203-208.

胡永芯, 李欣, 程剑锋, 等. 2021. 食物致敏原表位定位技术的研究进展. 食品科学, 42(7): 292-300.

黄美佳. 2018. 钙离子对牛乳 α-乳白蛋白结构与致敏性的影响. 南昌:南昌大学.

李雪, 涂宗财, 齐午城, 等. 2016. 超声波处理对 β-乳球蛋白结构和抗原性的影响. 食品工业科技, 37(18): 106-110.

刘法辉. 2011.牛乳中 β-酪蛋白构象性表位定位研究. 南昌:南昌大学.

曲志华, 张小强, 周亚盼, 等. 2017. 超高压处理对消减乳源酪蛋白抗原性影响的体外模拟研究, 食品工业科技, 38(9): 70-74.

谭梦, 华家才, 冯凤琴. 2016. 牛乳过敏原及加工技术对其致敏性的影响. 食品工业科技, 37(5): 384-387,393.

田雨晨. 2015. CRISPR/Cas9 介导的 hLf 基因打靶牛 β-酪蛋白位点方法的建立. 咸阳: 西北农林大学.

王佳蕊, 李朝旭, 李书国. 2019. 牛乳中主要过敏原致敏机理及其脱敏技术的研究进展. 中国乳品工业, 47(6): 28-32.

王文杰. 2019. 复合酶解法制备低致敏奶粉及其工厂设计. 南昌: 南昌大学.

文学方. 2010. 牛乳中 α-乳白蛋白的表位定位研究. 南昌: 南昌大学.

许倩. 2017. 不同加工处理对牛乳蛋白抗原性及过敏原性的影响. 北京: 中国农业大学.

钟俊桢. 2012. DHPM 胁迫 β-乳球蛋白构象变化与过敏性关系研究. 南昌: 南昌大学.

Ahmad N, Imran M, Khan M K, et al. 2016. Degree of hydrolysis and antigenicity of buffalo α_{s1} casein and its hydrolysates in children with cow milk allergy. Food and Agricultural Immunology, 27(1): 87-98.

Ambrosi V, Polenta G, Gonzalez C, et al. 2016. High hydrostatic pressure assisted enzymatic hydrolysis of whey proteins. Innovative Food Science & emerging Technologies, 38: 294-301.

Archila L D, Khan F S, Bhatnagar N, et al. 2017. α_{s1}-Casein elucidate major T-cell responses in cow's milk allergy. Journal of Allergy and Clinical Immunology, 140(3): 854.

Benede S, Lopez-Exposito I, Gimenez G, et al. 2014. *In vitro* digestibility of bovine β-casein with simulated and human oral and gastrointestinal fluids. Identification and IgE-reactivity of the resultant peptides. Food Chemistry , 143: 514-521.

Bognanni A, Chu D K, Firmino R T, et al. 2022. World Allergy Organization (WAO) Diagnosis and Rationale for Action against Cow's Milk Allergy (DRACMA) guideline update-XIII-Oral immunotherapy for CMA-Systematic review. World Allergy Organization Journal, 15(9): 100682.

Bunyavanich S, Shen N, Grishin A, et al. 2016. Early-life gut microbiome composition and milk allergy resolution. Journal of Allergy and Clinical Immunology, 138(4): 1122-1130.

Busse P J, Jarvinen K M, Vila L, et al. 2002. Identification of sequential IgE-binding epitopes on bovine α_{s2}-casein in cow's milk allergic patients. International Archives of Allergy and Immunology, 129(1): 93-96.

Canani R B, Di Costanzo M, Bedogni G, et al. 2017. Extensively hydrolyzed casein formula containing *Lactobacillus rhamnosus* GG reduces the occurrence of other allergic manifestations in children with cow's milk allergy: 3-year randomized controlled trial. Journal of Allergy and Clinical Immunology, 139(6): 1906.

Caubet J C, Lin J, Ahrens B, et al. 2017. Natural tolerance development in cow's milk allergic children: IgE and IgG4 epitope binding. Allergy, 72(11): 1677-1685.

Chandrapala J, Leong T. 2015. Ultrasonic processing for dairy applications: recent advances. Food Engineering Reviews, 7(2): 143-158.

Chatchatee P, Järvinen K M, Bardina L, et al. 2001. Identification of IgE- and IgG-binding epitopes on α_{s1}-casein: differences in patients with persistent and transient cow's milk allergy. The Journal of Allergy and Clinical Immunology, 107(2): 379-383.

Chen C C, Chen K J, Kong M S, et al. 2016. Alterations in the gut microbiotas of children with food sensitization in early life. Pediatric Allergy and Iimmunology, 27(3): 254-262.

Chen C C, Huang J L, Chen K J, et al. 2024. Comparison of 16S rRNA gene sequencing microbiota among children with serological IgE-mediated food hypersensitivity. Pediatric Research, 95(1): 241-250.

Cheng L, Kiewiet M B G, Logtenberg M J, et al. 2020. Effects of different human milk oligosaccharides on growth of bifidobacteria in monoculture and co-culture with *Faecalibacterium prausnitzii*. Frontiers in Microbiology, 11: 569700.

Chun E, Lavoie S, Fonseca Pereira D, et al. 2019. Metabolite-sensing receptor Ffar2 regulates colonic group 3 innate lymphoid cells and gut immunity. Immunity, 51(5): 871.

Cong Y, Zhou S, Li L. 2016. Identification of the critical amino acid residues of immunoglobulin E and immunoglobulin G epitopes in α-lactalbumin by alanine scanning analysis. Journal of Food Science, 81(10): T2597-T2603.

Deng Y, Govers C, Bastiaan-Net S, et al. 2019. Hydrophobicity and aggregation, but not glycation, are key determinants for uptake of thermally processed β-lactoglobulin by THP-1 macrophages. Food Research International, 120: 102-113.

Duan C, Yang L, Li A, et al. 2014. Effects of enzymatic hydrolysis on the allergenicity of whey protein concentrates. Iranian Journal of Allergy, Asthma, and Immunology, 13(4): 231-239.

Ekezie F G C, Cheng J H, Sun D W. 2018. Effects of nonthermal food processing technologies on food allergens: a review of recent research advances. Trends in Food Science & Technology, 74: 12-25.

Feehley T, Plunkett C H, Bao R, et al. 2019. Healthy infants harbor intestinal bacteria that protect against food allergy. Nature Medicine , 25 (3) : 448.

Fuc E, Złotkowska D, Stachurska E, et al. 2018. Immunoreactive properties of α-casein and κ-casein: *ex vivo* and *in vivo* studies. Journal of Dairy Science, 101 (12) : 10703-10713.

Fu L, Song J, Wang C, et al. 2017. *Bifidobacterium infantis* potentially alleviates shrimp tropomyosin-induced allergy by tolerogenic dendritic cell-dependent induction of regulatory T cells and alterations in gut microbiota. Frontiers in Immunology, 8:1536.

Genuneit J, Strachan D P, Buechele G, et al. 2013. The combined effects of family size and farm exposure on childhood hay fever and atopy. Pediatric Allergy and Immunology , 24 (3) : 293-298.

Guest J F, Fuller G W. 2019. Effectiveness of using an extensively hydrolyzed casein formula supplemented with *Lactobacillus rhamnosus* GG compared with an extensively hydrolysed whey formula in managing cow's milk protein allergic infants. Journal of Comparative Effectiveness Research, 8 (15) : 1317-1326.

Hu C Q, Gao J Y, Chen H B, et al. 2010. Effect of heat treatment on the antigenicity and conformation of peanut allergen Ara h 2. Spectroscopy and Spectral Analysis , 30 (9) : 2550-2554.

Jung-Wu S. 2014. Formula selection for management of children with cow's milk allergy influences the rate of acquisition of tolerance: a prospective multicenter study. Pediatrics, 134 (Suppl 3) : S154- S155.

Lebetwa N, Suzuki Y, Tanaka S, et al. 2019. Enhanced anti-allergic activity of milk casein phosphopeptide by additional phosphorylation in ovalbumin-sensitized mice. Molecules, 24 (4) :738.

Li X, Yuan S L, He S F, et al. 2015. Identification and characterization of the antigenic site (epitope) on bovine β-lactoglobulin: common residues in linear and conformational epitopes. Journal of the Science of Food and Agriculture, 95 (14) : 2916-2923.

Ling Z, Li Z, Liu X, et al. 2014. Altered fecal microbiota composition associated with food allergy in infants. Applied and Environmental Microbiology, 80 (8) : 2546-2554.

Lisson M, Lochnit G, Erhardt G. 2014. *In vitro* gastrointestinal digestion of bovine α_{s1}-and α_{s2}-casein variants gives rise to different IgE-binding epitopes. International Dairy Journal, 34 (1) : 47-55.

Liu F, Gao J, Li X, et al. 2016. Molecular modeling and conformational IgG epitope map on bovine β-casein. Eur Food Res Technol, 242: 1893-1902.

Liu J, Chen W M, Shao Y H, et al. 2020. The mechanism of the reduction in allergenic reactivity of bovine alpha-lactalbumin induced by glycation, phosphorylation and acetylation. Food Chemistry, 310.

Liu J, Ye Y H, Shao Y H, et al. 2019. Observation of the structural changes of alpha-lactalbumin induced by ultrasonic prior to glycated modification. Journal of Food Biochemistry, 43 (11) : e13017.

Lombardi J, Spelzini D, Correa A P F, et al. 2016. Milk protein suspensions enriched with three essential minerals: physicochemical characterization and aggregation induced by a novel enzymatic pool. Colloids and Surfaces B-Biointerfaces, 140: 452-459.

Marija P, Manon V R, Dragana S V, et al. 2018. Glycation of the major milk allergen β-lactoglobulin changes its allergenicity by alterations in cellular uptake and degradation. Molecular Nutrition &

Food Research, 62(17): e1800341.

Mehr S, Turner P J, Joshi P, et al. 2014. Safety and clinical predictors of reacting to extensively heated cow's milk challenge in cow's milk-allergic children. Annals of Allergy Asthma & Immunology, 113(4): 425-429.

Meng X, Bai Y, Gao J, et al. 2017. Effects of high hydrostatic pressure on the structure and potential allergenicity of the major allergen bovine beta-lactoglobulin. Food Chemistry, 219: 290-296.

Meng X, Li X, Gao J, et al. 2016. Characterization of the potential allergenicity of irradiated bovine α-lactalbumin in a BALB/c mouse model. Food and Chemical Toxicology, 97: 402-410.

Meng X, Li X, Wang X, et al. 2016. Potential allergenicity response to structural modification of irradiated bovine α-lactalbumin. Food & Function, 7(7): 3102-3110.

Meulenbroek L A, Den Hartog Jager C F, Lebens A F, et al. 2014. Characterization of T cell epitopes in bovine α-lactalbumin. International Archives of Allergy and Immunology, 163(4): 292-296.

Mortha A, Chudnovskiy A, Hashimoto D, et al. 2014. Microbiota-dependent crosstalk between macrophages and ILC3 promotes intestinal homeostasis. Science, 343(6178): 1477.

Nakajima-Adachi H, Shibahara K, Fujimura Y, et al. 2017. Critical role of intestinal interleukin-4 modulating regulatory T cells for desensitization, tolerance, and inflammation of food allergy. PLoS One, 12(2): e0172795.

Nicolaides R E, Parrish C P, Bird J A. 2020. Food allergy immunotherapy with adjuvants. Immunology and Allergy Clinics of North America, 40(1): 149.

Olivares-Villagómez D, Wensky A K, Wang Y, et al. 2000. Repertoire requirements of CD4$^+$ T cells that prevent spontaneous autoimmune encephalomyelitis. Journal of Immunology, 164(10): 5499-5507.

Pearce S C, Weber G J, Van Sambeek D M, et al. 2020. Intestinal enteroids recapitulate the effects of short-chain fatty acids on the intestinal epithelium. PLoS One, 15(4): e0230231.

Qamer S, Deshmukh M, Patole S. 2019. Probiotics for cow's milk protein allergy: a systematic review of randomized controlled trials. European Journal of Pediatrics, 178(8): 1139-1149.

Qi P X, Ren D, Xiao Y, et al. 2015. Effect of homogenization and pasteurization on the structure and stability of whey protein in milk. Journal of Dairy Science, 98(5): 2884-2897.

Roberto B C, Lorella P, Rita N, et al. 2015. Differences in DNA methylation profile of Th1 and Th2 cytokine genes are associated with tolerance acquisition in children with IgE-mediated cow's milk allergy. Clinical Epigenetics, 7(1): 38.

Saliganti V, Kapila R, Kapila S. 2016. Consumption of probiotic Lactobacillus rhamnosus (MTCC: 5897) containing fermented milk plays a key role in development of the immune system in newborn mice during the suckling-weaning transition. Microbiology and Immunology, 60(4): 261-267.

Shao Y H, Zhang Y, Zhu M F, et al. 2020. Glycation of β-lactoglobulin combined by sonication pretreatment reduce its allergenic potential. International Journal of Biological Macromolecules, 164: 1527-1535.

Shi J, Luo Y, Xiao Y, et al. 2014. Effects of fermentation by Lactobacillus casei on the antigenicity and allergenicity of four bovine milk proteins. International Dairy Journal, 39(2): 344-344.

Thompson-Chagoyan O C, Vieites J M, Maldonado J, et al. 2010. Changes in faecal microbiota of infants with cow's milk protein allergy—a Spanish prospective case-control 6-month follow-up study. Pediatric Allergy and Immunology, 21 (2) : E394-E400.

Tulini F L, Hymery N, Choiset Y, et al. 2015. Milk fermented with the probiotic candidate *Lactobacillus paracasei* FT700 induces differentiation of monocytes toward macrophages *in vitro*. Journal of Functional Foods, 15: 533-540.

Wrzosek L, Miquel S, Noordine M L, et al. 2013. Bacteroides thetaiotaomicron and *Faecalibacterium prausnitzii* influence the production of mucus glycans and the development of goblet cells in the colonic epithelium of a gnotobiotic model rodent. Bmc Biology, 11: 61.

Wu W, Sun M, Chen F, et al. 2017. Microbiota metabolite short-chain fatty acid acetate promotes intestinal IgA response to microbiota which is mediated by GPR43. Mucosal Immunology, 10 (4) : 946-956.

Yu X X, Liang W Y, Yin J Y, et al..2021. Combining experimental techniques with molecular dynamics to investigate the impact of different enzymatic hydrolysis of β-lactoglobulin on the antigenicity reduction. Food Chemistry, 350: 129139.

Xing G L, Giosafatto C V L, Fusco A, et al. 2021. Combined lactic fermentation and enzymatic treatments affect the antigenicity of β-lactoglobulin in cow milk and soymilk-cow milk mixture.LWT, 143: 111178.

Xu Q, Shi J, Yao M, et al. 2015. Effects of heat treatment on the antigenicity of four milk proteins in milk protein concentrates. Food and Agricultural Immunology, 27 (3) : 401-413.

Yang F, Zou L, Wu Y, et al. 2020. Structure and allergenicity assessments of bovine β-lactoglobulin treated by sonication-assisted irradiation. Journal of Dairy Science, 103 (5) : 4109-4120.

Zeng J, Lin K, Zhang X, et al. 2023. Insight into the molecular-level details of $α_{s1}$ casein interactions with IgG: combining with LC-MS/MS and molecular modelling techniques. Food Chemistry, 399: 133987.

Zhang M, Zheng J, Ge K, et al. 2014. Glycation of α-lactalbumin with different size saccharides: effect on protein structure and antigenicity. International Dairy Journal, 34 (2) : 220-228.

Zhao L, Shi F, Xie Q, et al. 2022. Co-fermented cow milk protein by *Lactobacillus helveticus* KLDS 1.8701 and *Lactobacillus plantarum* KLDS 1.0386 attenuates its allergic immune response in Balb/c mice. Journal of Dairy Science, 105 (9) : 7190-7202.

Zheng L N, Lin H, Pawar R, et al. 2011. Mapping IgE binding epitopes of major shrimp (*Penaeus monodon*) allergen with immunoinformatics tools. Food and Chemical Toxicology, 49 (11) : 2954-2960.

Zhong J, Liu C, Liu W, et al. 2011. Effect of dynamic high-pressure microfluidization at different temperatures on the antigenic response of bovine beta-lactoglobulin. European Food Research and Technology, 233 (1) : 95-102.

第 9 章

乳糖不耐及其膳食管理

牛奶是最适合人类的营养来源之一，也是合理膳食中极为重要的组成部分。然而随着年龄增长，多数人群体内的乳糖酶活性呈规律性衰减，难以有效分解摄入的乳糖，从而引发一系列腹痛、腹胀、呕吐等胃肠道消化不良症状。严重的乳糖不耐受甚至导致患者水电解质紊乱，低钙低锌等微量元素缺乏，体重低下，生长发育迟缓等严重后果。

在过去二十年中，Google Trends 中有关乳糖不耐的搜索率日趋上升，提示其在全球学术领域和公共领域所受关注度不断攀升。美国国立卫生研究院数据显示，约 70%人群乳糖酶活性持续至 2~12 岁，随后自发地逐渐下降至出生时的 5%~10%。特别是中国等亚洲国家，由于饮食结构中长期缺乏乳制品，因此保有高达95%比例的乳糖不耐受基因人群。Storhaug 等（2017）通过 Medline 和 Embase 数据库对乳糖不耐发病率进行了系统回顾和荟萃分析，涉及来自 89 个国家的 62910名参与者，估测全球乳糖不耐发生率为 68%，其中根据传统呼吸氢试验判断的乳糖不耐发病率达 55%，根据基因型判断的乳糖不耐发病率高达 74%，进一步证实乳糖吸收障碍是世界范围内广泛存在的问题。

传统治疗乳糖不耐的方法主要是通过排除膳食中的乳糖来消除症状。然而，近年来的膳食指南积极倡导乳糖不耐受者使用无乳糖、植物基以及乳糖酶等功能性制品，不仅有助于降低乳糖不耐发病率，还可避免营养流失和能量摄入不足。特别是，补充益生菌/益生元可通过恢复肠道微生态平衡缓解或减轻乳糖不耐症状，甚至具有改善乳糖吸收障碍远期影响的效用。基于此，本章详细阐述了乳糖不耐的肠胃科学及营养研究，重点介绍了乳糖不耐针对性食品在营养价值、感官性状和功效特性等方面的提升及改进，为推动乳糖不耐的科学膳食管理提供一定参考。

9.1 乳糖不耐概述

9.1.1 乳糖不耐受类型

乳糖不耐症是一种因乳糖酶缺乏引起乳糖消化不良而导致的人的消化紊乱，

依据病因主要分为发育性、继发性、先天性和原发性四种类型。发育性乳糖酶缺乏由早产儿肠道发育不成熟引起；继发性乳糖酶缺乏是由小肠损伤引起的暂时性乳糖酶缺乏；先天性乳糖酶缺乏是一种罕见的乳糖酶基因编码区域突变导致的常染色体隐性疾病；原发性乳糖酶缺乏是由基因型决定的乳糖酶活性随年龄增长而下降的现象。

发育性乳糖不耐又称暂时性乳糖不耐或相对性乳糖不耐，多出现在胎龄小于 34 周的早产儿中。乳糖酶活性可于妊娠第 8 周左右在小肠黏膜上皮细胞表面检测到，34 周以前乳糖酶活力低，仅为峰值的 30%，孕晚期时乳糖酶活力迅速增加，到婴儿期时达到峰值。而早产儿的肠道黏膜末端发育不成熟，导致 3～4 月以前分泌的乳糖酶不足以完全消化饮食中的乳糖。发育性乳糖不耐无须进行专门治疗，Erasmus 等（2002）发现，乳糖酶处理膳食喂食的早产儿，其热量摄入、身长增长、头围增长、喂养不耐受和坏死性小肠炎发生率与正常膳食喂养的早产儿无显著差异。

继发性乳糖酶不耐是由暂时性的乳糖酶缺乏引起，在临床上较为常见，是指由于病毒、细菌或寄生虫感染等原因致使小肠黏膜上皮细胞及其刷状缘受损，导致暂时性乳糖酶分泌减少，待疾病康复后乳糖酶活性可恢复正常。先天性乳糖不耐是一种罕见的常染色体隐性遗传疾病，在新生儿出生后早期发作，患儿甚至不能耐受人乳喂养，摄入含乳制品后即出现频繁呕吐、腹泻，大便呈泡沫状且含有乳糖和乳酸，还可出现肝大、黄疸、智力障碍等。先天性乳糖不耐的病例和相关报道稀缺，其发病机制是乳糖酶基因编码区域基因突变，蛋白错误折叠在细胞内被降解，导致机体不能分泌正常的乳糖酶。原发性乳糖不耐是成人乳糖酶缺乏最常见的类型，是遗传性的乳糖酶非持续现象，患者的乳糖酶活性在断乳后随年龄增加逐渐降低或消失。关于原发性乳糖不耐的具体机制将在后面论述。

9.1.2 乳糖不耐诊断

乳糖不耐的诊断分为以下两种：①根据乳糖不耐所表现的腹泻、腹胀、腹痛等消化道症状，采用去乳糖饮食的方法，患者两周内临床症状消失而再次摄入含乳糖食品后症状复发即可诊断乳糖不耐受，此法周期比较长；②直接检测乳糖酶活性或间接测量乳糖酶缺乏条件下乳糖发酵产物，空肠活检酶测定、粪还原糖测定及 pH 测定、乳糖耐量试验、尿半乳糖测定法、氢呼气试验等均属于此种检测。

1. 乳糖不耐的检测

1）小肠黏膜活检乳糖酶分析

空肠黏膜活检法和空肠灌注法都是侵入性检查，前者通过计算乳糖酶和蔗糖酶的比值来诊断乳糖不耐，而后者通过注入已知浓度的蔗糖和乳糖溶液，测定吸收率的方式间接推测乳糖酶的活性。

2）氢呼气试验

肠道乳糖酶缺乏会导致乳糖在小肠内无法被完全分解吸收，进入结肠后易被细菌分解并产生氢气，氢易被肠黏膜吸入然后经肺呼出，呼出的氢气量可以通过氢呼气试验间接诊断，是诊断乳糖酶缺乏的金标准。氢呼气试验的优点是无创、操作简便、具有较高的敏感性和特异性，特异度在89%以上。患者首先需要口服一定量的乳糖，3h 后测定呼气中氢气水平，并与口服乳糖之前的基础氢值比较，大于 20×10^{-6}mol/L 者乳糖氢呼气试验阳性，判断为乳糖不耐。

氢呼气试验与摄入的乳糖剂量有关，聂少萍等（2002）对乳糖酶缺乏者，分别用 25g、12.5g 和 6.25g 进行氢呼气试验，摄入后氢呼气峰值和出现峰值的时间都有显著性差异，摄入乳糖量越大，出现氢呼气峰值的时间越早。欧美国家推荐的用于乳糖不耐受氢呼气检测的乳糖负荷量为 50g。

3）粪还原糖及 pH 测定和尿半乳糖测定法

当乳糖不耐发生时，乳糖酶活性降低，部分乳糖经大便排出体外，乳糖酶缺乏患儿粪便 pH 通常在 5.5 以下，母乳喂养的儿童粪便中的乳糖残留以及果糖会影响结果。乙酸铅法和本内迪克特试剂法是国内比较常用的大便还原糖测定法，两种方法测定粪还原糖均简便、快速、灵敏度高、实用。研究表明，乙酸铅检测粪乳糖的方法可作为一种健康人群中普查乳糖不耐的方法，乙酸铅法测定粪乳糖判定乳糖不耐与氢呼气试验对于乳糖不耐的诊断一致性较好，同时有较好的灵敏度和特异性。离心后的粪便水溶液中加入乙酸铅试剂，出现红色沉淀则是含有乳糖。

但本内迪克特试剂法较乙酸铅法安全，可以避免铅中毒，因此更为常用。乳糖进入机体后被小肠中的乳糖酶分解为葡萄糖和半乳糖，半乳糖大部分被肝脏转化为葡萄糖，少部分由红细胞代谢或随尿排出。测试时患者需先排空尿液，按体质量每千克饮用 10 mL 鲜牛奶，尿液半乳糖在半乳糖氧化酶的作用下生成的过氧化氢使 3,5-二氯-2-羟基苯磺酸氧化呈红色，不变色提示乳糖不耐症。

2. 乳糖不耐与其他疾病

主观乳糖不耐是一种乳糖不耐自诊断方式，患者在进食含乳制品后自我报告为乳糖不耐。虽然其特异性和准确性较差，但可以作为大范围乳糖不耐流行病学调查辅助手段，发生率受此类疾病和心理因素的影响。王珍（2011）对杭州社区常住居民 1930 名采取问卷方式调查主观乳糖不耐受发病率，总体发生率为 19.5%，其中性别、年龄、教育程度、收入等对主观乳糖不耐发生率影响不大，功能性肠病与抑郁、焦虑对其发生率影响显著。

此外，许多疾病的临床症状与乳糖不耐相似，容易被误诊为乳糖不耐，常见的有肠内感染和牛乳过敏。其中，肠道内感染与乳糖不耐受均会出现腹泻的症状，但感染性肠炎常伴有发热，某些病原也可引起水样腹泻，腹泻与哺乳无明显相关性，大便可有黏液或脓血，镜检可见白细胞和/或红细胞增多。而牛乳过敏是指人体对一种或几种牛奶类蛋白质发生的免疫学反应。牛奶过敏通常被分为两类即IgE介导过敏和非IgE介导过敏。牛奶过敏临床表现非特异性，症状体征多种多样，涉及消化的症状往往易和感染性腹泻病、乳糖不耐受等疾病相混淆，给诊断及治疗带来一定困难。牛乳中蛋白消化也可能导致相似胃肠道症状，如Ho等（2014）的研究表明，饮用含A1型β-酪蛋白牛奶导致粪便稠度值明显升高，且腹痛和大便稠度之间有明显的正相关，这与肠道中的消化酶对A1型β-酪蛋白作用释放出具有生物活性的阿片肽β-酪啡肽-7有关。

9.1.3　乳糖不耐对健康的影响

1. 对胃肠道消化的影响

乳糖酶由小肠上皮细胞刷状缘分泌，将饮食中的乳糖水解为葡萄糖和半乳糖吸收入血，通过小肠上皮细胞主动转运而主要在空肠和回肠吸收。然而，肠道中乳糖酶的数量及活性常因年龄增加或乳糜泻、炎症等肠病发生生理性或病理性降低，导致高浓度的未吸收乳糖滞留于小肠内，增大肠内局部渗透压，增加流入肠道的水分，进而导致腹泻。同时乳糖以双糖的形式继续进入大肠，被大肠内的菌群分解利用，产生短链脂肪酸、乳酸、二氧化碳、氢气等代谢物。

乳糖不耐症状的严重程度与多种因素有关，如小肠黏膜残余的乳糖酶活性、进入肠道的乳糖量、是否同时摄入其他食物、胃排空速率、肠的乳糖转运时间、肠道细菌发酵乳糖的能力以及大肠对肠腔渗透压改变后的代偿作用。一些研究认为乳糖的结肠代谢是影响腹泻的关键因素，并且这种影响具有剂量依赖性。

1）摄入的乳糖量在结肠菌群代谢能力范围内

结肠能快速吸收短链脂肪酸，结肠发酵有助于减轻腹泻。Rivière等（2016）发现，摄入适量菊粉型果聚糖和阿拉伯木聚糖可增加小鼠肠道中的双歧杆菌数量，促进结肠内丁酸产生，同时减轻腹泻。

2）乳糖发酵代谢产物清除效率低

乳糖发酵代谢产物清除效率低可能导致症状的发展。Windey等（2015）研究发现，与未出现胃肠道消化不良症状的患者相比，出现胃肠道消化不良症状的乳糖不耐患者肠道内发酵产生的短链脂肪酸显著增多。一项研究还发现短链脂肪酸可通过介导结肠的神经和非神经胆碱途径促进阴离子分泌（Kaji et al., 2016），而腹泻多由阴离子分泌过量引发液体进入肠道或阳离子吸收转运受损引起。

3）乳糖吸收不良远超过结肠微生物的代谢能力

未发酵的乳糖在结肠腔内保持水分，阻碍了短链脂肪酸的吸收，造成的渗透压负荷使得腹泻进一步加重。Xue 等（2020）研究发现饲喂小鼠高乳糖（30%、40%和 50%）饲料时，肠腔内乳糖和半乳糖、乳酸等中间产物浓度显著升高，短链脂肪酸水平降低，推测是由于高浓度乳糖抑制了转运短链脂肪酸的单羧酸转运体的表达。

由此可见，除了乳糖酶缺乏，乳糖不耐受还与结肠功能（肠道传送、动力和敏感性等）、结肠代谢以及菌群发酵等密切相关。因此，有望通过靶向性膳食补充或菌群移植等来调节结肠功能、代谢和微生态，进而改善乳糖不耐症状。

2. 对钙吸收及骨代谢的影响

牛奶是优质钙的丰富来源，乳糖与乳钙形成的可溶性络合物可进一步促进钙吸收。然而，乳糖不耐症患者摄入热量、钙和乳糖的水平明显低于健康人群，这与其主观或被动回避食用牛乳、酸奶和奶酪等各类乳制品有关。乳糖不耐受对于钙吸收的影响存在争议。部分研究认为乳糖不耐人群的钙吸收更好，其可能的机制为乳钙摄入减少使得钙吸收代偿性增加。但更多研究认为乳糖不耐人群因难以有效利用乳中丰富的营养成分和微量元素降低了乳钙吸收率。体内代谢研究也发现，小肠中大量堆积的乳糖造成渗透作用，使得钙与肠黏膜接触时间短，肠腔内钙浓度降低。鉴于钙吸收障碍可能诱发骨质疏松症，许多研究关注乳糖不耐与骨质疏松的相关性。一项针对乳糖不耐和骨矿物质密度关联的系统回顾和荟萃分析显示（Treister-Goltzman et al.，2018），乳糖不耐患者髋关节的骨密度显著低于乳糖耐受者，推测与乳糖不耐影响血浆钙、维生素 D 和甲状旁腺激素水平有关。一些研究又展现出相反趋势，Bergholdt 等（2018）进行的三项前瞻性研究显示（97811人，年龄≥20 岁），乳糖不耐和乳糖耐受人群在腰椎或全髋关节骨密度方面无差异，且乳糖不耐与骨折无关。三项分别在美国（Hamilton et al.，2020）、西班牙（Kleinbielen et al.，2021）和马来西亚（Makbul et al.，2021）开展的调查也认为，乳糖不耐与骨密度、髋部骨折和儿童骨骼健康状况无显著关联。此外，乳钙吸收效率受患者个人体质影响较大，这需要开展更长时间跨度、更多调查对象的研究。尽管乳糖不耐影响矿物质吸收的作用尚不明确，但仍具有增加患骨质疏松的潜在风险，有必要加强乳糖不耐引发骨骼健康问题的警惕性。

9.2　乳糖不耐病因机制

成年人消化乳糖的能力（乳糖酶的持久性）已成为广泛的遗传学、医学和进化研究的主题。乳糖酶缺乏与种族、遗传、地理环境等诸多因素有关。

9.2.1 乳糖酶基因多态性及其分布

在全世界不同人群中发现的与乳糖酶活性密切相关的多态性位点达 23 个，出现频率最高、研究最广泛的等位基因为-13910C/T，其中-13910 CT 和-13910TT 基因型表现为乳糖酶持续，-13910CC 基因型表现为乳糖酶非持续。乳糖酶持续表型的分布具有明显的民族和地域差异，其中-13910C/T 多出现在欧美国家，尤其是北欧地区人群体内的乳糖酶活性能在成年后仍保持在较高水平。Anguita-Ruiz 等（2020）创建了乳糖酶等位基因型在世界各地分布状况和发生频率的在线交互式地图，同样发现乳糖不耐发生率从北欧向中东和非洲不断增加，到亚洲地区又进一步增加，但这种趋势在文化种族较为多元化的国家又有所减缓。Chin 等（2019）对美国不同种族的-13910C/T 频率进行调查，发现高加索人种中-13910CC 基因型仅为 17.9%，在亚裔和非裔美国人中的发生率则高达 96.5% 和 69.2%，提示同一区域不同民族间也有较大差异。在欧美以外的地区，尤其是在中东和非洲，等位基因-13907C/G、-13915T/G、-14009T/G 和-14010G/C 的分布更广泛。Pinto 等（2016）研究发现在非洲东部和南部等位基因-14010G/C 占据主导地位，安哥拉人群中乳糖酶持续相关的 C 位点突变频率为 0.79%，该国家不同民族的最高和最低突变频率分别为 1.4% 和 19.4%。Priehodová 等（2014）的研究表明，苏丹游牧民族中非乳糖酶持续基因型-13915TT 的发生率仅为 8.6%，而非游牧民族中发生率达 84.7%。尽管目前对于乳糖不耐流行病学的研究逐渐增多，但在一些国家如阿根廷、乌拉圭、古巴和利比亚等，研究几乎是空白的。此外，虽然亚洲是原发性乳糖不耐的高发地，但许多高频乳糖酶等位基因突变位点在亚洲人群中极难被检测到，这提示该地区可能存在独立的乳糖酶基因突变位点。Peng 等在对西藏人群的基因检测中发现了三个新等位基因位点（-13838G/A、-13906T/A 和-13908C/T）与乳糖酶持续性相关。

乳糖酶基因多态性位点已被广泛用于通过基因检测来推测乳糖不耐发病率，尤其是等位基因-13910C/T，其预测准确性较高。一项荟萃性研究（Marton et al.,2012）比较呼吸氢试验和乳糖耐受性试验对于-13910C/T 基因型的预测能力，其中呼吸氢试验的总敏感性为 0.88，特异性为 85%；乳糖耐受试验的敏感性为 0.94，特异性为 90%。Mottes 等（2008）对意大利同一地理区域的疑似原发性乳糖不耐患者进行-13910C/T 位点基因检测对比，发现-13910CC 基因型出现频率为 70%，与呼吸氢测试结果相比灵敏度达 91%。Tomczonek-Moruś 等（2019）的研究表明，乳糖酶非持续基因型-13910CC 和-22018GG 与呼吸氢试验结果存在显著相关性，可用于诊断乳糖不耐。建立更广泛的乳糖酶持续表型频率数据库，以及收集这些数据的信息以及乳糖酶持续性变体频率的数据，将是今后分析检测工作的开展方向。

9.2.2　基因多态性调控乳糖酶

转录水平上调控乳糖酶活性的相关机制已基本厘清。乳糖酶基因上游的 MCM6 基因中包含一段高度保守的启动子序列，其中转录因子 Oct-1 的作用最为关键。与乳糖酶持续相关的突变位点与 Oct-1 结合后能促进其与乳糖酶启动子的结合，而与乳糖酶非持续相关的突变位点不具有该能力。Olds 等（2011）通过凝胶阻滞电泳证实，含有-13915*G 的 DNA 序列可与 Oct-1 在体外结合。其余参与乳糖酶活性调控的转录因子包括 Cdx2、GATA-4,-5,-6 和 HNF-1 等。Jensen 等（2011）研究发现，仅 Oct-1 存在时-14010*C 位点对启动子的作用不明显，Oct-1 和 HNF-1 同时存在时-14010*C 的作用被加强，提示-14010*C 的作用也受 HNF-1 影响。然而，由于 DNA 序列具有稳定性，转录机制尚无法解释乳糖酶活性随年龄增长而下降的动态变化。新近研究提出基于 DNA 甲基化的表观遗传机制解释肠道乳糖酶的动态变化。Leseva 等（2018）通过表观基因组测序在乳糖酶基因中一个位置检测到甲基化水平差异，该差异与乳糖酶持续活性和等位基因-13910C/T 密切相关。且该位点的甲基化水平与基因检测相结合所预测的乳糖酶活性状况更为准确。进一步研究发现，在乳糖酶非持久性个体（-13910CC）中，乳糖酶基因的 DNA 修饰随着年龄增长而持续增加，积累的甲基化胞嘧啶使乳糖酶基因中的调控元件沉默，而乳糖酶持久性个体-13910TT 的乳糖酶基因 DNA 修饰则随年龄增长而下降。

此外，宿主乳糖酶基因型不仅影响肠道微生物菌群的组成，还决定了乳糖累积破坏肠道微生物稳态的程度。目前的研究推测，肠道菌群少量合成乳糖酶的作用是在长期遗传进化中形成的，其目的在于缓解随年龄增加的乳糖不耐症状。Bonder 等（2016）通过基因测序发现 33 个乳糖酶多态性位点与肠道微生物相关。在诸多肠道微生物中双歧杆菌属与乳糖酶基因的关联最为密切。Kurilshikov 等（2021）进行了大规模关联分析以研究各类宿主基因对于人体肠道微生物组成的影响，其中乳糖酶基因位点达到了研究范围内的显著性，与双歧杆菌丰度呈年龄依赖性关联。Goodrich 等（2016）对肠道菌群的研究表明双歧杆菌、放线菌有较高的遗传性，且全基因组关联研究显示含乳糖酶非持久性相关的 rs1446585（G）等位基因的个体粪便中的双歧杆菌水平较高。一项研究（Moon et al., 2020）发现，乳糖耐受基因型成人的乳摄入量高于乳糖不耐基因型人群，但双歧杆菌含量低于乳糖不耐基因型人群，且仅在乳糖不耐人群中观察到了牛奶摄入量与肠道双歧杆菌量呈显著正相关。

9.3　乳糖不耐的膳食管理

人们普遍认为，乳糖不耐受患者没有必要禁食所有的乳制品，逐渐增加饮食中的乳糖是控制乳糖不耐受的传统策略之一。大多数被诊断患有乳糖不耐症或乳糖消化不良的人可以在单次剂量中耐受一定乳糖含量（10~12 g），而很少或没有症状。如果是随餐食用或饮用时间拉长至全天，则可以耐受更高的量（20~24 g）。研究认为，乳糖酶缺乏的人定期摄入乳糖可能会导致更有利的肠道菌群，从而导致结肠适应和改善对乳制品的耐受性。Szilagyi 等（2010）给乳糖不耐人群和乳糖耐受人群持续 4 周每日摄入 25 g 乳糖，结果显示乳糖不耐人群者粪便中的乳酸菌数量增加、乳糖酶活性升高，并伴随着总呼吸氢和症状评分减少，但这一现象在乳糖耐受人群中表现不明显。事实上，2010 年美国膳食指南建议，除了选择无乳糖乳制品外，乳糖不耐症人群还可以选择食用酸奶或奶酪或少量牛奶。益生菌和益生元同样基于调节结肠适应机制改善乳糖不耐，该方法需要长期连续摄入。此外，植物基制品、乳糖酶制剂或 A2 奶等制品也可有效缓解乳糖消化不良。

9.3.1　低乳糖制品

目前无乳糖乳制品已成为乳制品行业中增长最快的部分。全球无乳糖乳制品 2017~2022 年间的复合年均增长率为 7% 左右，至 2020 年，市场规模已占整体零乳糖食品（销售额约 88 亿美元）的 80%。美国市场无乳糖牛乳占每年销售的液态奶总量的 4.0%，且 2017 年销售额增长 12%。过去的五年中，无乳糖乳制品的种类不断多样化，其中纯牛乳和酸奶是最常见的无乳糖乳制品品种，无乳糖黄油、加工奶酪和风味牛奶也呈增长趋势。Świąder 等（2020）分析了波兰的无乳糖制品市场，梳理出 75 种无乳糖乳制品，包括牛乳、酸奶、奶油、奶酪和婴儿配方奶粉等。近期研究中所制备的不同种类无乳糖制品拓宽了消费者的多元选择。Da Silva 等（2021）将巧克力乳脱乳糖后加入了丰富的亮氨酸，制备的无乳糖巧克力牛奶有良好感官特性，能作为替代性运动饮料补充能量，并缓解乳糖不耐受患者运动特异性疲劳状况。Zhang 等（2020）制备了植物乳杆菌与传统酸乳发酵剂共发酵的低乳糖酸奶，感官分析表明其在外观、质地和风味上的消费者接受度显著提高。Cihat 等（2018）将无乳糖牛乳与稳定剂、鲜奶油和乳化剂经老化和硬化制成无乳糖冰淇淋，并在其中加入可可粉改善风味。Skryplonek 等（2017）制备的无乳糖冷冻酸奶在发酵的同时添加乳糖酶，改善了产品的质地（产品具有更软的结构），黏度增加，口感更好。

虽然乳制品营养丰富，但乳糖不耐受消费者需要寻找既能满足健康需求，又易于消化的产品。据了解，印度 25%的消费者有动力购买或已开始购买无乳糖饮品。越南的无乳糖乳制品市场也在蓬勃发展，相关调查显示消费者更青睐于易消化的乳制品。乳制品在中国的大规模消费是近二三十年的事，这一过程中乳糖不耐受的概念也逐渐被消费者熟知。中国成年人饮用牛乳后乳糖吸收不良的比例高达 87.8%，很大程度上解释了中国是全球最大的植物蛋白饮料市场的原因。根据 Szabó 等（2021）在匈牙利进行的目标群体分析，目前有三分之二的乳糖敏感消费者会定期食用无乳糖相关产品，其中大部分是女性、乳糖不耐症患者、高学历以及 30 岁以下人群。值得注意的是，无乳糖制品的宣传定位为具有易消化功效，从而吸引了更多患有消化系统健康问题的消费者，而不仅仅局限于乳糖不耐受人群。

芬兰人的乳糖不耐受比例在欧洲相对较高，达到 17%，因此芬兰市场更早地流行无乳糖产品。芬兰最大的食品和乳制品公司 Valio 是全球第一家无乳糖乳制品公司，于 2001 年首次推出了无乳糖牛乳。芬兰 Arla 食品旗下拥有 30 多个品牌，包括知名的 Lactofree 系列无乳糖乳制品。法国的 Lactalis 是世界第一奶酪生产商，其制品中拥有低乳糖一大品类，并常与低脂结合。美国 Fairlife 品牌推出了一系列无乳糖超滤牛乳，主要销售高蛋白奶昔、复原饮料和超滤牛奶等乳制品饮料，具有高钙高蛋白的特点，并在快速增长的无乳糖乳制品领域中占据强势地位。2010年中国无乳糖牛奶产量仅为 30 万吨，占液态奶的 1%。近年来中国乳企在不断地鼓励和引导乳糖不耐受消费者作出合理选择的同时，也在加大无乳糖产品的生产投入。如蒙牛新养道于 2017 年获得了国际乳糖不耐受协会（LIGN）的认证，成为中国首款通过国际权威认证的零乳糖乳制品品牌。这些趋势都在引领无乳糖产品朝着更天然、更健康，大众化主流产品的方向发展。

9.3.2　发酵乳制品

酸奶与肠道健康方面的研究在帮助消化方面已经非常成熟，对于患有乳糖不耐症和相关症状的人群来说，这一点已经得到证实。首先，与牛奶相比，酸奶延缓胃排空从而增加肠道转运时间，导致乳糖沿肠道转运速度较慢，从而降低了乳糖的渗透负荷。其次，发酵过程不仅降低了酸奶的乳糖含量（从 4.6%下降到 3.7%），还提高了乳糖的消化效率，这与酸奶中固有的细菌密切相关。欧洲食品安全局在 2010 年即确定了酸奶消费与改善乳糖消化之间存在的因果关系，且这种关系成立的前提是酸奶中活菌数量大于 10^8CFU/g。在大多数研究中，食用热处理过的酸奶对乳糖消化的改善程度不如食用新鲜酸奶。Lin 等（1991）的研究也发现，与摄入含标准剂量乳酸菌（嗜热链球菌和保加利亚乳杆菌）的酸奶相比，摄入含低剂量（10^7CFU/mL）或标准剂量（10^8CFU/mL）的嗜酸乳杆菌（*L. acidophilus*）酸奶，或者摄入含低剂量酸奶发酵乳酸菌均未能有效减少乳糖不耐受患者的呼吸氢含量。酸奶中的乳酸菌还具有消化乳糖的乳糖酶活性。在胃转运过程中，乳酸菌细胞壁为乳糖酶提供了机械保护，使其可以活性形式进入小肠。乳酸菌乳糖酶在 pH=7 时活性最佳，与近端小肠和回肠末端环境相吻合，并在胆汁存在下被进一步激活。有研究通过应用细菌荧光素酶监测了小鼠消化道中酸奶细菌嗜热链球菌的基因表达，发现尽管该细菌在胃肠道转运过程中没有大量繁殖，但是能够在消化道中合成乳糖酶。而 García-Albiach 等（2008）的研究发现，受试者每日摄入 375 g 含 1.3×10^7CFU/mL 乳杆菌的酸奶后，粪便中残留的乳杆菌含量<10^3CFU/mL。10 倍剂量的菌数降低使得释放到肠道中的乳糖酶活性不足。值得注意的是，摄入酸奶似乎并不能刺激乳糖酶缺乏者的小肠内源性乳糖酶活性。

牛奶在制成奶酪的过程中，大多数乳糖会随乳清排出，剩余乳糖还会在奶酪成熟过程中转化为乳酸。硬质奶酪生产中会排除掉更多的乳清，因此比软奶酪含有更低的乳糖。发酵剂种类、加工工艺和成熟时间是影响奶酪中乳糖含量的关键因素。带有原产地名称保护制度（protected designation of origin，PDO）标签的天然无乳糖奶酪通过生产过程标准化实现了工业可重现，适合乳糖不耐患者食用。目前市场上有非常丰富而又多样的低乳糖奶酪供消费者选择，主要包括马苏里拉奶酪、马斯卡彭奶酪、克瑞森扎奶酪、瑞可塔乳清奶酪以及无乳糖奶酪（戈贡佐拉奶酪、哥瑞纳帕达诺奶酪、帕马森雷加诺奶酪、佩科里诺奶酪）。其中研究最多的是 PDO 哥瑞纳帕达诺奶酪和 PDO 帕马森雷加诺奶酪。奶酪在成熟的早期阶段其乳糖含量就极低，其终产品中的乳糖含量低于 0.01 g/100 g，可直接使用"天然无乳糖"的食品标签。此外，奶酪中的微生物能在成熟阶段分解残留的乳糖，因此成熟时间越长，奶酪终产品中乳糖残留量越少。软奶酪的乳糖含量略高，在 0.4%～3.5%，在原料乳中添加乳糖酶可进一步降低其乳糖含量。乳糖酶的添加还能改善奶酪风味，这可能与乳糖水解代谢产物影响微生物菌群组成，或乳糖酶残留了部分蛋白酶水解活性有关。

9.3.3 植物基替代品

随着乳糖不耐受发病率的不断攀升，人们开始重新审视以牛奶为代表的动物蛋白饮品。越来越多消费者开始以植物基蛋白饮品来替代动物蛋白饮品，在确保每日摄入必需营养的同时，可以避免乳糖不耐受带来的胃肠道不适，可选择的产品有植物蛋白饮料、果蔬汁和植物酸奶等。截至 2017 年，植物基饮料全球销售价值约 90 亿美元，其销量在 2013～2018 年增长了 61%。已有众多研究对植物基制品原料的营养成分和活性物质进行全面对比，主要包括大豆、花生、燕麦、杏仁、大米和芝麻等。其中，大豆的蛋白质和氨基酸等营养物质方面的优越性远高于其他植物原料，其市场占有率仅次于牛乳；谷物、油籽和坚果类也逐渐展现出各自的独特优势；杏仁类原料营养均衡、抗营养成分少，兼具天然低乳糖和含有少量乳糖酶的特性，常用于乳糖不耐患者的膳食产品开发。

传统植物基制品的营养强化主要对标牛乳制品，可通过加入蛋白质或矿物质来实现。牛乳中蛋白含量 3.6 g/100 g，钙含量 90～120 mg/100 g。Rai 等（2018）制备的无乳糖燕麦和杏仁凝乳中蛋白质含量分别为 5.6 g/100 g 和 5.2 g/100 g，钙含量分别为 116 mg/100 g 和 96 mg/100 g。Jusoh 等（2019）制备的甜玉米运动饮料中蛋白质 2.4 g/100 g，含大量碳水化合物，并不含乳糖，能作为乳糖不耐患者的运动恢复饮料。Manassero 等（2020）制备的苋菜蛋白饮料，营养成分与脱脂牛乳相近，蛋白质含量（3.42±0.08）g/100 g，纤维含量（1.9±0.4）g，灰分含量（0.43±0.01）g。Kaharso 等（2021）通过厌氧研磨法制备的富钙豆浆显著降低了蛋白和脂质氧化，以乳酸钙为钙源制备的豆浆与牛乳具有相当的钙生物利用率。一项横跨三大洲（美洲、大洋洲和欧洲）的横断面研究显示，在调查的 148 种非乳制品饮料中，半数以上都添加了与牛奶相同或更高的钙（Craig et al., 2021）。

此外，风味和口感不佳是影响植物基饮品发展的关键因素之一，如大豆基质饮品具有豆腥味、涩味和轻微的苦味，植物基酸奶易呈现稀糊状态，组织结构不如牛奶加工的酸奶那般紧密，需要添加胶体来增稠，这些都会直接影响消费者的饮用体验。目前常采用高温、浸泡、酶解、发酵或者加入调味添加剂等手段来对产品风味进行改良，其中发酵处理除能改善产品风味外，还可提高制品中功能物质的活性或营养物质的含量。Liu 等（2022）发现发酵后核桃乳中的鲜味化合物和甜味化合物增加，醛类物质含量降低，醇类、酸类、酯类和酮类物质含量增加，促进了核桃乳香气品质的提高。El Youssef 等（2020）发现经过三种不同酵母发酵的豌豆乳中异味化合物显著减少，酯生成增加，感官评分提升。另外，还有研究将益生菌添加在植物基饮料中，由益生菌代谢产生的乳糖酶可进一步改善乳糖不耐。Cerda-Bernad 等（2022）制备的含植物乳杆菌和长柄乳杆菌发酵的红藜麦饮料中益生菌含量达 10^8 CFU/mL，长柄乳杆菌的耐药性使该产品有潜力应用于术后肠道菌群恢复和乳糖不耐患者的膳食管理。而另一项研究发现，*Lactobacillus plantarum* Dad-13 在芝麻饮料中的增殖（>10^8 CFU/mL）不仅产生了较高的 β-葡萄糖苷酶，同时还将芝麻胺醇三葡萄糖苷转化为具有生物活性的芝麻胺醇苷元。Singh 等（2018）研究发现，乳酸菌发酵豆浆时可分解部分易引起胃胀气的寡糖减轻豆腥味，终产品的活菌数高达 $2.5×10^{10}$ CFU/mL，并具有较高的乳糖酶活性。营养强化或风味改良的植物基饮品在营养含量方面接近甚至优于牛乳，并具有优良的感官评价，是潜在的牛乳替代品。

9.3.4　益生菌/益生元搭配乳制品

益生菌是一类通过改善肠道微生物平衡从而对宿主施加有益影响的微生物，目前研究中可被用于乳糖不耐的益生菌种类和载体不断扩展。一篇包含了 15 项随机双盲研究的综述中，作者评估了 8 种已被证实安全有效的益生菌菌株治疗乳糖不耐的效果，尽管不同菌株的功效略有不同，但益生菌摄入和乳糖不耐症之间总体呈正相关（Oak et al.，2019）。Masoumi 等（2021）研究发现，乳糖不耐患者摄入含有嗜酸乳杆菌和双歧杆菌的益生菌酸奶可以显著降低呼吸氢水平，明显改善乳糖不耐症状。还有研究发现，与安慰剂对照组相比，患者接受益生菌治疗 8 周后乳糖不耐各项症状评分显著降低（Cano-Contreras et al.，2022）。Gingold-Belfer 等（2020）的临床研究也观察到，使用一种具有乳糖酶活性的益生菌配方 Bio-25 六个月后，多数乳糖吸收不良患者症状得到缓解。益生菌主要通过改善肠道代谢环境和分泌乳糖酶促进乳糖消化。Vitellio 等（2019）研究发现，口服益生菌颗粒（含长双歧杆菌 $4×10^9$ CFU，鼠李糖乳杆菌 $1×10^9$ CFU）的乳糖不耐患者粪便微生物群落中的双歧杆菌数目显著增加，且乳糖不耐症状有所缓解。He 等（2008）在研究中发现患者服用双歧杆菌后体内的乳糖酶活性显著增加，具有促进肠道中乳糖消化吸收的潜在益处。而 Wang 等（2021）和 Gil-Cruz 等（2019）分别发现厚壁菌门、拟杆菌可分泌乳糖酶水解乳糖。

益生元可能通过选择性刺激益生菌生长，调节宿主菌群结构从而改善乳糖不耐。目前有关乳糖酶加工副产物——低聚半乳糖改善乳糖不耐的研究较多，多项低聚半乳糖膳食产品已获美国食品和药物管理局批准上市。Azcarate-Peril 等（2017）的研究证实，低聚半乳糖可显著增加双歧杆菌、普拉梭菌、乳杆菌和罗氏菌属的丰度。用纯度 95%的短链低聚半乳糖 RP-G28 干预 36d 后，90%受试者粪便中的双歧杆菌数量增加，乳糖不耐受临床症状显著改善（Savaiano et al.，2013）。其他常用益生元如菊粉、低聚果糖也可促进肠道中的鼠李糖乳杆菌和干酪乳杆菌等益生菌的生长，但其改善乳糖不耐方面的作用还有待进一步探索。此外，乳糖也是一种选择性益生元，只在特定个体遗传背景和营养状况下表现出益生作用，即对乳糖耐受患者效果不明显，但可以较为显著地改善乳糖不耐患者的肠道菌群状况。

此外，益生菌/益生元还具有促进骨骼健康的潜质。益生菌/益生元可促进结肠短链脂肪酸产生以及 pH 降低，防止钙与植酸盐和草酸盐形成复合物，增加钙的释放，由此促进矿物质吸收，对乳糖不耐造成的钙吸收障碍有一定改善作用。Seijo 等（2022）的研究显示，对大鼠饲喂含有乳酸杆菌和低聚半乳糖的低乳糖酸奶能增强其钙的生物利用度，并在生长阶段钙需求量较高时改善骨骼发育。益生菌/益生元还可能通过改变肠道微生物组成、修饰生物标志物和调节免疫系统来改善钙吸收和骨骼发育状况，短链脂肪酸可能是其中重要的功效成分。一项代谢研究发现，每日摄入适量可溶性玉米纤维可显著提高鼠的骨密度和骨强度，同时，摄入该益生元后还可促进肠道菌群发酵产生短链脂肪酸，创造酸性肠道环境，以增加钙的溶解度和跨细胞吸收，增加青少年短期钙吸收（Whisner et al., 2014）。Yadav 等（2008）还发现摄入益生元后，小鼠肠道中拟杆菌门细菌比例显著增高，可发酵产生多种短链脂肪酸，而肠道微生物产血清素水平降低能改善骨骼缺陷，因此推测短链脂肪酸能参与影响骨骼的激素信号传导。另一项研究则证明益生元的摄入能增加结肠 Calbindin D9k（一种细胞内钙转运蛋白）的表达，而短链脂肪酸被认为参与了矿物质转运蛋白 DNA 结构的表观遗传修饰（Henagan et al., 2014）。

9.3.5 A2 奶制品

通常来讲，牛乳中同时含有 β-酪蛋白的 A1 和 A2 变体，而奶农可以通过基因分型培育一类特殊牛群，生产只含 A2-β-酪蛋白的牛奶。A2 奶在 2003 年首次在新西兰出现，并进一步强势挤占了澳大利亚 10%的牛乳市场，随后被推广到世界各国。2020 年全球 A2 牛奶收入大约 107.62 亿美元，且 2021～2026 年其年复合增长率预计为 9.3%。乳制品公司宣称 A2 奶更自然、适于饮用，由此吸引了对牛乳消化不良的人群。而 Bentivoglio 等（2020）对 1277 名意大利消费者进行调查，他们表示至少愿意支付超过新鲜无乳糖牛奶 20 欧分/L 的价格购买 A2 牛奶。随着 A2 蛋白质科研的发展，纵观全球已有诸多研究成果被形成超过 140 篇论文发表，研究范围涉及调节胃肠道功能、肠道菌群、1 型糖尿病、心血管健康和炎症等领域，不断刷新人们对于 A2 蛋白质的认知。而 A2 蛋白质的健康益处，特别是亲和人体消化系统、易于消化等益处也在被不断验证。Shrestha 等（2020）的研究表明酪蛋白变体对乳糖不耐诊断效果有影响，摄入 A2 奶后产生的呼吸氢与普通牛乳比明显下降。在 Milan 等（2020）的研究中，乳糖不耐患者在摄入仅含有 A2-β-酪蛋白的牛奶后，乳糖消化不良得到改善，舒适度提升。He 等（2017）观察到与摄入 A2 乳相比，摄入常规乳后自我报告乳糖不耐患者体内乳糖酶活性降低，胃肠道症状增加。

A1 和 A2-β-酪蛋白的差别在于，A1-β-酪蛋白的 67 位为组氨酸，而 A2-β-酪蛋白是脯氨酸，因为一个氨基酸不同，A1 酪蛋白在人体内经消化酶作用产生 β-卡索吗啡-7（BCM-7），A2 酪蛋白则只有在特定体外条件下才产生少量 BCM-7。BCM-7 可能会触发炎症，从而降低乳糖酶活性，引起肠道微生物菌群变化或通过胃肠道运输延迟来延长乳糖发酵时间。Sheng 等（2019）发现，与常规牛奶相比，食用 A2 奶的受试者血清炎症和免疫生物标志物（血清白细胞介素-4、免疫球蛋白以及 BCM-7）显著降低。与常规牛乳相比，自我报告的乳糖不耐受试者食用 A2 奶后 BCM-7 浓度更低，胃肠道转运时间短，饮乳后消化不适症状减少。值得注意的是，酸奶、婴配粉和奶酪中也被发现能够产生 BCM-7 或其前体，但发酵乳制品中的 BCM-7 经细菌水解可以被降到较低水平。尽管在摄入 A2 牛乳后患者的乳糖不耐临床症状有所缓解，但这种现象和 BCM-7、酪蛋白 A2 摄入之间的关系需要进一步验证。

9.4 无乳糖乳制品的强化

9.4.1 功能强化

越来越多的临床研究提示益生菌具有辅助缓解乳糖不耐症状的作用，虽然具体机制尚未明晰，但通常认为益生菌改善胃肠道菌群组成和增强免疫系统是其作用的基础。发酵乳是将益生菌传递到人体内的最理想载体，包括乳杆菌属（嗜酸乳杆菌、鼠李糖乳杆菌、干酪乳杆菌等）、双歧杆菌属和布拉酵母菌等益生菌常用于发酵乳的生产制备。含益生菌发酵乳可将益生菌的保健作用与发酵乳的降解乳糖功效进一步结合起来。益生元也是有益于肠道健康的功能性成分。然而与益生菌相比，单独使用益生元改善乳糖不耐的研究较少，目前仅有纯度>95%的低聚半乳糖 RP-G28 的相关报道。Chey 等（2020）的一项随机、双盲、安慰剂对照临床试验也发现，30d 的 RP-G28 治疗减轻了 50%乳糖不耐患者的腹痛，其效果是安慰剂的 6 倍，推测可能与益生元被宿主微生物选择性利用从而增加益生菌在胃肠道中的存活率有关。目前更多研究是将益生菌与益生元搭配使用。Pereira 等（2020）采用嗜酸乳杆菌 LA-5、乳双歧杆菌 BB-12 和菊粉制得乳糖含量低于 0.1%发酵乳，该制品具有较高的感官评分和益生菌活力。下列不同种类益生菌/益生元无乳糖发酵乳制品关注的重点在于如何保证乳制品中益生菌的数量（活菌数大于 10^6 CFU），从而促进乳糖消化吸收，此外这些合生元缓解乳糖不耐的协同效果也有待进一步探明。Pawlos 等（2020）开发添加动物双歧杆菌和乳酸 BB-12 的低乳糖益生菌山羊奶，乳糖水解导致山羊奶的硬度更高。此外，低乳糖益生菌发酵山羊乳具有更独特的甜味，并且酸味较少。Pachekrepapol 等（2021）评估了添加低聚果糖的无乳糖功能性酸奶的理化、流变和微生物特性。低聚果糖的添加使乳酸菌活力增加。乳糖水解和低聚果糖的添加提高了发酵过程中酸奶的酸化速率，同时低聚果糖有助于改善脱水收缩。Pinto 等（2019）评估无乳糖希腊酸奶作为含有益生乳双歧杆菌的喷雾干燥微胶囊的新基质的潜力。在 30d（4℃）的储存过程中益生菌活力良好（>10^8 CFU/g），微胶囊的添加提高了产品的 pH、硬度和黏附性。

Garcia 等（2020）实验探究了嗜热链球菌和益生菌乳酸杆菌共培养对含梧桐果肉的无乳糖发酵乳饮料品质和抗氧化能力的影响。乳酸杆菌活力高于 10^7 CFU/g，该混合培养剂有助于乳制品饮料中的蛋白水解，总抗氧化能力显著增加。Sabikhi 等（2014）的实验确定了伊丹奶酪作为益生菌双歧杆菌载体的功效，含有 10^7 益生菌的奶酪中的乳糖在 15d 内耗尽，可溶性蛋白和游离脂肪酸增加。

9.4.2　营养强化

　　牛乳是很好的钙、维生素 B_2、维生素 A 的来源，较好的维生素 D 来源，消费 250 mL 牛乳就能够分别提供推荐膳食供给量相应营养素规定量的 26%～40%、23%～52%、10%～24% 和约 5%。然而，乳糖不耐人群往往或因回避食用乳制品，或因胃肠道消化不良，难以有效利用乳中丰富的矿物质及维生素等营养成分，易发生骨累积减少、骨质疏松等不良健康后果。虽然有关摄入乳糖增强钙和二价矿物质生物利用度的人体临床实验仍无定论，但有大量的动物研究支持乳糖是钙吸收的增强剂。无乳糖乳制品仅在乳糖含量上与全脂乳制品有所差异，基本能够满足乳糖不耐患者以及健康个体的营养需求。在标准法规限定范围内，还可以在无乳糖制品中添加或富集营养强化剂，对乳糖不耐人群的特定生理状态进行营养素补充。加拿大卫生部允许生产厂自愿性提高牛奶、羊奶、人造奶油中的维生素 D 含量。芬兰于 2003 年实施的食品强化政策建议所有的液态奶制品、大豆和谷物饮料都应以 0.5 μg/100 g 的浓度进行维生素 D 强化。Jääskeläinen 等（2017）分析了 2000 年 6134 名和 2011 年 4051 名芬兰成年人的健康调查数据，发现其平均血清 25-羟基维生素 D 浓度由 2000 年的 48 nmol/L 增加到 2011 年的 65 nmol/L，这种提升推测与液态奶的强化密切相关。值得注意的是，无乳糖产品应至少强化到钙含量高于推荐钙摄入量的 20%，才能有效提高其营养品质。

　　此外，许多乳糖不耐消费者认为乳制品难以消化，转而购买植物基饮品作为乳制品的替代品，很多植物基产品强化的钙含量甚至高于乳制品。一项综述比较了牛奶和 17 种植物基饮料中的宏量营养素和钙，其中牛奶的钙含量为 120 mg/100 mL，而强化植物基饮料的钙含量为 42～197 mg/100 mL（Chalupa-Krebzdak et al.，2018）。然而，植物基饮料中钙补充剂的生物利用度逊于牛乳，其中三磷酸钙的吸收率仅为牛乳中钙的 75%。植物基饮料还会发生钙沉淀，摇匀后的钙强化大豆饮料平均钙含量只相当于其标签上声称的 59%，而未摇匀的平均钙含量只有 31%。除了直接添加需要强化的钙、磷和维生素 D 外，也有研究通过其他途径增加无乳糖乳制品的营养价值。Dantas 等（2022）通过冷冻浓缩工艺使得无乳糖牛乳中的碳水化合物和蛋白质含量分别提高了 2.95 倍和 3.00 倍。Da Silva 等（2022）用无乳糖乳清蛋白浓缩物代替奶粉，增加了希腊酸奶的蛋白质和钙含量，同时改善了产品的流变特性和感官特性。

9.5　无乳糖乳制品的品质改良

虽然无乳糖牛奶主要面向乳糖不耐症消费者，但是仍然需要重视它的味道，力求其感官品质与普通乳制品保持最大程度的一致。市售无乳糖牛奶通常利用乳糖酶将乳糖水解为半乳糖和葡萄糖，因此其味道往往比普通牛奶更甜。此外，部分商业乳糖酶制剂还含有蛋白水解酶活性，可将牛乳中的蛋白质水解为肽和游离氨基酸。因此，无乳糖乳更易发生美拉德等反应，在储存过程中，无乳糖牛奶中的己糖基化可增加多达 11 倍，牛奶中还原糖与半胱氨酸和蛋氨酸氨基酸之间的美拉德反应可能产生蛋味的挥发性硫化合物。当采用批量添加乳糖酶方式生产无乳糖牛乳时，乳糖酶及其蛋白水解酶在热处理后消失。而采用包装内无菌添加工艺生产无乳糖牛乳时，乳糖酶及蛋白水解酶在整个货架期间仍保留活性，可能导致非酶褐变和异味。Tossavainen 等（2007）发现，与未经乳糖水解的 UHT 牛乳相比，无论采用批量添加乳糖酶还是包装内无菌添加乳糖酶两种水解技术均会导致蛋白质水解增加，但当储存温度降为 5℃时可抑制蛋白的水解酶活性，不仅避免无乳糖牛乳中蛋白质水解反应，还可抑制美拉德反应从而防止产品褐变。因此，使用高纯度且无蛋白水解酶的商业乳糖酶制剂，或者严格控制好储存温度能够保证货架期内无乳糖牛乳的产品质量。

一般认为，发酵处理不仅能改善产品风味，还能提高制品中功能物质的活性或营养物质的含量。无乳糖酸奶的感官评价普遍优于普通酸奶，一方面，这可能是由于乳酸菌可直接利用葡萄糖产生更多的芳香化合物及醇类、酯类、醛类和酮类等风味物质，另一方面乳酸菌利用葡萄糖生成更多的胞外多糖，增加了产品的表观黏度和脱水收缩特性。此外，添加益生菌或益生元也可在一定程度上协同促进酸奶菌株生长及代谢，进一步改善无乳糖发酵制品的品质。Moreira 等（2017）制备了一款添加膳食纤维（长角豆，*Ceratonia siliqua* L.）的低乳糖酸奶，该酸奶中的总纤维含量为 1.16～1.44 g/100g，并且同时具有良好的可接受性。通过高转苷活性乳糖酶合成是另一提高乳制品附加值和改善风味的常用方法。Raza 等（2021）利用乳酸克鲁维酵母的乳糖酶制备含低聚半乳糖奶酪，产品的外观与对照组相似，但乳糖含量下降了 56%，同时牛奶中风味和质地因为转半乳糖糖基化反应得到改善。

然而，采用乳糖水解工艺生产无乳糖奶粉还存在诸多问题。无乳糖乳粉的吸湿性较强，这与其干燥过程中有更多的分子处于无定形状态（葡萄糖和半乳糖）有关。Shrestha 等（2007）的研究显示，乳糖水解奶粉喷雾干燥时，旋风分离器回收率仅为 25%，大量粉末因吸潮结块、黏壁残留在喷雾干燥器内。Torres 等

（2017）的研究发现，随着乳糖水解速率的增加，奶粉颗粒聚集水平提高，对干燥室的黏附增加。另外，由于奶粉中还原性单糖增加，奶粉极易在高温加工过程中发生非酶褐变，导致美拉德反应产物增多和异味产生。Queiroz 等（2021）发现乳糖水解使得喷雾干燥后的山羊奶粉颜色加深，褐变程度、游离羟甲基糠醛和游离脂肪增多。Naranjo 等（2013）在研究乳糖水解奶粉体系中的美拉德反应动力学时发现，乳糖水解牛奶很容易发生蛋白质变质，这主要是由于半乳糖与乳制品中含赖氨酸的蛋白质反应比乳糖快。同时，喷雾干燥温度是控制赖氨酸损失的最重要因素，低温可以减少储存过程中的营养物质变质。

　　在冰淇淋的生产过程中，由于室温下乳糖的溶解度仅为蔗糖的 20%，在冷冻过程中容易形成晶体并出现"砂砾"结构，而乳糖水解牛乳产生的葡萄糖和半乳糖可降低混合物的冰点，改善了产品的结构和稳定性，使冰淇淋的质地更柔软。冰淇淋生产中的另一个问题是乳糖甜度较低，若以蔗糖为基准（1.0），乳糖的甜度约为 0.4，而葡萄糖则为 0.7。在无乳糖液态乳的制备中，人们一般通过膜分离技术与酶解相结合以解决无乳糖乳的高甜度问题，而在无乳糖冰淇淋的制备中，乳糖酶的添加可被用作一种减糖工艺，水解 70%乳糖后增加的甜度与添加 2%蔗糖的效果相同。如 Abbasi 等（2013）的研究显示，随着乳糖水解度的增加，冰淇淋的表观黏度增加，冰点、硬度以及沙度减少，且水解 75%乳糖与减糖 25%的冰淇淋在物理、化学和感官特性上相似。可见，无乳糖冰淇淋不仅可满足乳糖不耐症人群的需要，还可以作为一种低热量的健康食品。

参 考 文 献

聂少萍, 徐浩锋, 黄伟雄, 等. 2002. 广东青少年乳糖酶缺乏状况研究. 中国学校卫生, 23: 105-107.

王珍. 2011. 杭州社区人群主观乳糖不耐受的流行病学特征及与功能性肠病的相关性研究. 杭州: 浙江大学.

杨建锋. 2011. 乳糖摄入在腹泻型肠易激综合征发病中的作用及机制研究. 杭州: 浙江大学.

Abbasi S, Saeedabadian A. 2013. Influences of lactose hydrolysis of milk and sugar reduction on some physical properties of ice cream. Journal of Food Science and Technology, 52: 367-374.

Alfonso L, Urrutia O, Mendizábal J A. 2019. Conversión de las explotaciones de vacuno de leche a la producción de leche A2 ante una posible demanda del mercado: posibilidades e implicaciones. ITEA-Informacion Técnica Económica Agraria, 115: 231-251.

Anguita-Ruiz A, Aguilera C M, Gil A. 2020. Genetics of lactose intolerance: An updated review and online interactive world maps of phenotype and genotype frequencies. Nutrients, 12: 2869.

Azcarate-Peril M A, Ritter A J, Savaiano D, et al. 2017. Impact of short-chain galactooligosaccharides on the gut microbiome of lactose-intolerant individuals. Proceedings of the National Academy of

Sciences, 114: E367-E375.

Bentivoglio D, Finco A, Bucci G, et al. 2020. Is there a promising market for the A2 milk? Analysis of Italian consumer preferences. Sustainability, 12: 6763.

Bergholdt H K M, Larsen M K, Varbo A, et al. 2018. Lactase persistence, milk intake, hip fracture and bone mineral density: a study of 97 811 Danish individuals and a meta-analysis. Journal of Internal Medicine, 284: 254-269.

Bonder M J, Kurilshikov A, Tigchelaar E F, et al. 2016. The effect of host genetics on the gut microbiome. Nature Genetics, 48: 1407-1412.

Cano-Contreras A D, Alfaro I J M, Lopez V M M, et al. 2022. Efficacy of i3. 1 probiotic on improvement of lactose intolerance symptoms: a randomized, placebo-controlled clinical trial. Clinical Journal of Gastroenterology, 56: 141-147.

Cerda-Bernad D, Valero-Cases E, Pastor J J, et al. 2022. Probiotic red quinoa drinks for celiacs and lactose intolerant people: study of functional, physicochemical and probiotic properties during fermentation and gastrointestinal digestion. International Journal of Food Sciences and Nutrition, 73: 49-59.

Chalupa-Krebzdak S, Long C J, Bohrer B M. 2018. Nutrient density and nutritional value of milk and plant-based milk alternatives. International Dairy Journal, 87: 84-92.

Chey W, Sandborn W, Ritter A J, et al. 2020. Galacto-oligosaccharide RP-G28 improves multiple clinical outcomes in lactose-intolerant patients. Nutrients, 12: 1058.

Chin E L, Huang L, Bouzid Y Y, et al. 2019. Association of lactase persistence genotypes (rs4988235) and ethnicity with dairy intake in a healthy U.S. population. Nutrients, 11: 1860.

Cihat Ö, Ayla A, Salih Ö, et al. 2018. Ice-cream production from lactose-free UHT milk. Journal of Food Science and Engineering, 8: 210-214.

Craig W J, Fresan U. 2021. International analysis of the nutritional content and a review of health benefits of non-dairy plant-based beverages. Nutrients, 13: 842.

Da Silva A T, De Lima J J, Reis P, et al. 2022. Application of lactose-free whey protein to greek yogurts: potential health benefits and impact on rheological aspects and sensory attributes. Foods, 11: 3861.

Da Silva C D, De Oliveira D R, Perrone I T, et al. 2021. Low-fat, lactose-free and leucine-enriched chocolate cow milk prototype: a preliminary study on sensorial acceptability and gastrointestinal complaints following exhaustive exercise. Journal of the International Society of Sports Nutrition, 18: 14.

Dantas A, Orellana-Palma P, Kumar D, et al. 2022. Block freeze concentration by centrifugation and vacuum increases the content of lactose-free milk macronutrients. Journal of Food Science, 87: 5317-5329.

El Youssef C, Bonnarme P, Fraud S, et al. 2020. Sensory improvement of a pea protein-based product using microbial co-cultures of lactic acid bacteria and yeasts. Foods, 9: 349.

Erasmus H D, Ludwig-Auser H M, Paterson P G, et al. 2002. Enhanced weight gain in preterm infants receiving lactase-treated feeds: a randomized, double-blind, controlled trial. The Journal of Pediatrics, 141: 532-537.

Garcia S L A, Da Silva G M, Medeiros J M S, et al. 2020. Influence of co-cultures of *Streptococcus thermophilus* and probiotic lactobacilli on quality and antioxidant capacity parameters of lactose-free fermented dairy beverages containing *Syzygium cumini*（L. ）Skeels pulp. RSC Advances, 10: 10297-10308.

García-Albiach R, José M, De Felipe P, et al. 2008. Molecular analysis of yogurt containing *Lactobacillus delbrueckii* subsp. *bulgaricus* and *Streptococcus thermophilus* in human intestinal microbiota. The American Journal of Clinical Nutrition, 87: 91-96.

Gil-Cruz C, Perez-Shibayama C, De Martin A, et al. 2019. Microbiota-derived peptide mimics drive lethal inflammatory cardiomyopathy. Science, 366: 881-886.

Gingold-Belfer R, Levy S, Layfer O, et al. 2020. Use of a novel probiotic formulation to alleviate lactose intolerance symptoms—a pilot study. Probiotics Antimicrob Proteins, 12: 112-118.

Goodrich J K, Davenport E R, Beaumont M, et al. 2016. Genetic determinants of the gut microbiome in UK twins. Cell Host Microbe, 19: 731-743.

Hamilton N K, Ojo O, Adegboye A R A. 2020. The effect of self-reported lactose intolerance and dairy consumption on bone mineral density among american hip arthroplasty patients: a cross-sectional study. International Journal of Environmental Research and Public Health, 17: 7182.

He M, Sun J, Jiang Z Q, et al. 2017. Effects of cow's milk beta-casein variants on symptoms of milk intolerance in Chinese adults: a multicentre, randomised controlled study. Nutrition Journal, 16（1）: 72.

He T, Priebe M, Zhong Y, et al. 2008. Effects of yogurt and bifidobacteria supplementation on the colonic microbiota in lactose-intolerant subjects. Journal of Applied Microbiology, 104: 595-604.

Henagan T, Navard A, Ye J. 2014. Sodium butyrate remodels whole genome nucleosome maps and attenuates high fat diet-induced mitochondrial dysfunction in skeletal muscle from C57BL6/J mice（1072. 1）. The FASEB Journal, 28: 1072, 1071.

Ho S, Woodford K, Kukuljan S, et al. 2014. Comparative effects of A1 versus A2 beta-casein on gastrointestinal measures: a blinded randomised cross-over pilot study. European Journal of Clinical Nutrition, 68: 994-1000.

Jääskeläinen T, Itkonen S T, Lundqvist A, et al. 2017. The positive impact of general vitamin D food fortification policy on vitamin D status in a representative adult Finnish population: evidence from an 11-y follow-up based on standardized 25-hydroxyvitamin D data. The American Journal of Clinical Nutrition, 105: 1512-1520.

Jensen T G, Liebert A, Lewinsky R, et al. 2011. The -14010*C variant associated with lactase persistence is located between an Oct-1 and HNF1alpha binding site and increases lactase promoter activity. Human Genetics, 130: 483-493.

Jusoh N, Ahmad A, Tengah R Y. 2019. Evaluation of nutritive values and consumer acceptance of sweet corn（*Zea mays*）juice as a recovery beverage for exercising people. Malaysian Journal of Fundamental and Applied Sciences, 15: 504-507.

Kaharso V C, Muhoza B, Kong X, et al. 2021. Quality improvement of soymilk as influenced by anaerobic grinding method and calcium addition. Food Bioscience, 42: 101210.

Kaji I, Akiba Y, Konno K, et al. 2016. Neural FFA3 activation inversely regulates anion secretion evoked by nicotinic ACh receptor activation in rat proximal colon. The Journal of Physiology, 594: 3339-3352.

Kleinbielen T, Palencia-Madrid L, Garcia-Ibarbia C, et al. 2021. Association of LCT -13910C>T polymorphism and hip fracture in a cohort of older adult population from Northern Spain. Gene, 783: 145560.

Kurilshikov A, Medina Gomez C, Bacigalupe R, et al. 2021. Large-scale association analyses identify host factors influencing human gut microbiome composition. Nature Genetics, 53: 156-165.

Leseva M N, Grand R J, Klett H, et al. 2018. Differences in DNA methylation and functional expression in lactase persistent and non-persistent individuals. Scientific Reports, 8: 5649.

Lin M Y, Savaiano D, Harlander S. 1991. Influence of nonfermented dairy products containing bacterial starter cultures on lactose maldigestion in humans. Journal of Dairy Science, 7: 87-95.

Liu W, Pu X, Sun J, et al. 2022. Effect of *Lactobacillus plantarum* on functional characteristics and flavor profile of fermented walnut milk. LWT-food Science and Technology, 160: 113254.

Makbul I A A, Daud N M, Yahya N F S, et al. 2021. Prevalence of lactose intolerance and malabsorption among children of two ethnic groups from the urban areas of Malaysia and its relation to calcium intake and bone health status. Archives of Osteoporosis, 17: 1-10.

Manassero C A, Anon M C, Speroni F. 2020. Development of a high protein beverage based on amaranth. Plant Foods for Human Nutrition, 75: 599-607.

Marton A, Xue X, Szilagyi A. 2012. Meta-analysis: the diagnostic accuracy of lactose breath hydrogen or lactose tolerance tests for predicting the North European lactase polymorphism C/T-13910. Alimentary Pharmacology & Therapeutics, 35: 429-440.

Masoumi S J, Mehrabani D, Saberifiroozi M, et al. 2021. The effect of yogurt fortified with *Lactobacillus acidophilus* and *Bifidobacterium* sp. probiotic in patients with lactose intolerance. Food Science & Nutrition, 9: 1704-1711.

Milan A M, Shrestha A, Karlström H J, et al. 2020. Comparison of the impact of bovine milk β-casein variants on digestive comfort in females self-reporting dairy intolerance: a randomized controlled trial. The American Journal of Clinical Nutrition, 111: 149-160.

Moon J Y, Wang Z, Usyk M, et al. 2020. Abstract P459: milk intake, host LCT genotype and gut bifidobacteria in relation to obesity: results from the hispanic community health study/study of latinos (HCHS/SOL). Circulation, 141: AP459-AP459.

Moreira T C, Da Silva A T, Fagundes C, et al. 2017. Elaboration of yogurt with reduced level of lactose added of carob (*Ceratonia siliqua* L.). LWT-Food Science and Technology, 76: 326-329.

Mottes M, Belpinati F, Milani M, et al. 2008. Genetic testing for adult-type hypolactasia in Italian families. Clinical Chemistry and Laboratory Medicine, 46: 980-984.

Naranjo G B, Gonzales A S P, Leiva G E, et al. 2013. The kinetics of Maillard reaction in lactose-hydrolysed milk powder and related systems containing carbohydrate mixtures. Food Chemistry, 141: 3790-3795.

Oak S J, Jha R. 2019. The effects of probiotics in lactose intolerance: a systematic review. Critical

Reviews In Food Science and Nutrition, 59: 1675-1683.

Olds L C, Ahn J K, Sibley E. 2011. 13915*G DNA polymorphism associated with lactase persistence in Africa interacts with Oct-1. Human Genetics, 129: 111-113.

Pachekrepapol U, Somboonchai N, Krimjai W. 2021. Physicochemical, rheological, and microbiological properties of lactose-free functional yogurt supplemented with fructooligosaccharides. Journal of Food Processing and Preservation, 45: e15017.

Pawlos M, Znamirowska A, Kluz M, et al. 2020. Low-lactose fermented goat milks with *Bifidobacterium animalis* ssp. *lactis* Bb-12. Journal of Microbiology, Biotechnology and Food Sciences, 9(4): 751-755.

Pereira J A, Pinto S S, Dias C O, et al. 2020. Potentially symbiotic fermented milk: a preliminary approach using lactose-free milk. LWT-Food Science and Technology, 118: 108847.

Pinto J C, Oliveira S, Teixeira S, et al. 2016. Food and pathogen adaptations in the Angolan Namib desert: tracing the spread of lactase persistence and human African trypanosomiasis resistance into southwestern Africa. American Journal of Physical Anthropology, 161: 436-447.

Pinto S S, Fritzen-Freire C B, Dias C O, et al. 2019. A potential technological application of probiotic microcapsules in lactose-free Greek-style yoghurt. International Dairy Journal, 97: 131-138.

Priehodová E, Abdelsawy A, Heyer E, et al. 2014. Lactase persistence variants in Arabia and in the African Arabs. Human Biology, 86: 7-18.

Queiroz E S, Rezende A L L, Perrone Í T, et al. 2021. Spray drying and characterization of lactose-free goat milk. LWT-Food Science and Technology, 147: 111516.

Rai S R, Pachisia J, Singh S. 2018. A study on the acceptability of plant-based milk and curd among the lactose intolerant people residing in Kolkata. International Journal of Health Sciences and Research, 8: 38-43.

Raza A, Iqbal S, Ahmad Z, et al. 2021. Conversion of milk lactose to galacto-oligosaccharides by enzymes to produce prebiotic enriched cheese. Future Foods, 4: 100097.

Rivière A, Selak M, Lantin D, et al. 2016. Bifidobacteria and butyrate-producing colon bacteria: importance and strategies for their stimulation in the human gut. Frontiers in Microbiology, 7: 979.

Sabikhi L, Kumar M, Mathur B. 2014. *Bifidobacterium bifidum* in probiotic Edam cheese: influence on cheese ripening. Journal of Food Science and Technology, 51: 3902-3909.

Savaiano D A, Ritter A J, Klaenhammer T R, et al. 2013. Improving lactose digestion and symptoms of lactose intolerance with a novel galacto-oligosaccharide (RP-G28): a randomized, double-blind clinical trial. Nutrition Journal, 12: 1-9.

Seijo M, Bonanno M S, Vénica C I, et al. 2022. A yoghurt containing galactooligosaccharides and having low-lactose level improves calcium absorption and retention during growth: experimental study. International Journal of Food Science & Technology, 57: 48-56.

Sheng X, Li Z, Ni J, et al. 2019. Effects of conventional milk versus milk containing only A2 β-casein on digestion in Chinese children: a randomized study. Journal of Pediatric Gastroenterology and Nutrition, 69: 375.

Shrestha A, Barnett M P, Perry J K, et al. 2020. Evaluation of breath, plasma, and urinary markers of lactose malabsorption to diagnose lactase non-persistence following lactose or milk ingestion. BMC Gastroenterology, 20: 1-12.

Shrestha A K, Howes T, Adhikari B P, et al. 2007. Water sorption and glass transition properties of spray dried lactose hydrolysed skim milk powder. LWT-food Science and Technology, 40: 1593-1600.

Singh B P, Vij S. 2018. α-Galactosidase activity and oligosaccharides reduction pattern of indigenous lactobacilli during fermentation of soy milk. Food Bioscience, 22: 32-37.

Skryplonek K, Gomes D, Viegas J, et al. 2017. Lactose-free frozen yogurt: production and characteristics. Acta Scientiarum Polonorum Technologia Alimentaria, 16: 171-179.

Storhaug C L, Fosse S K, Fadnes L T. 2017. Country, regional, and global estimates for lactose malabsorption in adults: a systematic review and meta-analysis. The Lancet Gastroenterology & Hepatology, 2: 738-746.

Świąder K, Kulawiak M, Chen Y P. 2020. Types of lactose-free products and their availability on the Polish market®. Postępy Techniki Przetwórstwa Spożywczego, 1: 39-45.

Szabó E, Szakos D, Kasza G, et al. 2021. Analysis of the target group of lactose-free functional foods for product development. Acta Alimentaria, 50: 153-161.

Szilagyi A, Shrier I, Heilpern D, et al. 2010. Differential impact of lactose/lactase phenotype on colonic microflora. Canadian Journal of Gastroenterology and Hepatology, 24: 373-379.

Tomczonek-Moruś J, Wojtasik A, Zeman K, et al. 2019. 13910C>T and 22018G>A *LCT* gene polymorphisms in diagnosing hypolactasia in children. United European Gastroenterology Journal, 7: 210-216.

Torres J K F, Stephani R, Tavares G M, et al. 2017. Technological aspects of lactose-hydrolyzed milk powder. Food Research International, 101: 45-53.

Tossavainen O, Kallioinen H. 2007. Proteolytic changes in lactose hydrolysed UHT milks during storage. Milchwissenschaft, 62: 410-414.

Treister-Goltzman Y, Friger M, Peleg R. 2018. Does primary lactase deficiency reduce bone mineral density in postmenopausal women? A systematic review and meta-analysis. Osteoporosis International, 29: 2399-2407.

Vitellio P, Celano G, Bonfrate L, et al. 2019. Effects of *Bifidobacterium longum* and *Lactobacillus rhamnosus* on gut microbiota in patients with lactose intolerance and persisting functional gastrointestinal symptoms: a randomised, double-blind, cross-over study. Nutrients, 11: 886.

Wang L, Wang Y W, Tan J T, et al. 2021. Efficacy and safety of lactase additive in preterm infants with lactose intolerance: a prospective randomized controlled trial. Chinese Journal of Contemporary Pediatrics, 23: 671-676.

Whisner C M, Martin B R, Nakatsu C H, et al. 2014. Soluble maize fibre affects short-term calcium absorption in adolescent boys and girls: a randomised controlled trial using dual stable isotopic tracers. British Journal of Nutrition, 112: 446-456.

Windey K, Houben E, Deroover L, et al. 2015. Contribution of colonic fermentation and fecal water toxicity to the pathophysiology of lactose-intolerance. Nutrients, 7: 7505-7522.

Xue H, Zhang M, Ma J, et al. 2020. Lactose-induced chronic diarrhea results from abnormal luminal microbial fermentation and disorder of ion transport in the colon. Frontiers in Psychology, 11: 877.

Yadav V K, Ryu J H, Suda N, et al. 2008. Lrp5 controls bone formation by inhibiting serotonin synthesis in the duodenum. Cell, 135: 825-837.

Zhang S S, Xu Z S, Qin L H, et al. 2020. Low-sugar yogurt making by the co-cultivation of *Lactobacillus plantarum* WCFS1 with yogurt starter cultures. Journal of Dairy Science, 103: 3045-3054.

第 10 章

中国特色乳制品的营养与功能特性

10.1　山羊乳及其制品

山羊乳富含蛋白质、脂肪、矿物质和维生素等多种营养成分，含量均高于牛乳，此外，山羊乳还具有降低致敏性、抗衰老、提高免疫力等保健作用，其天然的营养成分更易被人体消化吸收，因此被视为比牛乳更优越的营养来源。2018 年全球非牛乳的年产量达到 1.33 亿吨，约为牛乳产量的 17%，其中山羊乳产量占非牛乳产量的 13.5%（Ranadheera et al.，2018）。澳大利亚、新西兰、美国、加拿大等国家的山羊乳产品结构相对丰富，有鲜羊乳、羊奶粉、酸羊乳和羊奶酪等，售价通常是牛乳制品的数倍，其显示出极高的附加值和市场潜力。

当前，我国奶山羊产业正在从传统养殖模式快速向现代化、集约化、标准化、多样化的质量效益型适度规模经营模式转变，已形成以陕西、山东两大传统奶山羊主产区为核心，同时云南、河南、辽宁、河北、广东、福建、山西、内蒙古等新产区奶山羊快速发展的大格局。我国山羊乳产品的市场规模持续扩大，由 2014 年的 34 亿元提高到 2020 年的 147 亿元。其中婴幼儿羊奶粉的市场规模达到 100 亿元，陕西省为适应产业发展更提出了"千亿级奶山羊全产业链"目标。可见，山羊乳产业已成为我国乳业发展中新的增长点。

10.1.1　山羊乳成分的营养特性

1. 蛋白质

山羊乳中含有 3.5%～3.6%的蛋白质。虽然山羊乳蛋白质的构成与牛乳相似，但蛋白质的组成及其比例仍存在一些独特差异。与牛乳相比，山羊乳的酪蛋白含量略低，主要为 β-酪蛋白，其次为 αs-酪蛋白和 κ-酪蛋白。一般来说，乳蛋白含有 A1 型和 A2 型两种 β-酪蛋白，而山羊乳 β-酪蛋白主要以 A2 型存在。相对于 A1 型，A2 型 β-酪蛋白对人体尤其是婴幼儿的营养和健康更有益。Jung 等（2017）研究发现，山羊乳 A2 型 β-酪蛋白中富含亮氨酸、缬氨酸和异亮氨酸等必需氨基酸，且不会刺激人肥大细胞释放组胺和肿瘤坏死因子-α（tumor necrosis factor-α，TNF-α），具有提高消化率，降低致敏性的作用。β-乳球蛋白和 α-乳清蛋白是山羊乳中的主要乳清蛋白，且含量高于牛乳。乳铁蛋白是山羊乳中的重要活性物质，但其含量在山羊乳的整个泌乳阶段会发生变化。Wang 等（2018）研究发现山羊初乳中乳铁蛋白含量为（222.6±41.57）μg/mL，而在整个哺乳期的浓度为 34.61～51.94 μg/mL。乳脂肪球膜（MFGM）蛋白是 MFGM 的重要组成部分。Cebo 等（2010）采用凝胶电泳结合质谱技术鉴定出山羊乳 MFGM 蛋白中主要蛋白为黄嘌呤氧化还原酶、嗜乳脂蛋白、乳凝集素等。赵小伟等（2016）通过液相色谱串联质谱从山羊乳 MFGM 中鉴定出 334 个蛋白，其中包括双糖链蛋白多糖、髓抗菌肽 34A、视黄醇结合蛋白 1、脂肪酸合酶、糖基化依赖的细胞黏附分子 1 等 129 种特异表达蛋白。

目前人们对山羊乳蛋白的研究已经深入到组学水平，且研究主要集中于乳清蛋白和 MFGM 蛋白。孙玉雪（2019）在山羊乳与牛乳乳清中共鉴定出 417 种蛋白，其中 25 种蛋白为两者共有，山羊乳和牛乳乳清的特异表达蛋白分别有 258 种、134 种。同时，在山羊乳与牛乳 MFGM 中共鉴定出 776 种蛋白，其中 427 种蛋白是山羊乳 MFGM 所独有的，183 种蛋白是牛乳 MFGM 独有的，有 166 种蛋白在两者中均检测到。张荣等（2022）通过蛋白质组学技术分析了山羊初乳和常乳乳清蛋白的差异表达，发现山羊常乳的乳清中有与免疫应答相关的血凝蛋白、中性粒细胞明胶酶相关脂蛋白、骨桥蛋白、补体成分 3 和 S100-A9 蛋白等 17 种高表达蛋白，还有与代谢过程相关的黄嘌呤脱氢酶、α-乳清蛋白和载脂蛋白 A1 等。Zhao 等（2021）通过蛋白质组学技术，从广东、内蒙古和陕西 3 个省份的萨能山羊乳中共鉴定出 550 种蛋白质，并对差异表达乳清蛋白进行功能富集分析，发现有 15 种乳清蛋白参与免疫系统，其中 11 种参与调节补体和凝血级联反应。Sun 等（2020）从山羊初乳和成熟乳的 MFGM 蛋白中分别鉴定出 543 种、585 种蛋白；进一步分析表明，二者中大多数 MFGM 蛋白都与磷蛋白和乙酰化有关；翻译生物学过程、细胞外泌体的细胞成分以及 poly（A）RNA 结合的分子功能是初乳和成熟乳的主要基因本体注释；同时初乳表现出更多的与内质网蛋白质加工相关的功能，而成熟乳具有更多的氧化磷酸化功能。Lu 等（2016）利用蛋白质组学从山羊乳、牛乳和母乳的 MFGM 中分别鉴定出 175 种、554 种、312 种蛋白，其中 50 种与囊泡介导运输和乳脂球分泌有关的蛋白是 3 种乳 MFGM 中共有的；还发现 3 种乳源的主要膜蛋白丰度相似，而次要膜蛋白，特别是与免疫防御有关的蛋白如凝集素、补体成分 4 结合蛋白、Toll 样受体 2（toll like receptor 2，TLR-2）、黏蛋白 4 等丰度差异很大。

2. 脂肪

山羊乳中脂肪含量为 3.6%～4.5%。脂质中三酰甘油占 98%，还有少量的胆固醇、磷脂、单酸甘油酯和游离脂肪酸等。从脂肪酸组成来看，山羊乳以饱和脂肪酸为主，且含量高于母乳和牛乳，其中含量最高的是棕榈酸，其次是硬脂酸和肉豆蔻酸。山羊乳中单不饱和与多不饱和脂肪酸（ω-6 和 ω-3 脂肪酸、二十碳五烯酸和二十二碳六烯酸）的含量虽低于母乳，但相对高于牛乳（Hodgkinson et al.，2018）。并且山羊乳中共轭亚油酸含量较高，其在抑制癌症、动脉粥样硬化和改善整体免疫功能等方面具有公认的益处（Elwood et al.，2010）。山羊乳脂肪球的平均直径（2.5～3 μm）小于牛乳（3～4 μm），增大了与脂肪酶的接触面积，更有利于乳脂肪消化。Meena 等（2014）利用体外消化模型也发现山羊乳中游离脂肪酸含量高于牛乳，说明山羊乳脂肪消化率高于牛乳。此外，山羊乳中辛酸和癸酸含量远高于牛乳，由于短中链脂肪酸比长链分解速度快，也使得山羊乳脂肪比牛乳更易消化吸收。

研究表明 sn-2 位棕榈酸结构的三酰甘油更有益于婴幼儿的消化吸收，但山羊乳中 sn-2 棕榈酸结构的三酰甘油含量明显低于母乳（李晓东等，2022）。具有重要生理功能的两种三酰甘油（1,3-二油酸-2-棕榈酸甘油酯和 1-油酸-2-棕榈酸-3-亚油酸甘油酯）在山羊乳中的含量也很低，而且山羊乳几乎不含有母乳中常见的中长链三酰甘油（Yao et al.，2016）。而张宏达等（2020）通过脂质组学法进一步发现，牛乳与母乳有 36 种显著差异脂质，而山羊乳与母乳间的差异脂质仅有 14 种；山羊乳中极性脂质含量显著高于母乳和牛乳，其中神经酰胺的含量最高，鞘磷脂和己糖苷神经酰胺次之，磷脂酰胆碱含量最低，这也是山羊乳与母乳间唯一显著差异的极性脂质。上述结果提示，虽然山羊乳在脂肪酸组成及含量方面与母乳存在差异，但与牛乳相比，山羊乳作为婴配粉原料仍具有一定优势。

3. 碳水化合物

山羊乳中乳糖含量较低，约为 4.6%，但山羊乳中富含低聚糖（2.5%～3.0%），约为牛乳低聚糖的 4～5 倍，与母乳更相似。山羊乳低聚糖以乳糖为核心，由 3～10 个单糖通过糖苷键连接而成，构成的单糖包括：D-葡萄糖、D-半乳糖、N-乙酰葡糖胺、L-岩藻糖、N-乙酰神经氨酸和 N-羟乙酰神经氨酸。山羊乳中主要的低聚糖包括 2′-岩藻糖基乳糖、3′-唾液酸乳糖和 6′-唾液酸乳糖等，且 6′-唾液酸乳糖的含量高于 3′-唾液酸乳糖。此外，不同品种、不同泌乳阶段山羊乳中的低聚糖种类也不尽相同。Albrecht 等（2014）结合液相色谱串联质谱技术，通过连接酶和特异性外切糖苷酶进行测序，在 Ardsallagh 山羊乳中检测出 10 种中性低聚糖和 13 种酸性低聚糖。Lu 等（2020）从关中山羊乳和萨能山羊乳中共检测出 13 种非岩藻糖基化中性低聚糖、2 种岩藻糖基化中性低聚糖和 37 种酸性低聚糖。Martin-Ortiz 等（2016）发现 Murciano-Granadin 山羊初乳中低聚糖总含量为 251.22～572.24 mg/L，其中酸性和中性低聚糖含量分别为 83～251 mg/L、140～350 mg/L，在酸性低聚糖中，6′-唾液酸乳糖含量最高（28.85～123.76 mg/L），3′-唾液酸乳糖次之（3.05～11.99 mg/L）；且共检测出 9 种非岩藻糖基化中性低聚糖、3 种岩藻糖基化中性低聚糖和 11 种酸性低聚糖。2017 年，该团队检测山羊成熟乳中低聚糖含量为 250～300 mg/L；其中酸性低聚糖以 6′-唾液酸乳糖含量最高（50～70 mg/L），中性低聚糖以 3′-半乳糖基-乳糖含量最高（30～50 mg/L）；同时发现其低聚糖种类少于初乳，如单岩藻基-N-乙酰乳糖胺、单岩藻基-乳糖、双唾液基-乳糖、三 N-乙酰己糖基-单己糖基-乳糖、N-乙酰己糖基-双己糖基-乳糖和三己糖基-乳糖的低聚糖只在初乳中被发现，在成熟乳中未发现；而单唾液基-三 N-乙酰己糖基-单己糖基-乳糖、单唾液基-双 N-乙酰己糖基-双己糖基-乳糖这两种低聚糖只在成熟乳中出现（Martin-Ortiz et al.，2017）。

越来越多的研究显示，山羊乳低聚糖具有良好的益生元效用，还能够减轻肠道炎症，有助于受损结肠黏膜恢复，对结肠炎引起的肠道损伤具有预防和保护作用。Wang 等（2018）采用高通量分析发现，摄入山羊乳的小鼠肠道中双歧杆菌和乳酸杆菌数量显著增加。Lara-Villoslada 等（2006）研究发现，小鼠在喂食山羊乳低聚糖后，在黏膜防御和修复中起重要作用的表皮生长因子相关蛋白基因表达增加，炎症因子表达减少。Araujo 等（2017）发现在 2,4-二硝基苯磺酸诱导的结肠炎小鼠体内模型中，山羊乳乳清能够降低白细胞介素（interleukin，IL）-1β、IL-6、IL-17、TNF-α 等促炎因子水平，增加黏蛋白、闭合蛋白等膜蛋白的表达，推测可能与乳清中的低聚糖有关。

10.1.2　山羊乳及制品的功能特性

1. 降低致敏性的作用

牛乳是婴幼儿最常见的食品过敏原之一，其最主要的过敏原是 $α_{s1}$-酪蛋白，β-乳球蛋白次之。而山羊乳中的 $α_{s1}$-酪蛋白和 β-乳球蛋白含量均较低，$α_{s2}$-酪蛋白和 β-酪蛋白含量相对较高。姜玉池等（2022）通过血清学实验发现，山羊乳蛋白与 IgE 的结合能力显著低于牛乳蛋白，且山羊乳配方粉降低了小鼠的致敏性。Jirillo 等（2014）发现山羊乳可以调节人外周血单核细胞和多形核中性粒细胞中一氧化氮（nitric oxide，NO）、IL-6 和 TNF-α 等炎性介质的产生，下调辅助性 T 细胞（helper T cell，Th）2 的活化，通过维持免疫稳态而降低过敏性。以上提示山羊乳具有降低致敏性的作用。此外，Anggraini 等（2018）研究发现，牛乳和山羊乳中酪蛋白过敏性分别为 21478.01±0.09、4079.43±0.02，并且经瑞士乳杆菌发酵后的山羊乳酪蛋白过敏性降至 85.11±0.02，提示进一步降低了山羊乳蛋白结合 IgE 的能力。

IgE 介导的食物过敏机制表明，过敏原蛋白激发机体产生特异性 IgE 并与之结合的过程是过敏反应的关键步骤。在此过程中，过敏原蛋白不是通过其完整分子发挥作用，而是由过敏原表位的直接参与来完成的。Kapila 等（2013）对牛乳和山羊乳蛋白的抗原表位进行对比分析，发现两者在 α_{s1}-酪蛋白的 9 个表位存在相似性和差异；在 β-乳球蛋白的 AA19～34、AA65～78、AA145～162、AA159～170 等 4 个抗原表位上具有差异，且山羊乳蛋白总的抗原表位少于牛乳蛋白，在动物实验中也表现出羊乳蛋白致敏小鼠血清中的总 IgE 含量较低，淋巴细胞增殖指数较小，提示山羊乳蛋白致敏性低于牛乳蛋白。

2. 对缺铁性贫血恢复的作用

铁是人体必需微量元素中含量最高的元素，在多种生理功能中都发挥重要作用，与人体健康和疾病的发生、发展密切相关。人体摄入的铁必须还原为亚铁形式才能被十二指肠细胞色素 b（duodenal cytochrome b，Dcytb）吸收，随后通过铁转运蛋白进入体循环，之后储存在肝脏中。肝脏是铁稳态的中枢调节器官，体内铁调节的影响与肝脏蛋白的表达有关。据世界卫生组织（World Health Organization，WHO）估计，2020 年全世界 40%的 6～59 个月儿童、37%的孕妇和 30%的 15～49 岁妇女患有贫血。铁代谢异常可能会引起一些疾病，如诱发炎症反应和氧化应激损伤，导致肝脏疾病和心脑血管疾病等，而缺铁性贫血正是由机体铁缺乏引起的。研究发现发酵山羊乳在缺铁性贫血恢复期间具有调节与铁代谢相关的关键基因及蛋白质的表达、增强脑分子功能、改善心血管健康、减轻炎症反应及降低氧化损伤等作用。例如，Lopez-Aliaga 等（2018）用发酵山羊乳为基础的饮食喂养大鼠，发现大鼠体内的抗炎细胞因子（IL-13、IL-10 和 IL-4）水平较高，而促炎症细胞因子（IL-2、TNF-α、IL-1β、IL-12p70 和 IP-10）水平降低，研究表明发酵山羊乳可以促进缺铁性贫血恢复中与炎症信号相关的有益代谢反应。Moreno 等（2020）给正常小鼠和贫血小鼠喂食发酵山羊乳，发现发酵山羊乳上调了与铁代谢相关的肝脏基因（DMT1、转铁蛋白受体 1、铁蛋白轻链 1）和相应蛋白质的表达，而铁调素抗菌肽 mRNA 的表达较低，提示发酵山羊乳能够增强铁的补充，诱导肝脏关键基因和蛋白质的表达，有利于全身铁稳态。Munoz 等（2019）研究发现发酵山羊乳减少了对心血管有害的生物标记物（中性粒细胞趋化因子 1、IL-6、单核细胞趋化蛋白 1、TNF-α 等）的含量，而有益的心血管生物标记物（小窝蛋白 1、脂联素等）的含量增加，表明发酵山羊乳可减轻贫血恢复期间的心血管风险和血管损伤，以减少炎症反应、巨噬细胞的激活和动脉粥样硬化的发展。这些研究显示，发酵山羊乳中较高水平的短中链脂肪酸对脂联素分泌有积极影响，氧化后可提供用于多种代谢途径的能量，有助于增加与铁代谢相关二价金属离子转运蛋白 1（divalent metal transporter 1，DMT1）等载体蛋白的合成（Diaz-Castro et al.，2014）。发酵山羊乳脂肪中的不饱和脂肪酸也可降低血浆总胆固醇、低密度脂蛋白胆固醇（low density lipoprotein cholesterol，LDLC）和三酰甘油水平，在减少心血管疾病方面发挥积极作用（Farvid et al.，2014）。山羊乳中还含有具有抗炎活性的脂质成分（鞘磷脂、磷脂酰胆碱和磷脂酰乙醇胺脂质衍生物）和丰富的维生素 A，能够减少促炎因子的同时增加抗炎因子，使与铁代谢相关的肝脏蛋白表达增加，从而激活肝脏储存铁，有利于红细胞生成并改善缺铁状态。发酵山羊乳还可抑制贫血时大脑中小胶质细胞的炎症信号传导和神经元变性，达到改善脑功能和神经系统的作用。此外，发酵山羊乳抑制贫血时脂质氧化损伤的作用可能与乳蛋白降解产生的具有抗氧化活性的氨基酸残基有关，如酪氨酸、甲硫氨酸、组氨酸、赖氨酸和色氨酸等（Lopez-Aliaga et al.，2018）。

3. 促进肠道健康的作用

益生菌可以改善肠道微生物群的组成和活性，对宿主肠道健康发挥有益影响。越来越多的研究证实，由于山羊乳具有适宜的 pH、良好的缓冲能力和丰富的营养成分，益生菌如双歧杆菌和乳杆菌可在其制品储存过程中生长并保持活力，为消费者提供足够数量的益生菌数（益生菌计数高于 10^6 CFU/g）（Bruzantin et al.，2016）。目前，人们已将益生菌培养物添加至用山羊乳制成的不同类型的奶酪中，由山羊乳制成的酸乳、发酵乳和冰淇淋也被认为是益生菌的良好载体。有研究报道了益生菌山羊乳制品对肠道健康的影响作用。Songisepp 等（2005）发现饮用发酵乳杆菌 ME-3 发酵山羊乳的 21 名健康志愿者肠道中乳酸杆菌、双歧杆菌数量增加，肠道总抗氧化活性和总抗氧化状态指标都显著改善，而谷胱甘肽氧化还原比只在食用发酵山羊乳的情况下降低，提示发酵山羊乳能够平衡肠道菌群，改善肠道氧化应激状态。Mukdsi 等（2013）给小鼠喂食含有发酵乳杆菌 CRL1446 的山羊乳奶酪，发现山羊乳奶酪能够使小鼠肠道阿魏酰酯酶活性增加，血浆硫代巴比妥酸反应物质水平降低，谷胱甘肽还原酶活性增加，提示山羊乳奶酪可以增强阿魏酸在肠道的生物利用度和氧化状态，并改善氧化应激引起的疾病和肠道损伤。De 等（2016）发现嗜酸乳杆菌 La-05 发酵的山羊乳可以显著减少乙酸引起的大鼠结肠组织损伤；促炎细胞因子 TNF-α 和 IL-1β 的水平显著降低；通过减少丙二醛和增加谷胱甘肽来促进氧化应激降低，表明山羊乳及发酵羊乳可缓解肠道炎症和氧化应激，对肠道损伤具有预防和保护作用，可作为炎症性肠病的功能性食品。同时，添加益生菌还会增加山羊乳奶酪的蛋白水解活性，使得制品在储存过程中释放出更多的氨基酸和亲水肽，具有更好的消化率和生物活性肽形成率，如增加血管紧张素转换酶（angiotensin converting enzyme，ACE）抑制活性，这对预防和控制高血压具有重要作用（Pereira et al.，2019）。

此外，益生元能够被肠道内有益菌分解吸收进而促进有益菌的生长增殖，使肠道菌群向有利于宿主健康的方向转化。Paturi 等（2018）研究发现，添加益生元（菊粉和低聚果糖）的山羊乳能够显著增加大鼠肠道中双歧杆菌等有益菌的丰度，对大鼠肠道菌群的组成和代谢产生积极影响。Da Silveira 等（2015）发现添加菊粉和低聚果糖增加了益生菌巧克力山羊乳饮料中乳双歧杆菌的存活率和数量，同时抑制了大肠杆菌和金黄色葡萄球菌等致病菌的数量。Verruck 等（2019）发现添加了菊粉的含有乳双歧杆菌 BB-12 全脂山羊乳中双歧杆菌的数量高于未添加菊粉组，且由山羊乳和菊粉制成的喷雾干燥粉末水分活度最低，具有更好的溶解性。Barbosa 等（2016）发现在合生元山羊奶酪（嗜酸乳杆菌 La-05、乳双歧杆菌 Bb-12 和菊粉）中，益生菌数量增加，相较传统发酵剂发酵，添加了菊粉和益生菌的山羊奶酪的硬度降低，稠度增加。

4. 改善慢性疾病的作用

2021 年 WHO 统计数据表明，肥胖及相关慢性代谢性疾病（如糖尿病、高血压、高胆固醇等）的患病率再创新高，这不仅是中国也是全世界面临的重大挑战。近年来的科学研究显示，山羊乳在提高慢性疾病的治疗效果、改善患者的营养状况、增强机体自身抵抗力、提高患者整体健康水平方面具有良好效果。例如，Marlina 等（2019）研究发现发酵山羊乳（开菲尔）可以显著降低糖尿病大鼠的血糖水平、细胞因子（IL-1 和 IL-6）和 TNF-α 水平。Delgadillo 等（2020）报道了山羊乳可以增加小鼠脂肪的分解，减少肝脏和骨骼肌中脂肪的生成，从而使小鼠体质量减轻，体脂肪含量降低。Sujono 等（2016）发现山羊乳可降低大鼠血浆胆固醇、增加高密度脂蛋白胆固醇含量和粪便中的胆固醇的排泄。Lu 等（2018）发现发酵山羊乳可以显著降低血管紧张素-Ⅱ和醛固酮水平，提示可以降低高血压前期成年人的血压。研究人员发现，山羊乳中的多酚物质可通过调节 AMP-活化蛋白激酶（AMP-activated protein kinase，AMPK）和皮下脂肪组织产能来增强脂肪消耗，促进脂肪分解代谢（Palacios et al.，2019）；山羊乳中的 $C_{16:1n-7}$ 和 $C_{18:1n-9}$ 单不饱和脂肪酸以及 $C_{20:5n-3}$ 和 $C_{22:6n-3}$ 多不饱和脂肪酸具有改善血压控制、充分凝血、增强内皮等功能，对缓解肥胖具有有益作用（Luquet et al.，2004）。山羊乳还可以促进抗炎因子表达增加、减少环氧合酶 2 和白细胞总数，进而达到缓解炎症、减轻组织损伤的作用。同时，在山羊乳发酵过程中产生的生物活性肽能够抑制 ACE 活性，减少缓激肽的分解、刺激缓激肽的生成，进而促进血管舒张，降低血压。此外，山羊乳富含的脂肪酸能够激活胆固醇 7α-羟化酶和羟甲基戊二酸单酰辅酶 A 还原酶的转录和表达，有利于降低内源性胆固醇的合成及肠道吸收，促进机体内胆固醇的排出。

10.2　牦牛乳及其制品

牦牛是生活在平均海拔 4 千米以上青藏高原地区的优势畜种，能够很好地适应高寒、高海拔、严重缺氧的严酷环境，因此被誉为"高原之舟"（Qiu et al.，2012）。全世界约有牦牛 1700 多万头，主要分布在中国、蒙古国、尼泊尔、印度、巴基斯坦、阿富汗、不丹等青藏高原沿线国家。中国是世界上拥有牦牛数量和品种类群最多的国家，占世界牦牛总数的 95%以上（高宇等，2021）。在中国，牦牛主要分布在西藏、青海、四川和甘肃等省份，毗邻的云南、新疆等地区也有少量分布（Fan et al.，2020）。由于地理气候环境、生态条件、草地类型、饲牧水平、选育程度和社会经济结构等不同，牦牛在体型结构、外貌特征、生产性能、利用方向等方面存在差异。目前中国牦牛主要有 12 个地方品种，其中青海的高原牦牛、西藏的高山牦牛、甘南的天祝白牦牛和甘南牦牛、四川的麦洼牦牛和九龙牦牛是中国主要的几个牦牛品种。

牦牛集肉、奶、毛和役为一体，是高原畜牧业发展的核心产业。牦牛乳是牦牛产物的重要组成部分。据统计，中国牦牛乳年产量从 2014 年的 70.5 万吨增加到 2019 年的 84.5 万吨，主要源自青海、西藏、四川和甘肃四个主产区。之前 70%的牦牛乳用于饲喂犊牛和牧民自己饮用，企业收购奶仅占总牦牛奶产量的 14%左右。近年来，牦牛乳的商品化开发逐渐成为提高高寒地区牧民收入的重要渠道之一，主要产品包括液态奶、发酵乳、干酪素和奶粉等。

10.2.1 牦牛乳的营养成分

特殊的高原环境赋予牦牛乳独特的营养价值，其蛋白、脂肪、乳糖、灰分及总干物质含量均显著高于其他动物乳，又被称为"天然浓缩乳"。牦牛乳蛋白质中必需氨基酸含量比普通牛乳高约 45%，其中婴幼儿生长发育所必需的组氨酸含量也高于普通牛乳（吕中旺等，2013；陆东林等，2002）。牦牛乳脂的脂肪酸种类也很丰富。目前已有许多关于不同品种牦牛乳与其他哺乳动物乳汁营养成分对比分析的报道，主要集中于麦洼牦牛乳和甘南牦牛乳（表 10.1）。

表 10.1　牦牛乳与荷斯坦牛乳的营养成分和含量比较（Ma, 2017; Mcsweeney, 2013; 吴锦波等，2018; 席斌等, 2017）

营养成分	麦洼牦牛乳	甘南牦牛乳	荷斯坦牛乳
蛋白质/%	3.68~4.06	5.34~6.30	2.94~3.14
酪蛋白/（g/kg）	39.20±1.04	37.30±1.37	25.1
α_{s1}-酪蛋白/酪蛋白/%	29.23	30.38	40
α_{s2}-酪蛋白/酪蛋白/%	11.15	12.41	10
β-酪蛋白/酪蛋白/%	47.35	44.86	35
κ-酪蛋白/酪蛋白/%	12.27	12.36	15

续表

营养成分	麦洼牦牛乳	甘南牦牛乳	荷斯坦牛乳
乳清蛋白/（g/kg）	9.57±0.64	10.08±0.71	5.7
α-乳白蛋白/乳清蛋白/%	3.13	4.76	52.9～53.6
β-乳球蛋白/乳清蛋白/%	67.12	58.83	18.4～20.1
血清白蛋白/乳清蛋白/%	13.27	6.45	5.5～7.6
脂肪/%	3.51～5.93	6.21～7.65	3.49～3.67
脂肪酸类型（g/100 g）			
短链脂肪酸	1.11	0.93	2.21
中链脂肪酸	3.51	2.91	7.81
长链脂肪酸	95.38	96.16	89.98
饱和脂肪酸	63.95	63.35	63.94
单不饱和脂肪酸	31.54	32.97	27.23
多不饱和脂肪酸	4.51	3.68	3.24
乳糖/%	5.52～6.10	4.12～5.08	4.24～4.54
总干物质/%	17.51	17.27～19.57	11.60～11.82

1. 蛋白质

牦牛乳中酪蛋白占总蛋白质的 60% 以上（Sheng et al., 2008），是普通牛乳的 1.5 倍（Turkmen, 2017）。牦牛乳中 β-酪蛋白在总酪蛋白中占比最大，为 45% 左右。同时，牦牛乳酪蛋白胶束粒子直径在 100 nm 以下分布较多，这也是不同乳源酸化凝乳过程中表现出结构和性质差异的原因之一。β-酪蛋白具有 A1 型和 A2 型两种基因变异型，二者差异主要在于 A1 型 β-酪蛋白消化后可产生多肽片段 BCM-7，而 A2 型 β-酪蛋白产生 BCM-9。相对于 A1 型 β-酪蛋白，A2 型 β-酪蛋白对人体尤其是婴幼儿的健康更有益处，包括调节胃肠道功能、肠道菌群、1 型糖尿病、心血管健康和炎症等。Chen 等（2021）发现牦牛乳中只含有 A2 型 β-酪蛋白，而大多数犏牛和牛奶样品中，A1 型和 A2 型 β-酪蛋白共存。牦牛乳中乳清蛋白约占乳蛋白的 20%，其中 β-乳球蛋白含量远高于荷斯坦牛乳，而 α-乳白蛋白含量较低。牦牛乳还具有较为丰富的乳铁蛋白和骨桥蛋白（Chen et al., 2021），具有抗炎、调节免疫、抗癌、促进自我代谢等生物活性（Giansanti et al., 2016；Lönnerdal et al., 2016）。

依托蛋白组学技术的发展，有关牦牛乳蛋白质的组成、分子结构和生物活性功能的研究工作逐渐深入。例如，Yang 等（2015）通过 iTRAQ 标记的蛋白质组学方法比较牦牛初乳和成熟乳的乳清样本，共鉴定出 183 种蛋白，其中 86 种差异表达蛋白与生物调控和应激刺激有关。Lu 等（2018）在普通牛乳和牦牛乳的乳清中分别鉴定出 169 种和 128 种蛋白；与牛乳相比，牦牛乳清中的叶酸受体 α（folate receptor α，FOLR1）和骨桥蛋白（osteopontin，OPN）亚型 α 前体等 26 种蛋白的含量明显更高，而胸腺素 beta4（thymosin beta4，TMSB4X），alpha-1-抗胰蛋白酶（serpina1）、血清淀粉样蛋白（serum amyloid，SA）A1 和 SAA3 等 45 种蛋白的丰度较低。邱山桐等（2023）从牦牛乳和荷斯坦牛乳的乳清中共筛选出 268 种差异表达蛋白，两种乳清差异蛋白主要富集在细胞外空间、小分子结合和免疫反应等方面，与金黄色葡萄球菌感染、补体与凝血级联等通路有关；且甘油醛-3-磷酸脱氢酶、α2-HS 糖蛋白、簇集蛋白、血红素结合蛋白和补体 3 可能为两种乳清中的关键蛋白。以上这些发现不仅增加了对牦牛乳蛋白组成的认识，而且提出了差异表达蛋白的潜在功能。然而，关于牦牛乳中微量活性蛋白的含量分析还缺乏系统的资料，有待于进一步研究。

2. 脂肪

牦牛乳中脂肪含量占 5.3%～8.8%，几乎是荷斯坦牛乳的 2 倍（Li et al.，2011）。脂肪酸组成是乳脂营养特性的重要影响因素。与荷斯坦牛乳相比，牦牛乳中短链和中链脂肪酸的含量更低，长链脂肪酸与不饱和脂肪酸含量更高（表 10.1）。此外，牦牛乳与牛乳在三酰甘油骨架上的不饱和脂肪酸与饱和脂肪酸组成分布也不同。Yang 等（2022）通过比较发现，与人乳相比，牦牛乳和牛乳之间的脂肪酸立体特异性分布相对相似，但在 sn-2 位棕榈酸和 sn-1,3 位长链饱和脂肪酸的分布方面，人乳显示出绝对优势；同时，牦牛乳三酰甘油的 sn-1 和 sn-2 位主要被棕榈酸酯化，其次是硬脂酸、油酸和肉豆蔻酸，sn-3 位的亚油酸和 α-亚麻酸等不饱和脂肪酸的位点比例显著高于普通牛乳。已证实三酰甘油 sn-2 位上的棕榈酸可以增加人体对脂肪酸和钙的吸收（Liu et al.，2021），而 sn-3 位被酯化的短、中链脂肪酸以及多不饱和脂肪酸也可促进婴儿对乳脂的完全消化（Gómez-Cortés et al.，2018；Chen et al.，2020）。

新鲜牧草中大量的多不饱和脂肪酸在牦牛瘤胃微生物和酶的作用下被氢化，最终以饱和脂肪酸和反式脂肪酸的形式被肠道吸收并沉积于组织中，因此牦牛乳以饱和脂肪酸为主，主要包括肉豆蔻酸、棕榈酸和硬脂酸。油酸是含量最高的单不饱和脂肪酸。牦牛乳还富含功能性脂肪酸，除花生四烯酸、α-亚麻酸含量较高外，普通牛乳中不具备的二十碳五烯酸和二十二碳六烯酸的含量也较高（李亚茹等，2016），提示其在抗糖尿病、抗癌、抗氧化和免疫调节等方面具有潜在的功能特性（Den Hartigh，2019）。除常规脂肪酸外，牦牛乳脂还含有较多的奇数和支链脂肪酸，占总脂肪酸的 3%～6%，包括异构十四烷酸（iso-C14:0）、十五烷酸（C15:0）、异构十五烷酸（iso-C15:0）、异构十六烷酸（iso-C16:0）、十七烷酸（C17:0）和异构十七烷酸（iso-C17:0）等，研究发现其具有较好的抗癌作用，同时与新生儿肠道菌群定植相关（Fernandez，2020）。此外，牦牛乳中还含有明显高于普通牛乳的共轭亚油酸，且牦牛乳中共轭亚油酸含量随海拔的升高而增加（Cui et al.，2016；Zongo et al.，2021）。

3. 乳脂肪球及脂肪球膜

乳脂肪主要以乳脂肪球形式存在于牦牛乳中。牦牛乳中乳脂肪球的平均大小（4.39 μm）大于荷斯坦牛乳（3.87 μm）（Luo et al.，2016），较大的乳脂肪球使牦牛乳脂成为加工成黄油和酥油等产品的理想原料。Luo 等（2018）研究了牦牛乳的脂质组成和乳脂肪球膜的形态特性，发现牦牛乳中的胆固醇和鞘磷脂含量高于普通牛乳。已有研究证实，较高含量的鞘磷脂对脂质代谢和消化健康具有有益作用（Spitsberg，2005）。随后，Luo 等（2020）利用体外实验模拟婴幼儿的消化过程，进一步证实了牦牛乳和标准化牦牛乳脂肪球的脂解水平明显高于牛乳，推测与其乳脂肪球释放游离脂肪酸的含量较多和粒径减小有关。以上证据表明，牦牛乳具有较好的消化特性。

牦牛乳较大的脂肪球和比表面积使其含有丰富的乳脂肪球膜。牦牛乳脂肪球膜中含 30%～43%的蛋白质，主要组成有黄嘌呤脱氢酶/氧化酶、嗜乳脂蛋白、黏蛋白 1、分化抗原簇 36、脂肪分化相关蛋白和脂肪酸结合蛋白等。乳脂肪球膜中的脂质主要包括三酰甘油、高度结构化的极性脂类（磷脂酰胆碱、磷脂酰乙醇胺、鞘磷脂、磷脂酰肌醇和磷脂酰丝氨酸）、固醇、糖蛋白和糖脂等（Luo et al.，2016）。

复杂的乳脂肪球膜结构不仅确保了脂肪在乳中的稳定分散，还含有多种功能性蛋白。牦牛乳脂肪球膜蛋白种类明显要高于普通牛乳，在某些特殊蛋白的丰度上也存在明显的差异。Ji 等（2017）从麦洼牦牛和奶牛乳脂肪球膜中共鉴定出 46 种差异蛋白，其中牦牛乳脂肪球膜中的高丰度蛋白有糖基化依赖性细胞黏附分子 1、CD59 分子和乳黏附素等 20 种，而牛乳乳脂肪球膜中为组蛋白、蛋白质 S100-A8、聚合免疫球蛋白受体和导管素-1 等。Zhao 等（2019）通过无标记蛋白质组学技术鉴定分析牦牛乳和普通牛乳中乳脂肪球膜蛋白的差异表达，发现 156 种差异表达蛋白主要参与糖脂代谢、免疫调节、抗氧化活性、抗癌、神经调节、抗细菌和病毒黏附等；体外 HepG2 细胞实验进一步证实了牦牛乳脂肪球膜蛋白在脂质代谢和减少脂质积累方面更有效，这可能与牦牛乳脂肪球膜中 45 种高丰度蛋白主要参与脂质代谢（调节脂肪酶活性、脂质代谢过程的负调节和脂质生物合成过程的调节）有关。可见，乳脂肪球膜组成的差异决定了其在生物功能方面的差异。

4. 碳水化合物、矿物质和维生素

乳糖作为婴幼儿生长阶段必不可少的营养物质之一，不仅能够为婴儿提供能

量，也可促进婴儿肠道乳酸菌生长，有效抑制大肠杆菌，并且促进钙、铁、锌等微量元素的吸收。相关研究表明，与普通牛乳相比，牦牛乳中乳糖含量较高，也更接近人乳。此外，牦牛乳中还含有低聚糖。Qu 等（2016）在牦牛乳中发现了岩藻糖基化结构，与人乳相比其唾液酸含量也较高。唾液酸是神经节苷脂和糖蛋白的重要成分，而岩藻糖可促进双歧杆菌生长，对新生儿肠道菌群起到重要调节作用。Singh 等（2016）采用凝胶过滤高效液相色谱法和毛细管电泳法，从牦牛乳中分离出 2 种新型低聚糖，分别为 Grunniose[Gal-α（1→3）GlcNAc-β（1→6）Gal-β（1→4）Glc←α（1→3）GalNAc]和 Vakose[Glc-β（1→3）Gal-β（1→3）GlcNAc-β（1→6）Gal-β（1→3）GlcNAc-β（1→3）Gal-β（1→4）Glc]，同时对其几何结构进行了优化。然而，牦牛乳低聚糖对人体健康的具体功能性作用仍需要进一步研究证实。

乳矿物质在免疫保护、体液调节和维持渗透压、体液酸碱平衡以及膳食补充等方面具有重要作用。除磷含量相差不多外，牦牛乳中主要矿物质含量在 0.8%左右，均显著高于普通牛乳（Ma，2017）。同时，牦牛乳中钙和磷的比值比荷斯坦牛乳更接近人乳，更利于人体对钙的吸收。牦牛乳中铁含量也较高，可能与牦牛的特殊生存环境有关。牦牛血液中含有足够的铁才能适应低温寒冷、氧气稀薄的高原环境。此外，牦牛乳中矿物质含量也受到品种、饲养条件、泌乳阶段和健康状况等因素的影响。如甘南牦牛乳中铜和铁含量高于麦洼牦牛乳，但锌含量低于麦洼牦牛乳（Ma，2017）。周义秀等（2020）研究了高寒草甸草场 12 个月天然牧草和放牧母牦牛乳中矿物质元素的含量并分析了二者之间的关系，在此基础上进行冷季放牧母牦牛补饲并对冷季牦牛产奶量及乳中矿物元素与补饲量进行了回归分析，获得了产奶量和乳中矿物元素含量与补饲量之间的系列回归方程，为冷季放牧母牦牛合理补饲矿物质提供了依据。

牦牛乳中的很多维生素含量也高于牛乳，如维生素 A、维生素 D、维生素 C和维生素 E 等（Chang et al.，2007；Zhang et al.，2008）。牦牛乳中富含维生素 D可能与牦牛生活在高海拔地区，长期受到强烈的紫外线照射有关。较高含量的维生素 C 和维生素 E 决定了牦牛乳可能具有较强的抗氧化能力。研究表明，增加抗氧化维生素的摄入，特别是维生素 E 的摄入，有利于减轻高原引起的氧化损伤（Dosek et al.，2007）。继而有研究报道，生活在海拔 4000 m 以上的藏区牧民体内维生素 C 和维生素 E 含量要高于后期移居到该地区的汉族人。推测这可能与牧民长期食用牦牛乳及其制品有关。同时，也解释了牧民在几乎没有从蔬菜水果中摄入维生素的情况下，仍然没有明显的维生素缺乏症状的现象（Ding et al.，2017）。

5. 免疫活性成分

牦牛乳不仅提供充沛的能量和营养素，更富含如免疫球蛋白、胰岛素生长因子、表皮生长因子、转化生长因子等免疫活性物质。如牦牛乳中的 IgA、IgG 和 IgM 含量明显高于其他哺乳动物，其中 IgA 和 IgG 含量是人乳中的 1.5 倍左右。而最近发现的乳外泌体进一步拓展了牦牛乳中活性成分的范围。

乳外泌体是由乳腺上皮细胞分泌的一种纳米级胞外囊泡，其中装载含有大量源自高度保守的乳腺基因组的“生物大数据”，包含蛋白质、核糖核酸、脂质等。研究人员通过蛋白质印迹技术和流式细胞分析证实，牦牛乳中的外泌体含量明显高于普通牛乳，大约是普通牛乳的 3.7 倍。此外，已有明确的证据表明，乳外泌体及其携带的 miRNA 可耐受胃肠道的恶劣环境，穿过生物屏障到达血液循环和外围组织，通过与靶细胞融合将信号分子从母体细胞传递到受体细胞，关键性地参与新生动物的生长发育、免疫调节和炎症反应（Chen et al.，2016；Hock et al.，2017）。有研究报道了牦牛乳外泌体 miRNA 具有缓解肠道炎症及损伤的作用。Gao 等（2021）从牛乳和牦牛乳中鉴定出 130 个差异表达的 miRNA，其中在牦牛乳外泌体中高表达的 bta-miR-34a 可能是缓解 IEC-6 缺氧损伤的有效调节剂。牦牛乳中的外泌体也可起到预防或缓解肠道炎症损伤的作用。例如，Gao 等（2021）发现在牦牛乳外泌体中高表达的前 20 种蛋白质中，CD46 蛋白是减轻 IEC-6 细胞炎症损伤的有效蛋白，并可通过激活 PI3K/AKT/C3 信号通路促进 IEC-6 细胞存活。今后有待进一步探究牦牛乳生物活性成分与信号通路互作促进机体健康的作用机制。

10.2.2　牦牛乳及其制品的功能特性

牦牛对寒冷的高海拔、稀薄的空气和变化莫测的地势这些恶劣环境具有较好的适应特性，这些因素决定了牦牛乳的独特生物活性。现有研究已证实，牦牛乳成分及其乳制品具有抗氧化、抗炎、增加免疫力、抑制癌细胞、抗疲劳和增加耐力等作用，对维护藏区牧民的健康具有重要作用。

1. 抗氧化作用

牦牛乳及其乳制品通常被认为有利于减少寒冷和高海拔地区牧民因缺氧和紫外线辐射增加造成的氧化应激，推测这与其自带的一些抗氧化成分如维生素（包括核黄素、视黄醇、生育酚、胡萝卜素等）、抗氧化酶（包括超氧化物歧化酶、谷胱甘肽过氧化物酶、过氧化氢酶等）、多肽、脂肪酸，还与一些极性脂质（如磷脂等）密切相关。杨静等（2020）观察到，牦牛乳硬质干酪成熟过程呈现高乳脂含量和低氧化速率的现象，提示牦牛乳硬质干酪中的抗氧化因子较荷斯坦牛乳硬质干酪高，并在其成熟后期起到了重要作用。El-Salam 等（2013）发现牦牛乳中酪蛋白及其水解产物都具有一定抗氧化活性，且与完整的牦牛酪蛋白相比，用碱性蛋白酶水解制备的水解产物对 2,2-二苯基-1-吡啶酰肼（DPPH）自由基、超氧化物和过氧化氢等的清除作用更显著。同时，酪蛋白酶解物还可显著减少脂多糖刺激的小鼠腹腔巨噬细胞中 NO 和促炎细胞因子 IL-1β、IL-6 与 TNF-α 的产生，该结果与 Mao 等（2011）的研究一致。Liu 等（2020）采用碱性蛋白酶和胰蛋白酶水解牦牛乳酪蛋白制备出功效显著的抗氧化肽，其氨基酸序列为Arg-Glu-Leu-Glu-Glu-Leu。而 Qin 等（2021）证实牦牛乳酪蛋白肽 T8 对于过氧化氢诱导的内皮细胞损伤的防护作用可能通过上调超氧化物歧化酶和谷胱甘肽还原酶活性，降低丙二醛和活性氧含量来实现。Yang 等（2021）从牦牛曲拉的水解产物中共鉴定出 3094 种肽，发现抗氧化肽 T10 可以减轻 H_2O_2 诱导的人脐静脉内皮细胞的损伤并增加细胞存活率。

　　不同的研究团队已在牦牛乳及其制品中分离筛选出具有抗氧化作用的菌种。例如，Ding 等（2017）发现从发酵牦牛乳中筛选出的 L. delbrueckii subsp. bulgaricus F17 显示出高自由基清除活性和存活率。进一步研究发现，衰老小鼠给药后，过氧化物酶和超氧化物歧化酶活性以及谷胱甘肽含量显著增加，而丙二醛水平显著降低。Li 等（2022）发现从传统发酵牦牛乳中分离出的植物乳杆菌 As21（Lactobacillus plantarum As21）在模拟胃肠道时表现出高抗氧化能力和高存活率，同时降低活性氧和丙二醛含量，并促进超氧化物歧化酶、过氧化氢酶和谷胱甘肽的产生。

2. 抗疲劳和耐缺氧作用

　　牦牛乳还兼具耐缺氧和抗疲劳的潜能。Zhang 等（2014）发现牦牛乳粉可以延长缺氧小鼠的存活时间和亚硝酸钠中毒存活时间，推测这可能与牦牛乳中高含量的共轭亚油酸和铁含量有关。铁能促进红细胞和血红蛋白的合成，共轭亚油酸能抑制脯氨酰羟化酶的表达，上调缺氧诱导因子相关转录因子的表达，提高红细胞和血红蛋白水平，从而改善缺氧状态。Zhang 等（2015）采用强迫游泳实验测试牦牛奶粉的抗疲劳作用，发现牦牛乳粉可有效促进雄性小鼠体内糖异生和脂肪氧化，减少运动期间的代谢物如血乳酸和血清尿素氮的积累，进而达到减缓机体疲劳的目的。全国辉等（2015）也通过小鼠强迫游泳实验发现，与普通奶粉相比，牦牛乳粉可显著延长小鼠力竭游泳时间，增加小鼠体内肝糖原含量，降低小鼠运动后血乳酸水平，这可能是其发挥抗疲劳作用的机制之一。

3. 缓解慢性疾病作用

　　研究发现，高脂高蛋白饮食结构的藏区牧民患高血压、冠心病以及高胆固醇等慢性疾病的概率并不高于低脂饮食结构人群，推测与其饮食中牦牛乳及其制品的功能特性有关。乳蛋白是 ACE 抑制肽的重要来源。Mao 等（2007）、Jiang 等（2007）和 Lin 等（2017）分别从牦牛乳酪蛋白和牦牛曲拉酪蛋白中提取鉴定出多种 ACE 抑制肽。Lin 等（2018）使用硅蛋白水解技术证实了牦牛乳酪蛋白是生产 ACE 抑制肽的良好潜在前体，且无细胞毒性。NO 被认为是具有血管舒张特性的最重要的内皮细胞衍生因子，由内皮一氧化氮合酶（eNOS）氧化 L-精氨酸产生。ACE 抑制肽增加了与内皮细胞表面 B2 受体结合的缓激肽水平，从而激活 eNOS 并增加 NO 的产生（Persson et al.，2006）。例如，Lin 等（2020）发现由牦牛乳酪蛋白提取出来的 ACE 抑制肽 KYIPIQ 能够增加人脐静脉内皮细胞中 NO 合成和磷酸化 eNOS 的表达，还参与 Caco-2 细胞模型中的跨膜转运机制。

大量研究已表明功能性脂肪酸具有降血脂、降血压和抗炎症等多种生物活性。牦牛乳中的功能性脂肪酸，如共轭亚油酸、亚油酸、α-亚麻酸、γ-亚麻酸占总脂肪酸的比重显著高于犏牛乳和黑白花奶牛乳（苟钰姣等，2013）。杨静（2021）在发现牦牛乳脂中的多不饱和脂肪酸可作为抗氧化因子保护乳脂不被迅速氧化后，又观察到牦牛酥油中的功能性脂肪酸含量在 1~5 个月的储藏期内高于荷斯坦牛乳脂，并且牦牛酥油在储藏 5 个月后健康指数水平也高于反刍动物的新鲜乳脂。罗鑫等（2022）研究证实牦牛酥油鞘磷脂能够降低高脂饮食诱导的 C57BL/6J 小鼠血清中总胆固醇、三酰甘油及低密度脂蛋白胆固醇水平，尤其是高剂量鞘磷脂组。此外，与高脂肪组相比，鞘磷脂显著上调了肝脏组织中脂质代谢基因 3-羟基-3-甲基戊二酸辅酶 A 还原酶、硬脂酰辅酶 A 去饱和酶 1 的表达，而下调了促炎因子 TNF-α、IL-6 等的表达。

此外，研究人员还发现，牦牛乳成分在预防癌症方面也具有重要作用。例如，袁锦莹等（2019）用牦牛酥油中纯化的支链脂肪酸处理人乳腺癌细胞并进行转录组学分析，发现与癌症、脂肪酸以及细胞凋亡相关的差异表达基因 FOS、脂肪酸去饱和酶（fatty acid desaturase，FADS）2、肿瘤蛋白 TP53 等被下调。Gu 等（2022）从牦牛乳酪蛋白水解产物中鉴定出三种抗癌肽，其中新型 TPVVVPPFL 肽可通过诱导 MCF7 细胞中的 G2/M 周期阻滞和 MDA-MB-231 细胞中的 S 周期阻滞，诱导癌细胞凋亡。以上证据表明源自牦牛乳酪蛋白的肽具有抑制癌细胞的潜在作用。

4. 抗菌作用

牦牛乳蛋白氨基酸序列中还存在大量抗菌肽片段，当用适当的蛋白酶进行体外水解或在胃肠道消化以及食品加工过程中，其活性就被释放出来（Khan et al.，2018）。Pei 等（2017）从牦牛乳酪蛋白水解物中获得了两种抗菌肽，其氨基酸序列分别为 Arg-Val-Met-Phe-Lys-Trp-Ala 和 Lys-Val-Ile-Ser-Met-Ile；进一步的抗菌实验显示前者对枯草芽孢杆菌、金黄色葡萄球菌、单核细胞增生李斯特菌和大肠杆菌等均有显著的抑制活性，而后者除可抑制致病菌，对真菌的生长也有抑制作用。牦牛乳清蛋白中的乳铁蛋白也具有一定的抗菌活性，且在牦牛乳中的浓度高于普通牛乳（Alichanidis et al.，2016）。Dong 等（2006）推导出的牦牛乳乳铁蛋白氨基酸序列包含四个假定的 N-糖基化位点：300-303（NKSQ）、387-340（NVTC）、495-498（NQTG）和 564-568（NDTV），推测其具有抵抗病原微生物的原因是 N

末端区域乳铁蛋白-27 可与微生物膜结合，增加其通透性，进而导致许多细菌细胞死亡，尤其是针对大肠杆菌和单核细胞增生李斯特菌（Gobbetti et al.，2004）。

牦牛乳制品中还含有部分对病原体产生拮抗作用的微生物菌株。Pei 等（2018）发现从牦牛奶酪中分离出的植物乳杆菌 SLG1（*Lactobacillus plantarum* SLG1）产生的植物素 SLG1 对许多食源性腐败菌和致病菌以及某些真菌具有广泛的抑菌活性，扫描电镜结果显示其是通过破坏细菌细胞膜的完整性来导致细菌死亡的。从牦牛乳中分离出的朝鲜假单胞菌也具有高度的抗菌多样性，同时还可以通过产生 β-咔啉（α_{s1}-乙酰-9H-b-咔啉-3-羧酸）来抵抗微生物，该物质可能成为通过抑制 NorA 外排泵来控制微生物对金黄色葡萄球菌耐药性的绝佳方法（Kaur et al.，2019）。Peng 等（2021）对发酵牦牛乳中的植物乳杆菌 SHY 21-2（*Lactobacillus plantarum* SHY21-2）产生的细菌素 LP 21-2 纯化后发现，当细菌素 LP 21-2 暴露在 121℃的环境中时，15 min 后仍具有 96% 的抗菌活性，并且对金黄色葡萄球菌（*Staphylococcus aureus* ATCC25923）、伤寒沙门菌（*Salmonella typhi* CMCC50071）和酿酒酵母菌（*Saccharomyces cerevisiae* ATCC9763）等均具有抗菌性，推测其抑菌机制主要是与细菌表面的受体结合，穿透细胞膜产生细胞毒性，从而达到抗菌目的。

10.2.3　总结

牦牛乳产区的地理生态特征，以及牦牛自身的生物学特性，共同赋予了牦牛乳天然绿色、高度浓缩、功能突出等特点。目前关于牦牛乳的研究整体相较于荷斯坦牛乳仍稍显滞后，但近年来，随着对牦牛乳营养及功效方面研究的深入，其独特的性质逐渐显现，并吸引了越来越多研究者的关注与探索。中国依托牦牛产区先天资源优势和基础条件，经过多年发展，已建成国家级牦牛乳系列产品技术研发中心和牦牛乳产业园，研发生产出牦牛酸奶、牦牛乳配方奶粉、干酪素、酥油、生物活性肽等牦牛乳制品。值得一提的是，牦牛乳粉的技术要求已被纳入国家标准，这标志着牦牛乳产业的发展迈上了新的台阶。

然而，牦牛乳的营养、理化和加工性能与普通的牛乳存在一定差异，牦牛乳的相关加工技术不能完全参照荷斯坦牛乳。因此，未来应在研究与开发牦牛乳功能特性的基础上，加速发展牦牛乳加工传统方法与新技术有机结合，并开发与之配套的加工设备与工艺流程，进一步提高牦牛乳产品的附加值及工业化水平，为今后牦牛乳特色优势资源的开发利用奠定坚实基础。

<h2 style="text-align:center">参 考 文 献</h2>

高宇, 汪家琦, 戴智勇, 等. 2021. 牦牛乳营养组分及功能特性研究进展. 乳业科学与技术,

44(3)：43-49.

荀钰姣, 丁路明, 王玉鹏. 2013. 牦牛乳及乳制品、犏牛和黑白花奶牛乳的脂肪酸组成分析. 草业科学, 30(2)：274-280.

姜玉池, 赵怡晴, 谢奎, 等. 2022. 山羊乳与牛乳配方乳粉的致敏性比较. 食品科学, 43(7)：96-104.

李晓东, 林爽, 刘璐, 等. 2022. 婴儿配方乳粉脂质母乳化的研究进展. 食品科学, 43(7)：339-348.

李亚茹, 郝力壮, 牛建章, 等. 2016. 牦牛乳与其他哺乳动物乳功能性营养成分的比较分析. 食品科学, 37(7)：249-253.

陆东林, 张丹凤, 刘新丽, 等. 2002. 牛奶中的氨基酸含量及其营养价值. 中国乳业, 2：24-25.

罗鑫, 孙万成, 罗毅皓. 2022. 牦牛酥油鞘磷脂对小鼠脂质代谢紊乱和肝脏组织炎症的调节作用. 食品科学, 43(3)：161-168.

吕中旺, 张娟霞, 杨永新, 等. 2013. 不同物种乳氨基酸含量及组分的比较研究. 中国畜牧兽医, 40(11)：106-110.

邱山桐, 王萌, 高娜, 等. 2023. 荷斯坦奶牛乳与牦牛乳的差异蛋白质组学分析. 动物营养学报, 35(1)：335-349.

孙玉雪. 2019. 基于组学技术分析山羊乳与牛乳乳清蛋白与脂肪球膜蛋白组成及消化特性. 长春：吉林大学.

仝国辉, 胡馨瑜, 高珊, 等. 2015. 牦牛奶冻干粉对小鼠耐缺氧及抗疲劳功能的研究. 毒理学杂志, 29(3)：197-200.

吴锦波, 何世明, 艾鷖, 等. 2018. 麦洼牦牛不同挤奶月份生乳理化指标和体细胞数比较研究. 中国奶牛, 8：48-51.

席斌, 高雅琴, 郭天芬, 等. 2017. 天祝白牦牛乳与甘南牦牛乳理化性质比较. 湖北农业科学, 56(18)：3511-3514.

杨静. 2021. 牦牛乳制品氧化稳定性和脂肪酸动态变化研究. 兰州：甘肃农业大学.

杨静, 梁琪, 宋雪梅, 等. 2020. 牦牛乳与荷斯坦牛乳硬质干酪的抗氧化特性比较. 食品科学, 41(15)：15-21.

袁锦莹, 孙万成, 罗毅皓, 等. 2019. 牦牛酥油支链脂肪酸对人乳腺癌细胞抑制的转录组学分析. 食品科学, 40(9)：195-200.

张宏达, 王立娜, 张宇, 等. 2020. 基于脂质组学法对母乳、牛乳及羊乳脂质的差异分析. 食品科学, 41(4)：207-213.

张荣, 吴欣雨, 朱振宝, 等. 2022. 不同泌乳期羊乳和牛乳的高通量定量乳清蛋白组学. 食品科学, 43(10)：107-113.

赵小伟, 杨永新, 黄冬维, 等. 2016. 牛奶和山羊奶中乳脂球膜蛋白的比较研究. 中国畜牧兽医, 43(11)：2963-2969.

周义秀, 郝力壮, 刘书杰. 2020. 三江源区高寒草场泌乳牦牛冷季补饲精料对其产奶量及乳中矿物质元素含量的影响. 动物营养学报, 32(9)：4194-4204.

Albrecht S, Lane J A, Marino K, et al. 2014. A comparative study of free oligosaccharides in the milk of domestic animals. British Journal of Nutrition, 111(7)：1313-1328.

Alichanidis E, Moatsou G, Polychroniadou A. 2016. Composition and properties of non-cow milk and products//Tsakalidou E，Papadimitriou　K.Non-Bovine Milk and Milk Products. Amsterdam: Academic Press：81-116.

Anggraini H, Tongkhao K, Chanput W. 2018. Reducing milk allergenicity of cow, buffalo, and goat milk using lactic acid bacteria fermentation. Basic Science International Conference，(1)：070010.

Araujo D F S, Guerra G C B, Pintado M M E, et al. 2017. Intestinal anti-inflammatory effects of goat whey on DNBS-induced colitis in mice. PLoS One, 12(9)：e0185382.

Barbosa I C, Oliveira M E G, Madruga M S, et al. 2016. Influence of the addition of *Lactobacillus acidophilus* La-05, *Bifidobacterium animalis* subsp. *lactis* Bb-12 and inulin on the technological, physicochemical, microbiological and sensory features of creamy goat cheese. Food & Function, 7(10)：4356-4371.

Bruzantin F P, Daniel J L P, Da S P P M, et al. 2016. Physicochemical and sensory characteristics of fat-free goat milk yogurt with added stabilizers and skim milk powder fortification. Journal of Dairy Science, 99(5)：3316-3324.

Cebo C, Caillat H, Bouvier F, et al. 2010. Major proteins of the goat milk fat globule membrane. Journal of Dairy Science, 93(3)：868-876.

Chang, H. J. 2007. Study on influence of vitamin content in white Yak's milk under different feeding condition. Lanzhou :Gansu Agricultural University.

Chen T, Xie M Y, Sun J J, et al. 2016. Porcine milk-derived exosomes promote proliferation of intestinal epithelial cells. Scientific Reports, 6(1)：1-12.

Chen Y, Qu S, Huang Z, et al. 2021. Analysis and comparison of key proteins in Maiwa yak and bovine milk using high-performance liquid chromatography mass spectrometry. Journal of Dairy Science, 104(8)：8661-8672.

Chen Y, Ren Y, Wang L, et al. 2021. Analysis of A1 type and A2 type β-casein in Maiwa Yak and Pien-niu milk by HPLC-high resolution MS and tandem MS. Journal of Separation Science, 44(9)：1913-1922.

Chen Y J, Zhou X H, Han B, et al. 2020. Composition analysis of fatty acids and stereo-distribution of triglycerides in human milk from three regions of China. Food Research International, 133：109196.

Cui G X, Yuan F, Degen A A, et al. 2016. Composition of the milk of yaks raised at different altitudes on the Qinghai-Tibetan Plateau. International Dairy Journal, 59: 29-35.

Da Silveira E O, Neto J H L, Da S L A, et al. 2015. The effects of inulin combined with oligofructose and goat cheese whey on the physicochemical properties and sensory acceptance of a probiotic chocolate goat dairy beverage. LWT-Food Science and Technology, 62(1)：445-451.

De A P O A, Guerra G C B, De Souza A D F, et al. 2016. Intestinal anti-inflammatory activity of goat milk and goat yoghurt in the acetic acid model of rat colitis. International Dairy Journal, 56: 45-54.

Delgadillo P C, Noriega L G, Moralees R A M, et al. 2020. Goat's milk intake prevents obesity, hepatic steatosis and insulin resistance in mice fed a high-fat diet by reducing inflammatory markers and increasing energy expenditure and mitochondrial content in skeletal muscle.

International Journal of Molecular Sciences, 21 (15): 5530.

Den Hartigh L J. 2019. Conjugated linoleic acid effects on cancer, obesity, and atherosclerosis: a review of pre-clinical and human trials with current perspectives. Nutrients, 11 (2): 370.

Diaz-Castro J, Pulido M, Alferez M J M, et al. 2014. Goat milk consumption modulates liver divalent metal transporter 1 (DMT1) expression and serum hepcidin during Fe repletion in Fe-deficiency anemia. Journal of Dairy Science, 97 (1): 147-154.

Ding W, Shi C, Chen M, et al. 2017. Screening for lactic acid bacteria in traditional fermented Tibetan yak milk and evaluating their probiotic and cholesterol-lowering potentials in rats fed a high-cholesterol diet. Journal of Functional Foods, 32: 324-332.

Ding W, Wang L, Zhang J, et al. 2017. Characterization of antioxidant properties of lactic acid bacteria isolated from spontaneously fermented yak milk in the Tibetan Plateau. Journal of Functional Foods, 35: 481-488.

Dong Z Y, Zhang Y Z. 2006. Molecular cloning and expression of yak (*Bos grunniens*) lactoferrin cDNA in *Pichia pastoris*. Biotechnology Letters, 28 (16): 1285-1292.

Dosek A, Ohno H, Acs Z, et al. 2007. High altitude and oxidative stress. Respiratory Physiology & Neurobiology, 158 (2-3): 128-131.

El-Salam M H A, El-Shibiny S. 2013. Bioactive peptides of buffalo, camel, goat, sheep, mare, and yak milks and milk products. Food Reviews International, 29: 1-23.

Elwood P C, Pickering J E, Givens D I, et al. 2010. The consumption of milk and dairy foods and the incidence of vascular disease and diabetes: an overview of the evidence. Lipids, 45 (10): 925-939.

Fan Q, Wanapat M, Yan T, et al. 2020. Altitude influences microbial diversity and herbage fermentation in the rumen of yaks. BMC Microbiology, 20 (1): 1-13.

Farvid M S, Ding M, Pan A, et al. 2014. Dietary linoleic acid and risk of coronary heart disease: a systematic review and meta-analysis of prospective cohort studies. Circulation, 130 (18): 1568-1578.

Fernandez M L. 2020. The positive association of plasma myristic acid and apolipoprotein CIII concentrations. The Journal of Nutrition, 150 (10): 2613-2614.

Gao H N, Hu H, Wen P C, et al. 2021. Yak milk-derived exosomes alleviate lipopolysaccharide-induced intestinal inflammation by inhibiting PI3K/AKT/C3 pathway activation. Journal of Dairy Science, 104 (8): 8411-8424.

Gao H N, Ren F Z, Wen P C, et al. 2021. Yak milk-derived exosomal microRNAs regulate intestinal epithelial cells on proliferation in hypoxic environment. Journal of Dairy Science, 104 (2): 1291-1303.

Giansanti F, Panella G, Leboffe L, et al. 2016. Lactoferrin from milk: Nutraceutical and pharmacological properties. Pharmaceuticals, 9 (4): 61.

Gobbetti M, Minervini F, Rizzello C G. 2004. Angiotensin I converting enzyme inhibitory and antimicrobial bioactive peptides. International Journal of Dairy Technology, 57 (2-3): 173-188.

Gómez-Cortés P, Juárez M, De La Fuente M A. 2018. Milk fatty acids and potential health benefits: an updated vision. Trends in Food Science & Technology, 81: 1-9.

Gu H, Liang L, Zhu Z, et al. 2022. Preparation and identification of anti-breast cancer cells peptides released from yak milk casein. Frontiers in Nutrition, 9: 997514.

Hock A, Miyake H, Li B, et al. 2017. Breast milk-derived exosomes promote intestinal epithelial cell growth. Journal of Pediatric Surgery, 52 (5): 755-759.

Hodgkinson A J, Wallace O A M, Boggs I, et al. 2018. Gastric digestion of cow and goat milk: impact of infant and young child *in vitro* digestion conditions. Food Chemistry, 245: 275-281.

Ji X, Li X, Ma Y, et al. 2017. Differences in proteomic profiles of milk fat globule membrane in yak and cow milk. Food Chemistry, 221: 1822-1827.

Jiang J, Chen S, Ren F, et al. 2007. Yak milk casein as a functional ingredient: preparation and identification of angiotensin-I-converting enzyme inhibitory peptides. Journal of Dairy Research, 74 (1): 18-25.

Jirillo F, Magrone T. 2014. Anti-inflammatory and anti-allergic properties of donkey's and goat's milk. Endocrine, Metabolic & Immune Disorders-Drug Targets (Formerly Current Drug Targets-Immune, Endocrine & Metabolic Disorders), 14 (1): 27-37.

Jung T H, Hwang H J, Yun S S, et al. 2017. Hypoallergenic and physicochemical properties of the A2 β-casein fractionof goat milk. Korean Journal for Food Science of Animal Resources, 37 (6): 940.

Kapila R, Kavadi P K, Kapila S. 2013. Comparative evaluation of allergic sensitization to milk proteins of cow, buffalo and goat. Small Ruminant Research, 112 (1/2/3): 191-198.

Kaur M, Jangra M, Singh H, et al. 2019. Pseudomonas koreensis recovered from raw yak milk synthesizes a β-carboline derivative with antimicrobial properties. Frontiers in Microbiology, 10: 1728.

Khan M U, Pirzadeh M, Förster C Y, et al. 2018. Role of milk-derived antibacterial peptides in modern food biotechnology: their synthesis, applications and future perspectives. Biomolecules, 8 (4): 110.

Lara-Villoslada F, Debras E, Nieto A, et al. 2006. Oligosaccharides isolated from goat milk reduce intestinal inflammation in a rat model of dextran sodium sulfate-induced colitis. Clinical Nutrition, 25 (3): 477-488.

Li H, Ma Y, Li Q, et al. 2011. The chemical composition and nitrogen distribution of Chinese yak (Maiwa) milk. International Journal of Molecular Sciences, 12 (8): 4885-4895.

Li W, Huang W, Ma Y, et al. 2022. Antioxidant properties of lactic acid bacteria isolated from traditional fermented yak milk and their probiotic effects on the oxidative senescence of *Caenorhabditis elegans*. Food & Function, 13 (6): 3690-3703.

Lin K, Ma Z, Ramachandran M, et al. 2020. ACE inhibitory peptide KYIPIQ derived from yak milk casein induces nitric oxide production in HUVECs and diffuses via a transcellular mechanism in Caco-2 monolayers. Process Biochemistry, 99: 103-111.

Lin K, Zhang L, Han X, et al. 2017. Novel angiotensin I-converting enzyme inhibitory peptides from protease hydrolysates of Qula casein: quantitative structure-activity relationship modeling and molecular docking study. Journal of Functional Foods, 32: 266-277.

Lin K, Zhang L, Han X, et al. 2018. Yak milk casein as potential precursor of angiotensin I-converting enzyme inhibitory peptides based on in silico proteolysis. Food Chemistry, 254:

340-347.

Liu L, Zhang X, Liu Y, et al. 2021. Simulated *in vitro* infant gastrointestinal digestion of infant formulas containing different fat sources and human milk: differences in lipid profiling and free fatty acid release. Journal of Agricultural and Food Chemistry, 69(24): 6799-6809.

Liu Q, Yang M, Zhao B, et al. 2020. Isolation of antioxidant peptides from yak casein hydrolysate. RSC Advances, 10, 19844-19851.

Lönnerdal B, Kvistgaard A S, Peerson J M, et al. 2016. Growth, nutrition, and cytokine response of breast-fed infants and infants fed formula with added bovine osteopontin. Journal of Pediatric Gastroenterology and Nutrition, 62(4): 650-657.

Lopez-Aliaga I, Garcia-Pedro J D, Moreno-Fernandez J, et al. 2018. Fermented goat milk consumption improves iron status and evokes inflammatory signalling during anemia recovery. Food & Function, 9(6): 3195-3201.

Lu J, Wang X Y, Zhang W Q, et al. 2016. Comparative proteomics of milk fat globule membrane in different species reveals variations in lactation and nutrition. Food Chemistry, 196: 665-672.

Lu J, Zhang S, Liu L, et al. 2018. Comparative proteomics analysis of human and ruminant milk serum reveals variation in protection and nutrition. Food Chemistry, 261: 274-282.

Lu J, Zhang Y, Song B, et al. 2020. Comparative analysis of oligosaccharides in Guanzhong and Saanen goat milk by using LC-MS/MS. Carbohydrate Polymers, 235: 115965.

Lu T M, Chiu H F, Lu Y Y, et al. 2018. Efficacy of fermented goat milk on blood pressure in prehypertensive adults: a randomized, placebo-controlled, clinical trial. Journal of Food Biochemistry, 42(2): e12474.

Luo J, Huang Z, Liu H, et al. 2018. Yak milk fat globules from the Qinghai-Tibetan Plateau: membrane lipid composition and morphological properties. Food Chemistry, 245: 731-737.

Luo J, Liu L, Liu T, et al. 2020. Simulated *in vitro* infant gastrointestinal digestion of yak milk fat globules: a comparison with cow milk fat globules. Food Chemistry, 314: 126160.

Luo J, Wang Z W, Song J H, et al. 2016. Lipid composition of different breeds of milk fat globules by confocal raman microscopy. Spectros copy and Spectral Analysis, 36(1): 125-129.

Luquet S, Lopez S J, Holst D, et al. 2004. Roles of peroxisome proliferator-activated receptor delta (PPARδ) in the control of fatty acid catabolism. A New Target for The Treatment of metabolic syndrome. Biochimie, 86(11): 833-837.

Mao X Y, Cheng X, Wang X, et al. 2011. Free-radical-scavenging and anti-inflammatory effect of yak milk casein before and after enzymatic hydrolysis. Food Chemistry, 126, 484-490.

Mao X Y, Ni J R, Sun W L, et al. 2007. Value-added utilization of yak milk casein for the production of angiotensin- I -converting enzyme inhibitory peptides. Food Chemistry, 103(4): 1282-1287.

Marlina R, Panunggal B, Anjani G. 2019. The effect of fermented goat milk (kefir) fortified with vitamin D$_3$ on total leukocyte levels in diabetic *Rattus norvegicus* rats. Nutrition & Food Science, 50(2): 324-332.

Martin-Ortiz A, Barile D, Salcedo J, et al. 2017. Changes in caprine milk oligosaccharides at different lactation stages analyzed by high performance liquid chromatography coupled to mass spectrometry. Journal of Agricultural and Food Chemistry, 65(17): 3523-3531.

Martin-Ortiz A, Salcedo J, Barile D, et al. 2016. Characterization of goat colostrum oligosaccharides by nano-liquid chromatography on chip quadrupole time-of-flight mass spectrometry and hydrophilic interaction liquid chromatography-quadrupole mass spectrometry. Journal of Chromatography A, 1428: 143-153.

Mcsweeney P L, Fox P F. 2013. Advanced Dairy Chemistry: Volume 1A: Proteins: Basic Aspects.4th ed. Berlin: Springer Science & Business Media.

Meena S, Rajput Y S, Sharma R. 2014. Comparative fat digestibility of goat, camel, cow and buffalo milk. International Dairy Journal, 35 (2): 153-156.

Moreno F J, Alferez M J M, Lopez-Aliaga I, et al. 2020. Role of fermented goat milk on liver gene and protein profiles related to iron metabolism during anemia recovery. Nutrients, 12 (5): 1336.

Mukdsi M C A, Haro C, Gonzalez S N, et al. 2013. Functional goat milk cheese with feruloyl esterase activity. Journal of Functional Foods, 5 (2): 801-809.

Munoz A M J, Munoz G A, Moreno F J, et al. 2019. Fermented goat milk consumption improves cardiovascular health during anemia recovery. Journal of the Science of Food and Agriculture, 99 (1): 473-481.

Palacios G B, Vargas C A, Velazquez V L A, et al. 2019. Genistein increases the thermogenic program of subcutaneous WAT and increases energy expenditure in mice. Journal of Nutritional Biochemistry, 68: 59-68.

Paturi G, Butts C A, Hedderley D, et al. 2018. Goat and cow milk powder-based diets with or without prebiotics influence gut microbial populations and fermentation products in newly weaned rats. Food Bioscience, 24: 73-79.

Pei J, Jiang H, Li X, et al. 2017. Antimicrobial peptides sourced from post-butter processing waste yak milk protein hydrolysates. AMB Express, 7 (1): 1-6.

Pei J, Li X, Han H, et al. 2018. Purification and characterization of plantaricin SLG1, a novel bacteriocin produced by *Lb. plantarum* isolated from yak cheese. Food Control, 84: 111-117.

Peng S, Song J, Zeng W, et al. 2021. A broad-spectrum novel bacteriocin produced by *Lactobacillus plantarum* SHY 21-2 from yak yogurt: purification, antimicrobial characteristics and antibacterial mechanism. LWT, 142: 110955.

Pereira Á M S, De Farias D R B, De Queiroz B B, et al. 2019. Influence of a co-culture of *Streptococcus thermophilus* and *Lactobacillus casei* on the proteolysis and ace-inhibitory activity of a beverage based on reconstituted goat whey powder. Probiotics and antimicrobial Proteins, 11 (1): 273-282.

Persson I A L, Josefsson M, Persson K, et al. 2006. Tea flavanols inhibit angiotensin-converting enzyme activity and increase nitric oxide production in human endothelial cells. Journal of Pharmacy and Pharmacology, 58 (8): 1139-1144.

Qin D, Yang F, Hu Z, et al. 2021. Peptide T8 isolated from yak milk residue ameliorates H_2O_2-induced oxidative stress through Nrf2 signaling pathway in HUVEC cells. Food Bioscience, 44.

Qiu Q, Zhang G, Ma T, et al. 2012. The yak genome and adaptation to life at high altitude. Nature Genetics, 44 (8): 946-949.

Qu S, Barrett Wilt G, Fonseca L M, et al. 2016. A profile of sphingolipids and related compounds tentatively identified in yak milk. Journal of Dairy Science, 99 (7): 5083-5092.

Rachmad Y T, Wihastuti T A, Miyajima K, et al. 2018. Activity of caprine CSN1S2 protein reducing the COX-2 and IL-17 expression of aorta tissue in type 2 diabetes mellitus rat. Journal of Mathematical & Fundamental Sciences, 50 (3): 32-345.

Ranadheera C S, Naumovski N, Ajlouni S. 2018. Non-bovine milk products as emerging probiotic carriers: recent developments and innovations. Current Opinion in Food Science, 22: 109-114.

Sheng Q, Li J, Alam M S, et al. 2008. Gross composition and nutrient profiles of Chinese yak (Maiwa) milk. International Journal of Food Science & Technology, 43 (3): 568-572.

Singh A K, Ranjan A K, Srivastava G, et al. 2016. Structure elucidation of two novel yak milk oligosaccharides and their DFT studies. Journal of Molecular Structure, 1108: 87-91.

Songisepp E, Kals J, Kullisaar T, et al. 2005. Evaluation of the functional efficacy of an antioxidative probiotic in healthy volunteers. Nutrition Journal, 4 (1): 1-10.

Spitsberg V L. 2005. Invited review: Bovine milk fat globule membrane as a potential nutraceutical. Journal of Dairy Science, 88 (7): 2289-2294.

Sujono S, Bekti Y, Hikmawan H, et al. 2016. Effect of goat milk yogurt towards reducing uric acid, cholesterol, and blood glucose level. International Journal of Applied Environmental Sciences, 11 (5): 1189-1197.

Sun Y X, Wang C N, Sun X M, et al. 2020. Characterization of the milk fat globule membrane proteome in colostrum and mature milk of Xinong Saanen goats. Journal of Dairy Science, 103 (4): 3017-3024.

Turkmen N. 2017. The nutritional value and health benefits of goat milk components.Nutrients in Dairy and Their Implications on Health and Disease, 2017: 441-449.

Verruck S, De Liz G R, Dias C O, et al. 2019. Effect of full-fat goat's milk and prebiotics use on *Bifidobacterium* BB-12 survival and on the physical properties of spray-dried powders under storage conditions. Food Research International, 119: 643-652.

Wang J J, Shi H P, Zhang T Y, et al. 2018. The lactoferrin content variation and its related factors in milk of Xinong Saanen goats. Journal of Applied Animal Research, 46 (1): 1032-1035.

Wang Z X, Jiang S M, Ma C C, et al. 2018. Evaluation of the nutrition and function of cow and goat milk based on intestinal microbiota by metagenomic analysis. Food & Function, 9 (4): 2320-2327.

World Health Organization. 2016. Global Health Obser-vatory data repository: prevalence of anaemia in women. http://apps.who.int/gho/data/view.main. GSWCAH28REG.

World Health Organization. 2020. Global Health Obser-vatory data repository: anaemia in children 5years by region. 2018. http://apps.who.int/gho/data/view.main. ANEMIACHILDRENv?lang=en.

Yang F, He X, Chen T, et al. 2021. Peptides isolated from yak milk residue exert antioxidant effects through Nrf2 signal pathway. Oxidative Medicine and Cellular Longevity, 31(2021):9426314.

Yang L, Zhao Y, Wang F, et al. 2022. The positional distribution of fatty acids in the triacylglycerol backbones of yak milk from different pastoral areas. International Dairy Journal, 127: 105277.

Yang Y, Zhao X, Yu S, et al. 2015. Quantitative proteomic analysis of whey proteins in the colostrum and mature milk of yak (*Bos grunniens*). Journal of the Science of Food and Agriculture, 95 (3): 592-597.

Yao Y P, Zhao G Z, Xiang J Y, et al. 2016. Lipid composition and structural characteristics of bovine, caprine and human milk fat globules. International Dairy Journal, 56: 64-73.

Zhang H, Xu Jie, Wang J, et al. 2008. A survey on chemical and microbiological composition of kurut, naturally fermented yak milk from Qinghai in China. Food Control, 19: 578-586.

Zhang W, Cao J, Wu S, et al. 2015. Anti-fatigue effect of yak milk powder in mouse model. Dairy Science & Technology, 95 (2): 245-255.

Zhang W, Wu S, Cao J, et al. 2014. A preliminary study on anti-hypoxia activity of yak milk powder *in vivo*. Dairy Science & Technology, 94 (6): 633-639.

Zhao L, Du M, Gao J, et al. 2019. Label-free quantitative proteomic analysis of milk fat globule membrane proteins of yak and cow and identification of proteins associated with glucose and lipid metabolism. Food Chemistry, 275: 59-68.

Zhao Z X, Liu N, Wang C N, et al. 2021. Proteomic analysis of differentially expressed whey proteins in Saanen goat milk from different provinces in China using a data-independent acquisition technique. Journal of Dairy Science, 104 (10): 10513-10527.

Zongo K, Krishnamoorthy S, Moses J A, et al. 2021. Total conjugated linoleic acid content of ruminant milk: the world status insights. Food Chemistry, 334: 127555.

第 11 章

乳与口腔健康

乳及乳制品富含蛋白质、矿物质、脂肪和碳水化合物，是人类饮食的重要组成部分。除了为机体提供必需的营养和能量外，大量流行病学调查、体内外实验及临床研究均提示乳及乳制品在龋病防治中亦发挥积极作用。

龋病是在以细菌为主的多种因素作用下，牙体硬组织发生的慢性、进行性破坏的一种口腔疾病。主要致龋因素包括细菌、食物以及口腔微生态环境。龋病若未被及时治疗，可引发牙髓炎、根尖周炎和颌骨骨髓炎等并发疾病，进而破坏咀嚼器官的完整性，影响机体的消化功能。随着城市化进程的加快、饮食结构的改变以及糖分摄入的提高，全球主要口腔疾病的患病率持续上升。2016 年全球疾病负担数据显示，全球 328 种主要疾病中恒牙龋病发病率仅次于上呼吸道感染，位居第二，乳牙龋病发病率位居第五。2022 年世界卫生组织发布的全球口腔健康状况报告显示，约 20 亿人患有恒牙龋齿，5.14 亿儿童患有乳牙龋齿。中国城乡居民口腔健康状况亦不容乐观，2017 年第四次全国口腔健康流行病学调查结果显示，龋病影响着中国 70.90% 的 5 岁儿童、34.50% 的 12 岁儿童和绝大多数成年人，口腔疾病负担已占总疾病负担的 43%，成为影响健康的重要公共卫生问题。

基于龋病具有由细菌介导、饮食驱动的特点，以乳及乳制品为切入点进行龋病干预对口腔健康具有一定积极作用。本章将结合龋病病因学，分析乳中蛋白质及衍生的生物活性肽、矿物质等成分通过竞争牙釉质表面结合位点，改善龋病牙菌斑生物膜微环境，进而抑制龋病致病菌，减少牙釉质脱矿并帮助再矿化的抗龋机制。同时介绍氟化乳、发酵乳以及含益生菌乳等乳制品延缓龋病发生发展的功效，旨在为今后通过科学饮乳预防和治疗口腔健康提供一定理论参考。

11.1 龋病病因学

目前公认的龋病发生原因为四联因素理论，即细菌、食物、宿主和时间。其中，龋病发生发展过程中牙菌斑生物膜的重要性得到公认。牙菌斑生物膜指口腔中不能被水冲去或漱掉的细菌性斑块，由多物种互相聚集、通过基质互相包裹黏附并定植于牙面、牙间或修复体表面，构成高度有序生长的建筑式样生态群体，是口腔微生物群落生存、代谢和致病的基础。牙菌斑生物膜不仅提高了微生物对抗菌剂的耐受性，也起到抵抗外来微生物和化学药物刺激的屏障作用。

龋病发病机制涉及牙菌斑生物膜的形成、饮食对生物膜的影响以及牙齿硬组织脱矿几个环节。正常情况下，以链球菌属和放线菌属等为代表的口腔常驻菌可通过形成多物种生物膜存在于牙周空间，在防止外源物种定植的同时保持中性的 pH 环境，促进整体生物膜的发展，从而对宿主有益。宿主低频率适量摄入糖而产生的酸可以被生物膜及唾液的缓冲能力中和。然而宿主高频过量摄入膳食糖（尤其是蔗糖）、不规范的口腔清洁推动了微生物群落的组成变化，具体表现为群落多样性下降，变形链球菌等产酸耐酸物种成为优势物种，生物膜的平衡状态被打破。微生物的协同相互作用和频繁分解代谢糖的饮食消耗导致高度局部化的牙菌斑生物膜低 pH 微环境，同时大量产生的酸使牙齿溶解或脱矿最终出现龋损。

11.1.1　牙菌斑生物膜的形成

生物膜作为口腔内细菌生存代谢的主要形式，其形成经过了细菌的黏附、凝聚，生物膜发育和成熟的变化过程。正常状态下，唾液中的唾液蛋白或糖蛋白会覆盖牙齿表面形成获得性膜，帮助口腔浮游状态细菌的早期黏附和定植。随后，血链球菌等早期定植细菌通过特定的识别信号与获得性膜相互作用，进行新陈代谢交流，其中链球菌受体多糖可以帮助链球菌之间及革兰阳性杆菌之间的相互黏附。一旦生物膜的平衡状态被打破并整体长时间处于低 pH 的环境中，以变形链球菌为代表的产酸耐酸细菌在基质的帮助下表现出高效的附着力及有效竞争力，导致生物膜整体由健康状态向致龋方向发展，成为致龋性牙菌斑生物膜。同时，膜内微生物的紧密接触，不可避免地增加了物种间发生相互作用的可能性。其中包括细胞-细胞信号传导、基因转移在内的协同相互作用会影响致龋微生物的选择，进而从可用底物中获取最大能量并帮助牙菌斑生物膜整体适应低 pH 环境，驱动整体牙菌斑生物膜的发展，加速龋病进展。

1. 牙菌斑生物膜的微生物组成

口腔生物膜内菌群包括绝大多数不可培养的细菌、真菌、病毒、古生菌和原生动物，其种类和数量会随年龄、饮食、卫生习惯、口腔局部和全身情况等变动。当龋病发生发展时，牙菌斑生物膜内微生物群落也会经历特定变化。

想要定义纷繁复杂的牙菌斑生物膜组成是困难的。近年来，Illumina MiSeq、Pacbio 等分子生物学技术的快速发展，为人们探寻牙菌斑生物膜微生物组成规律提供了方法，与健康或龋病相关的"核心微生物组"和"微生物标志物"在众多研究中被提及。龋病相关微生物组成研究的对象已普及到不同年龄段人群。

Qudeimat 等（2021）在针对中东高龋儿童牙菌斑生物膜组成的研究中发现，沙氏纤毛菌（*Leptotrichia shahii*）、产黑普雷沃菌（*Prevotella melaninogenica*）、殊异韦荣菌（*Veillonella dispar*）和变形链球菌（*Streptococcus mutans*）为优势微生物。Eriksson 等（2017）用 Illumina MiSeq 和 PacBio SMRT 两种测序方法分析了瑞典患龋青少年的唾液和牙菌斑生物膜微生物组成，发现韦格斯卡多维亚菌（*Scardovia wiggsiae*）、变形链球菌、长双歧杆菌（*Bifidobacterium longum*）和纤毛菌 HOT 498 与龋病关联性较强。Qian 等（2018）使用 Illumina MiSeq 的测序方法分析了中国 60 岁及以上龋病人群的唾液和牙菌斑生物膜，在唾液样本中共检出 282 种物种，其中丛毛单胞菌属（*Comamonas*）、瘤胃菌 UCG 014（*Ruminococcaceae* UCG 014）、乳杆菌属（*Lactobacillus*）、巨球型菌属（*Megasphaera*）、纤毛菌属（*Leptotrichia*）为含量较高物种，在牙菌斑生物膜样本中共检出 268 种物种，其中瘤胃菌 UCG 014 丰度相对较高。在一项为期 12 个月的纵向研究中，He 等（2018）使用 Illumina Miseq 测序分析了 144 名中国 3 岁儿童由无龋转变为患龋状态的生物膜变化。研究者观察到健康个体样本的生物膜微生物组成呈现稳定状态，无异常变化；而龋病患儿生物微生物组成发生了明显变化，其中链球菌属（*Streptococcus*）和普雷沃菌属（*Prevotella*）成为相对丰度较高的物种。

以上这些对龋病相关微生物组成的研究初步证实，牙菌斑生物膜内酸敏感菌在龋病发生后的丰度明显降低甚至消失，而特异性产酸耐酸菌会形成紧密簇。同时，不同个体具有不同的龋病微生物组成，且龋病组的微生物多样性明显低于健康组。

2. 牙菌斑生物膜中的细胞-细胞信号传导

微生物细胞能够通过可扩散的效应分子与生物膜中的邻近细胞进行通信并做出反应，而牙菌斑生物膜环境中的细胞间交叉通信会增强细菌毒力，促进龋病发展。公认的龋齿致病菌变形链球菌具有能力刺激肽（CSP）和 SigX 诱导肽（XIP）两种类型肽信息素，前者与 ComD/ComE 双组分信号传导系统组成的密度依赖性群体感应（QS）系统进行调节；后者与 ComR 结合，使替代性 σ 因子 SigX 及其控制的效应基因得以表达。变形链球菌通过两种信号肽触发 comX 的正调节从而促进其遗传能力，并利用基质作为扩散屏障限制抗菌剂对最内层细胞的渗透。然而，局部 pH 和膳食糖来源会影响信号传导途径的有效性。

AI-2 是一种口腔微生物 LuxS 基因控制合成的细胞信号分子，可通过黏附提高信号传导的效率。牙菌斑生物膜中变形链球菌、戈登链球菌、牙龈卟啉单胞菌、放线杆菌等都有 AI-2 的存在。Cuadra-Saenz 等（2012）发现，在口腔链球菌的单物种生物膜中添加 AI-2，可显著提高生物膜的平均厚度和体积；在戈登链球菌和口腔链球菌的双物种生物膜中，AI-2 在介导生物膜特性变化的同时影响了戈登链球菌的相对物种丰度。除调节生物膜的形成，AI-2 系统还参与调节细菌的代谢、性状以及毒力因子表达等。

3. 牙菌斑生物膜中的基因转移

通过多种细菌基因组测序发现，牙菌斑生物膜中的组成菌紧密接触是由于其具有基因交换的传导性。如变形链球菌致龋毒力因子的获取和表达与其物种内基因组的多样性密不可分，在其发生遗传变异的过程中包含三种最常见的方式——基因组核苷酸序列的局部变化、基因组序列片段的内部重组和从不同生物体中获得 DNA 序列。其中从不同生物体中通过水平转移而获得新基因对于其适应环境的多样化及牙菌斑生物膜的整体发展具有重要作用。水平基因转移的潜在机制可能包括偶联、传导和转化，通过现有基因丢失、复制或修饰，使细菌获得新的表型性状。已有研究表明，牙菌斑生物膜相关变形链球菌可以通过细胞表面的膜囊泡释放遗传物质细胞外 DNA（eDNA）至发育的生物膜中。Tomonori 等（2012）提出，当口腔中存在含乳酸菌的发酵食品时，链球菌可以通过水平基因转移获得编码葡糖基转移酶的基因，使其成为形成牙菌斑生物膜的物种。

11.1.2　饮食对牙菌斑生物膜的影响

饮食对牙菌斑生物膜具有重要影响，这是由于饮食中的糖是膜内致龋物种生长发育的首选底物。因此，也有学者将龋病定义为一种与饮食相关的细菌感染性疾病，这一定义强调了细菌和糖在龋病发病中独特的地位。

变形链球菌是公认的龋病致病菌，这种革兰阳性厌氧菌可通过在细胞内外完成一系列活动达到高效利用糖的目的。变形链球菌可以利用多种葡糖基转移酶（Gtf）代谢糖，通过合成基质的重要组成部分使变形链球菌牢固地附着于牙齿表面，造成膜下局部缺氧的条件，进而为细菌的生长提供有力的庇护。同时，产酸会降低牙齿局部 pH，导致龋损形成，吸引更多致龋细菌集结。

通过研究变形链球菌的致龋过程发现，其在细胞内部，变形链球菌吸收单糖和双糖的主要途径是细菌磷酸转移酶系统（PTS），该系统由酶（EⅠ）、酶Ⅱ（EⅡA～C）和含组氨酸的磷酸化载体蛋白（HPr）三部分组成，其中 EⅡ蛋白对一种糖或一组密切相关的糖具有特异性。例如，在摄取葡萄糖时，葡萄糖与 EⅡ结合并掺入细胞膜，在此被磷酸化的 HPr（P-HPr）磷酸化，从而形成葡萄糖-6-磷酸，然后立即进入糖酵解途径。除 PTS 系统外，变形链球菌还可以通过结合蛋白依赖性转运系统吸收三糖等高分子量糖至细胞质中。内化和分解代谢膳食糖的能力对于龋齿病原体持续存在并引起疾病是至关重要的。为应对龋病进程中过量糖存在的情况，变形链球菌已经进化出延迟非首选碳源分解代谢的过程——碳水化合物分解代谢物抑制（CCR）。在此过程中，变形链球菌可以利用分解代谢物控制蛋白 A（CcpA）快速无缝地摄取营养物质和完成新陈代谢，以响应口腔内不断变化的环境。除 CCR 外，变形链球菌还可以将多余的碳源转化为细胞内多糖（IPS）。过去的研究表明，IPS 可以储存高比例的糖，在缺少外源糖时可被糖原磷酸化酶分解产生葡萄糖（Wilson et al.，2010），促进变形链球菌的存活，从而扩大和延长酸产生的范围和时间（Busuioc et al.，2009）。

而在细胞外部，变形链球菌通过葡糖基转移酶（Gtf）和果糖基转移酶生产细胞外多糖（EPS），包括葡聚糖和果聚糖。变形链球菌表达三种基因型的葡糖基转移酶（GtfB/GtfC/GtfD），并分别形成可溶性葡聚糖和不溶性葡聚糖。不溶性葡聚糖促进致龋细菌在牙齿表面的黏附和积累，造成膜下局部缺氧的条件，为致龋细菌的进一步生长提供庇护；而可溶性葡聚糖和果聚糖则作为细胞外储存多糖，增加变形链球菌致龋性。

11.1.3　牙齿硬组织的脱矿

牙齿是由矿物晶体装配出的具有多层次有序结构的硬组织，由外到内分别为牙釉质、牙本质和牙髓。无机矿物质是整个牙齿硬组织的主要成分，主要由羟基磷灰石晶体组成，剩余为有机物质和水。牙齿发生脱矿化的过程，即从羟基磷灰石晶体中去除矿物离子的过程；将这些矿物离子再次恢复到羟基磷灰石晶体中称为再矿化。口腔内的唾液中含有大量矿物离子，可以使牙釉质表面再矿化，故早期龋病的过程并不是连续的脱矿过程，而是一个动态平衡状态，脱矿与再矿化交替出现的过程。当脱矿作用超过再矿化作用时，龋病即会发生。

高频食用过量含糖饮食（制造商、厨师或消费者添加到食品中的所有糖，以及蜂蜜、糖浆和果汁中天然存在的糖），牙菌斑生物膜内细菌会代谢糖产生以乳酸为主的有机酸。当有机酸导致牙菌斑生物膜 pH 从正常的中性水平（pH=7.0）下降到一个临界值（pH=5.5）时，牙齿中的羟基磷灰石结构脱矿溶解。

在龋病进程中，结构中的有机和无机基质成分都会发生化学溶解。牙釉质和牙本质中水的存在，有利于酸的扩散和矿物质的流出。随着时间的推移，酸生成的重复循环会开始侵蚀牙釉质本体，引起牙釉质有序结构破坏，降低机械性能的同时加速磨损，进而龋损向内推进，临床上表现为牙齿上发生不能为自体修复的龋洞。

11.2　乳及乳制品防治龋病的作用

牛奶是人类膳食的重要组成部分，可为不同年龄段的人群提供基础能量和营养物质。在 2022 版《中国居民膳食指南》中，乳及乳制品的摄入量得到了特别强调，由原来 2016 版本中推荐摄入的 300 g/d，增加至新版的 300～500 g/d。大多数口腔健康状况在很大程度上是可以预防的，并且可以在早期阶段得到治疗。有关牛奶和龋病的研究最早始于 1932 年，Sprawson（1932a，1932b）提出牛奶在改善口腔健康方面具有积极作用。在随后一项为期 15 年的调查研究中，Mellanby 等（1944）也发现牛奶的日常摄入改善了儿童的牙齿状况。加拿大牙科协会研究委员会于 1958 年发布了一份有关牛奶消费与龋病关系的声明，其中审查了牛奶摄入与龋病发病率降低的相关证据，结论一致认为"牛奶是非致龋的"。2003 年世界卫生组织在《饮食、营养和慢性疾病的回顾》中指出，牛奶具有降低龋病风险的潜能，肯定了牛奶在控制口腔疾病中的有益作用。近年来，多名研究者使用多变量分析的观察性研究相继显示，乳及乳制品的消耗量与不同年龄患龋率之间呈现负相关（表 11.1）。

表 11.1　乳及乳制品与低患龋率的相关研究

研究对象	研究结果	参考文献
2058 名 3 岁日本儿童	大量食用酸奶可能与幼儿龋病患病率较低有关	Tanaka 等（2010）
442 名平均年龄 18 岁土著澳大利亚青少年	龋齿的风险因素包括社会因素、饮食习惯和口腔卫生；经常饮用软饮料和甜食、每周一次或更低频率饮用牛奶的青少年 DMFT*更高	Jamieson 等（2010）
388 名 3～5 岁加拿大地区因纽特儿童	牛奶摄入量与龋病呈保护性关联	Pacey 等（2010）
749 名从 9 岁到 15 岁的丹麦儿童和青少年	在儿童和青少年时期，大量摄入包括牛奶在内的乳制品可能有助于防治龋病的发展	Lempert 等（2015）
1256 名 14～15 岁澳大利亚青少年	青少年龋病经历的增加与含糖饮料的高消费水平之间存在很强的相关性，每天饮用一杯或更多牛奶的青少年平均 DMFT 较低	Skinner 等（2015）
560 名 9 岁伊朗学生	将牛奶作为零食会显著降低 DMFT	Biria 等（2015）
582 名平均年龄 7 岁的西班牙儿童	早餐中乳制品的摄入量与龋病呈显著负相关	Monteagudo 等（2015）
377 名 3～5 岁美国儿童	在进餐时摄入更多的牛奶以及避免用餐时食用预加糖的谷类食品可能会降低患非空洞性龋病的风险	Chankanka 等（2015）
359 名 18～74 岁埃及成年人	牛奶消费量与 DMFT 呈显著负相关	Abbass 等（2019a）
369 名 3～18 岁埃及儿童和青少年	儿童的乳牙 DMFT 与牛奶及奶制品的消费量呈负相关	Abbass 等（2019b）
1638 名 3 岁波兰儿童	在睡前不喝任何饮料，只喝水或不加糖的牛奶会降低龋病发生的可能性	Dorota 等（2021）

* DMFT 即一个人口腔中发生龋病的牙（面）数、因龋病失去的牙（面）数与因龋病做填充治疗的牙（面）数的和，用来表示个体患龋的情况。

1. 蛋白质

牛乳乳蛋白被认为是牛乳中抗龋的主要成分之一，其可通过结合牙齿硬组织表面进而影响葡糖基转移酶（Gft）、细菌黏附、牙釉质脱矿等途径达到抗龋效果。首先，牛乳中的蛋白质可结合到羟基磷灰石上，与唾液中的蛋白质、变形链球菌中的 Gft 共同竞争结合位点。酪蛋白约占牛乳蛋白质的 80%，以磷酸钙稳定的胶束复合物形式存在，与牙齿硬组织的结合量最大。Vacca-Smith 等（1994）将唾液包被的羟基磷灰石浸泡在含脂量 2% 的牛奶中，发现每平方米包被珠可结合 0.19 mmol/L 的 α-酪蛋白，0.24 mmol/L 的 β-酪蛋白和 0.16 mmol/L 的 κ-酪蛋白。牛乳蛋白还能够影响变形链球菌的 Gft，发挥间接抑菌的作用从而影响龋病进程。将羟基磷灰石圆盘置于口腔环境中并使用牛乳和 κ-酪蛋白冲洗后，羟基磷灰石上的 Gft 活性分别减少了 45%±5% 和 67%±2%，提示其可能会影响牙釉质表面牙菌斑生物膜的形成（Smith et al.，2000）。

牛乳中的乳过氧化物酶与无机离子、过氧化氢和氧化产物组成乳过氧化物酶系统。在一项体外实验中，Korpela 等（2002）使用液相色谱研究了乳中过氧化物酶系统对 GtfB、GtfC 和 GtfD 的影响，结果显示乳中过氧化物酶系统可抑制 GtfC 和 GtfD 对羟基磷灰石超过 90% 的吸附活性。乳过氧化物酶可通过过氧化氢催化硫氰酸根离子的氧化，从而生成具有广泛抗菌活性的反应产物。Welk 等（2011）将来自健康受试者的唾液与变形链球菌液制成悬浮液，向其添加含有乳过氧化物酶、硫氰酸和过氧化氢的混合液后移至平板培养，发现混合液在 15 min 时对变形链球菌表现出最强的抗菌活性。Amalia（2022）研究发现，受试者在食用高水平乳过氧化物酶的巴氏杀菌牛奶后的第七天时，唾液乳过氧化物酶水平显著增加，变形链球菌数量显著下降，具有统计学意义。

牛乳铁蛋白具有抑制变形链球菌聚集和黏附的能力。唾液在溶液相中会诱发细菌聚集，而细菌在固相中会黏附在唾液上。唾液对变形链球菌聚集的诱导依赖于唾液中铁的含量，且细菌聚集效率与唾液铁浓度成反比。牛奶中的乳铁蛋白是一种铁结合糖蛋白，可通过与唾液成分强烈结合来抑制唾液诱导的变形链球菌聚集，减少变形链球菌对羟基磷灰石的黏附。Berlutti 等（2004）将 20 μg/mL 的载脂蛋白或铁饱和形式乳铁蛋白加入至无铁唾液中后接种变形链球菌，发现铁饱和的乳铁蛋白通过向细菌提供铁来抑制细菌聚集。而载脂蛋白或天然乳铁蛋白通过螯合铁来诱导胁迫条件，变形链球菌通过增加流体相中的聚集来抵消这种胁迫条件（Brown et al.，2002）。Pinheiro 等（2020）开发了一种乳铁蛋白、乳过氧化物酶和溶菌酶与羟基磷灰石的组合，在体外与龋损牙齿进行黏合修复，发现该组合体能够减少变形链球菌的数量。

2. 乳衍生生物活性肽

牛乳酪蛋白经酶水解后可得到含磷酸丝氨酸簇的酪蛋白磷酸肽（casein phosphopeptide，CPP），其是一种具有螯合钙等矿物离子能力的生物活性肽。无定形磷酸钙（amorphous calcium phosphate，ACP）是羟基磷灰石的前体，在中性或碱性条件下 CPP 中的活性序列可与 ACP 紧密结合，形成酪蛋白磷酸肽-无定形磷酸钙（CPP-ACP）复合体。CPP-ACP 可在牙齿硬组织表面保持一种过饱和状态，为牙齿提供钙离子和磷酸根离子的储库；另外，CPP-ACP 还能形成一种迅速、有用的钙信号，阻止矿物质分解，使 ACP 在牙菌斑生物膜中定位，从而缓冲游离钙和磷酸根离子的活动，帮助维持牙齿硬组织的过饱和状态，抑制脱矿并提高再矿化率；同时通过其矿物结合特性影响口腔细胞环境的钙浓度，在一定程度时影响致龋细菌的代谢，达到间接抑菌或杀菌的作用。在体内研究中（Walker et al.，2009），含有 0.2%及 0.3% CPP-ACP 的牛奶相比对照组牛奶分别增加了牙釉质中 81%和 164%的矿物质含量。在临床研究中（Walker et al.，2006），添加 2.0～5.0g CPP-ACP 的牛奶分别使受试者牙釉质中矿物质含量增加了 70%和 148%，表明 CPP-ACP 牛奶具有再矿化龋病釉质病变的能力。除此之外，额外添加 CPP-ACP 的口香糖、漱口水、牙膏等商业产品在引入口腔环境后均表现出一定的龋病防治作用（Li et al.，2014）。基于该复合体抗龋活性开发的新型修复性牙科材料，在调控生物膜形成和抗脱矿方面已被证实具有出色表现。由 CPP-ACP 改性的玻璃离子水门汀（GIC）可吸附（3.01±0.37 ）μg 的蛋白质，帮助修复材料表面获得性膜的覆盖，并通过优先吸附的薄膜蛋白影响钙离子稳态或宿主与微生物群间的相互作用（Hu et al.，2022）。研究表明，1%（质量百分比）CPP-ACP 改性的 GIC 可抑制变形链球菌的生长，减少近 25%的生物膜菌量。3%（质量百分比）CPP-ACP 改性的 GIC 减少了变形链球菌 57%的生物膜体积、81%的生物膜平均厚度和 64%的生物膜最大厚度（Dashper et al.，2017）；同时显著促进了酸性条件下材料钙和磷酸根离子的释放，帮助牙齿硬组织的再矿化（Zalizniak et al.，2013）。

酪蛋白糖巨肽（casein glycomacropeptide，GMP 或 CGMP）为牛乳蛋白片段 κ-酪蛋白（106～169）的可变磷酸化和糖基化形式，是一种不含芳香族氨基酸的糖磷酸肽，在使用凝乳酶处理的奶酪生产过程中产生。在体外研究中（Schüpbach，1996），GMP 可通过掺入唾液膜从而防止致龋细菌黏附。在 Neeser 等（1994）的研究中，CPP 和 GMP 抑制了口腔细菌对唾液包被羟基磷灰石的黏附。Malkoski 等（2001）使用反相高效液相色谱证实 GMP 对变形链球菌活性具有浓度依赖性抑制。κ-酪蛋白糖肽（κ-casein glycopeptide，KCG）是牛奶中 κ-酪蛋白片段的糖基化形式。Dashper 等（2013）将变形链球菌在含有蔗糖和人工唾液培养基的流通池中孵育 16h 后使用 2.4 mg/mL KCG 处理，发现其分别使总生物膜体积和平均厚度降低了 59%和 69%，表明了 KCG 具有较强的抗菌活性。

3. 矿物质

牛奶中丰富的矿物质，特别是高含量的钙磷可减缓龋病发展。Harper（1987）在一项动物实验中测试了三种富含矿物质的牛奶浓缩物的致龋潜力，其中钙和磷含量不同。结果表明，在没有酪蛋白的情况下，乳中的钙和磷酸盐化合物也可为防止牙齿龋损而提供保护，而当牛奶中钙和磷酸盐被去除时，大鼠龋病发病风险明显增高（Beighton et al.，1979）。在体外试验中（McDougall，1977），经过人工脱矿处理的牙齿被浸入牛奶后，牛奶中钙含量降低的同时牙齿表面发生再矿化。Ricomini Filho 等（2021）将变形链球菌置于体外唾液包被釉质平板上生长，随后分别在人乳、牛乳、7.0%乳糖、4.5%乳糖及 10%蔗糖环境中暴露，通过评估表面硬度损失的百分比表明了人乳及牛乳较低的致龋潜力。Thomson 等（1996）使用置于体内的牙釉质平板模型，发现将人乳中的钙和磷浓度（22 mg/100 g、10 mg/100 g）升高到牛乳中的浓度（114 mg/100 g、96 mg/100 g）时，牙釉质脱矿减少了 70%。Weiss 等（1966）研究了原料乳、巴氏杀菌全脂及脱脂牛乳对体外釉质表面酸溶解度的影响，发现所有乳制品均降低了至少 20%的釉质溶解度。

4. 乳中其他成分

牛奶中除蛋白质和矿物质等主要成分外，还含有丰富的碳水化合物和脂肪。乳中 80%的碳水化合物是致龋性最低的乳糖，即使乳糖浓度增加，也未发现其致龋潜力增加。普通牛奶脂肪含量为 2.8%～3.5%。罗彦妮（2019）对不同脂肪含量牛奶的致龋性进行了研究，发现对比脱脂牛奶，全脂牛奶的抗龋效果较好，这与乳脂肪具有一定口腔清除的能力有关。此外，Grenby 等（2001）的研究结果表明，当去除牛奶中的乳糖、脂肪和蛋白质组分后，还存在比钙磷等矿物质更强大的保护因子。这是一种以相对较低浓度存在于乳汁中的水溶性成分，可能包括蛋白胨、糖蛋白、蛋白多糖、己糖胺和乳酸菌素等组分。研究者使用硫酸铵分馏脱脂乳进行制备，并将其命名为蛋白酶-蛋白胨馏分 3 和 5，其对脱矿具有显著的抑制作用。

11.3　防龋病的乳制品

11.3.1　风味乳

风味乳是乳制品的重要组成部分。值得注意的是，生产厂家为迎合消费者喜好、改善产品感官特性，往往会在风味乳中添加蔗糖、果酱和果葡糖浆等。当风味乳制品中具有高游离糖含量时，其致龋风险会远超其营养益处。一项有关中国青少年游离糖摄入量及其与龋病关系的横断面研究（Yang et al.，2021）显示，除含糖饮料（54.2%）外，风味牛奶及风味酸奶贡献了 14.9%的游离糖摄入量，增加了患龋的风险因素。Jensen 等（2000）的研究显示，食用甜味酸奶会增加牙齿硬组织的脱矿质，而不含糖的酸奶是非致龋的。

鉴于此，部分生产企业在乳饮料中加入木糖醇、甜叶菊等抗龋甜味剂，部分或全部替代传统糖源，在保证口味和营养的前提下，最大限度降低由额外添加糖导致的龋病发病率。木糖醇是一种天然存在的五碳糖多元醇，通过作用变形链球菌的果糖磷酸转移酶系统使其能量失衡，导致细菌饥饿来抑制其生长，进一步破坏菌斑形成。Chi 等（2016）选择了 153 名秘鲁儿童并随机分组，让他们每日饮用木糖醇牛奶和蔗糖牛奶，并在九个月后检测其牙齿生物膜中的变形链球菌。与蔗糖牛奶相比，木糖醇牛奶显著降低了变形链球菌的水平。甜叶菊是一种来源于植物的天然甜味剂，在体外牙釉质实验的牙菌斑生物膜模型中已被证实具有较低的致龋潜力（Giacaman et al.，2013）。在 Marya 等（2021）的随机对照临床试验中，饮用甜叶菊甜化的奶茶对维持生物膜 pH 具有潜在功效，对比精制糖和粗糖奶茶表现出最小致龋力。

11.3.2　氟化乳

在预防龋病方面，牛奶是成本效益相对较高的氟化物载体。世界上第一个"牛奶氟化计划"始于 1988 年的保加利亚。在这项计划中，3～10 岁儿童被给予 200 mL含 1 ppm（1ppm 为 10^{-6}）氟化物的牛奶或乳制品；在 1991 年和 1993 年的随访评估中，食用氟化牛奶的儿童比对照组减少了约 40%的乳牙龋病发病率（Pakhomov et al.，1995）。2004～2009 年的整群抽样结果显示（Petersen et al.，2015），食用氟化牛奶的 3 岁儿童患龋率在五年后下降了 33%，儿童龋坏、损失或填充的牙齿数量对比对照组也有所减少。这提示将牛奶作为载体，为个体定期定量提供适当的氟化物是能够帮助改善儿童口腔健康的。Bánóczy 等（2013）总结了来自 13个国家和地区有关牛奶氟化的研究报告，其中 18 项临床研究证明了牛奶氟化对龋病防治的有效性，包括 9 例预防乳牙龋病和 13 例预防恒牙龋病研究。

氟化牛奶可以以不同形式生产，如巴氏杀菌、超高温灭菌液体奶和奶粉。用于牛奶氟化的氟化物主要有氟化钠，少数采用一氟磷酸二钠和氟化钙。添加到乳中的大多数氟化物可与乳蛋白形成可溶性复合物，并以离子形式被释放出来，从而导致牙齿硬组织脱矿速率降低、再矿化速率增加以及降低牙菌斑生物膜中细菌的糖酵解过程，减少产酸过程。现有研究表明，牛奶中氟化物浓度对侵蚀的牙齿硬组织表现出一定的剂量效应，但即使在低浓度下（1 ppm）也可促进龋损牙齿的再矿化（Magalhães et al.，2014）。氟化牛奶同时具有抑制变形链球菌生物活性的作用。在一项体外实验中，Pratten 等（2000）研究了牛奶和氟化牛奶对口腔细菌生物膜的影响。结果显示，同一时间点，在牛奶和氟化牛奶中生长的生物膜变形链球菌比例分别为 5%和 0.04%；在牛奶中生物膜的 pH 保持在 4~4.5，而在氟化牛奶中的生物膜 pH 值可上升至 5 甚至更高。另外，氟元素还可以减少细菌胞外多糖的产生，抑制牙菌斑生物膜形成，减少细菌在牙齿表面的附着。

氟化牛奶目前最大的争议在于牛奶中的钙可能会与添加的氟化物结合，降低宿主对氟可得性。为了解氟化牛奶中氟的生物活性，近年来许多研究者尝试分析血液及尿液样本，但是因生物样本本身的独特性，得到的数据结果也有差异。因此，在能够明确使用含氟牛奶的益处之前，还需要进行更多高质量的随机对照试验。

11.3.3　奶酪

奶酪防治龋病的可能机制为，在咀嚼奶酪的过程中刺激生物膜周围唾液流动，唾液的碱性缓冲致龋生物膜中形成的酸；咀嚼奶酪还可增加牙菌斑生物膜中钙和磷的浓度，从而帮助再矿化的进行。在早期动物实验中，Edgar 等（1982）发现，当在饮食中添加奶酪时，饲喂高蔗糖饮食大鼠的唾液流量增加伴随着龋损减少，同时食用奶酪大鼠牙齿上的链球菌数量也减少。这与 Rosen（1984）的动物实验结果一致。在 Tabassum 等（2012）有关咀嚼不同奶酪对唾液酸性影响的比较研究中，受试者在食用巧克力之后咀嚼 Amul 出品的普通奶酪和 paneer 奶酪，唾液 pH由 6.73 分别升高至 7.30、7.54。在另一项体内研究中（Shah et al.，2022），食用奶酪后使唾液 pH 发生了显著提高，且口腔唾液中钙、磷、碱性磷酸酶等参数均有统计学意义上的增加。因此，Shah 等（2022）认为低 pH 环境中奶酪的消耗是有助于逆转致龋环境并帮助再矿化的。当食用 10%的蔗糖溶液冲洗 5min 后食用土耳其白奶酪，或直接食用土耳其白奶酪 1min 后，均会迅速提升生物膜的 pH（Sönmez et al.，2007）。

11.4　含益生菌的发酵乳制品

近年来，有学者认为益生菌可与口腔致病微生物相互竞争，通过改变生物膜成分，阻碍变形链球菌黏附和定植，降解致病菌毒素等作用预防龋齿，故提出了用益生菌防治龋病的理念。为探讨益生菌的有效载体及其防龋作用，已有多个国家对含有益生菌的乳制品进行体内临床试验研究。发酵乳是益生菌的良好载体，用于牛奶发酵的常见益生菌株包括嗜酸乳杆菌、鼠李糖乳杆菌、罗伊乳杆菌、植物乳酸杆菌、短双歧杆菌、长双歧杆菌和干酪乳杆菌等。

目前对于益生菌乳制品防龋效果的研究多以食用后变形链球菌数量减少作为益生的标准。有研究分析比较了鼠李糖乳杆菌 GG（LGG）（Qingru et al., 2016）、植物乳杆菌、罗伊乳杆菌 ATCC 55730（Söderling et al., 2011）对致龋病原菌的影响，这些益生菌或在一定程度上抑制了变形链球菌的增殖，或抑制了牙菌斑生物膜的生成，其中罗伊乳杆菌和鼠李糖乳杆菌的抑制能力最为明显。Caglar 等（2005）发现，短期食用含有双歧杆菌 DN-173010 的酸奶，可以降低唾液中龋病相关微生物的水平，这与 Pinto 等（2014）的研究结果一致。食用含有嗜酸乳杆菌 La5 和双歧杆菌 Bb12 的酸奶也具有同样的效果。Zoumpopoulou 等（2018）从 Feta、Kasseri、Xynotyri、Graviera、Formaela、Galotyri 和 Kefalotyri 等传统希腊乳制品中分离出 106 种乳酸菌，发现筛选出的嗜热链球菌 ACA-DC 26 对口腔病原体变形链球菌具有抑制活性。在 Ahola 等（2002）的双盲对照试验中，受试者持续三周每日食用含鼠李糖乳杆菌 GG（ATCC 53103）和鼠李糖乳杆菌 LC 705 奶酪。结果显示益生菌奶酪显著降低了口腔中变形链球菌的水平。

此外，有研究显示益生菌除具有抑制变形链球菌生长、减少变形链球菌数量的作用外，还能定植于口腔一段时间，并继续发挥抑菌作用。然而，益生菌定植于口腔内的时间是有限的，不同益生菌在口腔的定植能力不同。随着唾液冲刷，益生菌在口腔中的定植数量会逐渐衰减。今后可按照益生菌的衰减期，定期摄入益生菌乳制品来调控口腔微生态平衡。目前有关益生菌定植的研究对象多为成人，而成人口腔微生态菌群已稳定，摄入的益生菌很难在稳定条件下获得长期定植。因此，未来也需考虑在婴幼儿、青少年等口腔微生态相对不稳定的人群中进行益生菌定植研究。

参 考 文 献

罗彦妮. 2019. 不同种类牛奶的致龋性研究. 医学理论与实践, 32（4）：472-474.

Abbass M M, AbuBakr N, Radwan I A, et al. 2019a. The potential impact of age, gender, body mass index, socioeconomic status and dietary habits on the prevalence of dental caries among Egyptian adults: a cross-sectional study. F1000Research, 8: 243.

Abbass M M, Mahmoud S A, El Moshy S, et al. 2019b. The prevalence of dental caries among Egyptian children and adolescences and its association with age, socioeconomic status, dietary habits and other risk factors. A cross-sectional study. F1000Research, 8: 8.

Ahola A J, Yli-Knuuttila H, Suomalainen T, et al. 2002. Short-term consumption of probiotic-containing cheese and its effect on dental caries risk factors. Archives of Oral Biology, 47（11）: 799-804.

Amalia Z. 2022. Milk lactoperoxidase system and lactoperoxidase enzyme on the potential of *Streptococcus mutans* in children's saliva: literature review. 2nd Aceh International Dental Meeting 2021 (AIDEM 2021): 89-105.

Bánóczy J, Rugg-Gunn A, Woodward M. 2013. Milk fluoridation for the prevention of dental caries. Acta Medica Academica, 42(2): 156.

Beighton D, Mcintosh H A, Mcdougall W A. 1979. Bacteriological studies of the effects of cow's milk on dental plaque and dental caries in rats. Journal of Applied Bacteriology, 47(2): 255-262.

Berlutti F, Ajello M, Bosso P, et al. 2004. Both lactoferrin and iron influence aggregation and biofilm formation in *Streptococcus mutans*. Biometals, 17(3): 271-278.

Biria M, Amini M, Babaei M, et al. 2015. Dietary habits and caries experience among 9-year-old school children. JMED Research, 2015: 1-10.

Brown J S, Holden D W. 2002. Iron acquisition by Gram-positive bacterial pathogens. Microbes and Infection, 4(11): 1149-1156.

Busuioc M, Mackiewicz K, Buttaro B A, et al. 2009. Role of intracellular polysaccharide in persistence of *Streptococcus mutans*. Journal of Bacteriology, 191(23): 7315-7322.

Caglar E, Sandalli N, Twetman S, et al. 2005. Effect of yogurt with *Bifidobacterium* DN-173 010 on salivary *mutans Streptococci* and *Lactobacilli* in young adults. Acta Odontologica Scandinavica, 63(6): 317-320.

Chankanka O, Levy S M, Marshall T A, et al. 2015. The associations between dietary intakes from 36 to 60 months of age and primary dentition non-cavitated caries and cavitated caries. Journal of Public Health Dentistry, 75(4): 265-273.

Chi D L, Zegarra G, Huerta E C V, et al. 2016. Milk sweetened with xylitol: a proof-of-principle caries prevention randomized clinical trial. Journal of Dentistry for Children (Chicago, Ill.), 83(3): 152-160.

Cuadra-Saenz G, Rao D L, Underwood A J, et al. 2012. Autoinducer-2 influences interactions amongst pioneer colonizing *streptococci* in oral biofilms. Microbiology (Reading, England), 158(Pt 7):1783-1795.

Dashper S G, Catmull D V, Liu S W, et al. 2017. Casein phosphopeptide-amorphous calcium phosphate reduces *Streptococcus mutans* biofilm development on glass Ionomer cement and disrupts established biofilms. PLoS One, 11(9): 0162322.

Dashper S G, Liu S W, Walsh K A, et al. 2013. *Streptococcus mutans* biofilm disruption by κ-casein glycopeptide. Journal of Dentistry, 41(6): 521-527.

Dorota K O, Dariusz G, Anna S T. 2021. Protective factors for early childhood caries in 3-year-old children in poland. Frontiers in Pediatrics, 9: 583660.

Edgar W M, Bowen W H, Amsbaugh S, et al. 1982. Effects of different eating patterns on dental caries in the rat. Caries research, 16(5): 384-389.

Eriksson L, Holgerson P L, Johansson I. 2017. Saliva and tooth biofilm bacterial microbiota in adolescents in a low caries community. Scientific Reports, 7(1): 5861.

Giacaman R A, Campos P, Munoz-Sandoval C, et al. 2013. Cariogenic potential of commercial sweeteners in an experimental biofilm caries model on enamel. Archives of Oral Biology, 58(9):

1116-1122.

Grenby T H, Andrews A T, Mistry M, et al. 2001. Dental caries-protective agents in milk and milk products: investigations *in vitro*. Journal of Dentistry, 29 (2) : 83-92.

Harper D S. 1987. Modification of food cariogenicity in rats by mineral-rich concentrates from milk. Journal of Dental Research, 66 (1) : 42-45.

He X, Jing T, Wenjing H, et al. 2018. Oral microbiome shifts from caries-free to caries-affected status in 3-year-old Chinese children: a longitudinal study. Frontiers in Microbiology, 9: 2009.

Hu H, Burrow M F, Leung W K. 2022. Proteomic profile of *in situ* acquired pellicle on tooth and restorative material surfaces. Journal of Dentistry, 129: 104389.

Jamieson L M, Roberts-T K F, Sayers S M. 2010. Dental caries risk indicators among Australian Aboriginal young adults. Community Dentistry and Oral Epidemiology, 38 (3) : 213-221.

Jensen M E, Donly K, Wefel J S. 2000. Assessment of the effect of selected snack foods on the remineralization/demineralization of enamel and dentin. The Journal of Contemporary Dental Practice, 1 (3) : 1-17.

Korpela A, Yu X, Loimaranta V, et al. 2002. Lactoperoxidase inhibits glucosyltransferases from *Streptococcus mutans in vitro*. Caries Research, 36 (2) : 116-121.

Lempert S M, Christensen L B, Froberg K, et al. 2015. Association between dairy intake and caries among children and adolescents. results from the Danish EYHS follow-up study. Caries Research, 49 (3) : 251-258.

Li J, Xie X, Wang Y, et al. 2014. Long-term remineralizing effect of casein phosphopeptide-amorphous calcium phosphate (CPP-ACP) on early caries lesions *in vivo*: a systematic review. Journal of Ddentistry, 42 (7) : 769-777.

Magalhães A C, Levy F M, Souza B M, et al. 2014. Inhibition of tooth erosion by milk containing different fluoride concentrations: an *in vitro* study. Journal of Dentistry, 42 (4) : 498-502.

Malkoski M, Dashper S G, O'Brien-Simpson N M, et al. 2001. Kappacin, a novel antibacterial peptide from bovine milk. Antimicrobial Agents and Chemotherapy, 45 (8) : 2309-2315.

Marya C M, Kaur S M, Nagpal R, et al. 2021. Effect of consuming milk tea with stevia on plaque pH among dental students: cross-over RCT. Journal of Advances in Medicine and Medical Research, 33 (22) : 50-69.

McDougall W A. 1977. Effect of milk on enamel demineralization and remineralization *in vitro*. Caries Research, 11 (3) : 166-172.

Mellanby M, Coumoulos H. 1944. Improved dentition of 5-year-old London school-children. British Medical Journal, 1 (4355) : 837-840.

Monteagudo C, Téllez F, Heras-González L, et al. 2015. School dietary habits and incidence of dental caries. Nutricion Hospitalaria, 32 (1) : 383-388.

Neeser J R, Golliard M, Woltz A, et al. 1994. *In vitro* modulation of oral bacterial adhesion to saliva-coated hydroxyapatite beads by milk casein derivatives. Oral Microbiology and Immunology, 9 (4) : 193-201.

Pacey A, Nancarrow T, Egeland G M. 2010. Prevalence and risk factors for parental-reported oral health of Inuit preschoolers: nunavut Inuit child health survey, 2007-2008. Rural and Remote health, 10(2): 1368.

Pakhomov G N, Ivanova K, Moller I J, et al. 1995. Dental caries-reducing effects of a milk fluoridation project in Bulgaria. Journal of Public Health Dentistry, 55(4): 234-237.

Petersen P E, Kwan S, Ogawa H. 2015. Long term evaluation of the clinical effectiveness of community milk fluoridation in Bulgaria. Community Dental Health, 32(4): 199-203.

Pinheiro S R L, Silva C C D, Silva L A D, et al. 2020. Antimicrobial capacity of a hydroxyapatite-lysozyme-lactoferrin-lactoperoxidase combination against *Streptococcus mutans* for the treatment of dentinal caries. Indian Journal of Dental Research, 31(6): 916-920.

Pinto G S, Cenci M S, Azevedo M S, et al. 2014. Effect of yogurt containing *Bifidobacterium animalis* subsp. *lactis* DN-173010 probiotic on dental plaque and saliva in orthodontic patients. Caries Research, 48(1): 63-68.

Pratten J, Bedi R, Wilson M. 2000. An *in vitro* study of the effect of fluoridated milk on oral bacterial biofilms. Applied and Environmental Microbiology, 66(4): 1720-1723.

Qian J, Jia L, Liang C, et al. 2018. The oral microbiome in the elderly with dental caries and health. Frontiers in Cellular and Infection Microbiology, 8: 442.

Qingru J, Iva S, Veera K, et al. 2016. Interactions between *Lactobacillus rhamnosus* GG and oral micro-organisms in an *in vitro* biofilm model. BMC Microbiology, 16(1): 1-11.

Qudeimat M A, Alyahya A, Karched M, et al. 2021. Dental plaque microbiota profiles of children with caries-free and caries-active dentition. Journal of Dentistry, 104(6): 103539.

Ricomini F A P, De Assis A C M, Oliveira B E C, et al. 2021. Cariogenic potential of human and bovine milk on enamel demineralization. Caries Research, 55: 260-267.

Rosen S. 1984. Effect of cheese, with and without sucrose, on dental caries and recovery of *Streptococcus mutans* in rats. Journal of Ddental Research, 63(6): 894-896.

Schüpbach P. 1996. Incorporation of caseinoglycomacropeptide and caseinophosphopeptide into the salivary pellicle inhibits adherence of *mutans Streptococci*. Journal of Dental Research, 75(10): 1779-1788.

Shah T J, Manju R, Joshi A B, et al. 2022. Evaluation of the cariogenic potential and total antioxidant capacity of saliva after the consumption of candies and paneer: an *in vivo* study. Journal of Health and Allied Sciences NU, 12(4): 427-440.

Skinner J, Byun R, Blinkhorn A, et al. 2015. Sugary drink consumption and dental caries in New South Wales teenagers. Australian Dental Journal, 60(2): 169-175.

Smith A V, Bowen W H. 2000. The effects of milk and kappa-casein on salivary pellicle formed on hydroxyapatite discs *in situ*. Caries Research, 34(1): 88-93.

Söderling E M, Marttinen A M, Haukioja A L. 2011. Probiotic lactobacilli interfere with *Streptococcus mutans* biofilm formation *in vitro*. Current Microbiology, 62(2): 618-622.

Sönmez I S, Aras S. 2007. Effect of white cheese and sugarless yoghurt on dental plaque acidogenicity. Caries Research, 41(3): 208-211.

Sprawson E. 1932a. Concerning raw milk and immunity to dental caries. British Dental Journal, 53: 642-646.

Sprawson E. 1932b. Freedom from and immunity to dental caries. British Dental Journal, 53:

174-177.

Tabassum T, Kavitha R, Vasantha K, et al. 2012. Effect of chewing paneer and cheese on salivary acidogenicity: a comparative study. International Journal of Clinical Pediatric Dentistry, 5 (1): 20.

Tanaka K, Miyake Y, Sasaki S. 2010. Intake of dairy products and the prevalence of dental caries in young children. Journal of Dentistry, 38 (7): 579-583.

Thomson M E, Thomson C W, Chandler N P 1996. *In vitro* and intra-oral investigations into the cariogenic potential of human milk. Caries Research, 30 (6): 434-438.

Tomonori H, Taku F, Shigetada K. 2012. Evolution of cariogenic character in *Streptococcus mutans*: horizontal transmission of glycosyl hydrolase family 70 genes. Scientific Reports, 2 (1): 518.

Vacca-Smith A M, Wuyckhuyse B C V, Tabak L A, et al. 1994. The effect of milk and casein proteins on the adherence of *Streptococcus mutans* to saliva-coated hydroxyapatite. Archives of Oral Biology, 39 (12): 1063-1069.

Walker G D, Cai F, Shen P, et al. 2006. Increased remineralization of tooth enamel by milk containing added casein phosphopeptide-amorphous calcium phosphate. The Journal of dairy Research, 73 (1): 74-78.

Walker G D, Cai F, Shen P, et al. 2009. Consumption of milk with added casein phosphopeptide-amorphous calcium phosphate remineralizes enamel subsurface lesions *in situ*. Australian Dental Journal, 54 (3): 245-249.

Weiss M E, Bibby B G. 1966. Effects of milk on enamel solubility. Archives of Oral Biology, 11 (1): 49-57.

Welk A, Rudolph P, Kreth J, et al. 2011. Microbicidal efficacy of thiocyanate hydrogen peroxide after adding lactoperoxidase under saliva loading in the quantitative suspension test. Archives of Oral Biology, 56 (12): 1576-1582.

Wilson W A, Roach P J, Montero M, et al. 2010. Regulation of glycogen metabolism in yeast and bacteria. FEMS Microbiology Reviews, 34 (6): 952-985.

Yang Q, Xi Y, Liu H, et al. 2021. Free sugars intake among Chinese adolescents and its association with dental caries: a cross-sectional study. Nutrients, 13 (3): 765.

Zalizniak I, Palamara J E A, Wong R H K, et al. 2013. Ion release and physical properties of CPP-ACP modified GIC in acid solutions. Journal of Dentistry, 41 (5): 449-454.

Zoumpopoulou G, Tzouvanou A, Mavrogonatou E, et al. 2018. Probiotic features of lactic acid bacteria isolated from a diverse pool of traditional Greek dairy products regarding specific strain-host interactions. Probiotics and Antimicrobial Proteins, 10 (2): 313-322.

第 12 章

乳及乳制品对整个生命周期的健康影响

　　我国健康领域改革发展成就显著，虽然当前居民主要健康指标总体上优于中高收入国家的平均水平，但依然存在诸如妇女、老年人群贫血和某些地区儿童、青少年生长发育滞缓等营养不良问题。同时，营养相关慢性病如脑血管疾病、缺血性心脏病、高血压、糖尿病、肥胖、肿瘤等也呈现逐年上升趋势。《"健康中国 2030"规划纲要》发布了适合不同人群特点的膳食指南，建立健全居民营养监测制度，对重点区域、重点人群实施营养干预，重点解决微量营养素缺乏、部分人群油脂等高热能食物摄入过多等问题，逐步解决居民营养不足与过剩并存问题。《国民营养计划（2017—2030 年）》进一步提出了覆盖生命全周期的营养健康改善行动，包括生命早期 1000 天营养健康行动、学生营养改善行动、老年人群营养改善行动、临床营养行动等。还提出要针对不同人群的健康需求，着力发展保健食品、营养强化食品、双蛋白食物等新型营养健康食品。

　　乳品是多种营养物质的良好来源。但是长期以来我国居民乳品摄入量严重不足。2020 年《中国居民营养与慢性病状况报告（2020 年）》显示，城乡居民平均每人每日乳品摄入量仅为 25.9 g，远低于《中国居民膳食指南》推荐的 300 g 每日摄入量。2019 年 6 月，国务院发布了《关于实施健康中国行动的意见》，将合理膳食行动作为十五项专项行动之一，并强调了摄入包括奶类在内的多种食物的重要性。2020 年，全国卫生产业企业管理协会联合中国营养学会、中国奶业协会和中国乳制品工业协会共同研究提出了《中国居民奶及奶制品消费指导》，引导和推动我国居民的乳品消费。基于上述背景，本章针对不同年龄段的生理特点，对乳及乳制品对整个生命周期的健康影响进行梳理总结，以期为提高国民营养水平、促进健康中国建设提供科学依据和参考。

12.1　乳及乳制品对婴幼儿期的营养贡献

12.1.1　婴幼儿生长发育特点

　　婴儿期（出生至满一周岁前）是人类生长发育的第一高峰期，12 月龄婴儿体重将增至出生时的 3 倍，身长为出生时的 1.5 倍，乳牙开始萌发。幼儿（1 周岁到满 3 周岁）生长发育速度虽不如婴儿，但和成人相比亦非常旺盛。

婴儿出生时脑质量约为 0.37 kg，脑和神经系统的发育自孕中期开始持续到出生后的第二年甚至第三年，脑神经细胞可分裂增殖至 140 亿个。随着神经细胞体积的增大，突触的数量和长度增加及神经纤维的髓鞘逐渐完成，至 2 周岁时脑重达 0.9～1 kg，接近成人脑重的 2/3。幼儿期大脑发育速度较婴儿期有所减缓。

婴儿的消化系统尚未发育成熟，消化道功能不稳定。如新生儿的唾液腺不甚发达，唾液分泌较少，婴儿发育至 5～6 个月时唾液分泌显著增加，唾液淀粉酶也随之增加；婴儿的胃酸和消化酶的分泌量很少，消化酶的活力也较成人差；幼儿胃的容量已从婴儿时的 200 mL 增加到 300 mL，1 岁半幼儿的胃蛋白酶分泌量已接近成人水平；1 岁后幼儿消化道中的胰蛋白酶、糜蛋白酶、羧肽酶和酯酶活性接近成人水平；2 岁半幼儿的乳牙逐渐长齐，但咀嚼功能尚未发育完善，易发生消化不良及某些营养缺乏病。

婴幼儿处于生长发育的重要阶段，各种组织、细胞都在不断增大，除每天摄入一定数量营养素供体内热能消耗和组织、细胞修复更新外，还要提供生长发育所需的全部营养素，所以婴幼儿对于营养的需求相对远高于成人。如果长期营养供应不足，生长发育就会受阻，甚至停滞，影响幼年以及成年后的健康。

12.1.2　母乳喂养对婴儿生长发育的影响

母乳富含优质蛋白质、脂肪、碳水化合物以及比例适宜的矿物质和维生素，可全面满足婴儿生长发育的需要。我国婴儿能量需求量约为 540 kcal/d（男孩）（1 kcal=4186.8 J）和 490 kcal/d（女孩）。母乳（成熟乳）能量范围为 45～119 kcal/100 mL，据此每日摄入约 800 mL 母乳即可满足婴儿能量需要。

婴儿所需蛋白的质和量均优于成人，6 个月婴儿对必需氨基酸的需要量比成人多 5～10 倍，在成人所需 8 种必需氨基酸的基础上多了组氨酸。中国营养学会建议 1 岁以内婴儿的蛋白质摄入量为 1.5～3 g/（kg·d）。母乳中的蛋白质生物效价高，其含量和质量的变化精准地匹配婴儿的需求，平均浓度约为 2 g/（kg·d）。且母乳蛋白质相比牛乳蛋白更易于婴儿消化吸收。

婴儿对脂肪的需要量也高于成人，脂肪中所含的不饱和脂肪酸为婴儿发育所必需的物质，是形成神经组织如髓鞘等的必需物质。我国婴幼儿膳食推荐的脂肪供应量规定脂肪能量占总能量的百分比，0～6 月龄的婴儿自母乳获得脂肪占总能量的 47%，7～12 月龄的为 30%～40%。婴儿需要的碳水化合物占总能量的 30%～60%，母乳喂养的婴儿平均每日摄入碳水化合物量约为 12 g。

1. 体格发育

体重和身高是衡量婴儿生长发育状况的重要指标。体重反映身体各组织、器官等的综合质量，是儿童生长与近期营养状况的敏感指标；身长反映幼儿身体的总长度，与体重呈高度正相关。郭锋（2011）对合肥市361名新生儿体格发育数据分析发现，持续6个月纯母乳喂养婴儿的体重、身长和头围各发育指标高于其他喂养方式。除了营养成分合理外，母乳中还含有各类生长因子如类胰岛素生长因子、上皮生长因子和神经生长因子等，具有促进骨骼、肌肉、结缔组织和神经生长的作用。

2. 智力发育

Lee等（2016）调查了婴儿头三年内母乳喂养与认知发展之间的关联，共纳入697例健康婴儿，发现母乳喂养≥9个月的婴儿认知发展明显优于其他婴儿，表明较长时间母乳喂养可以改善婴儿的认知水平。Huang等（2014）对母乳喂养与儿童认知发展轨迹之间的关系进行探讨，结果表明母乳喂养与儿童认知水平紧密相关，纯母乳喂养的儿童具有较高的测试分数，且学校教育和其他经历并不能消除这种差距。Belfort等（2016）对出生到7岁之间的180名早产儿进行研究发现，在出生头28 d进行大量母乳喂养的婴儿大脑中特殊区域的脑容量较大，而且有较高的IQ以及较好的工作记忆。

母乳脂肪酸作为生物活性物质可影响婴儿中枢神经系统发育，尤其是多不饱和脂肪酸如二十二碳六烯酸（DHA）和花生四烯酸（AA）与婴儿的智力发育直接相关。DHA可以通过调节信号传导通路、神经递质传递、神经发育、髓鞘形成、膜受体功能等多个方面对大脑认知功能发挥重要作用。AA能够促进婴幼儿大脑和视神经发育，对提高婴幼儿智力、增强视敏度具有重要作用。正常情况下，DHA和AA在体内可分别由α-亚麻酸和亚油酸合成，但婴儿合成能力有限，因此来源于母乳的DHA和AA更为重要。

唾液酸是母乳中天然存在的碳水化合物，通常以低聚糖、糖脂或者糖蛋白的形式存在。含有唾液酸的糖脂称为神经节苷脂，在大脑和神经系统的产生和发育中发挥着非常重要的作用。神经节苷脂水平的降低与早期营养不良和学习能力降低有关，而补充唾液酸可以提高动物的学习行为。对放射性标记大鼠脑中唾液酸分布的分析表明，80%的唾液酸位于突触附近，参与神经细胞之间信号传递，增强学习表现和记忆力等认知功能（Lis-Kuberka et al., 2019）。此外，Khoury等（2023）的研究表明神经节苷脂上的唾液酸与DHA及总n-3脂肪酸具有显著相关性，这提示唾液酸与DHA可能在结构与功能上协同促进早期脑发育和认知。婴幼儿内源性合成唾液酸的能力较低，唾液酸的主要食物来源是母乳，也存在于牛奶、鸡蛋和奶酪中。

3. 免疫系统发育

母乳也是各种免疫活性物质的载体，能够促进婴儿肠道、代谢以及先天性和适应性免疫系统的发育和成熟。其中，乳铁蛋白主要由乳腺上皮细胞表达和分泌，在母乳中含量丰富。能与细菌竞争结合乳汁中的元素铁，阻碍细菌代谢和分裂繁殖，在预防新生儿和婴儿呼吸道与肠道感染中起重要作用。分泌型免疫球蛋白是在母乳中含量最多、对新生儿也最为重要的一类抗体，这些抗体分布在婴儿的咽部、鼻咽部和胃肠道局部黏膜表面，中和毒素、阻止细菌和病毒黏附及渗透，以防侵入人体。江明华等（2020）将 90 例新生儿分为人工喂养、混合喂养和纯母乳喂养三组，结果表明纯母乳喂养组婴儿的外周血免疫球蛋白及 T 淋巴细胞亚群指标优于其他两组。唐亮等（2020）研究发现，给予母乳喂养可以提高新生儿的血清 IgG 水平，从而增强机体免疫力。

母乳除了能为婴儿提供免疫成分帮助其抵御感染外，还可以帮助婴幼儿建立免疫体系。乳外泌体是由乳腺上皮细胞分泌的一种纳米级囊泡，通过与靶细胞融合将其中的活性 miRNA 从母体细胞传递到受体细胞，关键性地参与新生动物的免疫调节和炎症反应；母乳中唾液酸化的低聚糖是许多病原体的高度特异性受体，如引起婴儿腹泻的轮状病毒、霍乱弧菌毒素，可致新生儿脑膜炎和败血症的大肠杆菌。有文献报道，母乳喂养的早产儿出生头三个月唾液中的唾液酸水平是配方奶（粉）喂养早产儿的 2 倍，在对 4～5 月龄的足月儿研究中也得出相同结果。这说明，在婴儿免疫系统发育成熟和肠道正常菌群建立之前，唾液酸化的低聚糖与母乳中的其他免疫营养成分一起保护婴幼儿抵抗感染性疾病；越来越多的研究提示，母乳中微生物在新生儿肠道免疫系统启动、婴儿肠道免疫功能发育以及程序化进程中发挥重要作用。如母乳中的乳酸菌可以增强 Th1 相关细胞因子和 TNF-α 的释放，并激活 NK 细胞、CD4$^+$和 CD8$^+$T 细胞以及调节性 T 细胞（Fernández et al.，2013）。Kozak 等（2015）通过构建受致病性沙门菌刺激肠炎细胞模型发现来自母乳的干酪乳杆菌、乳酸乳球菌和婴儿双歧杆菌能够减少其促炎因子 IL-8 的释放，支持了母乳细菌可以调节婴儿免疫系统发育的观点。Li 等（2020）发现从母乳中分离出的鼠李糖乳杆菌能够阻断促炎途径，使血清中促炎细胞因子 TNF-α 和 IL-6 减少，抗炎 IL-10 增加，从而保护婴儿免受致病菌感染。

4. 对肠道健康的影响

出生后的几周内，婴儿体内就会出现大量微生物（细菌、病毒、真菌），其中大部分栖息在肠道，从多方面影响婴儿健康。这些微生物群落是如何出现的仍存在争议：一些研究人员开始质疑子宫是无菌环境的这一传统观念。但毋庸置疑，出生后婴儿的肠道发生了巨大变化。肠道菌群的微小变化也可能影响婴儿的长期健康，肠道菌群形成异常可能导致肠道炎症发生，是早产儿死亡的重要原因之一。

喂养方式是调节婴幼儿胃肠道微生物群组成和代谢功能的关键因素。如母乳喂养婴儿肠道内菌群中双歧杆菌与肠杆菌数量的比值约为 1000：1，双歧杆菌成为优势菌群；而人工喂养婴儿粪便中的肠杆菌、梭形杆菌和肠球菌的数量明显高于母乳喂养的婴儿，双歧杆菌和肠杆菌的数量比值约为 1：10。母乳中的成分能促进健康肠道微生物群的建立，包括母乳低聚糖、乳铁蛋白、溶菌酶、免疫球蛋白和脂类等。

母乳低聚糖（HMOs）作为婴儿肠道中有益菌的代谢底物有助于塑造婴儿肠道菌群。HMOs 可激活婴儿双歧杆菌的多种基因，使其在肠道菌群中占据主导位置，发挥加速免疫反应成熟，抑制炎症，改善肠道通透性和增加乙酸盐等作用。细菌的定植和过度的中性粒细胞活性，是坏死性小肠结肠炎发病机制的关键特征之一（王祎等，2019）。HMOs 可减少肠黏膜中性粒细胞的渗透和活化，还可以抑制空肠弯曲杆菌和杯状病毒增殖，以及阻止大肠杆菌所产生的热稳定性肠毒素与宿主细胞配体结合，与母乳喂养婴儿相比，喂养配方食品婴儿患坏死性小肠结肠炎的风险高达 6～10 倍（Nolan et al.，2020）。B 族链球菌是一种革兰阴性细菌性病原体，其感染是引发婴儿发病与死亡的主要原因。Andreas 团队（2016）通过咽和直肠拭子进行实验样本收集，发现 HMOs 可以阻止 0～90 d 婴儿 B 族链球菌的增殖。

母乳对生命早期肠道菌群调节的重要机制还包括多种免疫球蛋白和细胞因子对肠道免疫耐受及病原清除的调节，以及多种营养元素及激素对肠道菌群中不同物质代谢功能基因表达的调控。

5. 降低过敏发生率

过敏性疾病是指机体对常见的吸入性过敏原或食物性过敏原产生细胞介导的或特异性 IgE 介导的异常免疫反应，严重影响婴幼儿的生长发育及生活质量，危害其健康。因此，有效预防婴儿期过敏性疾病对婴幼儿生存质量意义重大。

黄维勇等（2021）选取广东省妇幼保健院接受过敏性疾病诊断的 243 例婴幼儿为研究对象，分析人工喂养和母乳喂养与过敏性疾病的关系，结果显示母乳喂养且喂养持续时间大于 3 个月可明显减少过敏性疾病的发生；且母乳喂养组婴幼儿哮喘和过敏性鼻炎发生率也低于人工喂养组。原因可能包括：乳母饮食中少量外来蛋白可诱导产生免疫耐受；母乳喂养促进了婴儿肠道微生态系统（双歧杆菌、乳酸杆菌为优势菌）的早期建立，不易产生肠道菌群失调；母乳中的生物活性成分能抑制 Th2 细胞反应，同时刺激产生大量相关细胞因子，为 Th1 细胞活化提供信号，纠正过敏原诱发的 Th1/Th2 免疫应答失衡。另外，母乳中的 SIgA 有助于促进婴儿肠道黏膜系统及免疫系统的成熟，从而降低婴儿过敏性疾病的发生率。

综上，"母乳喂养有益孕产妇和婴幼儿的身心健康"已经是科学共识。中国营养学会编著的《中国居民膳食指南（2016）》中的"婴幼儿喂养指南"及"哺乳期妇女膳食指南"，都将母乳喂养作为关键推荐。

12.1.3 婴幼儿配方粉成分分析

母乳是婴幼儿喂养的黄金标准，当母乳供应不足或因各种社会因素不能进行母乳喂养时，婴幼儿配方奶粉就成了最佳替代品。婴幼儿配方乳粉是指以牛乳（羊乳）及其加工制品为主要原料，加入适量的维生素、矿物质和其他辅料加工而成的，供婴幼儿（三周岁以内）食用的产品（表12.1）。为更好地适应我国婴幼儿营养健康需求，国家卫生健康委员会于 2016 年组织开启旧国标进一步修订完善工作，并于 2021 年 2 月 22 日发布 GB 10765—2021《食品安全国家标准 婴儿配方食品》、GB 10766—2021《食品安全国家标准 较大婴儿配方食品》和 GB 10767—2021《食品安全国家标准 幼儿配方食品》，以保障婴幼儿配方乳粉安全性、营养充足性，加强标准引领和创新驱动，指导和规范乳粉生产企业科学生产。

表 12.1 婴幼儿配方食品必需成分含量

类别	营养素	指标要求（每100 kJ）		
		婴儿配方食品	较大婴儿配方食品	幼儿配方食品
蛋白质、脂肪和碳水化合物指标	蛋白质（乳基）/g	0.43～0.72	0.53～0.84	0.43～0.96
	蛋白质（豆基）/g	0.53～0.72	0.43～0.84	—
	脂肪/g	1.05～1.43	0.84～1.43	0.84～1.43
	亚油酸/g	0.07～0.33	0.07～0.33	0.07～0.33
	α-亚麻酸/mg	12～N.S.	12～N.S.	12～N.S.
	亚油酸∶α-亚麻酸	5∶1～15∶1	5∶1～15∶1	5∶1～15∶1
	碳水化合物/g	2.2～3.3	2.2～3.3	1.8～3.6
维生素指标	维生素 A/μg RE	14～36	18～43	18～43
	维生素 D/μg	0.48～1.20	0.48～1.20	0.48～1.20
	维生素 E/mg α-TE	0.12～1.20	0.14～1.20	0.14～1.20
	维生素 K_1/μg	0.96～6.45	0.96～6.45	0.96～6.45
	维生素 B_1/μg	14～43	14～72	14～72
	维生素 B_2/μg	19～120	19～120	19～155
	维生素 B_6/μg	8.4～41.8	1.0～41.8	11.0～41.8
	维生素 B_{12}/μg	0.024～0.359	0.041～0.359	0.041～0.478

续表

类别	营养素	指标要求（每100 kJ）		
		婴儿配方食品	较大婴儿配方食品	幼儿配方食品
维生素指标	烟酸烟酰胺/μg	96～359	110～359	110～359
	叶酸/μg	2.9～12.0	2.4～12.0	2.4～12.0
	泛酸/μg	96～478	96～478	96～478
	维生素 C/mg	2.4～16.7	2.4～16.7	2.4～16.7
	生物素/μg	0.36～2.39	0.41～2.39	0.41～2.39
	胆碱/mg	4.8～23.9	4.8～23.9	—
矿物质指标	钠/mg	7～14	N.S.～20	N.S.～20
	钾/mg	17～43	18～54	18～69
	铜/mg	14.3～28.7	8.4～28.7	6.9～34.9
	镁/mg	1.2～3.6	1.2～3.6	1.4～4.3
	铁（乳基）/mg	0.10～0.36	0.36～0.48	0.24～0.60
	铁（豆基）/mg	0.15～0.36	0.24～0.48	—
	锌（乳基）/mg	0.12～0.36	0.12～0.36	0.10～0.31
	锌（豆基）/mg	0.18～0.36	0.18～0.36	—
	锰/μg	0.72～23.90	0.24～23.90	—
	钙/mg	12～35	17～43	17～50
	磷（乳基）/mg	6～24	8～26	8～26
	磷（豆基）/mg	7～24	10～24	—
	钙磷比值	1∶1～2∶1	1.2∶1～2∶1	1.2∶1～2∶1
	碘/μg	3.6～14.1	3.6～14.1	—
	氯/mg	12～38	N.S.～52	1.4～14.1
	硒/μg	0.72～2.06	0.48～2.06	N.S.～52

注：N.S.表示未明确规定，下同。

1. 蛋白质

评价婴幼儿配方食品的重要指标之一是蛋白质的质和量。我国 GB 10765—2021《食品安全国家标准 婴儿配方食品》规定乳基粉蛋白质含量为 0.43～0.72 g/100kJ；参考摄入量为 9 g/d。GB 10766—2021《食品安全国家标准 较大婴儿配方食品》规定乳基粉蛋白质含量为 0.53～0.84 g/100 kJ；参考摄入量为 20 g/d。GB 10767—2021《食品安全国家标准 幼儿配方食品》规定蛋白质含量为 0.43～0.96 g/100 kJ；参考摄入量为 25 g/d。

婴幼儿配方粉的母乳化始终沿着模拟母乳成分的方向发展。母乳化不是对母乳成分和组成的简单模拟，而是模拟母乳的营养和生物活性。母乳和牛乳蛋白质的主要差别在于酪蛋白和乳清蛋白（表 12.2）。母乳中乳清蛋白与酪蛋白比例是 6∶2，牛乳乳清蛋白与酪蛋白比例是 7∶24。母乳酪蛋白只含有 β-酪蛋白和 κ-酪蛋白，不含牛乳中占主要成分的 α-酪蛋白；母乳乳清蛋白不含 β-乳球蛋白，而乳铁蛋白、溶菌酶、血清白蛋白等含量较高。母乳 α-乳白蛋白富含人体必需的各种氨基酸，尤其是色氨酸、赖氨酸和半胱氨酸的相对含量较高。研究表明，添加如 α-乳白蛋白、乳铁蛋白、β-酪蛋白、水解蛋白、乳脂肪球膜蛋白等成分的婴幼儿配方乳粉减少了婴幼儿胃肠道不适的发生率，有效降低婴幼儿的肾脏负担，提高了蛋白质的利用率（Logeshwaran et al.，2020）。

表 12.2　牛乳和母乳的蛋白质组成区别

组成	母乳/（g/100L）	牛乳/（g/100L）	功能
酪蛋白	2.00	24.00	
α_{s1}-酪蛋白	0	16～21	
α_{s2}-酪蛋白	0	12～17	过敏反应
β-酪蛋白	1.28	6～10	
κ-酪蛋白	0.54	3.00	
γ-酪蛋白	0	1.00	
乳清蛋白	6.00	7.00	
α-乳白蛋白	3.00	1.00	
β-乳球蛋白	0	4.00	过敏反应
乳铁蛋白	1.71	痕量	抑菌、补铁
溶菌酶	400	0.13	抑制肠道有害菌
血清白蛋白	0.50	0.40	免疫功能
IgA	1.00	0.13	免疫功能
IgG	0.03	0.60	免疫功能
IgM	0.02	0.03	免疫功能
氨基酸	13.00	33.00	
必需氨基酸	4.00	16.00	
牛磺酸	42.10	1.20	增强免疫力
非蛋白氮	0.50	0.30	

　　婴幼儿膳食的蛋白质成分还可基于母乳氨基酸组成进行评价。针对性地补充牛乳中相对缺乏的氨基酸，优化牛乳中氨基酸比例，可改善婴幼儿对蛋白质的消化、吸收和利用率。表 12.3 为 GB 10765—2021 中推荐的婴幼儿配方食品中必需和半必需氨基酸含量值。

表 12.3　推荐的婴幼儿配方食品中必需与半必需氨基酸含量值

氨基酸	指标/（mg/100 kcal）
半胱氨酸	38
组氨酸	41
异亮氨酸	92
亮氨酸	169
赖氨酸	114
蛋氨酸	24
苯丙氨酸	81
苏氨酸	77
色氨酸	33
酪氨酸	75
缬氨酸	90

2. 脂肪

脂肪是人体重要的组成部分，同时为婴儿生长发育提供能量。脂肪占婴儿期摄入能量的 15%～23%。母乳脂肪在婴幼儿的发育过程中可提供超过 50% 的能量，同时对多种维生素和矿物质的吸收起到促进作用。我国婴幼儿配方奶粉的国家标准 GB 10766—2021 也规定，脂肪能量应占到总能量的 41.4%～51.3%。

牛乳和母乳在乳脂肪含量上接近，但在脂肪酸组成上差异很大（表 12.4）。母乳中总饱和脂肪酸含量为 4%～4.5%，其中三酰甘油约占 98%。母乳中脂肪酸种类复杂，富含各种饱和脂肪酸、单不饱和脂肪酸及多不饱和脂肪酸、亚油酸、α-亚麻酸、二十二碳六烯酸（0.3%～1.9%）等。母乳与牛乳的脂肪酸组成差异较大还体现在：牛乳中短链及中长链饱和脂肪酸含量高于母乳，多不饱和脂肪酸含量明显低于母乳。

表 12.4　母乳和牛乳脂肪酸的差异

脂肪酸	母乳/（mg/g 脂肪）	牛乳/（mg/g 脂肪）
丁酸		3.5
己酸		1.9
辛酸		1.3
癸酸	1.4	2.5
月桂酸	6.2	2.8

续表

脂肪酸	母乳/（mg/g 脂肪）	牛乳/（mg/g 脂肪）
肉豆蔻酸	7.8	10.7
棕榈酸	22.1	27.8
硬脂酸	6.7	12.6
十六碳四烯酸	3.1	2.5
油酸	35.5	26.5
二十碳烯酸	0.96	痕量
亚油酸	8.9	2.5
亚麻酸	0.42	1.6
AA	0.72	痕量
EPA	痕量	痕量
DHA	痕量	痕量

　　奶粉中多不饱和脂肪酸性质不稳定，尤其在加热及储藏过程中更容易氧化。目前，国内婴儿配方奶粉中常用油脂主要来自高油酸葵花籽油、低芥酸菜籽油、大豆油、棕榈油等。其中，对脂肪氧化影响最大的是磷脂、植物油和多不饱和脂肪酸。在适宜的水分、温度、湿度条件下，此类物质通过氧气的分解作用生成氧化物，在合适的条件下加速脂肪分解，从而增加奶粉产品中的过氧化值。

　　在婴幼儿配方乳粉脂肪配方设计时，可通过添加植物油的方式调整配方中饱和脂肪酸和不饱和脂肪酸的构成比例；通过 OPO 调整配方中棕榈酸在脂肪酸甘油酯中的比例，我国 GB 14880—2012《食品安全国家标准　食品营养强化剂使用标准》明确规定，OPO 在婴儿配方食品、较大婴儿配方食品以及幼儿配方食品中的添加量范围分别为 24～96 g/kg、32～96 g/kg 以及 24～96 g/kg。

　　此外，母乳脂质中少量或微量成分虽然含量较低，但营养和生理功能不可忽视，DHA、AA 等长链多不饱和脂肪酸对婴幼儿大脑、神经、视网膜发育及心血管疾病预防具有重要作用，添加至婴幼儿配方食品中的标准如表 12.5 所示。

表 12.5　婴幼儿配方食品中 DHA 和 AA 含量标准

营养素	指标要求（每 100 kJ）		
	婴儿配方食品	较大婴儿配方食品	幼儿配方食品
DHA/mg	3.6～9.6	3.6～9.6	N.S.～9.6
AA/mg	N.S.～19.1	N.S.～19.1	N.S.～19.1

注：N.S.表示未明确规定，下同。

3. 碳水化合物

中国营养学会推荐 0～6 月龄婴儿、7～12 月龄婴儿及 1～3 岁幼儿总碳水化合物的摄入量分别为 60 g/d、85 g/d 和 120 g/d。成熟母乳中所含碳水化合物 84% 左右是乳糖，其余为低聚糖类。因此在婴幼儿配方奶粉的配制过程中，应适当提高乳糖的含量，不添加麦芽糊精和淀粉类，以利于婴幼儿对碳水化合物的消化吸收。GB 10766—2021《食品安全国家标准 较大婴儿配方食品》规定碳水化合物的来源应首选乳糖，乳糖占碳水化合物总量应≥90%；而 GB 10767—2021《食品安全国家标准 幼儿配方食品》规定乳糖量占碳水化合物总量应≥50%。尽管婴幼儿奶粉中添加蔗糖可以提供碳水化合物，但容易引起婴幼儿龋齿和肥胖症的发生。

HMOs 是母乳中含量仅次于乳糖的第二大糖源，在初乳和成熟乳中的浓度分别为 20.0～25.0 g/L 和 5.0～20.0 g/L，是牛乳的 100～1000 倍。将现有低聚糖添加到婴配粉中可模拟母乳低聚糖的功能。根据法规要求，低聚糖作为益生元类物质的来源之一在婴儿配方食品、较大婴儿和幼儿配方食品中总量不超过 64.5 g/kg，即 6.45%，而我国婴配粉中低聚糖的添加量为 1%～3%，远低于此限制。2017 年 5 月 31 日，N-乙酰神经氨酸（唾液酸）被国家卫生和计划生育委员会批准为新食品原料。2017 年 12 月 19 日，欧盟发布（EU）2017/2375 号决议，批准 N-乙酰神经氨酸作为一种新型食品成分投放市场。母乳初乳中的唾液酸含量在 1.5 g/L 左右，当前国内尚未有唾液酸的添加量标准，而美国将婴儿配方奶粉中的唾液酸含量标准定为 300～600 mg/L。按照美国婴儿配方奶粉中的唾液酸含量标准下限 300 mg/L，以及 1 L 液态奶大约需要冲调 100 g 奶粉粗略测算，唾液酸需求量达 6000 t 以上。

综上，虽然配方奶粉能基本满足 0～6 个月婴幼儿生长发育的营养需求，但只是保证了部分营养素的数量和比例接近母乳，无法模拟母乳中一整套完美独特的营养和生物活性成分体系，如低聚糖、乳铁蛋白和免疫球蛋白等以及很多未知的活性成分；母乳喂养过程和奶瓶喂养过程给予婴幼儿的体格、心理和智力的体验是完全不同的两个过程。任何配方奶粉都不能和母乳相媲美，只能作为纯母乳喂养失败后的无奈选择，或者 6 月龄后对母乳的补充。

12.2 乳及乳制品对儿童及青少年的营养贡献

12.2.1 儿童及青少年的生理特点

通常称 3～6 岁为学龄前儿童，7～12 岁为学龄儿童，13～15 岁为少年，16～19 岁为青年。学龄前儿童生长速度略低于 3 岁前，体重每年增长 1.5～2 kg，身高每年增长 5～8 cm。此期儿童大脑的质量继续增加，到 6 岁时脑质量约达 1280 g，基本接近成人。3 岁儿童神经细胞的分化已基本完成，但脑细胞体积的增大和神经纤维的髓鞘化仍在继续，神经冲动的传导速度明显快于婴幼儿时期。尽管 3 岁时儿童乳牙已出齐，但学龄前儿童消化器官尚未完全发育成熟，特别是咀嚼和消化能力远不如成人，易发生消化不良。处于学龄期的儿童体格仍维持稳步增长，身高、体重在该阶段后期增长较快，但各系统器官的发育快慢不同，神经系统发育较早，生殖系统发育较晚，皮下脂肪年幼时较发达，肌肉组织到学龄期才发育加速。

青春期是个体从童年向成年逐渐过渡的时期，青少年的外部形态、生理功能、心理行为等都发生着巨大变化，主要特点为：① 体格生长加速，以身高为代表的形态指标出现第二次生长突增；② 各内脏器官体积增大、质量增加，功能日臻成熟；③ 内分泌功能活跃，生长发育相关激素分泌明显增加；④ 生殖系统功能发育骤然加快，迅速成熟；男女外生殖器和第二性征迅速发育，两性的外部形态特征差异更明显；⑤ 青少年在此期还必须承担一定的学习任务和适度体育锻炼。因此，充足的营养是此时期体格生长及性征发育的物质基础。

12.2.2　儿童及青少年的营养需求

1. 宏量营养素

青少年蛋白质需要量包括蛋白质的维持量以及生长发育所需储存量，每天需要摄入 55~75 g。处于生长阶段的少年儿童对蛋白质缺乏更为敏感，常表现为生长迟缓、低体重、免疫功能下降等。然而，过多蛋白质摄入也会使尿钙排泄增多、肝肾负担加重等。适宜的脂类摄入量对于维持青少年的发育与健康必不可少，儿童期脂肪适宜摄入量以占总能量的 25%~30%为宜。青少年时期是生长发育的高峰期，能量的需求也达到了高峰。但是，膳食脂肪摄入过多会增加超重肥胖、高血压、血脂异常等的风险。我国 6~17 岁儿童膳食脂肪摄入量应占供能比的 20%~30%。与蛋白质和脂肪相比，碳水化合物是更容易被机体利用的能量。学龄期儿童与青少年膳食中碳水化合物适宜摄入量以占总能量的 55%~65%为宜。保证适量碳水化合物的摄入，不仅可以避免脂肪的过度吸收，同时会增加膳食纤维及具有健康效用低聚糖的摄入量，对预防肥胖及心血管疾病都有重要意义。

2. 微量元素

1）矿物质

与青少年生长发育关系比较密切且容易缺乏的矿物质主要包括钙、铁和锌。

钙是构成骨骼、牙齿和软组织的重要成分，为了满足突增高峰的需要，11~18 岁青少年钙的适宜摄入量为 1000 mg/d，7~10 岁钙的适宜摄入量为 800 mg/d。钙的可耐受摄入量为 2000 mg/d。青少年钙摄入充足还有助于青壮年时期（30~40

岁）骨密度峰值达到较高水平，从而降低中老年时期骨质疏松风险。

铁主要参与人体对氧的运输和利用，青少年生长发育期对铁需要量增加，特别是青春期生长加速阶段，需要每天摄入 15～18 mg。铁缺乏可以引起贫血，身体耐力、免疫和抗感染能力降低，生长迟缓及学习能力下降，这种认知和学习能力的损害在补铁后也难以完全恢复。

锌对青少年生长发育、智力发育、免疫功能、物质代谢和生殖功能均具有重要的作用，需要每天摄入 9.0～11.5 mg。青少年锌缺乏的表现包括味觉障碍、偏食、厌食或异食、生长迟缓、性发育或功能障碍、免疫功能低下等。

2）维生素

青少年比较容易缺乏的主要维生素包括维生素 A、维生素 C 和维生素 D 等。青少年需要充足的维生素 A 来保持黏膜完整，维护视力健康，维持免疫功能，需要每天摄入 630～820 µg RAE。维生素 D 主要促进人体对钙的吸收和利用，也参与调节机体免疫功能，每天需要摄入 10 µg。长期维生素 D 缺乏与骨软化、骨质疏松有关，青少年多见亚急性佝偻病，以骨质增生为主，易出现腿疼和抽搐。维生素 D 主要靠皮肤经过适当的日光紫外线照射后合成，或额外的维生素 D 补充。维生素 C 具有抗氧化作用，在铁的利用、叶酸还原、胆固醇代谢，以及抗体、胶原蛋白、神经递质合成等方面发挥重要作用，每天需要摄入 90～100 mg。

12.2.3　乳及乳制品的营养贡献

2003 年 7 月 9 日，学生饮用奶计划部际协调小组办公室组织实施的"学生奶奶源升级计划"正式启动，为学生饮用奶提供充足的优质奶源和产品质量安全保证。国家卫生和计划生育委员会发布了 WS/T 554—2017《学生餐营养指南》，明确要求，6～11 岁年龄段每人每天食用奶及奶制品 200 g，12～17 岁年龄段每人每天食用奶及奶制品 250 g。2018 年 6 月 3 日，国务院办公厅印发《关于推进奶业振兴保障乳品质量安全的意见》（国办发〔2018〕43 号），明确要求大力推广国家学生饮用奶计划。

我国持续了 22 年的国家学生饮用奶计划已惠及 31 个省、6 万所学校的 2200 万中小学生，通过宣传健康教育、加强学生饮用奶生产的监督管理、提升奶源质量安全水平等一系列措施，使国家学生饮用奶计划发展从无到有、规模从小到大，实施范围从城市到乡村、从发达地区到贫困地区，对改善提高中小学生的健康水平发挥了重要作用。

1. 促进生长发育

乳及乳制品的摄入可改善儿童及青少年的体格发育和营养状况。DeBoer 等（2015）随机选取了 98 名 8～10 岁儿童，每天给予 200 g 牛奶，16 周后牛奶组儿童体重和身高的增长高于对照组。Dougkas 等（2019）通过总结 43 项横断面研究、31 项纵向队列研究和 20 项随机对照试验，发现牛奶及其他乳制品始终与儿童肥胖和肥胖指标无关或呈负相关。中国疾病预防控制中心营养与健康所专家也做过跟踪调查，结果显示，经常饮奶的学生相比较少饮奶的学生，身高提高 1.2 cm，坐高提高 0.6 cm，桡骨尺骨矿物质含量均增加 0.037 g/cm，营养状况明显改善。此外，Schlossman（2018）分析了乳制品对 Guinea-Bissau 村庄中营养不良儿童的影响的实验数据，发现较高的乳制品摄入量可缓解儿童营养不良，且较高的乳蛋白摄入量可预防儿童中度急性营养不良，这与 Suri 等（2016）的研究结果一致。Nguyen 等（2018）分析了来自四个国家 12376 名儿童的乳制品摄入量与其营养状况之间的关系，数据显示与不食用乳制品的儿童相比，每天食用乳制品的儿童发育迟缓和体重不足的发生率较低。

2. 对骨密度的影响

骨矿物质密度是指单位面积或单位体积所含的骨量。儿童及青少年期骨骼生长发育快速，以骨量积累为主，40%～50%骨量都是在这一时期积聚的，到 18 岁时峰值骨量的 90%已累积完成。改善青春期的峰值骨量、增强其骨密度对减缓中老年时期的骨量丢失及预防骨质疏松十分重要。骨密度与膳食因素密切相关，针对儿童及青少年的研究显示，高水平乳制品摄入量的饮食模式对骨骼健康会产生积极影响。Bielemann 等（2018）对 3444 名 6 岁儿童进行骨密度测量，并通过问卷调查评估其乳制品摄入量，发现乳及乳制品的摄入量与骨密度增加有关。

乳及乳制品是儿童期最主要的钙源，钙一方面以羟基磷灰石的形式作为骨骼的结构成分存在，另一方面作为身体内的钙储备池参与对血钙浓度的调节。儿童期钙缺乏会引起营养性佝偻病的发生。儿童及青少年的推荐钙摄入量为 1000～1200 mg/d。牛乳中的钙含量约为 1210 mg/L，应确保儿童、青少年日常膳食中牛奶、奶酪等富含钙的营养物质的供给。钙转运蛋白呈维生素 D 依赖性，充足的维生素 D 摄入可促进小肠及肾小管对钙、磷的重吸收，促进骨骼健康。

乳及乳制品还提供蛋白质、磷酸盐、维生素等有助于骨骼健康的营养物质。乳中蛋白质可为机体提供必需氨基酸用于构建骨基质。如酪蛋白水解得到的酪蛋白磷酸肽可以隔绝钙等阳离子，与肠道内阴离子结合产生沉淀，使钙一直维持可溶状态，更好促进机体对钙的吸收利用。蛋白质还可改变促骨激素胰岛素样生长因子-Ⅰ的分泌，胰岛素样生长因子-Ⅰ可刺激骨骺生长板中软骨细胞的增殖和分化以及通过对成骨细胞的直接作用来促进骨生长。

3. 抗龋齿

龋病是在以细菌为主的多种因素条件作用下，牙体硬组织发生的一种慢性破坏性疾病，在儿童中发病率较高。龋齿可以引起牙齿疼痛，进而影响患者的咬合功能和营养吸收，目前已被 WHO 列为三大重点防治的感染性疾病之一。口腔内的主要致病微生物为变形链球菌、乳酸杆菌和放线菌等，细菌利用口腔内的食物残渣代谢产酸，当牙釉质接触到有机酸时，固体磷酸钙溶解为游离钙，这些钙通过唾液运动从口腔中移除造成牙釉质脱矿，最终导致龋齿的发生。

越来越多的研究证实乳及乳制品具有一定的抗龋作用。Lempert 等（2015）在调查乳制品摄入量与龋齿发病率之间的相关性时，选取 749 名 9 岁儿童和 340 名 15 岁青少年为研究对象，发现乳制品摄入量与龋齿发病率呈负相关。乳及乳制品的抗龋特性是由多种因素引起的：首先，乳糖含量低（新鲜牛乳中乳糖含量基本在 4.5%～4.8%之间），致龋能力有限。其次，高钙和磷酸盐含量可防止牙釉质脱矿，并有助于其再矿化。Ravishankar 等（2012）以 68 名 17～20 岁的学生为研究对象，分析饮用牛奶后其牙菌斑中的钙和磷水平，发现饮用牛奶组其牙菌斑中钙和磷水平增加，有助于牙釉质再矿化，在一定程度上抑制龋齿的发生。最后，酪蛋白被认为是牛奶中龋齿保护作用的主要成分之一，其防龋效果包括干扰细菌黏附和防止牙釉质脱矿。Philip 等（2019）在大鼠龋齿模型实验中证明了高酪蛋白牛奶饮食具有明显的防龋效果，且显著降低变形链球菌的比例。酪蛋白经水解得到的酪蛋白磷酸肽与无定形磷酸钙在牙齿表面形成纳米团簇，提供钙离子和磷酸盐离子的储存库，以维持牙齿珐琅质的超饱和状态，这将缓冲牙菌斑的 pH，也为牙釉质再矿化提供离子（Philip et al.，2019）。

4. 预防肥胖

大量流行病学研究和随机对照试验结果表明，在不增加能量的前提下，增加乳制品的摄入有利于控制体重和预防肥胖。Wang 等（2014）对 3440 名参与者的 11683 项数据进行了分析，发现每天摄入 3 份（每份约 250 mL，以牛奶计）及以上总乳制品者，每年的体重增加显著低于每日摄入少于 1 份总乳制品者；和酸奶摄入量每周小于 1 份的人相比，每周摄入酸奶 3 份及以上者每年体质量增长显著减少，腰围增长极显著下降。Keast 等（2015）调查美国 8～18 岁儿童及青少年的酸奶及其他乳制品摄入量与肥胖指标之间的关系，发现酸奶及其他乳制品的摄入量能够降低体脂率。

乳制品是膳食中钙的重要来源，而钙与维生素 D 对体质量调控的影响已有多方面的研究证实。一方面，低钙饮食导致 1,25-二羟维生素 D_3 水平上升，胞外 Ca^{2+} 浓度提高，前者激活脂肪酸合成酶，后者刺激胰岛素大量释放，促进脂肪合成酶的转录，抑制脂肪分解；富含钙的膳食可增加脂肪氧化，促进脂肪细胞凋亡。另一方面，钙在胃肠道中和脂肪酸作用形成不溶性钙皂，从而减少脂肪吸收，降低膳食能量的利用率。据 Rosenblum 等（2012）的临床研究，增加钙与维生素 D 的摄入可能会使超重和肥胖成年人的体重与内脏脂肪组织减少,并且这两种营养素可能有助于调节脂质代谢和/或脂肪分布。Nappo 等(2019)以 2744 名平均年龄为 11.7 岁的儿童为研究对象,对其总膳食钙进行评估,探究来自乳制品与非乳制品的钙与人体测量指标之间的关系,发现在发育年龄摄入乳品钙可降低肥胖指数,而非乳品钙的摄入与肥胖指数无关联。

乳制品是优质蛋白质的来源。研究表明,在能量摄入限制情况下,和标准蛋白质摄入量相比,适当增加蛋白质的膳食有利于降低脂肪组织质量,还可以减少体质量反弹,有利于长期体质量的控制(Wycherley et al., 2012)。原因之一是蛋白质所诱导的生热作用:乳及乳制品中的高蛋白膳食在餐后 2.5 h 时的生热作用约为同时间点碳水化合物膳食的 2 倍。另一机制可能是增加饱腹感和控制食欲:摄入蛋白质可提升饱腹感及胰高血糖素样肽-1、PYY3-36 和胰高血糖素水平(Belza et al., 2013)。此外,乳清蛋白质富含亮氨酸,其促进肌肉生成的作用优于其他蛋白质,这也可能是乳类蛋白质有利于改善体重的原因之一。

乳类中共轭亚油酸是仅存于反刍动物奶及肉中的一种脂肪酸,其控制体重的机理包括:减小脂肪细胞的体积,同时修饰脂肪细胞分化;刺激脂肪细胞凋亡及调控脂类代谢;通过作用于脂蛋白脂酶和硬脂酰辅酶去饱和酶而减少脂质堆积。陈林等(2022)探究了不同共轭亚油酸异构体对小鼠脂肪沉积的影响,发现顺-9,12-和反-10,11-共轭亚油酸均可显著降低小鼠脂肪沉积,其机制可能与共轭亚油酸能够促进机体能量代谢和改变肠道菌群结构有关。

12.3　乳及乳制品对孕产期的营养贡献

12.3.1　孕产期生理特点

平衡膳食是孕妇和乳母膳食的关键。妊娠期包括卵子受精后在母体内发育为一个成熟婴儿的过程。孕早期指怀孕后 1～3 月,孕中期指怀孕后 4～6 月,孕晚期指怀孕后 7～9 月。妊娠期母体很多组织、器官都发生了一系列适应性改变、机体代谢增加,同时胚胎和胎儿的生长发育也需要大量的营养物质。孕期营养物质缺乏或不足,会对母体和胎儿均造成严重影响,且妊娠期营养状况可能会对子代成年后的远期健康产生重要影响。

哺乳期是指产后产妇用自己的乳汁喂养婴儿的时期,一般长半年至一年左右。哺乳期的营养涉及婴儿的哺育和产妇自身的恢复。哺乳期妇女一方面分泌乳汁、哺育婴儿,另一方面要恢复各器官系统的功能,并补偿妊娠、分娩所消耗的营养物质储备。因此,哺乳期的妇女对各种营养也有全面的需求。

12.3.2　孕期及哺乳期的营养需求

1. 妊娠期营养需求

热量摄入量是决定婴儿出生体重的关键营养因素。体重正常的单胎妊娠女性在中期妊娠和晚期妊娠时每日分别需要增加 300 kcal 和 450 kcal 的热量摄入,以达到适当的体重增加,但在早期妊娠时则不需要增加热量摄入。中国营养学会推荐妊娠期女性能量参考摄入量如表 12.6 所示。

表 12.6　妊娠期女性能量参考摄入量

身体活动水平	能量参考摄入量/（kcal/d）		
	孕早期	孕中期	孕晚期
轻	1800	2100	2250
中	2100	2400	2550
高	2400	2700	2850

中国营养学会推荐妊娠期女性宏量营养素参考摄入量（RNI）和宏量营养素可接受范围（AMDR）如表 12.7 所示。

表 12.7　妊娠期女性 RNI 和 AMDR

宏量营养素	孕早期		孕中期		孕晚期	
	RNI	AMDR	RNI	AMDR	RNI	AMDR
蛋白质/（g/d）	55	—	70	—	85	—
总碳水化合物/（g/d）	—	50～65	—	50～65	—	50～65
总脂肪/（%E）	—	20～30	—	20～30	—	20～30
饱和脂肪酸/（%E）	—	<10	—	<10	—	<10
n-6PUFA/（%E）	—	2.5～9	—	2.5～9	—	2.5～9
亚油酸/（%E）	4.0	—	4.0	—	4.0	—
n-3PUFA/（%E）	—	0.5～2.0	—	0.5～2.0	—	0.5～2.0
α-亚麻酸/（%E）	0.60	—	0.60	—	0.60	—
EPA+DHA/（mg/d）	250	—	250	—	250	—

注：%E 为占能量的百分比。

2. 哺乳期营养需求

由于泌乳,所以乳母的新陈代谢加快,蛋白质的需要量也相对增加,如果摄入不足，便可能出现负氮平衡。乳母的蛋白质营养状况对乳汁分泌能力影响最大，乳母膳食中蛋白质的质和量不理想，可使乳汁分泌量减少，并影响乳汁中蛋白质氨基酸的组成，表现为赖氨酸和蛋氨酸含量降低，使婴儿出现营养不良。因此中国营养学会建议每日为乳母供给额外的 25 g 蛋白质。

乳母膳食中脂肪的含量和组成，影响着乳汁中的脂肪含量的组成。脂肪摄入量较高时，乳汁中的脂肪含量可达 45 g/L，脂肪摄入量较低时，乳汁中脂肪含量可降至 20 g/L。脂类与婴儿的脑发育有密切关系，尤其是其中的不饱和脂肪酸，如 DHA 对中枢神经的发育特别重要，能促进婴儿的脑部发育。另外，脂溶性维生素的吸收也需要脂类。中国营养学会建议乳母脂肪的供给量，应使其所提供的能量达到膳食总能量的 20%～25%，并要考虑必需脂肪酸的含量要适宜。

母乳喂养能够满足婴儿对钙质的需要，但母体内的钙质就容易流失，引起母体缺钙。乳母钙的推荐摄入量为 1200 mg/d，如果母体钙的摄入量不足，将会通过动用骨骼中的钙以维持乳汁中钙水平的稳定，其结果是乳母可因缺钙而患骨质软化症，表现为腰腿酸痛、抽搐等症状。因此为了保证乳汁中钙含量的稳定及母体钙平衡，应增加女性钙摄入量。

12.3.3　乳及乳制品对孕产期的影响

1. 补充关键营养素

蛋白质是日常所需重要营养素，补充蛋白质对孕产妇来说有更加重要的意义：胚胎的发育需要大量的蛋白质去构建新生细胞，尤其是孕中晚期。蛋白质摄入不足可影响胎儿的发育，导致低体重儿、早产儿，造成新生儿死亡率增加。而哺乳期蛋白质摄入不足，可使泌乳量减少。但孕产期蛋白质的摄入绝不仅仅是数量的问题，质量也要保证。如果蛋白质质量差，同样也会影响胎儿的发育和乳汁中蛋白质的含量和组成。

乳及乳制品还是 B 族维生素的重要来源，尤其是叶酸、维生素 B_6 以及维生素 B_{12}。在怀孕期间，由于 DNA 产生和细胞分裂的速度加快，孕妇对叶酸的需求量增加，如孕妇缺乏叶酸，胎儿发生神经系统缺陷的危险性增高，较常见的有脊柱裂、先天无脑畸形和脑膨出。中国营养学会对孕期叶酸的推荐摄入量为 600 μg/d。维生素 B_6 主要作为蛋白质代谢的辅酶发挥作用，最终可转化为磷酸吡哆醛，磷酸吡哆醛在人体代谢的几乎所有方面都起着辅酶的作用，包括氨基酸代谢、单碳代谢、糖原分解和糖异生，参与机体重要的生理活动。孕期摄入一定量的维生素 B_6，可缓解妊娠反应，增强食欲，促进胎儿生长。孕期维生素 B_6 的推荐摄入量为 2.6 mg/d；维生素 B_{12} 也被认为是妊娠期的重要营养素，孕期推荐摄入量为 2.6 μg/d，如若缺乏，会增加新生儿低出生体重的风险，还会增加婴儿在成年后患 2 型糖尿病的风险。

碘是合成甲状腺激素必不可少的原料，甲状腺激素在胎儿神经系统的发育和成熟中发挥重要的作用。在胎儿甲状腺功能完全建立前，所需的甲状腺激素均来源于母体，胎儿合成甲状腺激素也需要母体提供碘。如果在怀孕期间存在严重的碘缺乏症，则会对胎儿产生不可逆的脑损伤、智力低下以及克汀病。

2. 促进孕产妇及胎儿骨骼健康

为了适应胎儿骨骼和牙齿的钙化以及泌乳的需要，妊娠期和哺乳期妇女钙的生理需要量增加：中国营养学会推荐孕中期妇女日需钙量约为 1000 mg，孕晚期和哺乳期日需钙量约为 1200 mg。乳及乳制品含钙丰富，尤其是牛奶中的钙以游离态或与酪蛋白结合的形式存在，且钙磷比例适当，具有较高的消化吸收率，是钙质补充的最佳食物来源。Ettinger 等（2014）开展了一项双盲对照试验，随机给予 670 名孕妇钙（550 mg/d）、45 g 奶（钙 900 mg /d）和 45 g 奶（钙 900 mg /d）加 600 mg 钙（相当于 1500 mg 钙），从孕 20 周直到产后 6 周，发现与给予 550 mg 钙剂组相比，后两组母体腰椎骨密度呈剂量依赖性增加，表明与单纯补充钙剂相比，通过摄入乳及乳制品补充钙更能促进骨骼健康。

在妊娠过程中，胎儿积累了 25～30 g 钙，99%的钙从母体转运到胎儿。钙构成胎儿骨骼、牙齿的主要成分，保证胎儿身体的正常生长和骨骼正常钙化；同时一部分钙还要储存在骨骼中，将来在机体进入负钙平衡中时，可提供应急所需。Borazjani 等（2013）评估了 156 名孕妇每日摄入牛奶和蛋白质对胎儿生长的影响，结果显示母体每日消耗 155.65～465.17 mL 牛奶（约 3.89～18.60 g 蛋白质），能够增加胎儿腹围、股骨长度与头围，从而促进婴儿的生长。

3. 减少妊娠期高血压疾病的发生

妊娠期高血压疾病是孕期常见并发症，多发病于孕 20 周以后，发病率约占孕妇的 5%。症状轻者临床表现仅为血压的轻度升高，病情严重者则导致不良妊娠结局，如死产、早产和宫内发育迟缓等，还可导致母体内分泌异常、心血管功能失衡、代谢紊乱、多种器官损伤等。目前较多的临床研究已经证实营养的缺乏与妊高征的发生密切相关，如钙、铁、锌、硒等微量元素以及维生素缺乏。

孕期容易缺钙，从妊娠 20 周到 30 周，母体对钙元素的需求提高 7 倍。妊娠期高血压患者血清中含有的钙离子水平降低，血管平滑肌细胞收缩，进而引起血压升高。低钙摄入，是导致先兆子痫以及妊娠高血压疾病的重要诱因。大量研究表明，孕期增加钙的摄入，能有效降低妊高征的发病率。Sun 等（2019）在研究钙的摄入量与妊高征发病率的一项 Meta 分析中发现，钙的补充与先兆子痫和妊娠高血压发生率降低有关。Hofmeyr 课题组（2018）发现，在孕期大剂量补充钙（≥1 g/d）可以降低先兆子痫和妊娠期高血压的风险。Khaing 等（2017）的 Meta 分析表明，与单独摄入钙相比，钙与维生素 D 联合使用更能降低妊高征的发病率。乳及乳制品不仅是钙的重要来源（约为 1210 mg/L），还富含维生素 D（0.1～0.25 mg），因此，增加妊娠期妇女乳及乳制品的摄入量在一定程度上能够预防妊高征的发生。

4. 降低子代过敏发病率

近年来婴幼儿过敏性疾病发病率不断升高，世界卫生组织也将过敏性疾病列为 21 世纪最严重的公共卫生问题之一。过敏性疾病发生的危险因素主要包括遗传因素与各种环境因素和生活方式因素之间的相互作用，越来越多的研究发现，孕期及哺乳期的饮食可作为潜在生活方式因素降低子代过敏性疾病的发生率。

Tuokkola 等（2016）通过 logistic 回归分析对孕妇饮食和子代牛奶过敏之间的关系进行评估，发现孕期高乳制品摄入量与儿童牛奶过敏发生率呈负相关。在一项调查中，Miyake 等（2014）以 1354 对日本母子为研究对象，发现怀孕期间较多的乳制品、奶酪、酸奶和钙的摄入可以分别降低婴儿湿疹与哮喘的风险，但孕母摄入较多的维生素 D 可能会增加婴儿湿疹的发生。

乳及乳制品富含多不饱和脂肪酸。研究显示，自妊娠期 18～22 周起每天摄入 400 mg n-3 多不饱和脂肪酸可降低婴儿干扰素 γ 及白介素-13 的表达，调控 B 淋巴细胞 IgE 合成及 T 淋巴细胞中 Th2 分化，抑制 IgE 介导的过敏反应和免疫应答，因此可以减轻过敏性疾病的症状（王跃生等，2017）。此外，非过敏乳母乳中 n-3 多不饱和脂肪酸含量更高，其中的保护性免疫因子的含量更丰富，应提倡孕产妇增加富含 n-3 多不饱和脂肪酸食物的摄入，以提高母乳质量，进而降低婴儿过敏性疾病的发生率。

12.4　乳及乳制品对老年期的营养贡献

12.4.1　老年人的生理特点及代谢改变

随着年龄的增加，人体内脂肪组织逐渐增加，而瘦体组织逐渐减少。表现为细胞数量下降，肌肉组织的质量减少，出现肌肉萎缩；体内水分减少，尤其是细胞内水分减少；骨矿物质减少，骨质疏松，尤其是钙减少，导致骨密度降低，尤其是绝经女性表现明显。

由于老化，人体血管壁逐渐增厚变狭窄而失去弹性，心脏输出血量减少、血流阻力增加、血流速度减慢，致使血压逐渐升高，增加心脏的负荷。老年人脂质代谢能力降低，易出现三酰甘油、总胆固醇和低密度脂蛋白胆固醇升高而高密度脂蛋白胆固醇下降的现象。

老年人消化器官功能伴随老化进程逐渐减退，表现为牙齿脱落影响对食物的咀嚼；味蕾、舌乳头和神经末梢的改变使味觉和嗅觉功能减退；胃酸和胃蛋白酶分泌减少使矿物质、维生素和蛋白质的生物利用率下降；胃肠蠕动减慢，胃排空时间延长，易引起食物在胃中发酵，导致胃胀气；胆汁分泌减少，对脂肪的消化能力下降。

此外老年人胰岛素分泌能力减弱，组织对胰岛素作用的反应能力降低，使老年人空腹血糖明显上升，葡萄糖耐量下降。此外，老年人的脑功能及肝脏代谢能力均随着年龄增加而有不同程度下降。

12.4.2　乳及乳制品对老年人的营养贡献

《国民营养计划（2017—2030 年）》提出"老年人群营养改善行动"。首先开展老年人群营养状况监测和评价。依托国家老年医学研究机构和基层医疗卫生机构，建立健全中国老年人群营养筛查与评价制度，编制营养健康状况评价指南，研制适宜的营养筛查工具。试点开展老年人群的营养状况监测、筛查与评价工作并形成区域示范，逐步覆盖全国 80%以上老年人群，基本掌握我国老年人群营养健康状况。

1. 乳与骨质疏松症

骨质疏松症是一种以全身骨量减少、骨微结构破坏，导致骨脆性增加，容易发生骨折为特征的全身代谢性骨病，是中老年人最常见的骨骼疾病，严重影响老年人的生活质量。其病因包括缺乏体育活动、营养不良、药物摄入等，而充足的营养摄入在预防骨质疏松症的发生中发挥着重要作用。

牛乳是公认的优质蛋白质和优质钙的重要来源，多项流行病学研究表明，摄入乳及乳制品有助于提高老年人的骨矿化含量和骨密度。李春花等（2020）以长春市 325 例中老年人为研究对象，采用问卷调查结合实验室检查方法，发现乳制品摄入不足是骨质疏松症的主要因素。马思思等（2016）以成都市 645 名中老年人为研究对象，通过非条件 logistic 回归模型分析骨质疏松的影响因素，发现饮用乳制品是骨质疏松症的保护因素。Heuvel 等（2018）提出随着乳及乳制品摄入量的增加，高龄人群骨质疏松性骨折风险降低。

随着骨骼健康研究的不断深入以及健康老龄化趋势的需求，人们发现传统的补钙已经不能满足当今越来越严重的中老年人骨骼健康问题。目前市场上以改善骨骼为目的的食物因子有牛初乳碱性蛋白、乳胶原蛋白肽及乳矿物盐等。牛初乳碱性蛋白是一种能促使骨骼形成的新乳源功能食品资源，其水平越高，成骨细胞增殖越快，活性越强。其机理一方面在于牛初乳碱性蛋白可作为钙离子吸收强化剂，通过胃肠道增强骨骼对钙离子的吸收；另一方面，在牛初乳碱性蛋白刺激下成骨细胞增殖加快，产生大量骨钙蛋白，骨钙蛋白是骨骼和牙齿中的非胶原蛋白，能够分泌成骨细胞，起到对钙的固化作用，从而增加骨密度和骨质量（揭良等，2020）。

2. 乳与心血管疾病

我国心脑血管疾病死亡人数占总死亡人数的 40%，且患病率持续上升。乳和乳制品含有饱和脂肪酸，长期以来饮食专家推荐食用低脂或脱脂牛奶。然而大量前瞻性队列研究和随机对照试验的荟萃分析显示，无论全脂还是低脂乳制品，都不会增加心血管疾病的发病风险，适度摄入乳制品特别是牛奶和酸奶，反而会降低心血管疾病的发病风险（Fontecha et al.，2019）。一项基于包含中国的 21 个国家 13 万余名年龄从 35 岁至 70 岁研究对象的前瞻性队列研究显示，每日摄入 2 份及以上乳制品（包括牛奶、酸奶、奶酪和黄油等，每份折算为牛乳 244 g）人群的心血管疾病发生风险、心血管疾病死亡率、脑卒中发生风险、非心血管疾病死亡率及总死亡率均低于未摄入乳制品的人群（Dehghan et al.，2018）。

乳制品对心血管疾病的积极作用可能与乳蛋白、脂肪酸、发酵乳中的益生菌等组分及加工方式等因素有关。如 β-乳球蛋白是一种具有抗氧化功能的物质，其游离半胱氨酸对抗氧化活性的发挥具有重要作用，它能够缓解败血病患者出现的抗氧化剂大量消耗、一氧化氮过量产生、线粒体功能障碍和 ATP 浓度降低的症状，从而降低危重患者的死亡率。β-乳球蛋白还可以通过其配体结合位点来携带其他具有抗氧化功能的物质进入体内，以增强其抗氧化功能，使得乳制品通过抗氧化活性在心脑血管疾病中发挥重要作用（任发政，2020）。

3. 乳与代谢综合征

代谢综合征主要是指肥胖、高血压、高血糖、血脂异常及高血压和/或低/高密度脂蛋白胆固醇等聚集发病，严重影响机体健康的临床症候群。牛乳及其制品与代谢综合征发病风险的荟萃分析显示，摄入乳制品的人群比不摄入乳制品的人群患代谢综合征的危险性减少 21%（李龙等，2014）。

牛乳及其制品被证明有助于预防胰岛素抵抗和 2 型糖尿病，而胰岛素抵抗是代谢综合征疾病发展的中心环节。对西班牙 3454 名非糖尿病患者的一项前瞻性随访研究（4.1 年）显示，乳制品总消费量与 2 型糖尿病患病风险呈负相关（Dehghan et al.，2018）。针对我国的一项流行病学研究显示，乳制品摄入量与居民血糖水平、体重指数、腰围等指标均呈现显著负相关，每日摄入 1 份以上乳制品的居民，其糖尿病患病率降低 35%（Zong et al.，2014）。另外，不同乳制品降低糖尿病风险的有效剂量不尽相同，如低脂牛乳每天需摄入 200g 才能显著降低糖尿病风险，而干酪每天仅需摄入 30 g，酸乳每天仅需摄入 50 g（Gao et al.，2013）。牛乳富含的钙（100 mg/100 g）有利于预防胰岛素抵抗：钙是胰岛素介导细胞内反应的介质，Ca^{2+}浓度减少会影响胰岛素信号传导，进而降低葡萄糖转运蛋白的作用，导致胰岛素抵抗。乳清蛋白富含必需氨基酸和支链氨基酸，被证明具有促进胰岛素分泌、提高胰岛素敏感性的作用。另外，乳清 α-乳白蛋白富含半胱氨酸，半胱氨酸是合成谷胱甘肽所必需的氨基酸，谷胱甘肽可以缓解糖尿病引发的氧化应激及预防肝胰岛素敏感性物质功能受损，进而有助于预防胰岛素抵抗。Salehi 等（2012）的体外试验研究了乳清蛋白增加胰岛素的机制，表明乳清蛋白通过优先升高亮氨酸、赖氨酸、苏氨酸等氨基酸，葡萄糖依赖性促胰岛素多肽和胰高血糖素样肽的血浆浓度来发挥其胰岛素生成作用。

高血压是中风、冠心病、心力衰竭和终末期肾脏疾病的主要危险因素。乳制品与高血压的相关性研究显示，膳食摄入乳制品可以降低 13% 的血压升高风险。牛乳及其制品有助于血压控制的机制虽然尚不清楚，潜在的机制可能与其富含钙、镁、钾及乳蛋白酶解产物有关。临床研究表明，强化钾、钙的脱脂乳粉不但能显著降低人的站姿收缩压，还可以显著降低人的坐姿收缩压和 8 h 动态收缩压和舒张压，说明乳制品中的钙和钾在降血压作用中非常重要（Houston，2011）。另外，牛乳蛋白经胃肠道、细菌或植物蛋白酶消化后可释放多种降压肽，如来自酪蛋白的酪激肽和来自乳清蛋白的乳激肽可以通过竞争抑制机制抑制血管紧张素转换酶的活性，抑制没有活性的血管紧张素-Ⅰ转换为血管紧张素-Ⅱ，减轻血管平滑肌的收缩，舒张血管，降低血压（贾宏信等，2020）。

血脂异常是公认的引起冠心病、动脉粥样硬化、高血压等心脑血管疾病的重要危险因素。多年来，人们一直担心乳脂中饱和脂肪和三酰甘油的摄入与血脂异常存在一定相关性，但是随着研究的深入，人们发现乳制品的膳食摄入不会增加血脂异常的风险，相反有些研究反而证实乳制品有助于人的血脂健康（Drouin-Chartier et al.，2016）。究其原因，这可能与乳制品富含钙有关，乳制品中的钙可以与饱和脂肪形成不溶性的皂钙排出体外，或与胆汁结合阻断肠肝循环，而通过上调低密度脂蛋白受体来触发胆固醇循环（Dugan et al.，2014）。另外，乳制品中的磷脂、鞘磷脂、共轭亚油酸以及发酵类乳制品中的乳酸菌及代谢产物等也被证明有助于人的血脂健康（吴尚等，2019）。

4. 乳与特殊老年性疾病

近年来，研究者们开始关注乳制品摄入与老年人认知和身体衰弱之间的关系。Wu 等（2016）利用反向-方差随机效应方法对牛奶摄入量和认知障碍之间的关系进行定量评估，基于 7 项包括亚洲、非洲等 10941 名参与者的队列研究结果显示，高水平的牛奶摄入与亚洲受试者认知障碍的风险降低显著相关。Natalia 等对 5 项观察性前瞻性队列研究和 1 项随机对照试验进行系统回顾和荟萃分析，认为中年时期喝牛奶可能与语言记忆呈负相关，然而目前乳制品摄入与认知障碍的关系研究结论尚不统一（Petruski-Ivleva et al.，2017）。Lana 等（2015）采用前瞻性队列研究探究食用乳制品与老年人衰弱风险之间的关系，发现低脂牛奶和酸奶的高水平摄入（≥7 份/周，每份折算成牛奶为 250 mL）与较低的衰弱风险相关，特别是与缓慢的行走速度和体重减轻相关。此外，乳制品对衰弱和肌少症也有一定的积极作用。老年人摄入乳制品特别是高水平的低脂牛奶和酸奶（≥7 份/周，每份折算成牛奶为 236.5 mL）可以降低衰弱的风险（Peng et al.，2020）。在日常饮食中添加营养丰富的乳蛋白制品（如 Ricotta 干酪），可以改善老年人骨骼肌质量，从而降低骨骼肌减少症的风险。

参 考 文 献

陈林, 赵伟杰, 张枫琳, 等. 2022. 不同共轭亚油酸异构体对小鼠脂肪沉积、能量代谢和肠道微生物的影响. 华南农业大学学报, 43（3）: 1-8.

郭锋. 2011.合肥市母乳喂养婴儿 0～12 月龄体格发育的纵向随访研究. 合肥: 安徽医科大学.

黄维勇, 朱然科, 宁静, 等. 2021. 人工喂养、母乳喂养以及辅食介入时机与婴幼儿过敏性疾病的关系研究. 中国妇幼健康研究, 32（5）: 668-672.

贾宏信, 苏米亚, 陈文亮, 等. 2020. 乳制品对代谢综合征预防作用的研究进展. 乳业科学与技术, 43（1）: 45-49.

江明华, 吴小花, 俞君. 2020. 纯母乳喂养对新生儿营养状态及免疫状态的影响. 中国妇幼保健, 35（17）: 3212-3214.

揭良, 苏米亚, 贾宏信, 等. 2020. 乳制品中强化骨骼的功能成分研究进展. 乳业科学与技术, 43（6）: 36-40.

李春花, 柴瑞宇, 王英双, 等. 2020. 长春市中老年人骨质疏松症的患病现状及影响因素分析. 国际老年医学杂志, 41（3）: 172-175.

李龙, 沈丹萍, 王小平, 等. 2014. 奶制品摄入与代谢综合征发病风险的 Meta 分析. 中华疾病控制杂志, 18（9）: 820-824.

马思思, 王娟秀, 何文霜, 等. 2016. 中老年居民骨质疏松症影响因素分析. 中国公共卫生, 32（5）: 650-653.

牛冬春. 2020. 喂养行为对婴幼儿生长发育和过敏性疾病的影响. 河南医学高等专科学校学报, 32（3）: 269-271.

任发政. 2020. 乳的营养与健康. 中国食品学报, 20（7）: 1-9.

唐亮, 赖丽芝, 刘丽霞. 2020. 分析不同喂养方式及抚触对新生儿外周血血清 IgG、免疫功能的影响. 医学理论与实践, 33（15）: 2528-2529.

王祎, 于景华. 2019. 人乳低聚糖与婴儿肠道健康. 中国乳品工业, 47（1）: 31-35.

王跃生, 李小芹, 张敬. 2017. ω-3 多不饱和脂肪酸早期肠内营养对儿童急性胰腺炎细胞因子和免疫功能的影响. 中国儿童保健杂志, 25（1）: 66-69.

吴尚, 梁肖娜, 吴尚仪, 等. 2019. 调节血脂功能性乳品的研究进展. 乳业科学与技术, 42（1）: 44-50.

Andreas N J, Al-Khalidi A, Jaiteh M, et al. 2016. Role of human milk oligosaccharides in Group B *Streptococcus colonisation*. Clinical & Translational Immunology, 5(8): e99.

Bao K L N, Sandjaja S, Poh B K, et al. 2018. The consumption of dairy and its association with nutritional status in the South East Asian Nutrition Surveys (SEANUTS). Nutrients, 10(6): Article 6.

Belfort M B, Anderson P J, Nowak V A, et al. 2016. Breast milk feeding, brain development, and neurocognitive outcomes: a 7-year longitudinal study in infants born at less than 30 weeks' gestation. The Journal of Pediatrics, 177: 133-139e1.

Belza A, Ritz C, Sørensen M Q, et al. 2013. Contribution of gastroenteropancreatic appetite hormones to protein-induced satiety123. The American Journal of Clinical Nutrition, 97(5): 980-989.

Bielemann R M, Vaz J D S, Domingues M R, et al. 2018. Are consumption of dairy products and physical activity independently related to bone mineral density of 6-year-old children? Longitudinal and cross-sectional analyses in a birth cohort from Brazil. Public Health Nutrition, 21(14): 2654-2664.

Borazjani F, Angali K A, Kulkarni S S. 2013. Milk and protein intake by pregnant women affects growth of foetus. Journal of Health, Population, and Nutrition, 31(4): 435-445.

DeBoer M D, Agard H E, Scharf R J . 2015. Milk intake, height and body mass index in preschool children. Archives of Disease in Childhood, 100(5): 460-465.

Dehghan M, Mente A, Rangarajan S, et al. 2018. Association of dairy intake with cardiovascular disease and mortality in 21 countries from five continents (PURE): a prospective cohort study. The Lancet, 392(10161): 2288-2297.

Dougkas A, Barr S, Reddy S, et al. 2019. A critical review of the role of milk and other dairy products in the development of obesity in children and adolescents. Nutrition Research Reviews, 32(1): 106-127.

Drouin-Chartier J P, CôtéJ A, Labonté M È, et al. 2016. Comprehensive review of the impact of dairy foods and dairy fat on cardiometabolic risk. Advances in Nutrition, 7(6): 1041-1051.

Dugan C E, Fernandez M L. 2014. Effects of dairy on metabolic syndrome parameters: a review. The Yale Journal of Biology and Medicine, 87(2): 135-147.

Ettinger A S, Lamadrid-Figueroa H, Mercado García A, et al. 2014. Effect of calcium supplementation on bone resorption in pregnancy and the early postpartum: a randomized controlled trial in Mexican women. Nutrition Journal, 13(1): 116.

Fernández L, Langa S, Martín V, et al. 2013. The human milk microbiota: origin and potential roles in health and disease. Pharmacological Research, 69(1): 1-10.

Fontecha J, Calvo M V, Juarez M, et al. 2019. Milk and dairy product consumption and cardiovascular diseases: an overview of systematic reviews and meta-analyses. Advances in Nutrition, 10: S164-S189.

Gao D, Ning N, Wang C, et al. 2013. Dairy products consumption and risk of type 2 diabetes: systematic review and dose-response meta-analysis. PLoS One, 8(9): e73965.

Hofmeyr G J, Lawrie T A, Atallah Á N, et al. 2018. Calcium supplementation during pregnancy for preventing hypertensive disorders and related problems. Cochrane Database of Systematic reviews, (1): CD001059.

Houston M C. 2011. The importance of potassium in managing hypertension. Current Hypertension Reports, 13 (4): 309-317.

Huang J, Peters K E, Vaughn M G, et al. 2014. Breastfeeding and trajectories of children's cognitive development. Developmental Science, 17 (3): 452-461.

Keast D R, Hill Gallant K M, Albertson A M, et al. 2015. Associations between yogurt, dairy, calcium, and vitamin D intake and obesity among U.S. children aged 8–18 years: NHANES, 2005–2008. Nutrients, 7 (3): Article 3.

Khaing W, Vallibhakara S A O, Tantrakul V, et al. 2017. Calcium and vitamin D supplementation for prevention of preeclampsia: a systematic review and network meta-analysis. Nutrients, 9 (10): Article 10.

Khoury S, Soubeyre V, Cabaret S, et al. 2023. Impact of dietary n-3 polyunsaturated fatty acid intake during the perinatal and post-weaning periods on the phospholipid and ganglioside composition of olfactory tissues. Prostaglandins, Leukotrienes and Essential Fatty Acids, 191: 102556.

Kozak K, Charbonneau D, Sanozky-Dawes R, et al. 2015. Characterization of bacterial isolates from the microbiota of mothers' breast milk and their infants. Gut Microbes, 6 (6): 341-351.

Lana A, Rodriguez-Artalejo F, Lopez-Garcia E. 2015. Dairy consumption and risk of frailty in older adults: a prospective cohort study. Journal of the American Geriatrics Society, 63 (9): 1852-1860.

Lee H, Park H, Ha E, et al. 2016. Effect of breastfeeding duration on cognitive development in infants: 3-year follow-up study. Journal of Korean Medical Science, 31 (4): 579-584.

Lempert S M, Christensen L B, Froberg K, et al. 2015. Association between dairy intake and caries among children and adolescents. Results from the Danish EYHS follow-up study. Caries Research, 49 (3): 251-258.

Li N, Pang B, Liu G, et al. 2020. *Lactobacillus rhamnosus* from human breast milk shows therapeutic function against foodborne infection by multi-drug resistant *Escherichia coli* in mice. Food & Function, 11 (1): 435-447.

Lis-Kuberka J, Orczyk-Pawiłowicz M. 2019. Sialylated oligosaccharides and glycoconjugates of human milk. The impact on infant and newborn protection, development and well-being. Nutrients, 11 (2): 306.

Logeshwaran A, Selvasekaran P, Chidambaram R. 2020. Infant milk formulas//Gutiérrez T J. Food Science, technology and nutrition for babies and children. Cham: Springer: 3-34.

Miyake Y, Tanaka K, Okubo H, et al. 2014. Maternal consumption of dairy products, calcium, and vitamin D during pregnancy and infantile allergic disorders. Annals of Allergy, Asthma & Immunology, 113 (1): 82-87.

Nappo A, Sparano S, Intemann T, et al. 2019. Dietary calcium intake and adiposity in children and adolescents: cross-sectional and longitudinal results from IDEFICS/I. Family cohort. Nutrition, Metabolism and Cardiovascular Diseases, 29 (5): 440-449.

Nolan L S, Parks O B, Good M. 2020. A review of the immunomodulating components of maternal breast milk and protection against necrotizing enterocolitis. Nutrients, 12 (1): 14.

Peng T C, Chen W L, Wu L W, et al. 2020. Sarcopenia and cognitive impairment: a systematic review and meta-analysis. Clinical Nutrition, 39 (9): 2695-2701.

Petersen H, Nomayo A, Zelenka R, et al. 2020. Adequacy and safety of α-lactalbumin-enriched low-protein infant formula: a randomized controlled trial. Nutrition, 74: 110728.

Petruski-Ivleva N, Kucharska-Newton A, Palta P, et al. 2017. Milk intake at midlife and cognitive decline over 20 years. The atherosclerosis risk in communities (ARIC) study. Nutrients, 9 (10): Article 10.

Philip N, Walsh L. 2019. The potential ecological effects of casein phosphopeptide-amorphous calcium phosphate in dental caries prevention. Australian Dental Journal, 64 (1): 66-71.

Ravishankar T L, Yadav V, Tangade P S, et al. 2012. Effect of consuming different dairy products on calcium, phosphorus and pH levels of human dental plaque: a comparative study. European Archives of Paediatric Dentistry, 13 (3): 144-148.

Rosenblum J L, Castro V M, Moore C E, et al. 2012. Calcium and vitamin D supplementation is associated with decreased abdominal visceral adipose tissue in overweight and obese adults. The American Journal of Clinical Nutrition, 95 (1): 101-108.

Salehi A, Gunnerud U, Muhammed S J, et al. 2012. The insulinogenic effect of whey protein is partially mediated by a direct effect of amino acids and GIP on β-cells. Nutrition & Metabolism, 9 (1): 48.

Schlossman N. 2018. Higher levels of dairy result in improved physical outcomes: a synthesis of 3 randomized controlled trials in guinea-bissau comparing supplements with different levels of dairy ingredients among children 6 to 59 months, 5 to 19 year olds, and mothers in preschools, primary schools, and villages, and the implications for programs. Food and Nutrition Bulletin, 39 (2 suppl): S35-S44.

Sun X, Li H, He X, et al. 2019. The association between calcium supplement and preeclampsia and gestational hypertension: a systematic review and meta-analysis of randomized trials. Hypertension in Pregnancy, 38 (2): 129-139.

Suri D J, Moorthy D, Rosenberg I H. 2016. The role of dairy in effectiveness and cost of treatment of children with moderate acute malnutrition: a narrative review. Food and Nutrition Bulletin, 37 (2): 176-185.

Tuokkola J, Luukkainen P, Tapanainen H, et al. 2016. Maternal diet during pregnancy and lactation and cow's milk allergy in offspring. European Journal of Clinical Nutrition, 70 (5): Article 5.

Van Den Heuvel E G H M, Steijns J M J M. 2018. Dairy products and bone health: how strong is the scientific evidence?. Nutrition Research Reviews, 31 (2): 164-178.

Vandenplas Y, Ludwig T, Bouritius H, et al. 2017. Randomised controlled trial demonstrates that fermented infant formula with short-chain galacto-oligosaccharides and long-chain fructo-oligosaccharides reduces the incidence of infantile colic. Acta Paediatrica, 106 (7): 1150-1158.

Wang H, Troy L M, Rogers G T, et al. 2014. Longitudinal association between dairy consumption and changes of body weight and waist circumference: the framingham heart study. International Journal of Obesity, 38 (2): 299-305.

Wu L, Sun D. 2016. Meta-analysis of milk consumption and the risk of cognitive disorders. Nutrients,

8 (12): 824.

Wycherley T P, Moran L J, Clifton P M, et al. 2012. Effects of energy-restricted high-protein, low-fat compared with standard-protein, low-fat diets: a meta-analysis of randomized controlled trials123. The American Journal of Clinical Nutrition, 96 (6): 1281-1298.

Zong G, Sun Q, Yu D, et al. 2014. Dairy consumption, type 2 diabetes, and changes in cardiometabolic traits: a prospective cohort study of middle-aged and older Chinese in Beijing and Shanghai. Diabetes Care, 37 (1): 56-63.